"十四五"职业教育国家规划教材

供中等职业教育护理等医学相关专业使用

外 科 护 理

（第 4 版）

主　编　阴　俊

副主编　魏雪峰　刘鸿业　钟　坚

编　者　（按姓氏汉语拼音排序）

李重庆　（晋中市卫生学校）

刘　柳　（南宁市卫生学校）

刘鸿业　（山东省青岛第二卫生学校）

莎　妮　（来宾市卫生学校）

申素飞　（长治卫生学校）

石　莹　（通化市卫生学校）

王文悦　（太原市卫生学校）

魏雪峰　（辽宁省朝阳市卫生学校）

徐思淼　（沈阳市中医药学校）

杨明冬　（吕梁市卫生学校）

阴　俊　（长治卫生学校）

张　维　（桂东卫生学校）

赵　婧　（石河子卫生学校）

钟　坚　（广西医科大学附设玉林卫生学校）

科 学 出 版 社

北 京

内 容 简 介

本教材共 22 章，包括外科护理总论及外科常见病、多发病的护理理论知识和技能。本教材融入课程思政，注重医德医风教育，在培养精湛医术的同时，提升学生职业荣誉感；突出职业标准，从护理岗位需求出发，通过案例引出教学内容并逐步展开和深化，充分体现就业的导向作用。本教材配有 PPT 课件及数字化教学资源。

本教材适合中等职业教育护理等医学相关专业学生使用。

图书在版编目（CIP）数据

外科护理 / 阴俊主编 . —4 版 . —北京：科学出版社，2021.11
"十四五" 职业教育国家规划教材
ISBN 978-7-03-070495-5

Ⅰ.外… Ⅱ.阴… Ⅲ.外科学 – 护理学 – 中等专业学校 – 教材 Ⅳ.R473.6

中国版本图书馆 CIP 数据核字（2021）第 225888 号

责任编辑：池 静 / 责任校对：宁辉彩
责任印制：霍 兵 / 封面设计：涿州锦晖

科学出版社 出版
北京东黄城根北街16号
邮政编码：100717
http://www.sciencep.com

保定市中画美凯印刷有限公司印刷
科学出版社发行 各地新华书店经销

*

2007年9月第 一 版 开本：850×1168 1/16
2021年11月第 四 版 印张：21
2024年8月第三十二次印刷 字数：475 000
定价：**75.80元**
（如有印装质量问题，我社负责调换）

前　言

党的二十大报告指出"人民健康是民族昌盛和国家强盛的重要标志。把保障人民健康放在优先发展的战略位置，完善人民健康促进政策。"贯彻落实党的二十大决策部署，积极推动健康事业发展，离不开人才队伍建设。"培养造就大批德才兼备的高素质人才，是国家和民族长远发展大计。"教材是教学内容的重要载体，是教学的重要依据、培养人才的重要保障。本次教材修订旨在贯彻党的二十大报告精神，坚持为党育人、为国育才。

为了全面贯彻《国家职业教育改革实施方案》精神，落实教育部《职业院校教材管理办法》，坚持以立德树人为根本，以服务发展为宗旨，以促进就业为导向的职教理念，契合卫生职业院校优势教学资源共建、共享的发展需要，实现卫生职业院校教育教学改革优质成果更快传播，结合最新版全国护士执业资格考试大纲的要求，科学出版社适时启动了中等卫生职业教育创新教材第四轮的修订工作。

外科护理是护理专业的核心课程之一。本教材注重课程思政，加强医德医风教育，着力培养学生敬佑生命、救死扶伤、甘于奉献、大爱无疆的医者精神。在培养精湛医术的同时，教育学生始终把人民群众生命安全和身体健康放在首位。本教材突出职业标准，从护理岗位需求出发，通过案例引导出教学内容并逐步展开和深化，可提高学生学习兴趣，培养学生分析问题和解决问题的能力。本教材将全国护士执业资格考试的考点融入到教学内容中，章后附有自测题，便于学生抓住重点，有针对性地练习。

本教材的编写成员均来自临床及教学一线，有丰富的临床和教学经验，并将所学毫无保留地融入教材的编写中。本教材在编写过程中得到了编者所属单位同行的关心和支持，在此一并表示衷心的感谢！

由于编者水平有限，书中若有不妥之处，恳请广大师生不吝指正，以便再版时完善。

编　者

2023 年 8 月

配 套 资 源

欢迎登录"中科云教育"平台，**免费**数字化课程等你来！

本教材配有图片、视频、音频、动画、题库、PPT 课件等数字化资源，持续更新，欢迎选用！

"中科云教育"平台数字化课程登录路径

电脑端

➤ 第一步：打开网址 http://www.coursegate.cn/short/QHHOB.action

➤ 第二步：注册、登录

➤ 第三步：点击上方导航栏"课程"，在右侧搜索栏搜索对应课程，开始学习

手机端

➤ 第一步：打开微信"扫一扫"，扫描下方二维码

➤ 第二步：注册、登录

➤ 第三步：用微信扫描上方二维码，进入课程，开始学习

PPT 课件：请在数字化课程各章节里下载！

目 录

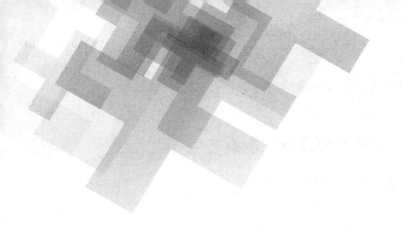

|第 1 章|
绪　论

外科护理是护理学的重要组成部分，是护理专业学生必修的核心课程之一，涵括了从事外科护理工作时所需的专业知识与操作技术。掌握外科护理的相关知识是成为一名合格护士的基本要求。

一、外科护理的概念

外科护理是研究如何对外科病人进行整体护理，以达到对外科疾病进行科学预防、正确诊治、促进病人康复等目的的一门临床护理学科。外科疾病一般分为创伤、感染、肿瘤、畸形、功能障碍五大类。外科护理的服务对象是外科病人，主要内容包括如何配合医生对外科病人进行治疗；如何根据病人的身心、社会和精神文化等需要，以健康为中心，以护理程序为框架，提供身心整体的护理和个体化的健康教育。

随着现代护理理念的逐步改变、人类对新生事物的不断认识、各学科间的相互交流，大大丰富了外科护理的内涵。外科护理的任务已从治疗疾病扩展到预防疾病和维护健康，外科护士的工作场所已从医院扩展到社区和家庭，以便为服务对象提供全方位的健康照护。

二、外科护理的发展

外科护理经历了漫长的发展过程，其能成为一门独立的学科，与外科学的发展紧密相关，它们相互促进、相互发展。

中国古代护理寓于医学之中。甲骨文中已经出现疥、疮的记载；周代有了专门的骨伤科，"疡医"产生，并开始重视局部与整体相结合的治疗原则；春秋时代扁鹊提出"切脉、望色、听声、写形、言病之存在"，有了观察病情的具体方法；汉代华佗创用麻沸散，可在麻醉状态下行死骨剔除术、剖腹术等；元代齐德之所著的《外科精义》中有专门论述饮食卫生及营养、注意精神护理等外科护理的观点。中医理论还有"三分治、七分养"的观点，其中的"七分养"，即强调了日常饮食、作息等护理的重要性。

西方外科护理的起源可以追溯到 19 世纪 40 年代，弗罗伦斯·南丁格尔在克里米亚前线看护伤员时，注重清洁、消毒、换药、伤口包扎，以及膳食营养和疗伤环境的选择，使伤亡率大幅下降，体现了护理在外科治疗中的重要作用。以此为开端，护理工作逐步走上了正规化、专业化的发展道路。随着 19 世纪止痛、止血、抗感染三大外科技术的突破，外科学迅猛发展，也促进了外科护理的快速发展。

时代在进步，人们对健康的需求日益增强。现代外科领域不断涌现新技术，诸如人造器官、介入疗法、手术机器人等技术的应用，对现代外科护理也提出了更高的要求。同时，随着护理理念不断更新，护理的目标由单纯的疾病防治发展到对病人的全面健康护理，都使现代外科护理发展到新的高度。

三、外科护士应具备的素质

外科护理的高速发展对外科护士也提出了高要求。外科急危重症病人多，病情复杂多变，培养一支高素质的护理队伍，有利于外科护理质量的提高、有利于外科护理技术的发展。一名合格的外科护士应满足以下几个基本方面的要求。

1. 高尚的道德素质　外科护士要热爱护理事业，忠于本职工作，甘愿为护理事业无私奉献；要具备高度的责任心和严谨的工作作风，想病人之所想，急病人之所急，对工作认真负责、一丝不苟；要具备吃苦耐劳的良好品质，不怕脏、不怕累，一切以病人为中心；要心存病人、尊重病人、爱护病人、平等对待病人，真正做到医者仁心。

2. 扎实的专业素质　外科护士要刻苦钻研业务技术，掌握扎实的外科护理理论知识、熟练进行护理技术操作；要养成终身学习的观念，不断获取新知识、充实专业知识和技能；要拥有细致的观察力和敏锐的判断力，将知识融会贯通，发现和思考工作中出现的新问题，提出新设想、新方法，为护理工作做出自己的贡献。

3. 健全的身心素质　外科护理工作任务重，节奏快，时间不规律，而且经常要面对病人因各种病痛甚至死亡所带来的巨大心理冲击，这就要求外科护士不但要具备健康的体魄，还要具备强大的心理调节能力，以使自己能胜任这种紧张而繁忙的工作。所以，有意识、有计划地锻炼身体，学习必要的心理学知识，应为每位外科护士日常工作生活的一部分。

4. 良好的人文素质　外科护理的服务对象是人，工作中还要经常与病人家属、同事打交道，这些都构成了复杂的人际关系。能否融洽地进行有效的交流，往往决定了护理工作的质量和效率。作为一名外科护士，熟练运用基本的人际交流知识和技巧进行沟通、交流，才能使护理工作顺畅而高效。

四、外科护理的学习方法

1. 端正学习态度　外科疾病种类多、范畴广，外科病人的数量在临床病人中占有较大比例。只有学好外科护理，将来才能胜任外科护理岗位的工作。外科护理知识在全国护士执业资格考试中占较高比例，如果想顺利取得护士执业资格，加入护理队伍，也必须学好外科护理。在学习过程中要树立全心全意为病人服务的思想观念，热爱自己的专业，对它感兴趣，这样才有动力钻研本专业的知识与技能，不断地提高自己的业务水平，提高自己为人类健康服务的本领。

2. 借助现代信息技术　外科护理知识内容多，疾病抽象枯燥，在学习过程中要认真梳理，及时复习，适当练习。现代信息技术的发展丰富了知识获取的途径，通过网络可以轻松获得大量丰富的多媒体资料，搜索到各种问题解决的方法。这些技术融合到传统学习方法中，可以使知识理论形象化、简单化，对学好外科护理有事半功倍的效果。

3. 理论结合实践　在学习外科护理的过程中，首先要脚踏实地学会、记牢基础理论知识。

在此基础上，把所学知识与生活中或见习中所了解到的具体病例相结合，用理论知识解释病人的疾病表现，解释对病人实施相应护理的目的及效果。通过疾病认知、跟岗见习、临床实习等途径，细心观察、勤于思考，不断提升分析问题、解决问题的能力。在理论学习中提高动手能力，在实践运用中巩固理论知识，最终达到理论和实践的融会贯通，在未来才可以胜任各种外科护理工作任务。

总之，通过外科护理的学习，不断适应时代需求，弘扬社会主义核心价值观，加强自身历练，提高综合素质，科学地运用护理程序，给予病人生理、心理、社会、文化等全方位的护理，使病人真正得到人文关爱和优质护理服务，推动护理事业不断向前发展。

自 测 题

A_1/A_2 型题

1. 下列不是外科护理特点的是（   ）
   A. 发病急　　　　　B. 抢救多
   C. 病情变化快　　　D. 老年病人最多
   E. 多数病人存在躯体移动受限

2. 以下不是护士应具备的素质的是（   ）
   A. 高尚的道德情操
   B. 热爱护理事业
   C. 强烈的责任心
   D. 全心全意为病人服务
   E. 有市场经济头脑

3. 组织抢救特大伤害事故时，挑选护士必须考虑的条件是（   ）
   A. 身体健康　　　　B. 性格开朗
   C. 举止端庄　　　　D. 彬彬有礼
   E. 服装美观

（阴　俊）

围手术期是指从确定手术治疗时起，到与本次手术有关的治疗基本结束为止的一段时间。围手术期护理包括手术前、手术中及手术后 3 个阶段的护理。

手术是治疗外科疾病的一项主要措施，但手术与麻醉都具有创伤性。围手术期护理人员的主要职责：术前全面评估病人的身心状况，采取措施使病人具备耐受手术的良好身心条件；术中确保病人安全和手术的顺利实施；术后使病人尽快恢复生理功能，减少各种并发症和残障，实现早日全面康复的目标。

根据手术施行的目的不同，可将手术分为诊断性手术、根治性手术、姑息性手术。如腹部损伤诊断未明时行剖腹探查术，属于诊断性手术；胃大部切除术可以根治胃十二指肠溃疡，属于根治性手术；晚期胃窦部癌肿行胃空肠吻合术，只能解除幽门梗阻症状，而不切除肿瘤，属于姑息性手术。

根据手术治疗的时限性，可将手术分为急症手术、择期手术和限期手术 3 种类型。急症手术需要在最短的时间内尽快手术，以挽救病人生命，常只能做必要的术前准备，如脾破裂腹腔内出血。择期手术的手术时间可依病情需要而定，有充分的时间做术前准备，使病人在身心最佳状态下接受手术，以提高手术成功率，如腹股沟疝的修补手术。限期手术的手术时间可以选择，但有一定限度，不宜间隔过久，以免延误手术时机，如各种恶性肿瘤的根治术。

考点 根据手术治疗的时限对手术的分类

第 1 节　手术前病人的护理

案例 2-1

病人，女，33 岁，患甲状腺功能亢进症，拟行甲状腺大部切除术。

请问：1. 术前需要对病人评估哪些项目？

2. 术前需要为该病人做哪些准备工作？

一、概　　述

从确定手术治疗时起，到病人进入手术室为止，这一时期内的护理工作为手术前护理。完善的手术前护理工作是手术成功的重要步骤。手术前护理工作的重点是评估和矫正可能增加手术风险的生理、心理问题，给予病人手术相关健康教育，使病人以最佳的身心状态迎接手术。

二、护理评估

通过交谈、观察等方法收集病人情绪反应、家庭及有关社会因素资料；通过健康史调查、体格检查及辅助检查全面了解病人身体方面的主、客观资料，对病人心理 - 社会状况及身体状况做出准确评估。术前评估要点如下：

1. 一般资料　性别、年龄、营养、职业、生活习惯、烟酒嗜好等。

2. 健康史　现病史（本次发病的诱因、主诉症状及体征），既往史（有无伴随其他系统如心血管、内分泌系统疾病等），家族史，遗传史，月经婚育史，用药史，过敏史等。

3. 身心状况　手术是治疗疾病的重要手段，但也是一种严重创伤，会严重干扰机体生命活动，手术前必须充分评估病人的手术耐受力。手术耐受力的优劣主要与病人重要脏器功能状况有关。

根据评估，可将病人手术耐受力分为两类。①耐受力良好：指病人全身情况良好，重要脏器无严重病变，功能良好。②耐受力不良：指病人全身情况欠佳，现病史、既往史已对全身造成明显影响，或重要脏器功能不良，须谨慎选择手术。

无论何种手术，病人在手术前都难免出现情绪反应，产生紧张、焦虑和恐惧情绪，特别是在接近手术日时更明显。这种情绪状态常会使病人出现失眠、食欲减退、排尿次数增加、脉搏和呼吸增快、行为被动和依赖等。

一般来说，病人术前轻度的焦虑或恐惧，属于心理适应性反应，有利于病人和医护人员的配合，从而取得较好的手术效果。重度的焦虑或恐惧，会降低机体的免疫力，影响病人对手术的适应力和耐受力，增加术后并发症的发生概率。

三、治疗要点

某些特殊疾病，在术前需要加以控制，以降低手术风险。

1. 高血压　血压过高的病人，麻醉诱导或手术应激有并发脑血管意外和心力衰竭等风险，手术前须遵医嘱使用合适的降压药，将血压控制在 180/100mmHg 以下。对血压在 160/100mmHg 以下的高血压病人，可不必做特殊准备。

2. 心脏病　急性心肌梗死的病人，发病 6 个月内不施行择期手术；6 个月以上且无心绞痛发作者，可在监护条件下施行手术；心力衰竭的病人，要控制衰竭表现 3 ～ 4 周后再施行手术。

3. 糖尿病　糖尿病病人手术耐受力低下，手术前应将空腹血糖控制在 5.6 ～ 11.2mmol/L，尿糖控制在 + ～ ++，积极纠正水、电解质代谢失调和酸中毒，改善营养状况。手术宜安排在早晨进行，以缩短手术前禁食时间，避免酮症酸中毒。

四、主要护理诊断 / 问题

1. 焦虑或恐惧　原因：①急危重症病人对手术无充分心理准备，感到无所适从。②对手术效果的担忧。③对麻醉与手术的方法不了解，担心麻醉和手术发生意外。④担心丧失器官或造成功能残缺。⑤以往诊治或手术体验的影响。⑥对医护人员不了解或不信任，对医院环境陌生。⑦对医疗费用的担心。⑧过多考虑家庭、子女、配偶等问题。

2. 营养失调: 低于机体需要量   与营养物质摄入不足或消耗过多等有关。

3. 体液不足   与呕吐、腹泻、失血及液体摄入不足等有关。

4. 知识缺乏: 缺乏有关疾病和手术治疗配合的知识。

5. 睡眠形态紊乱   与焦虑、恐惧、身体不适、环境改变等有关。

6. 潜在并发症: 休克、重要器官功能不全或多器官功能障碍综合征、肺部感染、切口感染或裂开等。

五、护理措施

（一）心理护理

1. 用认真、负责、细致的工作作风和热情、和蔼、关心的态度, 以及护士熟练的技术, 赢得病人的信任, 使病人有安全感。

2. 加强与病人及其亲属的沟通, 观察病人的情绪反应, 鼓励其诉说焦虑、恐惧的内心感受；向病人解释疑问, 尽量提供病人期望得到的信息资料, 介绍手术医师、麻醉医师和手术室环境等。

3. 向病人说明手术治疗的重要性和必要性, 介绍手术中可能放置管道的意义和用途, 以免术后引起病人的各种猜疑而加重术后的焦虑、恐惧等心理。

4. 邀请手术成功的病人现身说法, 介绍配合手术治疗的经验和体会, 增强病人对手术的信心, 消除不必要的顾虑。

5. 指导病人学习情绪调节的方法, 通过看书、看电视、听音乐、深呼吸和肌肉放松训练等措施来缓解手术前的焦虑和恐惧心理。

（二）提高手术耐受力

1. 纠正代谢失衡和休克   纠正水、电解质及酸碱平衡紊乱；积极纠正休克。

2. 保证睡眠和休息   应保持安静舒适的病房环境, 如病人病情不稳定、失眠, 可遵医嘱应用镇静剂。

3. 补充营养   根据病情, 正确指导病人膳食, 保证营养需求。①昏迷病人, 注意给予合理的管饲饮食；②禁饮食或进食困难者给予静脉营养补充；③贫血者可少量多次输入新鲜血液；④低蛋白血症者或消耗巨大的病人, 可给予高蛋白、高热量、高维生素饮食, 必要时考虑静脉高营养。一般手术病人术前红细胞计数、血红蛋白定量、血浆总蛋白和白蛋白测定值应达到或接近正常水平。

4. 维护重要脏器功能   特别是对患有高血压、糖尿病、凝血功能障碍, 甚至合并有脏器功能不全者, 要配合相应治疗、护理措施。

（三）手术前常规准备

1. 胃肠道准备

（1）饮食: 成人的择期手术, 应在手术前常规禁食 12 小时, 禁饮 4～6 小时, 以防麻醉或手术引起呕吐而发生窒息或吸入性肺炎。胃肠道手术的病人, 还需要于术前 1～3 天起摄入流质饮食, 以减少肠道中的食物残渣, 减轻术后肠麻痹引起的腹胀。

（2）置管或洗胃：胃肠道手术病人术前常规放置胃管，以减少术后胃潴留引起的腹胀。幽门梗阻的病人，需在术前 3 日每晚用温盐水洗胃，以减轻胃黏膜充血、水肿。对于饱餐后的急症手术病人，应于麻醉前催吐、洗胃或气管插管，以防术中呕吐误吸。

（3）灌肠：一般手术病人，手术前晚用肥皂水灌肠，以防麻醉后肛门括约肌松弛排出粪便，增加手术污染的风险。腹部手术病人灌肠还可防止术后发生便秘和腹胀；直肠、结肠手术病人术前 3 日每晚及手术日晨各行清洁灌肠一次，以清洁肠壁、减少污染。

考点　术前胃肠道准备

2. **呼吸道准备**　目的是控制呼吸道炎症，预防围手术期肺部感染等并发症。要求术前戒烟 2 周以上；有肺部感染的病人，使用抗生素，指导体位引流，一般待感染控制后再安排手术；痰液黏稠者应用抗生素及糜蛋白酶、地塞米松雾化吸入；指导病人学会有效咳嗽、咳痰及深呼吸的方法；胸部手术的病人，要求掌握腹式呼吸方法。

3. **手术区皮肤准备**　又称备皮，目的是预防手术后切口感染，包括剃除手术区毛发和清洁皮肤，剃毛须注意勿损伤表皮。手术前 1 日协助病人洗头、沐浴、更衣、修剪指（趾）甲。

（1）手术备皮范围（图 2-1）：①颅脑手术。剃去整个头部和颈部的头发及毛发，保留眉毛。②颈部手术。上起唇下缘，下至乳头水平线，两侧至斜方肌前缘。③乳房及前胸手术。上起锁骨上窝，下至脐水平，患侧至腋后线，对侧至锁骨中线或腋前线，包括患侧上臂上 1/3、腋窝、肩部。④胸部手术。上起锁骨上窝及肩上，下至脐平，前过对侧锁骨中线，后过对侧肩胛下线，包括患侧上臂、肩及腋窝。⑤上腹部手术。自乳头连线至耻骨联合，两侧至腋后线，剃净阴毛，清洁脐孔。⑥下腹部手术。上平剑突，下至大腿上 1/3 前、内侧，包括外阴部，两侧至腋后线。⑦肾区手术。自乳头连线至耻骨联合，前后均过正中线，剃净阴毛，清洁脐孔。⑧腹股沟和阴囊部手术。自脐水平至大腿上 1/3 前、内侧，两侧到腋后线，包括外阴部。⑨会阴及肛门部手术。自髂前上棘连线至大腿上 1/3 的前、内、后侧，包括会阴及臀部。⑩四肢手术。原则上以切口为中心，上、下各超过 20cm，一般要超过远端和近端的关节或整个肢体，且修剪指（趾）甲。

（2）特殊部位备皮要求：①颅脑手术。术前 3 日剪短头发、每日洗头 1 次（急症手术除外）。术前 1 日剃净头发，用肥皂水洗头，戴清洁帽子。②颜面手术。以清洁为主，尽量不剃除眉毛。③骨、关节手术。术前 3 日用肥皂水洗净并用 70% 乙醇溶液消毒，无菌巾包扎；术前 2 日再做消毒并包扎；术前 1 日剃毛，继续清洗，消毒并包扎。④阴囊、阴茎手术。入院后每日局部温水浸泡，肥皂水清洗，术前 1 日剃毛。

（3）皮肤准备操作方法：①向病人解释备皮的目的、范围。②将病人接至备皮室，如在病房，床前备皮需用屏风遮挡。③铺橡胶单及治疗巾以保护床单，暴露备皮部位。④软毛刷蘸肥皂水涂抹局部，一手用纱布绷紧皮肤，另一手持剃毛刀分区剃尽毛发。⑤手电筒照射，仔细检查毛发是否剃尽及有无刮破皮肤。⑥用浸热水及肥皂水的毛巾擦净局部皮肤；腹部手术在必要时以棉签清洁脐部污垢，然后用 70% 乙醇溶液消毒。⑦备皮完毕，整理用物，妥善安置病人。

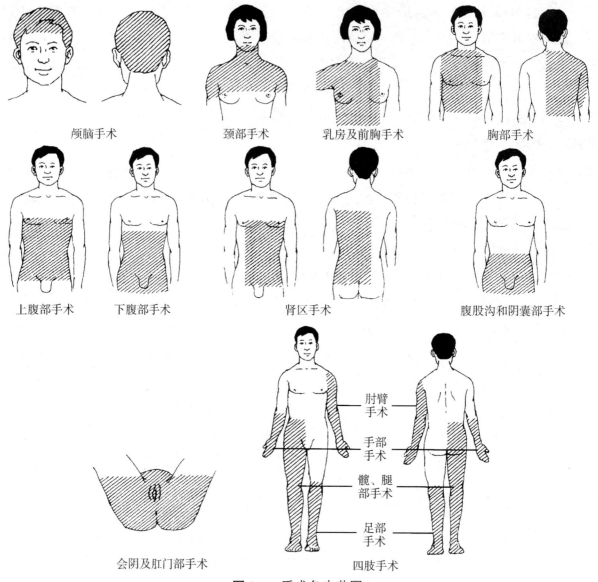

颅脑手术　　　　颈部手术　　　　乳房及前胸手术　　　　胸部手术

上腹部手术　　下腹部手术　　　　肾区手术　　　　腹股沟和阴囊部手术

肘臂手术

手部手术

髋、腿部手术

足部手术

会阴及肛门部手术　　　　四肢手术

图 2-1　手术备皮范围

（4）注意事项：皮肤准备一般在术前 1 日或当日进行；小手术以手术切口为中心，备皮范围不可少于 15～20cm；绷紧皮肤，切忌刮破皮肤；备皮区域的皮肤若有感染或不慎刮破，应治愈后再考虑手术；肿瘤病人皮肤准备，手法要轻柔，以免发生医源性肿瘤扩散；小儿备皮一般不予剃毛，只做清洁处理；操作过程中注意保暖，避免受凉感冒。

4. 指导病人进行适应性训练　要求特殊体位下手术的病人（如甲状腺手术，术中取头后仰、颈部过伸姿势），术前 2～3 天应在医生指导下进行相应的训练。术后因病情需要较长时间卧床者，术前应进行卧床大小便的练习。

5. 其他　常规进行青霉素、普鲁卡因等药物过敏试验。对于可能失血较多的手术应配血、备血，以备术中使用。手术前晚可根据病情适当给予镇静剂，以保证病人充足的睡眠。

6. 手术日晨护理

（1）测量生命体征，如有体温升高、女性病人月经来潮等，应及时报告医生，以决定是否延期手术。

（2）检查手术野皮肤准备是否符合要求，遵医嘱灌肠，按手术需要安置胃管并固定，为病人更换清洁衣裤、戴帽子。

（3）嘱病人排空膀胱，以免术中损伤膀胱；手术时间较长者留置导尿管并妥善固定。

（4）取下活动义齿、眼镜、发夹、手表和首饰等，贵重物品交由家属妥善保管。

（5）遵医嘱给予麻醉前用药。手术污染重或术后感染可能性较大的病人，术前可预防性使用抗生素。

（6）将手术病人的病历、影像检查资料、术中特殊用药及用物随病人一起带入手术室。

（7）务必将病人的床号、姓名、性别、年龄、手术部位等向手术室工作人员交接清楚。随后按手术与麻醉要求准备好床单元及术后所需用物。

考点 手术日晨护理

六、健 康 教 育

向病人及其家属讲解稳定情绪、充足睡眠、合理饮食对手术成功的重要性，并督促其执行。介绍有关疾病和手术前后的配合知识，以及常见的手术后不适及并发症的预防和处理。指导病人练习手术后应掌握的锻炼活动，如深呼吸及有效咳嗽排痰；术后体位的适应及早期活动的训练等。

第 2 节　手术室病人的护理

手术是外科病人治疗的重要手段。在手术过程中，护理人员应为手术创造良好条件，配合医生共同完成手术。进入手术室要严格遵守技术规范、操作规程和管理制度。随着外科手术范围的拓展和技术的迅速发展，对手术室的建设、手术室管理及护士的素质提出了越来越高的要求。

一、手术室设置

（一）手术室的位置

手术室是外科病人进行手术治疗的重要场所，要求设计合理、设备齐全、设施完善。手术室应安排在医院内空气洁净、安静处。以低层建筑为主的医院，一般设于建筑的较高层；以高层建筑为主的医院，宜选择主楼的中间层。手术室和其他科室位置配置的原则：与血库、放射科、化验室、病理科等相距不宜太远，便于工作联系；宜远离锅炉房、修理室、污水污物处理站等，以避免污染、减少噪声。

（二）手术室的分区

手术室须严格划分为限制区、半限制区和非限制区。限制区包括无菌手术间、无菌室、储药室、麻醉准备室、洁净走廊、刷手间等。半限制区包括器械敷料准备室、洗漱室、消毒室、石膏室、麻醉恢复室、清洁走廊等。非限制区包括更鞋室、更衣室、值班室、护士办公室、医护人员休息室、餐厅、标本室、污物室、手术病人家属休息室等。

考点 手术室的分区

（三）手术间的设置

手术间数与手术台数应与外科的实际床位数成比例，一般为 1 ：（20 ～ 25）。手术间种类：无菌手术间，供无菌手术用，设在最不受干扰处；有特殊要求的无菌手术间，如器官移植、心脏手术等设置生物洁净层流手术室；相对无菌手术间，供胃肠手术用；有菌手术间，供感染隔离手术用；此外，应配有暗室，供眼科或内镜诊治用。普通手术间以每间 30 ～ 40m² 为宜，仅放置 1 个手术台；用作心血管直视手术等的手术间，因辅助仪器设备较多，需 60m² 左右。

为便于平车运送及来往人员走动，走廊宽度应不少于 2.5m。手术间的门宜宽大，最好采用自动门或双向合页门；每个手术间有两个门，一个接送病人通往外界走廊，一个通往刷手间等清洁区。窗口应大，利于采光，应有双层玻璃和一层纱网装置，以免灰尘或蚊虫进入。地面多用易清洗、耐消毒液的材料铺设，坚硬、光滑。墙壁、天花板应光滑无孔隙，最好用防火、耐湿、易清洁材料制成。墙角呈弧形，不易蓄积灰尘。室内应设有隔音和空气净化装置，防止各手术间相互干扰和保持空气洁净，应有专用的水电供应，手术间内光线要均匀、不耀眼，近乎自然光线。室温一般为 20 ～ 24℃，相对湿度为 50% ～ 60%。

考点 手术室室温与相对湿度

（四）手术间的设备

一般手术间配备有万能手术台、吊顶式无影灯、立地聚光灯、读片灯、吸引器、麻醉机、麻醉桌、药品及敷料柜、氧气瓶与供氧装置、大小器械台、器械托盘、升降台、输液架、垫脚凳、污物桶、空调、挂钟等。为了保持病人不同的手术体位，还有各种扶托固定病人，如头架、肩档、臂架、约束带等。现代化的手术室内还配备有中心供氧系统、中心负压吸引系统、心电监护仪、X 线机、腹腔镜、胆道镜、体外循环机、参观台、电教设备等。

（五）洁净手术间

选用特定的空气过滤器及气流方式，过滤进入手术间的空气，控制尘埃微粒的含量和细菌浓度，使空气洁净度达到一定级别。根据《医院洁净室及相关受控环境应用规范》，我国洁净手术间一般分为四个级别：特别洁净手术室（百级或Ⅰ级），适用于关节置换手术、器官移植手术及心脏外科、脑外科、眼科等无菌手术；标准洁净手术室（千级或Ⅱ级），适用于胸外科、整形外科、泌尿外科、肝胆胰外科、骨科和普外科等Ⅰ类切口手术；一般洁净手术室（万级或Ⅲ级），适用于普外科非Ⅰ类切口手术、妇产科手术；准洁净手术室（万级以下或Ⅳ级），适用于肛肠外科、污染类手术。

考点 洁净手术间的分级与适用手术

二、手术室管理

（一）手术室环境管理

洁净手术间每日手术前 1 小时开启净化空调系统持续净化，当日手术结束后继续运行直至恢复该手术间的洁净级别。清洁工作应在每日手术结束后，手术室净化空调运行过程中进行。每台手术后清除污物，清洁回风口，用消毒液、清水各擦拭一次物品、地面，再用紫外线消毒 30 ～ 60 分钟；每周大扫除一次，清洗滤网；每月做一次空气洁净度和生物微粒监测。特殊感染手术尽量使用一次性物品，污物及敷料焚毁处理。手术室一般采用双走廊方案：医务人员、病人、运送洁净物品走洁净走廊，运送手术后器械、敷料及污物走清洁走廊，不可随意跨区。

（二）手术室的人员管理

1. 除手术室工作人员和参加当日手术者外，与手术无关人员不得擅自进入。参观人员最好安排在教学参观室观看闭路电视，如无条件应根据手术间的面积严格限定参观人数（40m² 手术间不超过 6 人，25 ～ 30m² 手术间不超过 4 人）。参观者必须经专人允许，方可进入指定手术间参观。

2. 进入手术室的人员必须穿戴手术室的清洁衣裤、鞋、帽和口罩，中途外出须穿外出服、换外出鞋。患急性皮肤感染和上呼吸道感染者不得入内。

3. 参加手术人员应按规定的时间，提前到达，做好无菌准备。手术室内保持肃静，手术开始后，应尽量减少开门次数、减少走动和不必要的活动，不可在无菌区中间穿行，或大声喧哗谈笑。参观者应距手术无菌区 30cm 以上，避免污染。

4. 无菌手术与有菌手术要严格分开，在指定手术间进行，若在同一手术间内接台，则先安排无菌手术，后安排有菌手术。

5. 每次手术结束，必须对用过的器械、物品等及时清洁消毒处理，整理备用。

6. 严格执行无菌技术操作，所有工作人员都有相互监督的职责。

（三）手术室药品、物品管理

急救药品应有专人负责检查和补充，手术室护士必须熟悉各种物品放置的地点和使用方法，以便抢救时及时取用。手术室器械、物品未经护士长许可不得外借。标本要做好保存、登记、送检，严防差错。

（四）预约接送病人

1. 择期手术通知单应在手术前 1 日送交手术室，由负责护士按手术需要做好手术器械、用物准备。急症手术临时通知。

2. 接送病人要用手术室专用平车。手术室以外平车只能进入非限制区，更换手术室专用平车后再接入手术室。步入手术室的病人必须更换清洁鞋、帽。

3. 约在手术前 1 小时接入手术病人，并严格查对病人姓名、性别、年龄、科别、病室号、病床号、住院号、疾病诊断、手术名称及部位、麻醉方法等，核对无误后运送病人进入指定手术间，安置于手术台上。巡回护士要核查，做好病人及相关物品交接手续。

4. 手术结束后，待生命体征平稳，病情允许时与麻醉医师一起将病人送回病房，并与病房护士交接术后注意事项，术中输液、输血、尿量及用药情况，病历及随带的引流管及引流袋等物品。

三、手术室器械与物品

（一）手术器械

基本手术器械：①切割及解剖器械，如手术刀、手术剪、剥离器、骨凿和骨剪等，用于手术切割。②钳制及夹持器械，包括钳子、持针器及镊子等，用于止血、分离组织或把持缝针等。③牵拉器械，包括各种拉钩和胸、腹腔牵开器，用以暴露深部手术野，方便手术操作。④探查及扩张器械，包括探条、探针等，用于探查及扩大腔隙等。⑤吸引器头，用于吸除积液、积脓，清理手术野。部分基本手术器械，见图2-2。

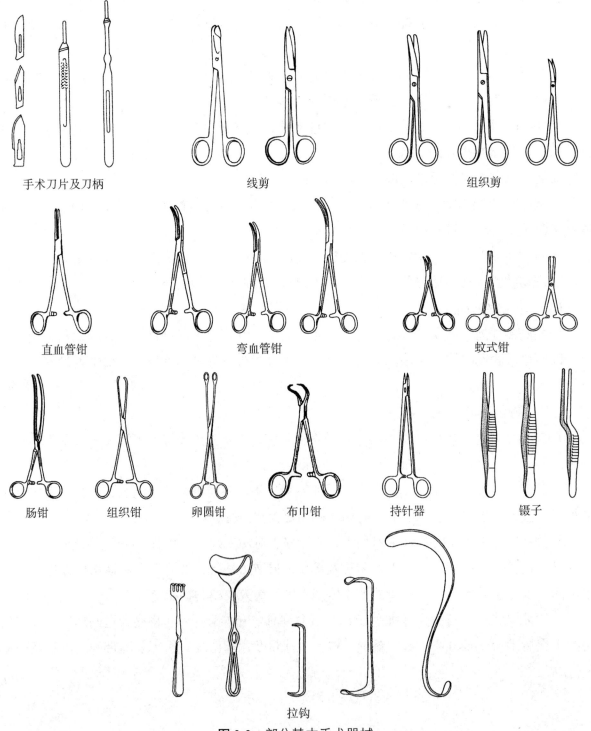

手术刀片及刀柄　　线剪　　组织剪

直血管钳　　弯血管钳　　蚊式钳

肠钳　　组织钳　　卵圆钳　　布巾钳　　持针器　　镊子

拉钩

图2-2　部分基本手术器械

　　某些手术需要特殊器械，包括：①内镜类，如膀胱镜、腹腔镜、胸腔镜、纤维支气管镜和关节镜等。②吻合器类，如食管、胃肠道及血管吻合器。③其他精密及专科仪器，如高频电刀、激光刀、电钻、手术显微镜、心肺复苏仪器等。各种器械均应专人负责保管，定位放置，定期检查、保养和维修。

（二）缝针和缝线

　　1. 缝针　常用的有圆针和三角针两类。两类缝针均有弯、直两种，大小粗细各异。圆针用于缝合血管、神经、脏器和肌肉等软组织；三角针用于缝合皮肤或韧带等坚韧组织。

　　2. 缝合线　用于缝合各类组织和脏器。缝合线分为不可吸收和可吸收两类，不可吸收缝合线包括丝线、金属线、尼龙线等；可吸收缝合线包括天然和合成两种，肠线、胶原线为天然可吸收缝合线，聚乳酸羟基乙酸线、聚二氧杂环己酮线等为合成缝合线。

（三）引流物

　　引流物种类很多，可根据手术部位、创腔深浅、引流液量及性质选用适合的引流物。常用的有：①乳胶片引流条，用于浅部切口和小量渗液的引流。②纱布条引流，包括干纱条、盐水纱条、凡士林纱条及抗生素纱条等，用于浅表部位或感染创口的引流。③"烟卷"引流是用细纱布卷成卷烟状，外用橡胶膜包绕即可，常用于腹腔内较短时间的引流。④引流管为应用广泛的引流物，普通单腔引流管可用于创腔引流；双腔引流管多用于腹腔脓肿和胃、肠、胆或胰瘘等的引流；T 管用于胆总管引流；蕈状引流管用于膀胱或胆囊手术引流。

（四）手术敷料

　　手术敷料包括吸水性强的脱脂纱布类和脱脂棉花类，用于术中止血、拭血、压迫及包扎等。纱布类敷料包括不同尺寸的纱布垫、纱布块、纱布球及纱布条。常用的棉花类敷料有棉垫、带线棉片、棉球及棉签。

（五）布类物品

　　布类物品包括手术衣、各种手术单及手术包的包布。手术衣分大、中、小号，用于遮盖手术人员未经消毒的衣着和手臂，手术衣前襟及腰部为双层，袖口为松紧口，折叠时衣面向里，领子在最外侧。手术单包括大单、中单、手术巾（小单）、各种部位手术单及洞巾等，均有各自的规格尺寸和折叠方法。包布多为双层，用以包裹手术用品及敷料。布类物品应选择质地细柔且厚实的棉布。目前一次性无纺布制作并经灭菌处理的手术衣帽、布单等可直接使用，但不能完全替代布类物品。

（六）器械台

　　手术器械台（无菌桌）用于手术中放置各种无菌物品及器械，分为大、小两种，大号器械桌长、宽、高为 110cm×60cm×90cm，小号器械桌长、宽、高为 80cm×40cm×90cm。应根据手术的性质、范围选择并准备无菌桌。手术日晨由巡回护士准备清洁、干燥、平整和合适的器械台，并将手术包、敷料包置于其上，用手打开包布的外层；再用无菌钳先对侧、后近侧打开第二层包布；器械护士穿无菌手术衣、戴无菌手套后打开第三层包布。铺在台面上的无菌巾共 6 层，无菌单应至少下垂至台面下 30cm；将器械分类、有序地摆放于器械台上。

（七）器械托盘

器械托盘为可调高低的长方形托盘，盘面 48cm×33cm，横置于病人适当部位，用于手术时放置刀、剪、钳等常用器械与物品。手术区铺单时用双层手术单包裹，并在其上再铺手术巾。

四、手术人员职责

每台手术的人员配备包括手术医师、麻醉医师、手术护士、巡回护士及其他工勤人员等。手术人员有明确的分工和职责，又密切配合，以保证在最短的时间内成功完成手术。手术中配合的护士分为手术护士和巡回护士。

（一）手术医师职责

1. 手术者　负责并主持整个手术操作的全过程，除按术前计划执行手术方案和操作步骤外，还应根据术中发现做出决定。

2. 手术助手　包括第一助手、第二助手、第三助手，主要职责是完成手术野皮肤的消毒和铺巾，协助手术者进行拭血、止血、结扎、剪线、拉钩、暴露手术野等操作。

（二）麻醉医师职责

麻醉医师负责手术病人的麻醉、给药、监测及处理；协助巡回护士做好输液和输血工作；观察、记录病人整个手术过程中的病情变化，出现异常及时通知手术者，组织抢救处理；术毕协同巡回护士将病人送回病房。

（三）手术护士职责

手术护士又称器械护士或洗手护士，主要工作是严格监督无菌技术操作规程，管理好器械台，主动默契配合手术操作。

1. 术前工作

（1）术前 1 日访视病人，了解病人病情和需求，根据手术种类和范围，与巡回护士共同准备手术所需器械、物品。

（2）术前 20 分钟洗手，穿无菌手术衣、戴无菌手套，整理无菌器械台，检查器械及其他物品是否完备。

（3）术前与巡回护士共同清点器械、敷料、缝针和缝线等数目，协助手术助手铺无菌巾。

2. 术中工作

（1）根据手术需要，及时向手术者及手术助手准确迅速地传递器械（图 2-3）及纱布等物品。注意不可从手术者背后传递器械。

（2）手术台面保持干燥整洁，器械和物品排列整齐有序，做到快递快收，疑有污染立即撤换。

（3）随时监督并纠正手术人员的无菌操作。

（4）妥善保存手术切下的组织器官或标本，防止遗失或坠地。

（5）随时注意术中情况，若病人出现大出血、心搏骤停等意外时，积极配合抢救。

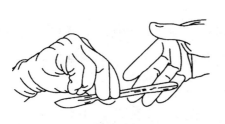
传递手术刀

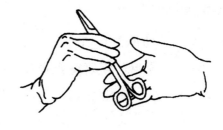
传递手术剪

图 2-3　手术护士术中配合

（6）在关闭体腔前，与巡回护士等共同清点核对器械、敷料、缝针等数目，以防手术用物遗留在体腔或组织内。

（7）手术完毕，协助擦净切口及引流管周围的血迹、包扎切口及固定引流物。

3. 术后工作　术后器械经清洗、干燥后上油保护，然后分类打包进行消毒或灭菌备用。如为严重感染手术，如梭状芽孢杆菌（破伤风、气性坏疽）感染、乙型肝炎病毒携带者等，先用 3% 过氧化氢溶液或 0.2% 过氧乙酸溶液或 2000 ～ 3000mg/L 的含氯消毒液浸泡 30 ～ 60 分钟，再按一般手术器械处理流程处理。

（四）巡回护士职责

巡回护士是手术间的负责护士，主要工作是在手术过程中负责病人的术中护理、供应手术中所需物品及与外界部门的联络工作等，其具体工作要求如下：

1. 术前工作

（1）术前准备手术所需器械、用物及药品，检查手术室内设备是否完善，调节手术间温度及湿度。

（2）热情迎接病人，向病人做自我介绍，进行必要的安慰和解释工作，以缓解病人的紧张和恐惧感。

（3）详细核对病人，应特别注意手术部位（如右侧或左侧、上肢或下肢）；检查义齿、饰品等是否取下，皮肤准备是否符合要求，以及禁食、禁水和膀胱排空情况等。

（4）协助麻醉，建立静脉输液通道。

（5）安置病人手术体位，并适当约束，保证病人安全。距手术开始时间尚早的，可给病人暂盖手术室被子保暖。

2. 术中工作

（1）为手术人员提供无菌物品，帮助穿无菌手术衣，协助手术护士铺无菌器械台。

（2）与手术护士共同清点器械、敷料、缝针和缝线等数目并记录。

（3）监督手术人员遵守无菌原则，如有违反，立即纠正。

（4）协助麻醉医师做好病情观察，执行输液、输血、用药等口头医嘱，并及时记录及配合抢救。

（5）负责与外界联络，如与病理科和放射科人员的联系等。

（6）连接、调节设备等相关协助工作。

3. 术后工作

（1）手术结束，协助包扎切口，如有必要可固定引流管并接上引流袋。与麻醉医师、手术医师一起护送病人至麻醉恢复室或病室，并向有关人员交代术中情况及术后注意事项。

（2）整理手术间，进行日常清洁消毒工作，送检标本。

考点 手术护士与巡回护士的职责

五、手术人员的无菌准备

手术人员的无菌准备是避免病人切口感染，确保手术成功的必要条件之一。位居人体皮肤表面的细菌可分为暂居菌和常居菌两大类，暂居菌分布于皮肤表面，易被清除；常居菌则深居毛囊、汗腺及皮脂腺等深处，不易清除，且可在手术过程中逐渐迁移至皮肤表面。故术者经手臂清洁消毒后，还需穿无菌手术衣、戴无菌手套，防止细菌进入手术切口。

1. 更换着装　手术人员进手术室要换穿手术室专用的清洁鞋、帽和衣、裤，戴好口罩，衣袖应卷至上臂中段，下摆扎收于裤腰之内，自身衣服不得外露。帽子要盖住全部头发，口罩要盖住口和鼻孔。

2. 外科洗手　将指甲修平，并摘除饰物。若手臂有破损，则不能参加手术。取适量的洗手液清洗双手、前臂和上臂下 1/3，并认真揉搓。清洁双手时，可使用清洁指甲用品清洁指甲下的污垢和使用揉搓用品清洁手部皮肤的皱褶处。再用流动水冲洗双手、前臂和上臂下 1/3，使用干手用品擦干双手、前臂和上臂下 1/3。

3. 外科手消毒　外科手消毒是用手消毒剂清除或者杀灭手部、前臂至上臂下 1/3 暂居菌和减少常居菌的过程。

（1）外科冲洗手消毒方法：完成外科洗手后，取适量的手消毒剂涂抹至双手的每个部位、前臂和上臂下 1/3，并认真揉搓 3 ～ 5 分钟。然后在流动水下从指尖向手肘单一方向地冲净双手、前臂和上臂下 1/3，用经灭菌的布巾彻底擦干。

（2）外科免冲洗手消毒方法：完成外科洗手后，取适量的手消毒剂放置在左手掌心，将右手手指尖浸泡在手消毒剂中，时间 ≥ 5 秒。将手消毒剂涂抹在右手和前臂直至上臂下 1/3，确保通过环形运动环绕前臂至上臂下 1/3，将手消毒剂完全覆盖皮肤区域，持续揉搓 10 ～ 15 秒，直至消毒剂干燥。取适量的手消毒剂放置在右手掌心，左手重复以上过程。取适量手消毒剂均匀涂抹至双手所有皮肤，认真揉搓双手至少 15 秒，注意揉搓包括整个手掌、手背、手指、指缝和手腕至干燥。

考点 外科手消毒的方法

注意事项：①手消毒剂的取液量、揉搓时间及使用方法遵循具体产品的使用说明。②不得戴饰品，保持指甲和指甲周围组织的清洁。③在外科手消毒过程中应保持双手位于胸前并高于肘部，使水由手部流向肘部，并在消毒完毕穿手术衣前保持手臂位于胸前。④洗手与消毒可使用海绵、其他揉搓用品或双手相互揉搓。⑤用后的清洁指甲用品、揉搓用品如海绵、手刷等，放到指定的容器中；揉搓用品、清洁指甲用品应一人一用一消毒或者一次性使用。

⑥术后摘除手套后，应用洗手液清洁双手。⑦消毒后不可再接触未经消毒的物品，否则应重新消毒。

4. 穿无菌手术衣

（1）对开式手术衣：①取无菌手术衣，辨别衣服的上、下和正、反面；选择较宽敞处站立，手提衣领，抖开衣服，使衣服的另一端下垂。注意勿使手术衣触碰到其他物品或地面。②双手提拉衣领两角，衣袖向前将衣服展开，使衣服的内面朝向自己。③将手术衣向上轻抛，双手顺势插入袖中，两臂平行前伸，不可高举过肩，也不可向左右撒开，以免碰触污染。④由巡回护士协助，从背后提拉手术衣的内侧，系好领口带。⑤穿衣者双手交叉，身体略向前倾，用手指夹起腰带递向后方，由背后的巡回护士接住并系好。穿好手术衣后，双手保持在腰以上、肩以下胸前的视线范围内（图 2-4）。

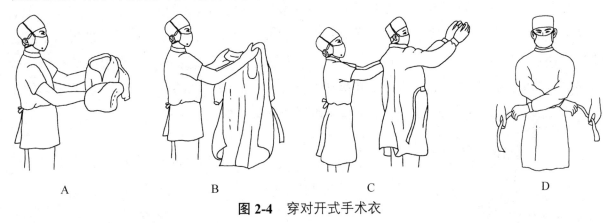

图 2-4　穿对开式手术衣

（2）全遮盖式手术衣：①取手术衣，在较宽敞处双手持衣领打开手术衣。双手提住衣领两角，衣袖向前将手术衣展开，使手术衣内面朝向自己。②向上轻抛手术衣，顺势将双手插入袖中，两臂平行前伸。③巡回护士在穿衣者背后抓住衣领内面，协助拉袖口，并系好领口带和衣服后带。④穿衣者戴好无菌手套。⑤穿衣者解开腰间活结，将腰带递给已戴好手套的手术人员或由巡回护士用无菌持物钳夹持腰带绕穿衣者一周后交穿衣者自行系于腰间（图 2-5）。

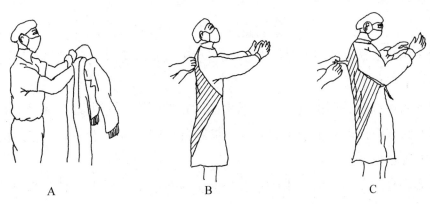

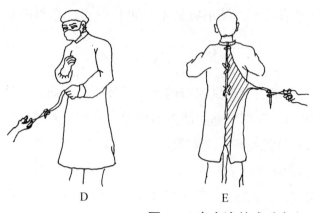

图 2-5　穿全遮盖式手术衣

5. 戴无菌手套　从手套袋中捏住手套口向外翻折部分，取出手套，分清左、右手，先戴一只手，然后以戴上手套的手，插入另一个手套的翻边内面，戴上另一只手。最后将手套腕部翻折处翻下罩在袖口上（图 2-6）。由巡回护士用无菌生理盐水冲去手套上的滑石粉。戴无菌手套的要求：①未戴手套的手不能接触手套外面；已戴手套的手不能接触未戴手套的手臂和非无菌物品。②手术过程中，手套如有破损或污染，应立即更换。

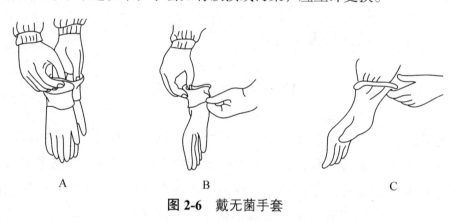

图 2-6　戴无菌手套

注意：当医护人员穿好手术衣，戴好无菌手套后，其肩部以下、腰部以上、两侧腋中线以前及双上肢为无菌区，其他部位均被视为有菌区。

考点　手术人员穿好无菌衣、戴好无菌手套后的身体无菌区域

6. 连台手术更衣法　无菌手术完毕，手套也未破损，若需连续进行另一台手术，可按以下程序更换手术衣和手套。

（1）手术人员洗净手套上的血渍，双手抱肘，在巡回护士协助下将手术衣由肩部向肘部翻转，再向手的方向拉扯脱下手术衣，手套的腕部亦随之翻转于手上。注意皮肤不可与手术衣、手套外面接触。

（2）用戴手套的手抓取另一手的手套外面，翻转脱下；再用已脱手套的拇指伸入另一手套的内面，把手套脱下。

（3）将双手臂浸泡在 70% 乙醇溶液或 0.1% 苯扎溴铵溶液内 5 分钟，或者用灭菌王重新涂擦或揉搓一遍双手臂，再重新穿无菌手术衣、戴无菌手套。

如若前一台手术是感染手术，需连台手术时，必须重新刷洗手臂。

六、手术病人的准备

1. 安置病人合适体位　安置手术体位时应考虑以下要求：①病人安全舒适，骨性隆突处要衬海绵垫或其他软垫，以免造成压迫性损伤；②符合手术要求，充分暴露手术部位；③不影响正常呼吸和循环功能；④肢体与关节不能悬空，避免肢体神经受压和过度牵扯；⑤便于麻醉和病情监测。常用的手术体位有以下几种（图 2-7）。

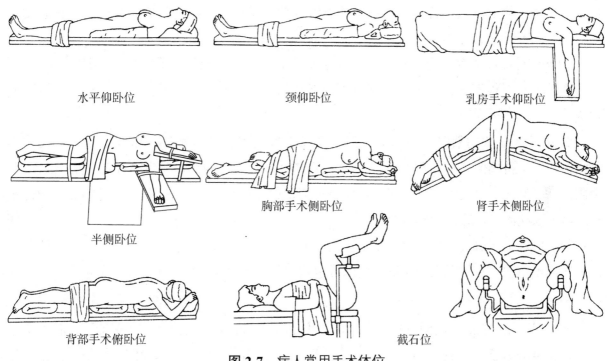

水平仰卧位　　　　　颈仰卧位　　　　　乳房手术仰卧位

半侧卧位　　　胸部手术侧卧位　　　肾手术侧卧位

背部手术俯卧位　　　截石位

图 2-7　病人常用手术体位

（1）水平仰卧位：为最常用的一种手术体位，适用于胸前和腹部等手术。手术台平置，病人平卧，身下横放一条中单、左右各半，用中单固定两臂于身体两侧，或将一侧上肢外展 90° 架于托臂板上并适当固定。头部、腰曲、腘窝处放合适的软垫，足跟下置软垫圈，膝部用约束带固定。肝、胆、脾、胰手术时，应将手术台腰桥对准胸骨剑突平面，便于暴露手术野。

（2）颈仰卧位：适用于颈前部手术，如甲状腺手术、气管切开术等。原则同水平仰卧位安置方法，特点是手术台头端抬高 10° ～ 20°，头板适当下落，肩部放一软垫，使头后仰，颈部充分暴露。

（3）乳房手术仰卧位：适用于乳房及腋部手术。原则同水平仰卧位安置方法，特点是患侧靠近手术台边；患侧肩胛部放一软垫，使躯干略有倾斜；患侧上肢伸直、外展 90° 架于托臂板上并妥善固定。健侧上肢固定于胸旁。

（4）半侧卧位：适用于胸腹联合切口手术。病人先仰卧，然后在背、腰、臀部各放一软垫使身体向非手术侧转 30° ～ 50°，手术侧在上，手术侧手臂屈曲固定在托臂板上，臀部与膝下放软垫，约束带固定臀部和膝部。

（5）胸部手术侧卧位：适用于胸腔手术。病人侧卧（患侧在上），两肩连线与手术台面成90°，两臂屈曲放于前面或伸直固定在托臂板上。手术对侧腋下放一软垫。上腿弯曲，另一侧下肢自然伸直，两腿间接触处放一软垫。用约束带分别固定上肢的前臂部、臀部及下肢的膝上部。

（6）肾手术侧卧位：适用于肾手术。原则同胸部手术侧卧位安置法。特点是将病人肾区（第11、12肋平面）对准腰桥并摇高腰桥。贴手术台的下肢屈曲，另一下肢伸直。

（7）背部手术俯卧位：适用于脊柱和背部手术。病人俯卧，头偏向一侧，头部、胸上部、耻骨处、两小腿下放大小合适的软垫，注意胸腹部不受挤压，应保持腹肌和膈肌正常运动。两上肢屈曲置于头旁并固定。

（8）截石位：适用于会阴部、肛门及尿道等手术。病人仰卧于手术台上，臀部下移，骶尾部平手术台座板下缘，双下肢外展分别放在托腿架上，穿上袜套并固定。腘窝部及臀下放软垫。

2. 手术区皮肤的消毒　手术区皮肤消毒的范围与备皮范围相同。常用2.5%～3.0%碘酊涂擦皮肤，待碘酊干后，用70%乙醇溶液脱碘1～2次。因碘酊对皮肤有刺激性，故面部、会阴部、婴幼儿皮肤及植皮供皮区不能用碘酊消毒，可选用0.1%苯扎溴铵溶液、0.5%氯己定醇溶液或碘伏溶液（含有效碘0.5%～1.0%）涂擦2遍。消毒时一般以切口为中心，逐步向四周扩展。但感染伤口或肛门会阴部手术，则应由手术区外围逐渐向内涂向伤口或肛门会阴处。消毒区内不留空白，不得来回涂擦。已消毒过的皮肤，不可用原污染纱布块返回涂擦。

考点　手术区域皮肤消毒方法

3. 手术区铺单法　手术区皮肤消毒后，铺无菌单。小手术仅盖一块孔单即可。较大手术术野需铺4～6层，其他部位至少要有2层无菌单遮盖。以开腹手术为例，铺巾方法是：用4块手术单，每块的一边折叠1/4，掩盖切口周围，顺序为先铺会阴侧，再依次铺头侧和操作者对侧，最后铺操作者同侧，用布巾钳夹住交角处；两端各加铺1块中单；最后再铺剖腹单，其头端应盖过麻醉架，两侧和足端应至少下垂于手术台边缘30cm（图2-8）。

考点　剖腹单覆盖范围

4. 切开前消毒及切口缘保护　皮肤切开前及缝合皮肤前，常规用70%乙醇溶液纱布块消毒切口及其周围裸露区的皮肤1次。皮肤切开后，递大纱垫或无菌巾覆盖切口边缘，并以缝线或组织钳固定其于皮下组织。也可粘贴无菌聚乙烯塑料薄膜于手术野皮肤上，经薄膜切开皮肤，以保护切口，使之不被污染。

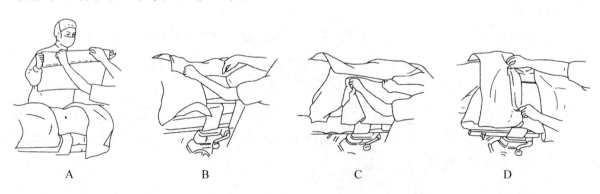

A　　　　　　　　B　　　　　　　　C　　　　　　　　D

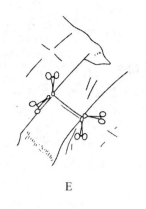
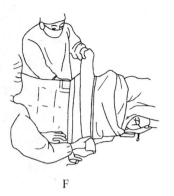
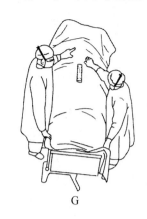

E　　　　　　　　　F　　　　　　　　　G

图 2-8　手术铺单法

七、手术过程中的无菌原则

在手术过程中，虽然器械和物品都已消毒、灭菌，手术人员也已洗手、消毒、穿无菌手术衣和戴无菌手套，病人手术区也已消毒和铺盖无菌布单，为手术提供了一个无菌操作的环境，但是在手术进行中，如果没有一定的规章制度来保持这种无菌环境，已经灭菌和消毒的物品或手术区域仍有受到污染和引起伤口感染的可能。有时可致使手术失败，甚至危及病人的生命。因此，所有参加手术的人员必须遵守无菌操作规则。若发现有人违反，必须立即予以纠正。无菌操作规则如下。

（1）手术人员穿无菌手术衣、戴无菌手套之后，手不能接触背部、腰部以下和肩部以上部位，这些区域都应视为有菌区；同样，也不要接触手术台及器械台边缘以下的布单。

（2）不可在手术人员的背后传递手术器械及用品。坠落到器械台或手术台边缘以外的器械物品，不能拾回再用。

（3）手术中如手套破损或接触到有菌区域，应更换无菌手套。如前臂或肘部触碰有菌区域，应更换无菌手术衣或加戴无菌袖套。如无菌巾、布单等物已湿透，应立即加盖干的无菌布单。

（4）在手术过程中，同侧手术人员如需调换位置，一人应先退后一步，背对背地转身到达另一位置，以防触及对方背部不洁区。

（5）手术开始前要清点器械、敷料，手术结束时，检查胸、腹等体腔，待核对器械、敷料数目无误后，才能关闭切口，以免异物遗留体腔内，产生严重后果。

（6）切口边缘应以无菌大纱布垫或手术巾遮盖，并用布巾钳或缝线固定，仅显露手术切口。术前手术区粘贴无菌聚乙烯塑料薄膜可达到相同目的。

（7）做皮肤切口及缝合皮肤之前，需用 70% 乙醇溶液再涂擦消毒皮肤 1 次。

（8）切开中空性脏器前，要先用纱布垫保护周围组织，以防止或减少污染。

（9）参观手术的人员不可太靠近手术人员或站得太高，也不可经常在室内走动，以减少污染的机会。

（10）手术进行时不应开窗通风或用电扇，室内空调机风口也不能吹向手术台，以免扬起尘埃，污染室内空气。

考点　手术过程中的无菌原则

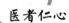

医者仁心　　　　　　　　中国外科之父裘法祖

裘法祖，著名医学家，中国科学院院士，中国现代普通外科的主要开拓者、肝胆外科和器官移植外科的主要创始人和奠基人之一、晚期血吸虫病外科治疗的开创者，在腹部外科、神经外科、泌尿外科、骨科等领域均有很深造诣，被誉为"中国外科之父"。

裘老的手术刀法被医学界称为"裘氏刀法"，操作稳、准、快、细，在不少疑难、复杂及再次手术中独具绝招，被原同济医学院院长、外科专家吴在德形象地誉为"要划破两张纸，下面的第三张一定完好！"

第 3 节　手术后病人的护理

案例 2-2

病人，女，29 岁，在蛛网膜下腔麻醉下行阑尾切除术。

请问：1. 病房护士接管病人后，应首先安置什么体位？

　　　2. 术后第 5 天，体温 38.5℃，诉切口疼痛明显。考虑什么原因引起？

一、概　　述

病人自手术完毕回病房直至康复出院这一阶段的护理，称为手术后护理。手术后护理的重点是密切观察病情变化，帮助病人尽快恢复正常生理功能，以减少生理和心理的痛苦与不适，积极预防并发症的发生。

二、护理评估

1. 身体状况

（1）生命体征：及时评估手术对机体生命活动的影响程度，注意体温、脉搏、呼吸、血压是否正常。

（2）切口状况：有无渗血、渗液、感染及愈合不良等并发症。

（3）引流管与引流物：术中是否安置引流管，术后引流是否通畅，引流物量、色的观察。

2. 心理 - 社会状况　手术后是病人心理反应比较集中、强烈的阶段，随着麻醉和手术期的安全度过，病人心理上会有一定程度的解脱感，但继之又会有新的心理变化。突出表现在担忧手术的结果、病变的性质和疾病的预后等；手术导致正常生理结构和功能改变者，担忧手术对今后生活、工作及社交带来不便；切口疼痛、术后各种不适和并发症，加重了对疾病预后的主观猜疑，常有较重及较长时间的焦虑、抑郁等心理反应。

3. 辅助检查　血、尿、便常规，生化检查，血气分析，影像学检查等有助了解身体恢复的状况。

三、主要护理诊断 / 问题

1. 疼痛　与手术创伤等因素有关。

2. 体液不足　与禁食、呕吐、引流等因素有关。

3. 营养失调：低于机体需要量　与禁食、手术创伤、营养摄入不足、术后营养需要量增加等因素有关。

4. 尿潴留　与麻醉、排尿反射抑制、切口疼痛、病人不习惯在床上排尿等因素有关。

5. 潜在并发症：出血、切口感染或裂开、肺不张与肺部感染、尿路感染、下肢深静脉血栓形成等。

6. 其他常见护理诊断　可能有焦虑、自我形象紊乱、体温改变、清理呼吸道无效、呼吸和循环功能异常、躯体移动障碍等的危险。

四、护理措施

在病人手术结束送回病房前，应整理好床单元。同时，根据病人所做手术类型备齐术后所需物品，如胃肠减压装置、输液架、吸引装置、气管切开包、引流瓶等。待病人送回病房后，要轻柔而平稳地将病人搬移至病床上。搬运病人时，应注意避免引流管脱出；避免压迫手术切口，固定输液针头，保持输液通畅。做好保暖工作。保持病室安静，尽量避免干扰病人休息。

1. 一般护理

（1）安置合适体位：首先根据麻醉方式安置术后体位。①硬脊膜外麻醉病人应平卧（可不去枕）4～6 小时，因手术后常有血压波动。②蛛网膜下腔麻醉病人应去枕平卧 6～8 小时，以防止腰麻后头痛。③全身麻醉未清醒病人，应去枕平卧、头偏向一侧，防止呕吐误吸。

待麻醉反应消失，血压平稳后，根据手术部位及治疗要求调整体位。①颈、胸部手术病人一般取高半坐卧位，有利于呼吸及有效引流。②腹部手术后病人取低半坐卧位，有利于改善呼吸和循环，可减轻腹部张力，使腹腔渗血渗液流注到盆腔，避免形成膈下脓肿。③颅脑手术后，病人清醒、血压平稳者，取头高足低斜坡卧位，即抬高床头 15°～30°，有利于脑部静脉回流。④脊柱或臀部手术，可取俯卧位或仰卧位。⑤四肢手术后应抬高患肢，以利于患肢血液回流。⑥骨科手术后，应平卧于硬板床。⑦如果术后病人血压低，休克时取平卧位或中凹卧位，即下肢抬高 15°～20°，头和躯干同时抬高 20°～30°。

考点　术后病人体位安置

（2）严密观察生命体征：将病人安置合适体位后，立即监测生命体征，即体温、脉搏、呼吸、血压及观察神志、瞳孔、尿量等。对施行较大手术、全身麻醉及危重病人，应每 15～30 分钟监测 1 次，病情稳定后可改为每 2～4 小时测定 1 次或按医嘱执行，密切监测，直至病情稳定，并做好记录。

考点　术后生命体征监测要点

（3）饮食与补液：术后病人开始饮食的时间应根据手术性质、麻醉种类和肠蠕动恢复的情况而定。

非胃肠道手术根据手术大小、麻醉方法和病人情况来决定开始进食时间。局部麻醉或小手术后，饮食不必严格限制；椎管内麻醉病人，术后如无恶心、呕吐，4～6 小时后可给予饮水或少量流食，以后酌情给予半流食或普食；全身麻醉术后，待麻醉清醒，恶心、呕吐反应消失后，方可进食。

腹部手术尤其是胃肠道手术后，一般在术后2～3日内禁食，待胃肠道功能恢复、肛门排气后可进少量流质饮食，并由全流食、半流食、软食逐步过渡到普食，饮食恢复早期避免进食牛奶、薯类、萝卜等易产气食物。

在术后禁食或饮食不足期间，暂需静脉补液，以补充水、电解质、维生素及微量元素等机体必需的营养物质。对贫血、营养不良的病人，可适当输血或血浆。长期禁饮食或不能进饮食者，可给予全胃肠外营养或管饲饮食，以补充糖、脂、蛋白质的过量消耗。胃肠功能恢复正常后，应鼓励摄取高蛋白、高热量和高维生素饮食。

考点 术后病人进食时间

2. 切口护理　保持切口敷料清洁、干燥，切口有渗血、渗液或敷料被大小便污染者，应及时更换敷料，并注意观察有无切口感染征象，有渗血者可加压包扎止血，若出血量较多，应立即通知医生及时处理。昏迷、躁动病人，应给予约束，防止抓脱敷料。手术后切口每2～3日换药一次，换药时重点观察切口愈合情况并及时对症处理，直至拆线愈合。

（1）拆线时间：身体不同部位的手术拆线时间不同。一般头面颈部手术，手术后4～5日拆线；下腹部、会阴部手术，术后6～7日拆线；上腹、胸、背及臀部手术，术后7～9日拆线；四肢手术，术后10～12日拆线；关节及其附近的手术、减张缝合线，以手术后14日拆线较为适宜。对年老体弱、营养不良的病人，估计伤口愈合不良，应分批间断拆线或延期拆线。

考点 不同伤口的拆线时间

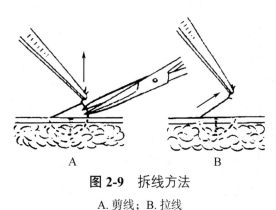

图2-9 拆线方法
A.剪线；B.拉线

（2）拆线方法：伤口拆线一般遵循同一方向的原则。即线结在伤口哪一侧，就在该侧提线、在该侧剪线、朝该侧抽线（图2-9）。具体步骤：揭去敷料，消毒伤口，一手用镊子轻轻提取线头，使埋入皮肤内的缝线露出少许；另一手持线剪，靠近皮肤剪断露出体外较短的线头，向切口方向将皮内缝线轻轻拉出，再用碘伏或乙醇消毒，覆盖无菌纱布，胶布固定。

考点 拆线方法

（3）切口分类：手术切口一般分3类。Ⅰ类切口为无菌切口，指局部无感染、非外伤性的、未进入空腔脏器的切口，如甲状腺手术。Ⅱ类切口为可能污染切口，如阑尾、胃、肺、子宫切除术或伤后未超过6～8小时即经清创缝合的切口等。Ⅲ类切口为污染切口，是指邻近感染区或直接接触感染物的切口，如胃十二指肠溃疡穿孔手术、阑尾穿孔手术、胆囊积脓或肠绞窄坏死手术。

（4）愈合分级：切口的愈合也分为3级。甲级愈合：指愈合优良，没有不良反应。乙级愈合：指愈合处曾有炎症反应，如红肿、硬结、血肿、积液等，但以后吸收而未化脓。丙级愈合：指切口化脓，需做切开引流等处理后才愈合的伤口。

（5）切口愈合记录：按上述手术切口分类、愈合分类的方法，手术切口的愈合应做好记录。如甲状腺大部切除术后愈合优良，则记为"Ⅰ / 甲"，胃大部切除术后切口发生红肿，经乙醇溶液湿敷后愈合，则记为"Ⅱ / 乙"，余类推。

考点　切口愈合记录的方法

3. 引流管的护理　各类引流管护理要点：①固定妥当，以免脱落或滑入体腔内。②观察、记录引流液的颜色、性状及量。③保持引流通畅，避免压迫、扭曲、折叠引流管，可定时由近及远挤压引流管以避免血凝块等阻塞管腔，必要时可用无菌生理盐水缓慢冲洗。④维持引流装置的无菌状态，每日更换引流袋（瓶），引流袋（瓶）不能高于引流出口，以防逆行感染。⑤掌握各类引流管的拔管指征及方法。

考点　术后各类引流管护理要点

4. 指导早期活动　对于手术后病人，如无禁忌均鼓励术后尽早活动。早期活动有如下优点：①增加肺通气量，减少肺部并发症的发生。②改善血液循环，有利于促进切口愈合，降低下肢深静脉血栓形成的风险。③有利于肠道蠕动和膀胱收缩功能的恢复，降低腹胀、尿潴留及粘连性肠梗阻发生的风险。

考点　术后早期活动的优点

当病人清醒、麻醉作用消失后，应鼓励其在床上活动，如深呼吸、足趾和踝关节屈伸活动及间歇翻身等。手术后第 1 ～ 2 日即可试行离床活动，然后循序渐进地增加活动范围、次数和时间。凡是休克、心力衰竭、严重感染、出血等重症病人和极度虚弱的病人，以及有某种特殊固定、制动要求的病人，均不应过早离床活动。

5. 心理护理　针对病人的不良心理状态、社会背景、个性及手术类型，提供个体化的心理支持，给予心理疏导和安慰，以增强其战胜疾病的信心，要求医护人员经常访视病人，给予病人术后健康教育等。

6. 术后常见不适的护理

（1）切口疼痛：于麻醉作用消失后出现，24 小时内最强烈，2 ～ 3 日后疼痛逐渐减轻。任何增加切口张力的动作，如咳嗽、翻身、打喷嚏等都会加重疼痛；如疼痛呈持续性或减轻后又加剧，需警惕切口感染的可能；应注意切口疼痛的部位、性质、强度，并寻找原因。

护理措施：首先，妥善固定各类引流管，防止其移动所致切口牵拉痛。其次，指导病人在翻身、深呼吸或咳嗽时用手按压伤口部位，减轻切口张力。最后，分散病人注意力，如采取听音乐、交谈等方法以减轻疼痛。必要时使用药物止痛。小切口手术后的切口疼痛。口服解热镇痛药，如双氯芬酸钠等，可取得较好的效果。大手术后 24 小时内的切口疼痛，常需肌内注射阿片类镇痛药，如盐酸哌替啶，必要时隔 4 ～ 6 小时重复一次，但不可多次使用，以防成瘾；还可根据手术情况选用病人自控镇痛等方法。

对由切口血肿、炎症或脓肿形成所引起的切口疼痛，则应积极处理原发病灶。

（2）发热：是术后最常见的症状。手术后 2～3 日内由于机体对创伤的反应，如组织损伤后的分解产物、渗血渗液的吸收等，常可引起发热，一般不超过 38.5℃，不需特殊处理可自行恢复，即所谓"吸收热"或"外科热"。但若术后 3～6 日持续发热，则提示存在感染或其他不良反应，手术切口感染或肺部感染是常见原因。

手术后发热 < 38.5℃，病人无明显不适，可不做处理。若体温超过 39℃，一般应采用物理降温或药物降温。对于感染引起的高热，应采用相应的措施，如引流切口、合理使用抗生素等。

考点 术后发热的鉴别

（3）恶心、呕吐：最常见的原因是麻醉反应和手术引起的胃肠功能紊乱，可为暂时性的，如恶心、呕吐持续不止，应警惕有无颅内压增高、肠梗阻等情况发生。同时密切观察病人是否出现因呕吐而造成的水、电解质代谢紊乱。

评估时注意观察病人出现恶心、呕吐的时间及呕吐物的量、颜色、性质并做好记录。麻醉反应导致的恶心、呕吐，在麻醉药物作用消失后自行停止，可不做特殊处理。其他原因所致的呕吐，应查明原因，并进行相应治疗。对症处理可用镇静止吐药，也可针刺内关、足三里穴位。同时注意稳定病人情绪，教会其在呕吐时保护切口和避免误吸。

（4）腹胀：多为胃肠功能受抑制，肠腔内积气过多所致。如手术后持续腹胀，肛门未排气，无肠鸣音，可能是腹膜炎或其他原因（低钾血症）所致的肠麻痹。严重的腹胀可使膈肌抬高、下腔静脉受压，影响呼吸和循环功能。

随着胃肠蠕动功能的恢复和肛门排气，腹胀症状可自行缓解，不需做特殊处理。如腹胀严重，可给予病人胃肠减压或肛管排气。若无明显禁忌，应鼓励病人早期活动，促使胃肠功能恢复，对于肠梗阻、腹膜炎、低钾血症等引起的腹胀需对因处理。

（5）尿潴留：多发生在腹部和肛门会阴手术后，尤其是老年人。常见原因为全身麻醉或蛛网膜下腔麻醉后排尿反射受抑制，切口疼痛引起膀胱和尿道括约肌反射性痉挛，以及病人不习惯在床上排尿等。

大多数病人手术后 6～8 小时内能自行排尿，若未自行排尿，或者虽有排尿，但尿量少、次数多的病人，均应在耻骨上区叩诊检查，若叩诊膀胱区呈浊音，说明有尿潴留。如病情允许，可以协助病人采取坐位或立位排尿。在下腹部按摩、热敷，听流水声诱导排尿等措施可促进病人自行排尿。以上措施无效后，则应在严格无菌操作下进行导尿。

（6）呃逆：由膈肌不规则的痉挛性收缩导致。通常发生在术后 8～12 小时，一般多为暂时性，持续性呃逆应首先考虑胃潴留、胃扩张，其次是膈下感染。

对术后早期发生呃逆者，可采用压迫眶上缘、短时间吸入二氧化碳、针刺足三里穴位等措施；对于胃潴留、胃扩张者，行胃肠减压等。如果上腹部手术后出现顽固性呃逆，应警惕膈下感染。

考点 术后常见不适的护理

7. 术后常见并发症的护理　手术后常见并发症有出血、切口感染、切口裂开、肺部感染与肺不张、尿路感染、下肢深静脉血栓形成等；此外还有在某种特定手术后发生的并发症，如胃大部切除术后的倾倒综合征等。本章重点讲述术后常见并发症。

（1）出血：术后出血可发生在手术切口或体腔内，常于术后 24 ～ 48 小时内发生。切口出血表现为切口敷料被血液渗湿。胸、腹腔内出血，若体腔内有引流管，可见引流管流出血液；无引流管者，早期表现不明显。当出血量大时，则出现脉速、血压下降、脉压缩小、面色苍白、呼吸急促、烦躁不安、皮肤湿冷等休克的表现。

常见原因：①手术中止血不彻底。②手术后结扎线脱落。③术中渗血未能完全控制。④术中痉挛的小动脉于术后舒张。⑤凝血机制障碍。

护理措施：切口出血经加压包扎多能止血；体腔内出血发生失血性休克者，多需在补充血容量的同时立即进行手术。

预防：手术中严格止血；术中渗血较多者，必要时术后可用止血药物；凝血机制障碍者，可于围手术期输注新鲜血液、凝血因子或凝血酶原复合物等。

（2）切口感染：切口感染常发生于手术后 3 ～ 5 日。当病人诉切口疼痛加剧，或疼痛减轻后又加重，伴体温升高、脉快、白细胞计数增高，即提示有切口感染可能；若切口局部出现红、肿、热、压痛或有波动感，即可证实已发生切口感染。

常见原因：①手术操作无菌技术不严格，使切口污染。②切口内积血、积液或遗有无效腔、异物，使局部组织抵抗力低下。③全身营养状况差或合并糖尿病、肥胖等，导致机体抗感染能力下降。

护理措施：切口感染早期尚未化脓，可采取热敷、理疗或使用有效的抗生素等措施，促使炎症消散；已形成脓腔者，应拆除缝线，敞开切口引流、换药。

预防：①严格遵守无菌原则。②加强病人营养，增加病人抗感染的能力。③严格止血，避免切口渗血和血肿。④细心操作，避免不必要的损伤。⑤保持敷料清洁、干燥无污染。

（3）切口裂开：切口裂开多见于腹部手术后，常发生于手术后 1 周左右。腹压增高为主要原因，腹部突然用力后，自觉切口疼痛、切口松开或听到腹壁缝线崩裂声。如为完全裂开，切口处有大量淡红色液体流出，严重时可见肠管或大网膜暴露；部分裂开时，皮肤缝线完整，但皮肤以下深层组织裂开，在脚线处可有淡红色液体溢出并渗透敷料。

常见原因：①营养不良，组织愈合能力差。②切口缝合欠佳，如组织对合差或打结过紧导致血液循环不良等。③切口感染。④腹腔内压突然增高，如剧烈咳嗽、严重腹胀、尿潴留等。

护理措施：完全裂开者常有肠管等内脏脱出，此时应立即用无菌生理盐水渗透的纱布覆盖脱出的脏器，再用无菌换药碗罩住，然后用腹带包扎，紧急送手术室清创缝合，切忌当时将脱出的脏器还纳入腹腔，以免扩大污染范围。如裂开过大，有大量肠管或大网膜脱出，则应在现场轻柔地把脱出脏器全部还纳入腹腔，以免搬运过程中牵拉肠管致迷走神经受刺激，引发心搏骤停。

预防：①术前加强营养支持，改善体质状况。②缝合张力大的切口用减张缝线。

③为减轻腹壁张力，术后用胸带或腹带包扎保护切口，对长切口可采取延期拆线或间断拆线方法。④及时处理腹胀、便秘、咳嗽等导致腹压增高的因素。

（4）肺部感染与肺不张：表现为术后早期发热、呼吸和心率增快，在肺不张部位叩诊呈浊音或实音，听诊有局限性湿啰音，呼吸音减弱或消失。血气分析显示氧分压下降和二氧化碳分压增高。继发感染时，体温明显升高，白细胞和中性粒细胞计数增高。胸部 X 线检查见典型肺不张征象。多见于胸、腹部大手术后，尤其是老年人，长期吸烟和患有急、慢性呼吸道感染者。

护理措施：协助病人进行翻身、拍背及体位排痰；鼓励病人自行咳嗽、排痰，并尽早下床活动；痰液黏稠不易咳出者，每日雾化吸入或支气管镜吸痰；应用有效抗生素及祛痰药物；加强支持疗法，提高机体抵抗力。

预防：①术前积极治疗原有的呼吸道或肺部感染，术前至少戒烟 2 周。②术前指导病人掌握正确的深呼吸、咳嗽、咳痰的方法。③防止术中、术后呕吐物或口腔分泌物误吸。④术后协助病人翻身、拍背、体位排痰等。⑤胸、腹带包扎松紧适宜，避免限制呼吸。⑥鼓励病人早期下床活动。

（5）尿路感染：尿路感染逆行向上易发生膀胱炎和肾盂肾炎，急性膀胱炎主要表现为尿频、尿急、尿痛，有时有排尿困难，一般无全身症状。急性肾盂肾炎主要表现为全身发冷、发热、肾区疼痛、白细胞计数增高。尿检有红细胞、大量白细胞和脓细胞，尿培养可明确细菌种类。

常见原因：①尿潴留，为术后尿路感染的主要原因。②长时间留置导尿或反复导尿。③残余尿量增多。

护理措施：应鼓励病人多饮水，保持每日尿量在 1500ml 以上，可起到冲洗尿道的作用；根据药敏试验选择有效抗生素治疗；如尿潴留量超过 500ml 时，应留置导尿管，并严格遵守无菌操作技术，避免继发二重感染。

预防：术后指导病人尽量自主排尿，预防和尽早处理尿潴留是预防尿路感染最有效的措施。

（6）下肢深静脉血栓形成：开始表现为小腿腓肠肌疼痛和紧束感，继之出现下肢凹陷性水肿；有时可先出现下肢浅静脉发红、变硬、有明显触痛，常伴体温升高。

常见原因：①卧床过久，导致下肢血流缓慢。②脱水使血液浓缩。③下肢静脉多次穿刺置管或反复输注高渗液体和刺激性药物，导致血管内膜损伤。

护理措施：应停止患肢静脉输液，抬高患肢并制动；严禁局部按摩，以防血栓脱落导致肺栓塞；遵医嘱进行溶栓和抗凝治疗，治疗期间加强出、凝血时间和凝血酶原时间的监测。

预防：术后病人应争取早期活动，卧床期间多做下肢运动，以加速静脉血液回流，防止血栓形成；血液处于高凝状态的病人，酌情服用阿司匹林等；避免对下肢静脉的反复物理及药物刺激。

考点 术后常见并发症护理及预防措施

自 测 题

A₁ 型题

1. 下列属于限期手术的是（　　）
   A. 胃、十二指肠溃疡病的胃大部切除术
   B. 未嵌顿的腹外疝手术
   C. 贲门癌根治术
   D. 先天性心脏病房间隔缺损修补术
   E. 甲状腺功能亢进的甲状腺次全切除术

2. 手术前常规准备不包括（　　）
   A. 皮肤准备　　　　B. 胃肠道准备
   C. 药物过敏试验　　D. 术前用药
   E. 健康教育

3. 有关颈部手术的备皮范围，下列各项中正确的是（　　）
   A. 下唇至乳头连线，两侧至斜方肌前缘
   B. 下唇至锁骨平面，两侧至斜方肌前缘
   C. 上唇至乳头连线，两侧至斜方肌前缘
   D. 下唇至胸骨角，两侧至斜方肌前缘
   E. 下唇至肋缘平面，两侧至斜方肌前缘

4. 术前胃肠道准备的目的是（　　）
   A. 利于肺气体交换
   B. 防止麻醉及手术时呕吐引起窒息或吸入性肺炎
   C. 减轻术后腹胀
   D. 防止术中大便污染手术区
   E. 减少术后感染机会

5. 择期手术病人，常规禁食、禁饮的时间是（　　）
   A. 禁食 4 小时，禁饮 2～4 小时
   B. 禁食 8 小时，禁饮 3～5 小时
   C. 禁食 12 小时，禁饮 4～6 小时
   D. 禁食 6 小时，禁饮 1～2 小时
   E. 禁食 3 天，禁饮 4～6 小时

6. 术晨的准备中，下列各项错误的是（　　）
   A. 如有发热应给予退热药
   B. 如有活动性义齿应取下
   C. 按医嘱给予手术前用药
   D. 进手术室前常规排尿
   E. 按手术需要将有关资料和用物带入手术室

7. 无菌切口消毒的顺序是（　　）
   A. 自上而下
   B. 自下而上
   C. 以切口为中心向四周
   D. 由四周向切口
   E. 无一定顺序

A₂ 型题

8. 病人，女，41 岁。因门静脉高压症、上消化道大出血急诊入院，入院后经三腔管压迫止血有效，拟择期行门静脉高压分流手术。术前准备期间，自诉失眠、心悸，担心麻醉及手术效果。目前的主要护理诊断是（　　）
   A. 恐惧　　　　　　B. 焦虑
   C. 睡眠型态紊乱　　D. 知识缺乏
   E. 体液不足

9. 病人，男，32 岁。蛛网膜下腔麻醉下行阑尾切除术后第 3 天，诉创口剧痛难忍，测体温 38℃，脉搏 92 次 / 分，血白细胞计数 14×10^9/L，首先考虑的是（　　）
   A. 肺不张　　　　　B. 尿路感染
   C. 切口感染　　　　D. 上呼吸道感染
   E. 外科热

10. 病人，男，24 岁。蛛网膜下腔麻醉下行腹股沟疝修补术，术后病人 8 小时尚未排尿，耻骨上区叩诊有明显浊音区，考虑尿潴留，首先应（　　）
    A. 在无菌技术下导尿
    B. 鼓励或诱导病人自行排尿
    C. 下腹部热敷
    D. 镇静药镇痛

E. 针刺疗法

A₃/A₄ 型题

（11～12题共用题干）

病人，女，32岁。因甲状腺功能亢进入院，择期手术治疗，在术前准备期间，病人害怕手术，焦虑不安。

11. 各项稳定病人情绪、解除焦虑的护理措施中不妥的是（　　）

A. 注意家庭成员的负性示范作用

B. 不回答有关手术的询问

C. 术前安排与手术成功病人同住一间

D. 允许家属陪护　E. 安排亲属及时探视

12. 术后多采用的体位是（　　）

A. 半坐卧位　　　　B. 头高足低位

C. 高半坐卧位　　　D. 低半坐卧位

E. 斜坡卧位

（13～14题共用题干）

病人，男，50岁。5天前因胃溃疡行毕Ⅱ式胃大部切除术，肛门未排气，且伴严重腹胀，肠鸣音消失。

13. 病人可能发生了（　　）

A. 肠麻痹　　　　B. 机械性肠梗阻

C. 肠胀气　　　　D. 粘连性肠梗阻

E. 胃肠功能紊乱

14. 在采取的护理措施中不正确的是（　　）

A. 持续性胃肠减压

B. 放置肛管

C. 鼓励病人下床活动

D. 禁食

E. 调理饮食

（王文悦）

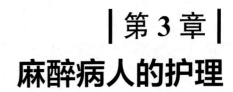

麻醉是临床医学的一个重要组成部分。麻醉的基本任务是消除病人手术过程的疼痛和不适感觉，保障病人的安全，并为手术创造良好的工作条件。理想的麻醉要求：安全、无痛、精神安定和适当的肌肉松弛。麻醉的分类方法很多，根据麻醉作用的范围可分为局部麻醉和全身麻醉两大类。椎管内麻醉属于局部麻醉范畴，但由于其操作的复杂性，习惯上将其独立分为一类，故麻醉可分为局部麻醉、椎管内麻醉与全身麻醉。

> **链接**
>
> **麻　醉**
>
> 　　早在东汉末年，我国名医华佗即提出"以酒服麻沸散，既醉无所觉"，并应用于临床手术，但由于种种原因未能得到广泛流传。1846 年，威廉·托马斯·格林·莫顿（William Thomas Green Morton）在麻省总医院公开演示了乙醚麻醉效果，揭开了现代麻醉学的首页。

麻醉对手术是必不可少的，但是麻醉药物却对机体的生理功能有不同程度的干扰，有时还会发生意外，甚至危及生命。因此，护理人员要掌握麻醉病人的护理要点，认真做好麻醉前准备、麻醉中配合和麻醉后护理，保障手术病人的生命安全。

第 1 节　麻醉前准备

一、概　　述

为了提高病人麻醉的安全性，增强病人手术和麻醉的耐受能力，避免或减少麻醉期间和麻醉后的并发症，必须认真做好麻醉前准备工作。

二、护理评估

1. 健康史　注意有关疾病史、药物过敏史、手术和麻醉史。

2. 身心状况　了解病人的身体营养状况。注意有无呼吸道感染，心、肺、肝、肾功能是否正常，有无发热、贫血、凝血功能障碍和水、电解质、酸碱平衡紊乱等情况。

手术是一种有创伤的治疗方法，麻醉对病人来讲更加陌生。因此，病人在手术和麻醉前难免有顾虑，有时甚至产生紧张、畏惧的情绪反应。

3. 麻醉耐受情况　根据以上评估项目对病人耐受麻醉与手术的能力做出正确估计。临床多采用国际通用的美国麻醉医师协会全身状态分级系统对病人进行麻醉耐受情况的评估（表 3-1）。

表 3-1　麻醉耐受情况的评估

分级	标准	麻醉耐受情况
I	重要器官、系统功能正常	良好
II	有轻度系统性疾病，但代偿健全；＞70岁或新生儿	对一般的麻醉和手术能耐受
III	有严重系统性疾病，体力活动受限但尚能应付日常工作	麻醉和手术均危险，充分准备后能耐受
IV	有严重系统性疾病，生命经常面临危险	危险性极大
V	不论手术与否，生命均难以维持24小时的濒死病人	极差，不能手术

注：如系急症手术，在评定级别后加"急"或"E"，以示区别。

三、主要护理诊断 / 问题

1. 焦虑、恐惧　与担心麻醉安全等有关。

2. 潜在并发症：局麻药毒性反应、局麻药过敏反应、呼吸和循环功能异常。

3. 知识缺乏：病人缺乏麻醉前需要注意和配合的知识。

四、护 理 措 施

（一）心理护理

护理人员应正确评估病人的心理状态，并针对其实际心理状态进行解释、说服和安慰，态度应和蔼可亲，以取得病人的信任。将麻醉和手术中需要注意的问题和可能遇到的不适做适当交代，使病人了解麻醉方法及麻醉后的反应，以取得合作，消除病人对麻醉的恐惧和不安心理。

（二）饮食管理

成人择期手术麻醉前应常规禁食12小时，禁饮4～6小时；小儿禁食（奶）4～8小时，禁饮2～3小时，以减少术中、术后因呕吐物误吸导致窒息的风险。除门诊小手术外，即使是局部麻醉，也应术前禁食，因有可能局部麻醉效果不佳而术中需改做全身麻醉。

对于饱餐后的急症病人，如果手术时间允许，麻醉前应做好适当准备。可催吐以排空胃内容物；或放置粗大胃管抽吸和清洗以排空胃内容物；也可选择病人清醒时气管插管，以避免误吸。

（三）提高机体对麻醉和手术的耐受力

努力改善病人营养状况，纠正各种生理功能紊乱，使各脏器功能处于较好状态，为麻醉创造条件。

（四）局部麻醉药皮肤过敏试验

局部麻醉和椎管内麻醉，如用到普鲁卡因、丁卡因，使用前需做皮肤过敏试验，试验阳性或有过敏史者，宜改用利多卡因或其他麻醉方法。

考点　麻醉前的饮食管理

（五）麻醉前用药

麻醉前用药的目的在于稳定病人情绪，加强麻醉效果，降低基础代谢和消除不良神经反射，减少麻醉药物的毒副作用，使麻醉过程平稳，病人合作。常用的药物有以下几种。

1. 安定、镇静药　有镇静、催眠、抗惊厥及中枢性抗焦虑和肌肉松弛作用。成人常用地西泮 5 ～ 10mg 或氟哌利多 5mg，手术前晚及麻醉前 30 分钟肌内注射。

2. 催眠药　主要用巴比妥类药物，有镇静、催眠和抗惊厥作用，并能防治局部麻醉药毒性反应，故为各种麻醉前常用药物。成人常用苯巴比妥钠 0.1g，手术前晚及麻醉前 30 分钟肌内注射。

> **链接**
>
> **麻醉前用药的注意事项**
>
> 　　麻醉前用药应根据病情和麻醉方法确定用药的种类、剂量、给药途径和时间，注意事项：①一般情况差、年老、体弱、恶病质、休克和甲状腺功能低下者，吗啡类及巴比妥类药剂量应酌减；②呼吸功能不全、颅内压升高或产妇，应禁用吗啡等麻醉镇痛药；③体壮、剧痛、甲状腺功能亢进、高热及精神紧张者，镇痛及镇静药均应酌情增加；④甲状腺功能亢进、高热、心动过速者，应不用或少用抗胆碱药，必须用者可选用东莨菪碱；⑤小儿，迷走神经紧张型及使用硫喷妥钠、氟烷或椎管内麻醉者，抗胆碱药剂量应增大。

3. 镇痛药　能与全身麻醉药起协同作用，从而减少麻醉药用量；剧痛病人麻醉前应用可使其安静合作；椎管内麻醉前使用能减轻腹部手术中的内脏牵拉反应；局部麻醉前使用可强化麻醉效果。成人常用哌替啶 50 ～ 100mg 肌内注射，或吗啡 5 ～ 10mg 皮下注射。由于吗啡有抑制呼吸中枢的副作用，故小儿、老年人应慎用，孕妇及呼吸功能障碍者禁用。门诊手术病人，不宜用哌替啶，以免引起头晕，回家途中发生意外。

4. 抗胆碱药　抑制呼吸道黏液腺和口腔唾液腺（涎腺）分泌，有利于呼吸道通畅；解除平滑肌痉挛；解除迷走神经兴奋对心脏的抑制作用，避免术中心动过缓或心搏骤停。故抗胆碱药为全身麻醉和椎管内麻醉前不可缺少的药物。常用阿托品 0.5mg 于麻醉前 30 分钟肌内注射。由于阿托品会引起心搏加快，高血压、甲状腺功能亢进、高热、心动过速等病人不宜使用，可改用东莨菪碱 0.3mg 肌内注射。

5. 抗组胺药　可以拮抗或阻滞组胺释放。H_1 受体阻滞药作用于平滑肌和血管，解除其痉挛。常用药物有异丙嗪，肌内注射剂量为 12.5 ～ 25.0mg。

考点　麻醉前药物准备

第 2 节　局部麻醉病人的护理

局部麻醉简称局麻，是用局部麻醉药阻断一部分周围神经的冲动传导，使局部组织痛觉暂时消失，产生局限性的麻醉范围。局部麻醉的优点是病人的神志清醒，对全身生理功能干扰轻微，麻醉方法简单而安全，多数可由手术者自己操作，应用广泛。缺点是对于范围大和部位深的手术止痛不够完全，也不能使肌肉松弛。用于小儿时应加基础麻醉，以免其不能合作。故局部麻醉应用范围有一定的限制。

一、概　述

1. 常用局部麻醉药　常用的局部麻醉药有两大类：一为酯类，如普鲁卡因、丁卡因；二为酰胺类，如利多卡因、布比卡因。它们都能阻断神经冲动的传导，使局部痛觉暂时消失。其中丁卡因和利多卡因渗透性好、作用时间长，常用于表面麻醉和神经干阻滞麻醉。普鲁卡因毒性低、安全用量大，常用于局部浸润麻醉，但渗透性差，不能用于表面麻醉。

2. 常用局部麻醉方法

（1）表面麻醉：利用局部麻醉药的渗透作用，使其透过黏膜而阻滞黏膜下的神经末梢，使黏膜产生麻醉效果的方法称为表面麻醉。通常用 1%～2% 丁卡因或 2%～4% 利多卡因溶液喷雾或涂敷在鼻腔、口腔、咽喉黏膜表面，使局部痛觉暂时消失。

（2）局部浸润麻醉：是应用最广泛的局部麻醉方法。将局部麻醉药按组织层次由浅入深注射在手术区组织中，使神经末梢传导阻滞，称为局部浸润麻醉。常用 0.5%～1.0% 普鲁卡因或 0.25%～0.50% 利多卡因溶液做局部浸润。其方法是先在皮肤切口一端皮内注射一皮丘，继而沿切口走行方向做成一皮丘带，做新皮丘时注射针应在前一皮丘内刺入。上述操作方法的目的是让病人只在第一针刺入时有痛感，即为一针无痛技术（图 3-1）。

（3）区域阻滞麻醉：将局部麻醉药注射在病灶的四周及基底部的组织中，使通向病灶的神经末梢和细小的神经干阻滞，称为区域阻滞麻醉（图 3-2）。此法常与局部浸润麻醉合用。

（4）神经干、丛阻滞麻醉：将局部麻醉药注射到神经干或神经丛周围，使所支配的区域产生麻醉作用的方法，称为神经干、丛阻滞麻醉。如颈丛神经阻滞用于颈部手术、臂丛神经阻滞用于上肢手术、指（趾）神经阻滞用于指（趾）手术等。常选用渗透力较强的局部麻醉药，如 1%～2% 利多卡因等。

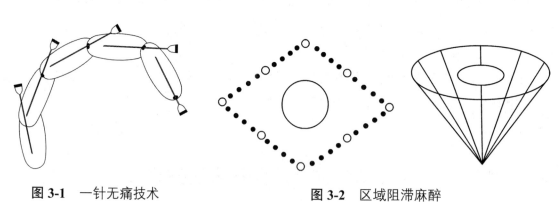

图 3-1　一针无痛技术　　　　　　图 3-2　区域阻滞麻醉

二、护理评估

参见麻醉前准备的护理评估。

三、主要护理诊断 / 问题

1. 焦虑、恐惧　与担心麻醉安全等有关。

2. 潜在并发症：局部麻醉药毒性反应、局部麻醉药过敏反应。

四、护理措施

（一）局部麻醉药毒性反应及预防

毒性反应是指单位时间内，局部麻醉在血液中的药物浓度超过机体的耐受力而出现的一系列中毒表现，严重者可致死亡。

1. 常见原因　①药液浓度过高或用量过大。②不慎将药液注入血管。③局部组织血运丰富，吸收过快。④病人体质差，对局部麻醉药耐受力低。⑤药物间相互影响使毒性增高，如普鲁卡因和琥珀胆碱都由血内同一种酶分解，两者同时使用时，普鲁卡因的分解减少引起中毒。

2. 类型　临床表现按个体反应不同可分为兴奋型和抑制型两种，有时先兴奋、后抑制。①兴奋型：较多见。病人中枢神经和交感神经兴奋，表现为精神紧张，出冷汗，呼吸急促，心率增快。严重者有谵妄、狂躁、肌肉震颤、血压升高，甚至意识丧失、惊厥、发绀、心律失常。若惊厥不止，可发生窒息、心搏停止。②抑制型：较少见，但后果严重。病人中枢神经和交感神经抑制，表现为嗜睡，呼吸浅慢，脉搏徐缓，血压下降。严重者昏迷、心律失常、发绀，甚至休克和呼吸、心搏停止。

3. 急救处理　包括立即停用局部麻醉药；确保呼吸道通畅；一般兴奋型病人可肌内注射苯巴比妥钠或地西泮，稍事休息，即可好转；有惊厥时应立即静脉注射地西泮或硫喷妥钠；抑制型病人以面罩给氧，机械人工呼吸，静脉输液加适当血管收缩剂（如麻黄碱、间羟胺）以维持循环功能；如发生心搏、呼吸停止，应立即心肺复苏抢救。

4. 预防措施　①限量限浓度使用，一次用量普鲁卡因不超过 1g、利多卡因不超过 0.4g、丁卡因不超过 0.1g。②每次推药前先回抽，若无回血，方可注射局部麻醉药，以防误入血管。③在局部血运丰富的部位，每 100ml 局部麻醉药中加入 0.1% 肾上腺素溶液 0.3ml，可减慢局部麻醉药的吸收，减少毒性反应的发生，并能延长麻醉时间。但不能用于指（趾）、阴茎神经阻滞，因其动脉为末梢血管，肾上腺素可引起血管痉挛，使其缺血而发生坏死。高血压、心脏病、老年病人忌用肾上腺素。④麻醉前用巴比妥类、地西泮、抗组胺类药物，可提高毒性阈值，预防或减轻毒性反应。⑤普鲁卡因与琥珀胆碱同用时，适当减少用量。

考点　局部麻醉药毒性反应的原因及预防措施

（二）过敏反应的护理

过敏反应即变态反应，指使用很少量局部麻醉药后，出现荨麻疹、咽喉水肿、支气管痉挛、低血压和血管神经性水肿，甚至危及病人生命。临床上以酯类局部麻醉药过敏者多见，酰胺类极罕见。

预防过敏反应的关键是麻醉前询问药物过敏史和进行药物过敏试验。如果病人有对酯类局部麻醉药过敏史，可选用酰胺类局部麻醉药，一旦发生过敏反应，应立即中止用药，保持呼吸道通畅并进行给氧治疗，尽快通知医生。

（三）麻醉后护理

局部麻醉药对机体影响小，除术中出现毒性反应或过敏反应外，一般无需特殊护理。若病人术中出现毒性反应或过敏反应，即使恢复，也会有精神萎靡、软弱、不安或嗜睡等表现，血压有时偏低，应注意观察，直到完全恢复为止。必要时静脉输液及继续使用药物治疗。门诊手术病人，如术中用药较多者，应嘱病人在手术室外休息，观察无异常反应后方可离去。

第3节　椎管内麻醉病人的护理

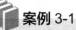

案例 3-1

病人腰麻注药后，先感胸闷，继而心悸、烦躁、恶心、呕吐，血压下降，随后出现呼吸困难。

请问：此病人发生了什么情况？

椎管内麻醉，是将局麻药注入椎管内，阻滞部分脊神经的传导，使其支配的相应区域产生麻醉作用的方法。根据局麻药注入椎管内的腔隙不同，分为蛛网膜下腔阻滞和硬脊膜外阻滞（图3-3）。这种麻醉方法可使病人神志保持清醒，镇痛效果确切，肌肉松弛良好，但可引起一系列生理功能紊乱，且不能完全消除内脏牵拉反应。

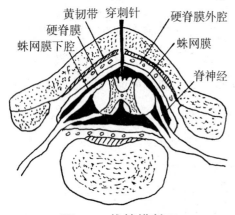

图 3-3　椎管横断面

一、概　　述

（一）蛛网膜下腔阻滞

蛛网膜下腔阻滞，简称腰麻，是将局麻药注入蛛网膜下腔，阻滞部分脊神经的传导，使其支配的相应区域产生麻醉作用的方法。

1. 常用药物　普鲁卡因白色结晶150mg或丁卡因10mg溶解于5%葡萄糖溶液或脑脊液中，配成重比重液。也可溶解在无菌注射用水中，配成轻比重液，临床多用前者，方便进行麻醉平面的调节。

2. 麻醉方法　穿刺时，病人一般取侧卧位，弯腰抱膝，充分伸展棘突间隙。穿刺点一般选择在第3～4腰椎间隙或第4～5腰椎间隙（图3-4），局部浸润麻醉后换腰椎穿刺针，依次穿过皮肤、皮下组织、棘上韧带、棘间韧带、黄韧带、硬脊膜和蛛网膜，穿过黄韧带和硬脊膜依次有两次落空感，拔出针芯，可见脑脊液流出，即可注入配好的药液。根据需要调节病人麻醉平面。影响麻醉平面的因素较多，如药液比重、剂量、病人身高等，其中药液剂量是主要影响因素。假如这些因素不变，则穿刺间隙、病人体位和注药速度是调节平面的重要因素。

3. 麻醉特点　只有一个麻醉平面，平面以下痛觉全部

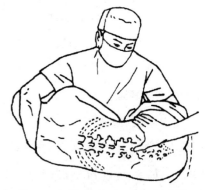

图 3-4　椎管内麻醉穿刺定位

消失；因一次性注入局麻药，故麻醉时间不易调整。

考点　调节腰麻麻醉平面的方法

链接

为什么穿刺部位要选择在第3～4腰椎间隙或第4～5腰椎间隙？

正常成人脊髓最下缘平对第1腰椎下缘或第2腰椎上缘，部分人可能位置更低，若穿刺部位过高，可能损伤脊髓而出现严重后果；且腰椎棘突短、宽、直，间隙较大，穿刺时容易操作。

4. 适应证　适用于2～3小时以内的下腹部、盆腔、下肢、肛门会阴区的手术，如阑尾炎、剖宫产、下肢骨折等手术。

5. 禁忌证　中枢神经系统疾病，如脑脊膜炎、颅内压增高等；严重休克、贫血等不能耐受麻醉者；脊柱畸形、外伤等；穿刺部位或邻近皮肤有感染；急性心力衰竭或冠状动脉粥样硬化性心脏病发作等。

（二）硬脊膜外阻滞

硬脊膜外阻滞，简称硬膜外麻醉，是将局麻药注入硬脊膜外腔（图3-5），利用药物的穿透性，穿过脊神经根部的硬脊膜，阻滞脊神经的传导，使其支配的相应区域产生麻醉作用的方法。

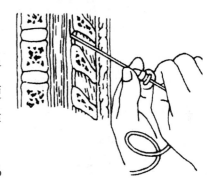

图3-5　硬脊膜外阻滞的穿刺

1. 常用药物　1.5%～2.0%利多卡因，0.25%～0.33%丁卡因或0.50%～0.75%丁哌卡因。

2. 麻醉方法　有单次法和连续法两种给药方法，临床多选用连续性硬脊膜外阻滞。病人体位同腰麻。穿刺针依次刺入皮肤、皮下组织、棘上韧带、棘间韧带、黄韧带。由于没有穿过硬脊膜，只有一次落空感，但测试有负压现象，无脑脊液流出，证明针尖位于硬脊膜外腔，即可先给试探剂量，测试麻醉平面未出现，再给剩余剂量。

3. 麻醉特点　麻醉药物在硬脊膜外腔的疏松结缔组织中，向上、下两个方向扩散，并阻滞脊神经根部，故麻醉范围有上、下两个平面（呈束带状）；临床多用连续性给药，故麻醉时间可依据手术时间延长。

4. 适应证　较腰麻广。由于麻醉效果呈节段性，故在颈椎、胸椎、骶椎均可穿刺。适用于颈部、胸壁、腹部和四肢的手术，尤其适用于上腹部手术。

5. 禁忌证　几乎同腰麻禁忌证，但凝血功能障碍的病人不宜选用。

考点　腰麻与硬膜外麻醉的适应证

二、护理评估

椎管内麻醉对循环、呼吸、消化、泌尿等系统的生理功能都会产生不同程度的影响，对个别病人还可能造成神经系统的损伤或感染。

1. 对循环功能的抑制　椎管内麻醉使麻醉区域交感神经阻滞，周围血管扩张，回心血量减少，病人多表现有血压下降。血压降低的幅度与麻醉范围及病人身体状况密切相关。支配心脏的交感神经被阻滞，心迷走神经兴奋性增强，加上内脏牵拉反应等，都可致心率减慢或心动过缓。

2. 对呼吸功能的抑制　腰麻平面过高，或高位硬膜外麻醉时局部麻醉药浓度过高、用量过大，均可使呼吸肌运动功能受到抑制，病人会出现胸闷气短、咳嗽及说话无力、发绀等症状。若硬膜外麻醉时针尖误入蛛网膜下腔而未觉察，则可造成全脊髓麻醉，严重时病人意识丧失，血压下降，甚至呼吸、心搏骤停，这是硬膜外麻醉最严重的并发症。

3. 对消化系统功能的影响　椎管内麻醉时因迷走神经兴奋性增强、手术刺激、某些麻醉药或辅助用药的副作用，均易诱发恶心、呕吐。低血压或呼吸抑制，可使呕吐中枢受缺血缺氧的刺激，发生恶心、呕吐。

4. 对泌尿系统功能的影响　尿潴留是腰麻后较常见的并发症。支配膀胱的骶神经受阻滞，恢复时间较晚，术后可发生尿潴留。

5. 疼痛不适　腰麻后因硬脊膜穿刺针孔处有脑脊液不断流失至硬脊膜外腔，使颅内压降低，颅内血管扩张而发生血管性头痛，是腰麻后最常见的不适症状。蛛网膜下腔出血，某些麻醉药物或消毒时的碘酊随针带入脑脊液等，也可刺激脑膜而引起头痛。椎管内麻醉后因穿刺损伤了有关韧带等软组织，在一定时间内常有腰背痛。

6. 肢体感觉或运动障碍　穿刺操作的经验不足或操作粗暴，可能损伤脊神经根，使相应的支配区域感觉障碍，肌力减弱。腰麻可能损伤马尾神经，使会阴区及下肢远端感觉和运动障碍、尿潴留或大小便失禁。硬脊膜外腔穿刺易致小血管损伤，如病人有凝血功能障碍，易形成硬脊膜外血肿，除腰背痛之外，还可重现麻醉平面；脊髓持续压迫 8 小时以上，可导致永久性截瘫。腰麻后合并粘连性蛛网膜炎，也可引起肢体感觉障碍或瘫痪。

7. 椎管内感染　穿刺时无菌操作不严格，穿刺器械污染、术后穿刺点感染或有败血症的病人，有可能发生化脓性脑脊髓膜炎或硬脊膜外脓肿。除腰背痛、麻醉平面重现之外，还可出现全身感染中毒症状。

考点　椎管内麻醉后常见的并发症

三、主要护理诊断/问题

1. 心排血量减少　与麻醉作用、术中失血失液等因素有关。

2. 低效性呼吸型态　与腰麻平面过高或硬膜外麻醉时麻醉药误入蛛网膜下腔所致的全脊髓麻醉等因素有关。

3. 尿潴留　与骶神经阻滞有关。

4. 头痛　与腰麻后脑脊液流失致颅内压降低等因素有关。

5. 有意外损伤的风险　与椎管内麻醉并发症——肢体感觉或运动障碍有关。

6. 有椎管内感染的风险　与麻醉穿刺无菌操作不严格等因素有关。

四、护理措施

1. 体位　椎管内麻醉后，应安置合适体位。腰麻病人手术后，去枕平卧 6～8 小时，可预防腰麻后头痛的发生。硬膜外阻滞麻醉手术后，应平卧 4～6 小时，可不去枕。

考点　麻醉后的体位安置及目的

2. 观察病情　椎管内麻醉手术后，安置相应体位，持续输液。连接和妥善固定好各种引流管。向有关人员了解术中情况。立即测血压、脉搏、呼吸、体温，以后酌情每隔 15 ～ 30 分钟测量 1 次，并做详细记录；待病情稳定后，适当延长监测间隔时间。同时还应注意病人各种引流液的量、性状，尿量及肢体的感觉和运动情况；注意有无恶心、呕吐、尿潴留、头痛及穿刺处疼痛等症状。若发现异常，应及时向医生汇报，并做相应处理。

3. 维持循环功能　椎管内麻醉后，需继续输液以保持循环系统的稳定。若病人于手术前或手术中已出现心律失常，则麻醉后应继续进行心电监护，及时发现病情变化。为保障输液安全，必要时需测定中心静脉压。若术中血压下降、脉搏增快、中心静脉压低，应大量快速输液以扩充血容量，若血压下降，心动徐缓，则应在加速输液的同时静脉注射麻黄碱 15mg 或阿托品 0.3 ～ 0.5mg。尿量监测是监测循环的最简便方法，麻醉后应保持每小时尿量在 30ml 以上。

4. 维持呼吸功能　术后仍有呼吸减弱或呼吸困难者，应继续吸氧或气管插管、辅助呼吸等。若麻醉中辅助药物应用过多或用量过大，术后尚未苏醒，应将病人置于平卧位，头偏向一侧，并及时清除呼吸道分泌物，以保持其通畅。

5. 防治腰麻后头痛　腰麻后头痛多在术后 1 ～ 2 日内开始，第 3 日最剧烈，可持续 10 ～ 14 日，14 日后往往不治自愈，头痛部位不定，但以枕部最多，顶部和额部次之。头痛的特点是坐起时加剧，平卧后减轻。但也有不受体位变化的影响而持续头痛的病人。麻醉时选用细针穿刺，尽量一次穿刺成功，避免反复多次穿刺，穿刺前皮肤上所涂碘酊用乙醇拭净，选用精制纯净的局部麻醉药，术后常规去枕平卧 6 ～ 8 小时等，可预防此种头痛的发生。

对颅内压降低所致的头痛，应嘱病人去枕平卧休息。严重头痛者可在硬脊膜外腔注射中分子右旋糖酐 30ml，以减少脑脊液外溢，从而恢复颅内压。其他原因所致的头痛，可用镇静止痛药或针刺止痛等对症治疗。

考点　腰麻后头痛的防治

6. 对症处理　对麻醉后恶心、呕吐者，应查明原因，对症处理。有尿潴留者，应先行下腹热敷和诱导排尿；不习惯卧床排尿者，可酌情改变体位或下床排尿；仍不能自行排尿时，应予无菌导尿。如发现病人有下肢感觉、运动障碍，麻醉平面重现，应及时报告医生，争取早期手术，清除血肿。手术尽量在血肿形成后 8 小时内进行，如超过 24 小时则难以恢复，会造成永久性截瘫。如穿刺部位有感染，应采用抗生素治疗，必要时手术切开椎板排脓。

第 4 节　全身麻醉病人的护理

一、概　　述

麻醉药经呼吸道吸入或静脉、肌内注射进入人体内，产生中枢神经系统的暂时抑制，使病人出现神志消失、全身痛觉丧失、反射抑制和一定程度的肌肉松弛，称为全身麻醉。对中枢神经系统的抑制是可以调控的，也是完全可逆的，当药物被代谢或从体内排出后，病人的神志和各种反射逐渐恢复。

（一）全身麻醉的方法及常用药物

按麻醉药的给入途径将全身麻醉分为吸入麻醉、非吸入麻醉和复合麻醉。经呼吸道吸入挥发性麻醉药或气体麻醉药称吸入麻醉。经静脉或肌内注射麻醉药为非吸入麻醉。两种或两种以上麻醉药或麻醉方法配合应用，以求达到用药量小、副作用少而麻醉效果好的目的，称为复合麻醉。

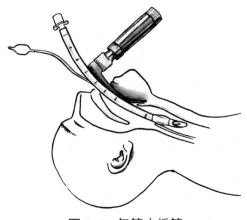

图 3-6　气管内插管

1. 吸入麻醉

（1）麻醉方法：分为开放式和密闭式两种吸入方法。前者是将挥发性液体麻醉药（乙醚）滴在特制的麻醉面罩纱布上，病人吸入含药液的气体而进入麻醉状态。此法简单易行，但药液消耗多，呼吸道分泌物多，且对呼吸不易控制，目前已经较少使用。密闭式吸入麻醉则是给病人戴上特制的面罩或施行气管内插管（图 3-6），并将其与麻醉机相接，病人的吸气和呼气完全通过麻醉机控制（图 3-7）。优点：①便于保持呼吸道通畅；②便于进行辅助呼吸或控制呼吸，是开胸手术必用的麻醉方法，也适用于危重病人的抢救；③不受手术体位及手术操作的限制；④易控制麻醉药用量和麻醉深度。密闭式吸入麻醉是目前全身麻醉常用的方法。

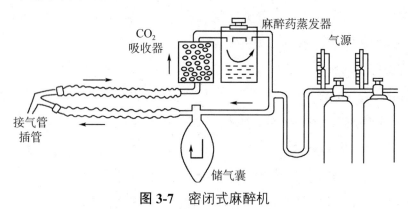

图 3-7　密闭式麻醉机

（2）常用麻醉药物：氧化亚氮（N_2O）、恩氟烷（安氟醚）、异氟烷（异氟醚）、七氟烷（七氟醚）、地氟烷（地氟醚）等。

2. 静脉麻醉　将麻醉药经静脉注射，通过血液循环作用于中枢神经系统而产生全身麻醉的方法。常用药物有硫喷妥钠、氯胺酮、丙泊酚、依托咪酯。

3. 复合麻醉　是目前应用最广的全身麻醉方法，其种类很多，凡任何两种以上麻醉的复合，广义上都属于复合麻醉的范畴，如吸入 - 静脉复合麻醉。目前，临床上较常用的全静脉复合麻醉，是由镇静药、镇痛药和肌肉松弛剂（简称肌松剂）等配合使用，可达到无痛、意识丧失、肌肉松弛和安全的要求，如普鲁卡因静脉复合麻醉、氯胺酮静脉复合麻醉、芬太尼静脉复合麻醉等。常用肌松药分为去极化类肌松药和非去极化类肌松药，前者以琥珀胆碱为代表，后者有罗库溴铵、维库溴铵等。其他较少应用的复合麻醉有低温麻醉、控制性低血压麻醉等，仅在特殊需要时使用。

（二）全身麻醉的实施

全身麻醉必须控制在一定深度才能进行手术。麻醉过浅，达不到手术要求，过深则有生命危险。

1. 全身麻醉诱导　病人接受全身麻醉药后，由清醒状态到意识丧失，并进入全麻状态后进行气管插管的阶段称为全麻诱导期。此期为麻醉过程中的危险阶段，机体各器官功能因麻醉药的作用可表现出亢进或抑制，引起一系列的并发症而威胁病人生命。因此，应尽快缩短诱导期，使病人平稳转入麻醉状态。实施麻醉诱导前，备好麻醉机、气管插管用具和吸引器，开放静脉和胃肠减压管，测定血压和心率的基础值，并监测心电图和血氧饱和度（SpO_2）。

2. 通用临床麻醉深度判断标准　由于复合麻醉技术的临床应用，目前临床上通常将全身麻醉深度分为浅麻醉期、手术麻醉期和深麻醉期（表 3-2）。

表 3-2　全身麻醉深度判断标准

麻醉分期	呼吸	循环	眼征	其他
浅麻醉期	不规则 呛咳 气道阻力增高 喉痉挛	血压增高 心率增快	睫毛反射（－） 眼球运动（＋） 眼睑反射（＋） 流泪	吞咽反射（＋） 出汗 黏膜分泌物增多 刺激时体动
手术麻醉期	规律 气道阻力降低	血压稍低但稳定 手术刺激无改变	眼睑反射（－） 眼球固定中央	刺激时无体动 黏膜分泌物消失
深麻醉期	膈肌呼吸 呼吸增快	血压降低	对光反射（－） 瞳孔散大	

二、护 理 评 估

根据术中重要脏器功能状况、心电监护、血氧饱和度、血气分析，麻醉方法，麻醉药种类和用量，失血量、输血量和补液量，术中异常情况等进行护理评估。全身麻醉停止，病人被送回病房，直至病人完全苏醒，药物对机体的影响仍将持续一定时间，随时可能出现循环、呼吸、代谢等方面的异常、意外或并发症，仍需十分重视苏醒前后的护理工作。护士要仔细观察病情，认真收集临床主、客观资料，评估有关并发症的发生和危险性。

（一）呼吸系统并发症

1. 呼吸道阻塞

（1）呕吐与误吸：麻醉前未禁饮食、胃扩张、肠梗阻、上消化道出血等病人易发生呕吐及误吸，某些全身麻醉药物对胃肠或对呕吐中枢的刺激也会引起呕吐。呕吐物吸入气管，可造成窒息。即使吸入物不多，也可引起吸入性肺炎。

（2）舌后坠：麻醉后病人下颌肌肉松弛，舌根后坠，使上呼吸道不完全梗阻而产生鼾音。

（3）呼吸道分泌物增多：麻醉药物的刺激、术前未用抗胆碱药或用量较小、术前呼吸道感染等原因，均可使分泌物增多并积存于咽喉部、气管或支气管内，病人呼吸困难，发绀，喉及胸部有干、湿啰音。

（4）喉痉挛：刺激性麻醉药如硫喷妥钠，或麻醉变浅，或有异物触及喉头均可诱发喉痉挛。喉痉挛时病人吸气困难、发绀、喉部发出高调哮鸣音。

2. 呼吸抑制　麻醉过浅、过深都会使呼吸抑制，可致呼吸衰竭甚至呼吸停止。

3. 肺炎及肺不张　多为呼吸道阻塞、机体抵抗力降低所致。

考点　全身麻醉后呼吸系统并发症

（二）循环系统并发症

1. 血压下降　麻醉前血容量不足、术中失血失液、内脏牵拉反应或麻醉过深等心血管活动的抑制，都可导致血压下降。

2. 心律失常　手术刺激、低血容量、缺氧及二氧化碳蓄积，可引起心动过速；内脏牵拉反应、体温过低等可使心动过缓；麻醉过浅、过深，电解质、酸碱平衡紊乱，原有心脏疾病，则术后更易发生心律失常，甚至心搏骤停，应加以警惕。

（三）神经系统并发症

1. 高热与惊厥　常见于小儿麻醉。由于婴幼儿的体温调节中枢尚未发育完善，体温极易受到环境温度的影响。如对高热处理不及时，极易引起抽搐或惊厥；若抢救延误，可致呼吸和循环功能衰竭而死亡。

2. 苏醒延迟或不醒　全身麻醉后苏醒时间与麻醉药种类、麻醉深浅程度、有无呼吸和循环系统并发症等因素有密切关系。若病人术后长时间昏睡不醒、瞳孔散大、神经反射活动消失等，应考虑中枢神经系统发生了较严重的损害。

此外，在麻醉变浅，即将苏醒时，病人常出现躁动不安和幻觉，易发生坠床、撕抓伤口等意外损伤。如见病人眼球活动、睫毛反射恢复、瞳孔稍大、呼吸加快，甚至有呻吟、躁动，是即将苏醒的表现，应提高警惕。

三、主要护理诊断／问题

1. 有窒息的危险　与舌后坠、痰液堵塞、呕吐误吸等呼吸道阻塞因素有关。

2. 低效性呼吸型态　呼吸短促或呼吸动作微弱、发绀与呼吸道阻塞或麻醉过浅、过深等因素有关。

3. 心排血量减少　与全身麻醉药不良反应、失血失液或原有心血管疾病等因素有关。

4. 体温过高或过低　与手术中内脏暴露过久、大量输液和输血、中枢性体温调节失常等因素有关。

5. 有受伤的危险　与全身麻醉苏醒期躁动不安及幻觉有关。

四、护理措施

（一）严密观察病情变化

全身麻醉期间，应连续监测病人的呼吸和循环状况，必要时采取相应措施。手术结束接收病人后，立即测血压、脉搏、呼吸、体温1次，并听取护送人员介绍手术中情况。全身麻醉手术后未苏醒前，须留住麻醉恢复室或ICU，病人应由专人护理，室内应常备急救药品和用品（如开口器、舌钳、吸痰器、氧气和吸氧装置、气管切开包等），以备急用。每

15 ～ 30 分钟测血压、脉搏、呼吸 1 次，以及观察意识、瞳孔、尿量，直至病人完全清醒、循环和呼吸稳定。对危重病人监测血氧饱和度、心电监护。

考点　麻醉病人术后病情监测

（二）维持呼吸功能

维持呼吸功能主要是预防和及时解除呼吸道梗阻，防止呼吸抑制。主要措施如下。

1.防止误吸　麻醉前应禁食 4 ～ 8 小时。若病人饱食后而又必须施行急症手术，应于麻醉前放置粗大胃管抽吸和清洗以排空胃内容物，采用清醒时气管内插管及术后带管回房，待全身麻醉清醒后再拔掉气管插管。在全身麻醉苏醒前，若病人出现呕吐先兆（频繁吞咽），应立即将其头偏向一侧并取去枕平卧位，使呕吐物容易排出，并用干纱布或吸引器清除口鼻腔内食物残渣。必要时立即气管插管，反复吸引清除吸入气管内的异物，直至呼吸音正常。

2.防止舌后坠　术中出现鼾音时，应用手托起病人的下颌，使下颌切牙咬合于上颌切牙之前，呼吸道梗阻随之解除。必要时置入口咽或鼻咽通导气管。

3.呼吸道分泌物过多的处理　用吸引器吸去咽喉及口腔内分泌物。遵医嘱注射阿托品以减少口腔和呼吸道腺体分泌。

4.喉痉挛的处理　立即设法解除诱因，加压给氧。如不能缓解，可用粗针头经环甲膜刺入气管输氧。如痉挛仍不能解除，需静脉注射肌松剂后做气管插管，用麻醉机控制呼吸。

5.呼吸抑制的处理　立即加压给氧，必要时气管插管人工呼吸。

考点　预防及处理呼吸道梗阻的护理措施

（三）维持循环功能

对全身麻醉病人应进行血压、脉搏、心率、心律、心电图、中心静脉压等循环功能和血流动力学监测，发现异常（如血压下降、心律失常等）及时报告医生，并遵医嘱做相应处理。如调整输血输液速度，使用升压药或抗心律失常药物等。

（四）维持正常体温

多数全身麻醉大手术后病人体温过低，应注意保暖。如无休克，宜给予 50℃ 以下的热水袋，用布包好，以防烫伤。少数病人，尤其小儿，全身麻醉后可有高热甚至惊厥，应给予吸氧、物理降温，抽搐不止时给予硫喷妥钠肌内注射。

（五）防止意外损伤

全身麻醉苏醒前，应安排专人守护。对小儿及躁动不安者需加床档，必要时予以适当约束，防止其不自觉地拔除静脉输液管和各种引流导管，防止撕抓伤口敷料或坠床造成意外损伤。

医者仁心　　　　　　　　　　　**心胸外科学家黄家驷**

　　黄家驷是中国著名的心胸外科学家，医学教育家，中国科学院院士，中国心胸外科学和生物学工程学的奠基人之一。1945 年，他不为美国优厚待遇所动，决心为开创中国的心胸外科事业披荆斩棘。他历经艰辛，完整无缺地带回整套开展胸外科手术的器械设备，较早地在国内开展多种类型的肺切除术、食管切除术、动脉导管结扎术和心包切除术等。

自 测 题

A₁ 型题

1. 硬膜外麻醉最严重的并发症是（　　）

　A. 血压下降　　B. 血管扩张　C. 尿潴留

　D. 呼吸变慢　　E. 全脊髓麻醉

2. 对腰麻后头痛的预防方法是（　　）

　A. 给予预防性止痛药

　B. 给予镇静剂

　C. 静脉输液

　D. 麻醉后去枕平卧 6 ～ 8 小时

　E. 针刺疗法

3. 有减少呼吸道分泌作用的麻醉前用药是（　　）

　A. 阿托品　　　　　B. 苯巴比妥钠

　C. 地西泮　　　　　D. 哌替啶

　E. 氯丙嗪

4. 苯巴比妥钠作为局部麻醉前的常用药物，其作用不包括（　　）

　A. 有镇静作用

　B. 有催眠作用

　C. 能减少呼吸道分泌

　D. 能抗惊厥

　E. 能预防局麻药中毒反应

5. 全身麻醉未清醒的病人发生呕吐先兆，宜采取的体位是（　　）

　A. 平卧位

　B. 去枕平卧位，头偏向一侧

　C. 侧卧位

　D. 半坐卧位

　E. 头高卧位

A₂ 型题

6. 病人，男，33 岁，在硬脊膜外阻滞下行阑尾切除术，术后用平车护送病人回病室。病人回病室后应取的体位是（　　）

　A. 中凹位 6 小时

　B. 平卧位 4 小时

　C. 去枕仰卧位 2 小时

　D. 去枕仰卧位 6 小时

　E. 侧卧位

7. 病人，男，45 岁。腰麻注药后，病人出现胸闷气促，咳嗽，说话无力，发绀等症状。首先考虑为（　　）

　A. 中毒反应　　　　B. 过敏反应

　C. 注药过快　　　　D. 剂量过大

　E. 平面过高

8. 病人，女，左手环指患化脓性指头炎，拟在指神经阻滞下手术切开引流。为预防局麻药毒性反应，以下各项护理错误的是（　　）

　A. 局麻药须限量使用

　B. 局麻药浓度不能过高

　C. 常规麻醉前用药

　D. 麻醉药中加少量肾上腺素

　E. 防止局麻药注入血管

9. 病人，女，30 岁，因甲状腺功能亢进拟在颈丛神经阻滞下行甲状腺大部切除术。术前给药时不宜选用（　　）

　A. 苯巴比妥钠　　　B. 哌替啶　　C. 阿托品

　D. 氟哌利多　　　　E. 地西泮

（王文悦）

第 4 章

体液代谢失衡病人的护理

机体含有大量的水分，这些水和溶解在水里的各种物质统称为体液。体液是人体组成的主要部分，它是机体维持内环境稳定的基础。正常情况下，体液比例相对恒定，各部分之间又不断地进行交换，保持动态平衡，维持内环境的稳定，保证人体生理功能。正常体液平衡包括水、电解质和酸碱平衡。创伤、感染、手术及其他外科疾病常可导致水、电解质、酸碱平衡失调，若平衡失调程度超过人体的代偿能力，可产生严重后果，甚至危及生命。

第 1 节　水和钠代谢失衡病人的护理

一、概　述

（一）水的平衡

1. 体液的组成与分布　成人男性正常体液量约占体重的 60%（女性约 55%）；婴幼儿占 70% ～ 80%；14 岁以后，体液量占体重的比例已近似于成人。体液中细胞内液男性约占体重的 40%，女性约占 35%；细胞外液约占体重的 20%，细胞外液中组织间液约占体重的 15%，血浆约占体重的 5%。

2. 24 小时液体出入量的平衡　正常成人每天水分出入的总量为 2000 ～ 2500ml，人体每日水分的摄入与排出保持着动态平衡（表 4-1，表 4-2）。肾脏是调节人体水分的最主要的器官，其主要是通过排尿调节水的排出。成人 24 小时尿量一般是 1000 ～ 1500ml，每天至少排尿 500ml 才能排出机体全部代谢废物，但尿的比重越高，肾脏的负担越重。呼吸蒸发和皮肤蒸发为不显性失水，亦称无形失水。即使在机体缺水、不进水、不活动的情况下，无形失水也照常进行。

表 4-1　正常成人 24 小时水分摄入量

项目	摄入水量（ml）
饮水	1000 ～ 1500
食物水	700
内生水（代谢水）	300
总入量	2000 ～ 2500

表 4-2　正常成人 24 小时水分排出量

项目	排出水量（ml）
尿	1000 ～ 1500
粪	150
无形失水（呼吸、皮肤蒸发）	350 500
总出量	2000 ～ 2500

考点　无形失水、内生水的定义

（二）钠的平衡

钠是细胞外液的主要阳离子，在维持细胞外液渗透压和容量中起决定性作用。血清钠正常值为135～145mmol/L，平均值为142mmol/L。正常成人每日需氯化钠5g左右，主要来源于饮食，尤其是食盐。钠主要由尿排出，少部分通过汗液排泄。钠的代谢特点是多进多排、少进少排、不进几乎不排。

细胞外液中水和钠的关系极为密切，一旦发生代谢紊乱，失水和失钠常同时存在，但不同病因导致的失水和失钠的程度会有所不同。临床将水、钠代谢紊乱分为4种类型：等渗性缺水、低渗性缺水、高渗性缺水和水中毒。

考点　血清钠的正常范围及代谢特点

案例4-1

病人，男，33岁，体重60kg。腹痛、腹胀、呕吐5天，近2天上述症状加重，呕吐频繁。查体：T 36.6℃，P 95次/分，R 18次/分，BP 100/80mmHg。尿少、口唇及舌较干燥，眼窝凹陷，心肺检查未见异常。血清钠142mmol/L，血清钾4.1mmol/L。

请问：1. 该病人出现了哪种类型的体液代谢失衡？依据是什么？

2. 针对该病人目前的情况如何初步制订护理计划？

二、等渗性缺水病人的护理

等渗性缺水又称急性缺水或混合性缺水，是水和钠等比例丧失，血清钠浓度和细胞外液渗透压维持在正常范围，但细胞外液量（包括循环血量）迅速减少，是外科病人最常见的缺水类型。

等渗性缺水常因急性体液丧失引起，丧失的体液成分与细胞外液基本相同。此时细胞外液量减少，肾素-血管紧张素-醛固酮系统兴奋，醛固酮分泌增加，促进肾远曲小管对钠和水的重吸收，使细胞外液量得以恢复。丧失的是等渗性液体，细胞内、外液的渗透压并无明显变化，故细胞内液量一般不发生改变。但若体液失衡持续时间长且未及时补充适当液体，细胞内液也将逐渐外移而出现细胞内缺水。

（一）护理评估

1. 健康史

（1）一般情况：①年龄。老年人及婴幼儿体液调节功能较差，易受到各种不良因素的影响而发生体液平衡失调。②体重。如体重在短期内明显减轻，往往提示有水钠缺失。③生活习惯。了解病人日常的饮食、饮水、运动等情况，分析体液失调的原因。

（2）评估是否存在引起等渗性缺水的常见病因：①消化液的急性丧失，如大量呕吐、腹泻、肠瘘等。②体液丧失于第三腔隙，如肠梗阻、烧伤、腹腔内或腹膜后感染等。

考点　等渗性缺水的常见病因

2. 身心状况

（1）症状和体征：病人出现恶心、呕吐、厌食、少尿等症状，口唇干燥、眼窝凹陷、皮肤弹性降低等组织脱水症，但口渴不明显。若短时间内体液丧失达到体重的5%，可出现心率加快、脉搏细速、血压不稳或降低、肢端湿冷等血容量不足的表现。当体液继续丧失达体重的 6%～7% 时，休克表现明显，常伴有代谢性酸中毒。大量胃液丧失所致的等渗性缺水，因有 H^+ 的大量丧失，可并发代谢性碱中毒。

（2）心理 - 社会状况：评估病人和家属的经济状况，对疾病及其伴随症状的认知程度和心理反应，对疾病的承受能力以及对治疗和护理的配合程度等。

3. 辅助检查　①血常规：若红细胞计数、血红蛋白含量、血细胞比容均增高，提示有血液浓缩现象。②血清电解质：了解血清 K^+、Na^+、Cl^- 等电解质成分及渗透压是否正常。③中心静脉压（CVP）：正常值为 5～12cmH_2O，低于正常值则提示血容量不足。④尿比重：评估尿比重，尿少而尿比重高提示病人肾脏无严重损害，尿少系体液不足所致。

（二）治疗要点

1. 积极治疗原发疾病。

2. 轻度等渗性缺水病人可口服含盐饮料，不能饮水或中度等渗性缺水以上病人需静脉补液，补充生理盐水或平衡盐溶液。

考点　评估判断等渗性缺水的程度

（三）主要护理诊断 / 问题

1. 体液不足　与高热、呕吐、腹泻、胃肠被压、肠梗阻、大面积烧伤等导致的体液大量丢失有关。

2. 有受伤的危险　与意识障碍、低血压有关。

3. 潜在并发症：休克、酸碱平衡失调、低钾血症等。

（四）护理措施

1. 维持充足的体液量

（1）去除病因：采取有效预防或治疗措施，积极处理原发疾病。

（2）补充液体：对已出现体液不足的病人，遵医嘱及时补充液体。补液时应严格遵循定量、定性、定时的原则。

1）定量：补液量包括生理需要量、已经损失量和继续损失量 3 部分。①生理需要量，即日需量，成人为每日 2000～2500ml。②已经损失量，又称累积失衡量，指在制订补液计划前已经丢失的体液量，按缺水程度补充，每丧失体重的 1% 补液 400～500ml。由于机体自身具有一定的调节能力，通常第一个 24 小时只需补充 1/2 量，第二个 24 小时再根据病情及辅助检查结果补充其余的 1/2。③继续损失量，又称额外损失量。例如，体温每升高 1℃，应按 3～5ml/kg 增补。

链接

特殊人群每日生理需要量

　　65 岁以上的老年人或心脏病病人，实际补液量应少于计算所得量。小儿每日生理需要量平均为 100ml/（kg·d），可根据年龄、体重进行适当增加或减少。

2）定性：原则是缺什么，补什么。①生理需要量补充。成人每日需要氯化钠 4～6g，相当于生理盐水 500ml；氯化钾 3～4g，相当于 10% 氯化钾 30～40ml；5%～10% 葡萄糖溶液 1500～2000ml。②已经损失量补充。等渗性缺水可选用等渗盐水或平衡盐溶液，平衡盐溶液内电解质的含量与血浆相似，而等渗盐水的 Cl^- 含量高于血清 Cl^- 含量，大量补充有导致高氯性酸中毒的危险，因此大量输液时选用平衡盐溶液更为合理和安全。补充水分的同时注意补钠和补钾，以免发生低钠血症和低钾血症。③继续损失量补充。根据实际丧失体液的成分进行补充。

考点 等渗性缺水补液时的液体选择

3）定时：根据体液丧失的量、速度及重要脏器的功能状态合理安排补液的顺序和速度。若各重要脏器功能良好，应遵循先盐后糖、先晶后胶、先快后慢、液种交替、尿畅补钾的原则进行补液。"先快后慢"即第一个 8 小时补充总量的 1/2，剩余 1/2 在后 16 个小时内均匀补入。尿畅是指尿量达每小时 30～40ml 及以上，或每天 500ml 以上。

（3）准确记录 24 小时出入水量：及时计算液体出入量，为调整补液方案提供依据。

（4）疗效观察：补液过程中要严密观察补液效果，注意不良反应。①尿量。是反映补液效果和微循环灌注情况的重要指标。②生命体征。评估有无心率加快、脉搏细速、血压不稳或降低、肢端湿冷等血容量不足的表现。③神经系统症状。评估病人的意识状况、有无乏力表现。④皮肤弹性及口咽黏膜情况。轻捏手背或前臂皮肤后再松开，若持续 20～30 秒后才恢复原状，常提示严重体液不足。口腔内颊黏膜或齿龈线区出现干燥、吞咽困难，提示体液不足。⑤静脉充盈程度。颈静脉在去枕平卧时若不充盈则提示细胞外液量不足；手背静脉在手下垂 5 秒内不见充盈，提示细胞外液量明显减少。⑥辅助检查。尿常规、血常规、血清电解质及中心静脉压等指标的变化趋势。

考点 有效合理的补液原则

2. 降低受伤的风险

（1）监测血压：定时监测血压，告知血压偏低或不稳定者在改变体位时动作宜慢，以免因直立性低血压或眩晕而跌倒受伤。

（2）建立安全的活动模式：与病人及家属共同制订活动的时间、量及形式，病人除在床上主动活动外，也可由他人协助在床上做被动运动。根据病人肌张力的改善程度，逐步调整活动内容、时间、形式和幅度，以免长期卧床致失用性肌萎缩。

（3）加强安全防护：①移去环境中的危险物品，减少意外受伤的可能。②建立安全保护措施，对定向力差及意识障碍者，加床档保护、适当约束及加强监护等，以免发生意外。

3. 并发症的护理　密切观察有无休克、酸碱平衡失调及低钾血症的表现，一旦发现，及时与医师沟通，予以处理。

（五）健康教育

指导病人在日常生活中注意均衡饮食，每日保证足够饮水。有高热、呕吐、腹泻等情况时，应及早就医治疗。

三、低渗性缺水病人的护理

低渗性缺水又称慢性或继发性缺水，是水和钠同时丢失，但失水少于失钠，血清钠浓度低于 135mmol/L。

低渗性缺水时细胞外液呈低渗状态，导致抗利尿激素分泌减少，肾小管重吸收水分减少，尿量增加，以提高细胞外液的渗透压。此代偿机制可造成细胞外液量进一步减少，当影响到循环血量时，机体将不再维持体液渗透压，而优先保持和恢复血容量，此时肾素 - 血管紧张素 - 醛固酮系统兴奋，醛固酮分泌增加，促进肾远曲小管对 Na^+ 和水的重吸收。同时抗利尿激素（ADH）分泌增加，水重吸收增加，尿量减少。若循环血量继续减少超过机体的代偿能力时，将出现休克。

（一）护理评估

1. 健康史　常由慢性体液丧失引起，常见的病因如下。

（1）胃肠道消化液持续丢失，如长期胃肠减压、反复呕吐或慢性肠瘘、肠梗阻。

（2）大面积创面的慢性渗液。

（3）治疗性原因，如使用排钠利尿药时未注意补充适量的钠盐、治疗等渗性缺水时过多补水而忽略补钠。

考点 低渗性缺水的常见病因

2. 身心状况　以细胞外液减少所致的血容量下降为主要特点，临床表现随缺钠程度而异，一般无口渴感。

（1）症状和体征

1）轻度缺钠：血清钠 130 ～ 135mmol/L。病人自觉疲乏、头晕、软弱无力。尿量增多。

2）中度缺钠：血清钠 120 ～ 130mmol/L。病人除上述表现外，还伴有恶心、呕吐、脉搏细速、血压不稳或下降、脉压变小、浅静脉瘪陷、站立性晕倒等表现。尿量减少。

3）重度缺钠：血清钠 < 120mmol/L。病人神志不清、四肢发凉、腱反射减弱或消失，常发生休克。

（2）心理 - 社会状况：评估病人和家属的经济状况，对疾病及其伴随症状的认知程度和心理反应，对疾病的承受能力以及对治疗和护理的配合程度等。

3. 辅助检查　血清钠 < 135mmol/L；红细胞计数、血红蛋白含量、血细胞比容及血尿素氮含量增高；尿比重 < 1.010，尿 Na^+、Cl^- 含量明显减少，中度或重度缺钠者尿中几乎不含 Na^+、Cl^-。

（二）治疗要点

1. 积极治疗原发疾病。

2. 静脉补充含钠溶液或高渗盐水，以纠正体液的低渗状态和补充血容量。

（三）主要护理诊断 / 问题

1. 体液不足　与体液慢性大量丢失，使用排钠利尿药时未注意补充适量的钠盐、治疗缺水时过多补水有关。

2. 有受伤的危险　与意识障碍、低血压有关。

3. 潜在并发症：休克、酸碱平衡失调、低钾血症等。

（四）护理措施

静脉补液以补钠为主。轻、中度缺钠者，一般补充 5% 葡萄糖氯化钠溶液（葡萄糖盐水）或 0.9% 氯化钠溶液（生理盐水）。缺钠较重者，为了迅速提高其细胞外液的渗透压并避免输入过多液体，可静脉输注 3% ～ 5% 氯化钠溶液。输注高渗盐水时应严格控制滴速，每小时不超过 150ml。重度缺钠并出现休克者，可先输晶体溶液（如复方乳酸氯化钠溶液、等渗盐水等），再输胶体溶液（如右旋糖酐、血浆等）以补足血容量，最后输高渗盐水以恢复细胞外液的渗透压。

考点 低渗性缺水的病人如何合理补液

四、高渗性缺水病人的护理

高渗性缺水又称原发性缺水，是水和钠同时丢失，但失水多于失钠，血清钠浓度高于正常范围，细胞外液呈高渗状态。

高渗性缺水时细胞外液渗透压高于细胞内液，水分由细胞内向细胞外转移，导致细胞内、外液量均减少，且以细胞内液减少为主。严重时，脑细胞可因缺水而发生功能障碍。此外，高渗性缺水时视丘下部的口渴中枢兴奋，病人出现渴感而主动饮水以增加体内水分，降低细胞外液的渗透压。细胞外液的高渗状态刺激抗利尿激素分泌增加，肾小管重吸收水分增加，尿量减少，使细胞外液的量和渗透压得以恢复。若未能及时去除病因，循环血量的显著减少可刺激醛固酮分泌，加强对钠和水的重吸收，以维持血容量。

（一）护理评估

1. 健康史　了解是否存在高渗性缺水的各种危险因素，常见的病因如下。

（1）水分摄入不足，如吞咽困难、禁食、过分控制病人的入水量、鼻饲高浓度的肠内营养液或静脉注射大量高渗液体等。

（2）水分丧失过多，如糖尿病病人因血糖未控制所致的高渗性利尿、大面积烧伤暴露疗法、高热病人大量出汗等。

2. 身心状况

（1）症状和体征：高渗性缺水一般分为 3 度，临床表现随缺水程度而异。

1）轻度缺水：缺水量占体重的 2% ～ 4%。病人除口渴外，无其他临床表现。

2）中度缺水：缺水量占体重的 4% ～ 6%。病人极度口渴、乏力、烦躁、口舌干燥、皮肤弹性差、眼窝凹陷，尿量减少。

3）重度缺水：缺水量大于体重的 6%。病人除上述症状外，还出现脑功能障碍的表现，如躁狂、幻觉、谵妄甚至昏迷。

（2）心理 - 社会状况：评估病人和家属的经济状况，对疾病及其伴随症状的认知程度和心理反应，对疾病的承受能力以及对治疗和护理的配合程度等。

考点 不同程度高渗性缺水的表现

3. 辅助检查　血清钠＞ 150mmol/L；红细胞计数、血红蛋白含量、血细胞比容轻度升高；尿比重增高。

（二）治疗要点

尽早去除原发疾病，防止体液继续丢失，鼓励病人饮水或静脉补液。

（三）主要护理诊断 / 问题

1. 体液不足　与吞咽困难、禁食等引起病人水分摄入不足、高热、大量出汗等有关。

2. 有受伤的危险　与意识障碍有关。

（四）护理措施

1. 一般护理　鼓励病人多饮水，对不能饮水者，鼓励病人漱口，做好口腔护理。

2. 静脉补液　以补水为主。遵医嘱静脉输注 5% 葡萄糖溶液补充已丧失液体。一般根据临床表现估计失水量占体重的百分比，按每丧失体重的 1%，补液量为 400 ～ 500ml 计算。此外，每日还需补充生理需要量 2000ml。应注意高渗性缺水病人体内实际的总钠量是减少的，因此在补液过程中，应注意监测血清钠浓度的动态变化，必要时适量补钠。

考点　高渗性缺水的病人如何合理有效地补液

五、水中毒病人的护理

水中毒是由于机体水分摄入量超过排出量，水分潴留体内致血浆渗透压下降和循环血量增多。临床较为少见。

因水分摄入过多或排出过少，细胞外液量骤增，血清钠被稀释而浓度降低，细胞外液的渗透压下降，水分由细胞外向细胞内转移，结果使细胞内、外液量均增加而渗透压均降低。同时，细胞外液量的增加抑制醛固酮分泌，使肾远曲小管对水和 Na^+ 的重吸收减少，尿中排 Na^+ 增加，血清钠浓度随之降低，细胞外液渗透压降低更明显。

（一）护理评估

1. 健康史　了解是否存在水中毒的各种危险因素，常见病因如下。

（1）肾功能不全，不能有效排出多余水分。

（2）各种原因所致的抗利尿激素分泌过多。

（3）大量摄入不含电解质的液体或静脉补充水分过多。

2. 身心状况　按起病急缓，水中毒分为急性和慢性两类。

（1）症状和体征

1）急性水中毒：发病急骤，可出现脑水肿、肺水肿等症状。因脑细胞肿胀和脑组织水肿而引起一系列神经、精神症状，如头痛、躁动、谵妄、惊厥甚至昏迷，严重时可发生脑疝。重者有充血性心力衰竭、急性肺水肿，表现为呼吸急促、胸腔积液、充血性肝大、颈静脉怒张、肺动脉压和中心静脉压增高、骶部或四肢末端水肿。若血钠在 48 小时内迅速降至 108mmol/L 以下，可致神经系统永久性损伤或死亡。

2）慢性水中毒：发病缓慢，其临床表现常被原发疾病所掩盖。主要表现为逐渐出现的体重增加、软弱无力、恶心呕吐、嗜睡、泪液和唾液增多等现象，一般无凹陷性水肿。

（2）心理 - 社会状况：评估病人和家属的经济状况，对疾病及其伴随症状的认知程度和心理反应，对疾病的承受能力以及对治疗和护理的配合程度等。

考点　急性水中毒的危害

3. 辅助检查　血红细胞计数、血红蛋白量、血细胞比容、血浆蛋白量及血浆渗透压均降低；平均红细胞容积增加。

（二）治疗要点

立即停止水分摄入，进行脱水治疗。

（三）主要护理诊断 / 问题

1. 体液过多　与水分摄入过多或排出过少有关。

2. 有受伤的危险　与意识障碍有关。

3. 潜在并发症：脑水肿、肺水肿等。

（四）护理措施

1. 去除病因

（1）停止可能继续增加体液量的各种治疗，如应用大量低渗液或清水洗胃、灌肠等。

（2）对易引起 ADH 分泌过多的高危病人，如疼痛、失血、休克、创伤、大手术或急性肾功能不全者，应严格按照治疗计划补充液体，切忌过量、过速。

（3）肾衰竭者应严格控制入液量，量出为入。

2. 纠正体液过多

（1）严格控制水的摄入量，轻者在机体排出多余水分后，水中毒即可解除。

（2）病情严重者可酌情使用渗透性利尿药，如快速（20 分钟内）静脉输注 20% 甘露醇 250ml，或静脉注射袢利尿药，如呋塞米；静脉输注高渗盐水可缓解细胞外液的低渗状态和减轻细胞肿胀；肾衰竭所引起的水中毒，可应用透析治疗。

3. 病情观察　治疗期间应动态观察病情变化和尿量，注意观察病人有无肺水肿、脑水肿的表现。

第 2 节　钾代谢失衡病人的护理

一、概　　述

K^+ 是细胞内液的主要阳离子，细胞外液中 K^+ 含量较少，血清钾正常值仅为 3.5 ～ 5.5mmol/L。钾在维持神经 - 肌肉兴奋性、细胞代谢等方面起着很重要的生理作用。成人每日需钾 2 ～ 3g，相当于 10% 氯化钾 20 ～ 30ml，主要从饮食中摄取。钾主要通过尿液排出体外，钾的代谢特点是多进多排、少进少排、不进也排。

钾代谢异常包括低钾血症和高钾血症，临床低钾血症病人较为多见。

考点　血钾的正常值和代谢特点

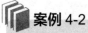

案例 4-2

　　病人，男，45 岁，体重 60kg，肠梗阻术后第 2 日，禁食、持续胃肠减压。自诉头晕、四肢无力、尿量减少。体格检查：T 37.4℃，P 112 次 / 分，R 21 次 / 分，BP 95/60mmHg。辅助检查：血清钠

136mmol/L、血清钾 3.0mmol/L。

请问：1. 该病人出现了何种类型的电解质紊乱？

2. 目前主要的护理诊断是什么？

3. 针对该病人的主要护理诊断，应采取哪些护理措施？

二、低钾血症病人的护理

血清钾浓度低于 3.5mmol/L 即为低钾血症。

（一）护理评估

1. 健康史　了解病人有无引起低钾血症的病因。常见病因如下。

（1）钾摄入不足：如长期禁食或进食不足而未及时补充钾盐。

（2）钾丧失过多：如应用排钾利尿药、急性肾衰竭多尿期、肾小管性酸中毒等，以及因呕吐、腹泻、胃肠道引流、肠瘘等造成钾的肾外丢失。

（3）体内钾分布异常：如大量输入葡萄糖和胰岛素造成合成代谢增加，或代谢性碱中毒时 K^+ 向细胞内转移。

考点 低钾血症的常见病因

2. 身心状况

（1）症状和体征

1）肌无力：是低钾血症最早的临床表现。一般先出现四肢软弱无力，后累及躯干和呼吸肌。一旦累及呼吸肌，可出现呼吸困难甚至窒息。病情严重者可有腱反射减弱或消失、软瘫。

2）消化道功能障碍：出现厌食、恶心、呕吐、腹胀、肠蠕动消失等肠麻痹表现。

3）心脏功能异常：主要表现为心脏节律异常和传导阻滞。严重缺钾者可出现心室颤动，导致心脏收缩期停搏。

4）代谢性碱中毒：血清钾过低时，一方面，K^+ 从细胞内移出，与 Na^+ 和 H^+ 交换，使细胞外液的 H^+ 浓度下降；另一方面，肾远曲小管 Na^+-K^+ 交换减少，Na^+-H^+ 交换增加，排 H^+ 增多，尿液呈酸性（反常性酸性尿）。这两方面的作用使病人发生低钾性碱中毒，可出现头晕、躁动、口周及手足麻木、面部及四肢抽动、手足抽搐等表现。

（2）心理 - 社会状况：评估病人和家属的经济状况，对疾病及其伴随症状的认知程度和心理反应，对疾病的承受能力以及对治疗和护理的配合程度等。

3. 辅助检查

（1）实验室检查：血清钾＜ 3.5mmol/L。

（2）心电图检查：可作为辅助性诊断手段，典型的心电图改变为 T 波降低、增宽、双相或倒置，随后出现 ST 段降低、Q-T 间期延长，如出现 U 波则更具诊断价值。

考点 低钾血症的常见表现和心电图改变

（二）治疗要点

1. 病因治疗　寻找并去除引起低钾血症的原因，如术后鼓励病人及早恢复饮食，积极治疗造成呕吐、腹泻等的原发疾病，食用含钾丰富的饮食等。

2. 合理补钾　对严重低钾血症或出现明显并发症者，及时补钾。常用的补钾药物为 10% 氯化钾。细胞内缺钾时恢复较慢，纠正低钾血症时不宜操之过急，通常采用分次补钾、边治疗边观察的方法。

（三）主要护理诊断 / 问题

1. 活动无耐力　与低钾所致的肌无力有关。

2. 有受伤的危险　与四肢软弱无力有关。

3. 潜在并发症：代谢性碱中毒、高钾血症。

（四）护理措施

1. 一般护理　病人卧床休息，加强营养。

2. 病情观察　严密观察病人生命体征、尿量、血清钾浓度、心电图变化，尤其注意及时预防和处理心室颤动。补钾过程中需密切观察病人的精神状态、肌张力、腱反射、胃肠道功能等变化，动态监测血清钾浓度。快速补钾或补钾量大时应行心电监护，以保证病人的安全。

3. 恢复血清钾浓度

（1）减少钾丢失：遵医嘱给予止吐、止泻等治疗，以减少钾的继续丢失。

（2）遵医嘱补钾：尽量口服补钾，常选用 10% 氯化钾或枸橼酸钾溶液口服。同时鼓励病人多进食含钾丰富的食物，如肉类、牛奶、香蕉、新鲜蔬菜等。不能口服（如昏迷或术后禁食者）或病情较重者，则考虑 10% 氯化钾溶液稀释后静脉滴注。静脉补钾必须遵循以下原则。

1）补钾不宜过早：每小时尿量 > 40ml 或每日尿量 > 500ml 时方可补钾，以免钾蓄积在体内而引起高钾血症。

2）浓度不宜过高：静脉补钾时浓度不宜超过 0.3%，即 1000ml 溶液中最多加入 10% 氯化钾 30ml（相当于氯化钾 3g）。

3）速度不宜过快：成人静脉补钾的速度不宜超过 60 滴 / 分。

4）总量不宜过多：每日需补充氯化钾 3 ～ 6g。以每克氯化钾等于 13.4mmol 钾计算，依据血清钾降低程度，每日补钾 40 ～ 80mmol。

5）严禁直接静脉注射氯化钾溶液，以免血钾突然升高导致心搏骤停。

考点　补钾原则

4. 心理护理　加强与病人的沟通，缓解其心理压力，减轻其焦虑情绪，增强战胜疾病的信心。

（五）健康教育

长时间禁食或进食不足者以及近期有呕吐、腹泻、胃肠道引流者，应注意定期监测血清钾浓度并及时补钾，以避免发生低钾血症。

三、高钾血症病人的护理

血清钾浓度高于 5.5mmol/L 即为高钾血症。

（一）护理评估

1. 健康史

（1）钾摄入过多：如口服或静脉补钾过多、大量使用含钾药物、大量输入库存血等。

（2）钾排出减少：如急慢性肾衰竭、长期应用保钾利尿药（如螺内酯、氨苯蝶啶）、盐皮质激素分泌不足等。

（3）体内钾分布异常：如严重挤压伤、大面积烧伤、溶血及代谢性酸中毒时，K^+向细胞外转移。

2. 身心状况

（1）症状和体征

1）神经、肌肉应激性改变：病人很快由兴奋转为抑制状态，表现为神志淡漠、感觉异常、乏力、四肢软瘫、腹胀、腹泻等。

2）微循环障碍：常见于病情较重者，表现为皮肤苍白、湿冷、发绀、低血压等。

3）心血管系统症状：表现为心动过缓或心律不齐，严重时可引起致死性的舒张期心搏骤停。

（2）心理 - 社会状况：评估病人和家属对疾病及其伴随症状的认知程度和心理反应，对疾病的承受能力以及对治疗和护理的配合程度等。

3. 辅助检查

（1）实验室检查：血清钾＞ 5.5mmol/L。

（2）心电图检查：典型的心电图改变为早期 T 波高而尖，Q-T 间期延长，随后出现 QRS 波增宽。血清钾＞ 7mmol/L 者，一般都有异常心电图的表现，有辅助诊断价值。

（二）治疗要点

因高钾血症有导致心搏骤停的危险，应立即处理。积极处理原发病，迅速恢复血清钾浓度，防治并发症，对抗心律失常。

（三）主要护理诊断 / 问题

1. 活动无耐力　与高钾血症致乏力有关。

2. 有受伤的危险　与肌无力、意识障碍有关。

3. 潜在并发症：心搏骤停。

（四）护理措施

1. 恢复血清钾浓度

（1）积极治疗原发疾病，改善肾功能。

（2）禁钾：立即停用所有含有钾盐的药物，避免进食含钾量高的食物。

（3）促使 K^+ 转入细胞内：①碱化细胞外液。静脉给予 5% 碳酸氢钠溶液，促使 K^+ 移入细胞内或由尿排出。②促进糖原合成。给予 25% 葡萄糖溶液 100 ～ 200ml，以每 5g 糖加入胰岛素 1U 静脉滴注，必要时每 3 ～ 4 小时重复给予 1 次。

（4）促使 K^+ 排泄：①呋塞米 40mg 静脉注射。②阳离子交换树脂口服或保留灌肠。③肾功能不全或上述治疗无效时，可采取腹膜透析或血液透析。

2. 并发症的护理

（1）严密监测病人的生命体征、血清钾及心电图改变。

（2）一旦发生心律失常应立即通知医师，积极协助治疗。钙与钾有对抗作用，能缓解 K^+ 对心肌的毒性作用。可用 10% 葡萄糖酸钙 20ml 加等量 25% 葡萄糖溶液缓慢静脉注射，必要时可重复。如发生心搏骤停，立即实施心肺复苏。

考点 高钾血症致心律失常的急救措施

（五）健康教育

肾功能减退或长期使用保钾利尿药的病人为高钾血症的高危人群，应限制含钾食物或药物的摄入，定期监测血清钾浓度，以免发生高钾血症。

第 3 节　酸碱代谢失衡病人的护理

一、概　　述

人体在代谢过程中不断产生酸性物质和碱性物质，体液内 H^+ 浓度经常发生变动。然而，机体具有维持酸碱平衡的功能，能通过缓冲系统、肺的呼吸、肾的调节作用和细胞内外离子交换，使血液内 H^+ 浓度仅在较小范围内变动，维持血液的正常 pH 在 7.35 ～ 7.45。

（一）血液缓冲系统

血浆中最重要的缓冲对是 HCO_3^-/H_2CO_3，其比值决定血浆 pH，当 HCO_3^-：H_2CO_3 为 20 ：1 时，血浆 pH 保持在 7.4。血液缓冲系统作用快，能迅速缓解酸碱失衡，但缓冲能力有限，机体酸碱平衡的调节主要还是通过肺的呼吸和肾的调节来实现。

（二）肺的呼吸作用

肺是排出体内挥发性酸（碳酸）的主要器官，对酸碱平衡的调节作用主要是通过将 CO_2 排出来调节酸碱平衡。当血液 pH 降低或 H_2CO_3 浓度增高时，呼吸加深、加快，CO_2 排出增多；反之，当血液 pH 增高或 H_2CO_3 浓度下降时，呼吸变浅、变慢，CO_2 排出减少。这样使血液 H_2CO_3 浓度能维持在稳定的水平范围内，起到了调节血液 pH 的作用。

（三）肾的调节作用

肾在酸碱平衡调节系统中起最重要的作用，能排出固定性酸和过多的碱。调节机制是通过肾内 Na^+-H^+ 交换，主要是排出 H^+、分泌 NH_3，与 H^+ 结合成 NH_4^+ 排出体外；同时重吸收 Na^+ 和 HCO_3^-。

（四）细胞内外离子交换

细胞本身在酸碱平衡调节中也起一定的缓冲作用。当细胞外液 H^+ 增多（酸中毒）时，H^+ 进入细胞内，使 K^+ 排出，故酸中毒时伴有高钾血症；相反，当细胞外液 H^+ 减少（碱中毒）时，细胞内 H^+ 排出，与细胞外 K^+ 进行交换，故碱中毒时伴有低钾血症。

当病人机体内酸、碱物质超过负荷，或是其机体调节酸碱平衡功能发生障碍时，则酸碱平衡状态遭到破坏，引起不同形式的酸碱失调。pH ＜ 7.35 称为酸中毒，pH ＞ 7.45 称为碱中毒。pH、HCO_3^- 及 $PaCO_2$ 是反映机体酸碱状态的 3 个基本因素。其中 HCO_3^- 反映代谢因素，HCO_3^- 原发性减少或增加可引起代谢性酸中毒或代谢性碱中毒。$PaCO_2$ 反映呼吸性因素，$PaCO_2$，原发性增加或减少可引起呼吸性酸中毒或呼吸性碱中毒。有时可同时存在两种以上的原发性酸碱失调，即为混合性酸碱平衡失调。

考点 酸碱平衡失调的类型

案例 4-3

　　病人，女，67 岁，因急性腹膜炎入院治疗。自诉腹痛难忍，烦躁不安。体格检查：T 39.3℃，P 116 次 / 分，R 28 次 / 分，BP 85/50mmHg。呼吸急促，呼气时有烂苹果气味。动脉血气分析示 pH 7.30，HCO_3^- 13mmol/L，$PaCO_2$ 20mmHg。

请问： 1. 该病人出现了何种类型的酸碱平衡失调？

　　　　2. 目前主要的护理诊断是什么？

二、代谢性酸中毒病人的护理

　　代谢性酸中毒系因体内酸性物质积聚或产生过多，或 HCO_3^- 丢失过多所致，是外科临床最常见的酸碱平衡失调类型。

（一）护理评估

　　1. 健康史　了解有无代谢性酸中毒的原因。常见病因如下。

　　（1）代谢产酸增多：是代谢性酸中毒最主要的原因。常见的有 2 种情况：①乳酸酸中毒。常见于严重的损伤、感染、高热或休克等，因无氧酵解增强而引起乳酸增加。②酮症酸中毒。糖尿病或严重饥饿状态下脂肪分解代谢加速，形成过多的酮体而引起。

　　（2）碱性物质丢失过多：见于腹泻、胆瘘、肠瘘或胰瘘等导致大量碱性消化液丧失，造成 HCO_3^- 排出过多。

　　（3）肾功能不全：见于急慢性肾功能不全、肾小管性酸中毒或应用肾毒性药物（如碳酸酐酶抑制剂）而影响 H^+ 的排出或 HCO_3^- 的重吸收。

考点 代谢性酸中毒的常见病因

　　2. 身心状况

　　（1）症状和体征：轻者症状常被原发疾病掩盖，重者症状明显。

　　1）呼吸代偿表现：典型的症状为代偿性呼吸加深加快，呼吸频率可高达 40 ～ 50 次 / 分。酮症酸中毒时呼出的气体有酮味。

　　2）中枢神经系统表现：中枢神经系统呈抑制状态，表现为疲乏、嗜睡、感觉迟钝或烦躁不安。严重者可神志不清、昏迷，伴对称性肌张力减弱、腱反射减弱或消失。

　　3）心血管系统表现：病人面色潮红、心率加快、血压偏低。由于代谢性酸中毒可影响心肌收缩力和周围血管对儿茶酚胺的敏感性，病人易发生休克、心律不齐和急性肾功能不全，一旦发生则很难纠正。

　　（2）心理 - 社会状况：评估病人及家属对疾病的认知程度和心理反应。病人和家属常有焦虑和恐惧心理。

考点 代谢性酸中毒的典型表现

3. 辅助检查

（1）动脉血气分析：①代偿期，血液 pH 在正常范围，HCO_3^- 和 $PaCO_2$ 有一定程度降低。②失代偿期，血液 pH < 7.35，HCO_3^- 明显下降，$PaCO_2$ 正常或代偿性降低。

（2）血清钾浓度升高。

（二）治疗要点

积极处理原发疾病，消除病因；纠正代谢性酸中毒；维持 Ca^{2+}、K^+ 平衡。

（三）主要护理诊断/问题

1. 低效性呼吸型态　与代谢性酸中毒所致的呼吸深快有关。

2. 潜在并发症：高钾血症、代谢性碱中毒。

（四）护理措施

1. 病情观察　①呼吸：有无加深加快、呼气时是否有酮味。②心血管系统表现：有无心率加快、血压降低、心律失常等。③神经系统表现：有无疲乏、眩晕、嗜睡、感觉迟钝、意识模糊或昏迷等。④加强动脉血气分析、血清电解质等指标的监测，及时发现高钾血症、代谢性碱中毒等并发症，及时通知医师并配合治疗。

2. 用药护理

（1）补充碱性溶液：轻度代谢性酸中毒（血浆 HCO_3^- 16 ～ 18mmol/L），经消除病因和适当补液后可自行纠正，常无需碱剂治疗。重症代谢性酸中毒（血浆 HCO_3^- < 15mmol/L），在补液的同时应用碱性药物治疗。

1）种类：常用 5% 碳酸氢钠溶液。乳酸钠也可用于治疗代谢性酸中毒，但肝功能不良或乳酸酸中毒时不宜使用。

2）用量：一般主张在动脉血气分析监测下根据病人的 HCO_3^- 分次补碱，补碱量宜小不宜大，首次剂量为 100 ～ 250ml。

3）速度：5% 碳酸氢钠溶液为高渗性液体，静脉输注速度不宜过快，以免导致高钠血症和血浆渗透压升高。

4）防止药液渗漏：周围静脉输注时若局部出现疼痛、肿胀，应立即更换注射部位，局部用 50% 硫酸镁溶液进行湿热敷，以免引起局部软组织坏死。

5）宜单独使用，注意配伍禁忌。

（2）补钙和补钾：①代谢性酸中毒时血 Ca^{2+} 增多，酸中毒纠正后 Ca^{2+} 减少，可因低钙血症引起手足抽搐、惊厥和神志改变，应及时静脉补充葡萄糖酸钙。②过快纠正酸中毒时大量 K^+ 从细胞外又移回细胞内，易引起低钾血症，应注意适当补钾。

考点 如何正确地补碱

3. 口腔护理　指导病人养成良好的卫生习惯，用漱口液清洁口腔，避免口腔黏膜干燥、损伤。

4. 心理护理　加强与病人沟通，缓解病人及家属心理压力，减轻焦虑情绪，增强战胜疾病的信心。

（五）健康教育

高度重视易导致代谢性酸中毒的原发疾病的治疗，病人发生腹泻、高热等，应及时就诊。

三、代谢性碱中毒病人的护理

代谢性碱中毒系因体内 H^+ 丢失或 HCO_3^- 增多所致。

（一）护理评估

1. 健康史　了解有无代谢性碱中毒的原因。常见病因如下。

（1）酸性物质丢失过多：①经胃丢失。如幽门梗阻或高位肠梗阻引起的剧烈呕吐、长时间胃肠减压等可使大量的 H^+、Cl^- 丢失，是外科病人发生代谢性碱中毒最常见的原因。②经肾丢失。如长期应用袢利尿药（如呋塞米）或噻嗪类利尿药，可抑制肾近曲小管对 Na^+ 和 Cl^- 的重吸收，引起低氯性碱中毒。

（2）碱性物质摄入过多：如长期服用碱性药物、治疗代谢性酸中毒时静脉注射过多碳酸氢钠及大量输注库存血。

（3）低钾性碱中毒：低钾血症时细胞内液中的 K^+ 向细胞外液转移，而细胞外液中的 H^+ 向细胞内转移；同时肾小管上皮细胞 Na^+-K^+ 交换减少，Na^+-H^+ 交换增加，血 H^+ 下降，病人出现反常性酸性尿，更加重了碱中毒。

2. 身心状况　轻者常无明显表现，有时可有呼吸变浅、变慢或精神方面的异常，如谵妄、精神错乱或嗜睡等。严重者可因脑代谢障碍而发生昏迷。可伴有低钾血症和缺水的表现。

3. 辅助检查

（1）动脉血气分析：①代偿期血液 pH 在正常范围，HCO_3^- 有一定程度增高。②失代偿期血液 pH > 7.45，HCO_3^- 明显增高，$PaCO_2$ 正常或代偿性增高。

（2）血清电解质：可伴血清钾、氯降低。

（二）治疗要点

代谢性碱中毒的治疗关键在于治疗原发疾病，解除病因。严重者适当应用酸性药物，预防低钾血症。

（三）护理措施

1. 治疗原发病　对胃液丢失所造成的代谢性碱中毒，可输入等渗盐水或葡萄糖盐水。

2. 应用酸性药物　严重代谢性碱中毒者（pH > 7.65，血浆 HCO_3^- 为 45 ~ 50mmol/L），可应用稀释的盐酸溶液（0.1 ~ 0.2mol/L）尽快中和细胞外液中过多的 HCO_3^-。

（1）配制方法：将 1mol/L 盐酸 150ml 溶入 1000ml 生理盐水或 5% 葡萄糖溶液中，配制成稀释盐酸溶液（浓度为 0.15mol/L）。

（2）输注途径：稀释盐酸溶液应经中心静脉导管输注，严禁经周围静脉输入，以防渗漏导致皮下组织坏死。

（3）输注速度：不宜过快，应缓慢滴入（25 ~ 50ml/h），每 4 ~ 6 小时重复监测动脉血气分析及血清电解质，根据检查结果调节输注速度，以逐步纠正碱中毒。

3. 病情观察　定期监测病人的生命体征、意识状况、动脉血气分析及血清电解质等，及时发现低钾血症、低钙血症等并发症。代谢性碱中毒几乎都伴有低钾血症，故需同时补钾，但应在病人尿量大于 40ml/h 后进行。

四、呼吸性酸中毒病人的护理

呼吸性酸中毒系指因肺泡通气及换气功能减弱，不能充分排出体内生成的 CO_2，致血液中 $PaCO_2$ 增高引起的高碳酸血症。

（一）护理评估

1. 健康史　凡能引起肺泡通气功能不足的疾病均可导致呼吸性酸中毒。常见病因有：

（1）呼吸中枢抑制或呼吸肌麻痹：见于全身麻醉过深、镇静剂过量、颅脑损伤、重症肌无力、重度低血钾等。

（2）呼吸道阻塞或肺部疾病：见于喉头痉挛和水肿、支气管异物、急性肺水肿、慢性阻塞性肺疾病、肺炎等。

（3）胸部活动受限：见于严重胸壁损伤、严重气胸、胸腔积液等。

（4）呼吸机使用管理不当。

2. 身心状况　病人表现为胸闷、气促、呼吸困难、发绀等。严重者可伴血压下降、谵妄、昏迷等。因 CO_2 潴留引起脑血管扩张、颅内压增高，病人可出现持续性头痛。严重脑缺氧可致脑水肿、脑疝，甚至呼吸骤停。严重呼吸性酸中毒所致的高钾血症可导致心搏骤停。慢性呼吸性酸中毒的临床表现常被原发疾病所掩盖，只有严重的 CO_2 潴留时才出现上述表现。

考点 急性呼吸性酸中毒的危害

3. 辅助检查　动脉血气分析显示血液 pH 降低、$PaCO_2$ 明显增高、HCO_3^- 正常或代偿性增高。

（二）治疗要点

积极治疗原发疾病，改善通气功能，解除呼吸道梗阻，必要时行气管插管或气管切开并使用呼吸机辅助呼吸。

（三）护理措施

1. 病情观察　持续监测呼吸频率、深度和呼吸肌运动情况，以评估呼吸困难的程度，定期监测生命体征、动脉血气分析、血清电解质等。

2. 改善通气　解除呼吸道梗阻，促进排痰，控制感染，扩张小支气管；协助医师进行气管插管或气管切开，并做好相应护理；呼吸机辅助通气者，注意调节呼吸机的各项参数，严格执行呼吸机使用的护理常规。

3. 持续给氧　给予低流量持续给氧，注意浓度不宜过高，以免减弱呼吸中枢对缺氧的敏感性而导致呼吸抑制。

五、呼吸性碱中毒病人的护理

呼吸性碱中毒是指因肺泡通气过度、体内 CO_2 排出过多，致 $PaCO_2$ 降低而引起的低碳酸血症。

（一）护理评估

1. 健康史　凡能引起过度通气的因素均可导致呼吸性碱中毒。常见的病因有癔症、高热、中枢神经系统疾病、疼痛、创伤、感染、呼吸机辅助通气过度等。

2. 身心状况　多数病人有呼吸急促的表现，还可出现眩晕、手足和口周麻木及针刺感、肌肉震颤、手足抽搐，常伴心率加快。危重病人发生急性呼吸性碱中毒常提示预后不良。

3. 辅助检查　动脉血气分析结果显示血液 pH 增高、$PaCO_2$ 降低、HCO_3^- 代偿性降低。

（二）治疗要点

积极治疗原发疾病，对症处理。

（三）护理措施

1. 积极治疗原发疾病　癔症病人适当给予镇静药物等。如因呼吸机使用不当造成，应立即调整呼吸机参数。

2. 对症处理　指导病人深呼吸，可用纸袋罩住口鼻呼吸，通过增加呼吸道无效腔以减少 CO_2 的呼出。病情严重者可吸入含 5% CO_2 的氧气，从而增加血液 $PaCO_2$。

3. 病情观察　定期监测生命体征、意识状况、动脉血气分析、血清电解质等。若出现手足抽搐，应及时补钙。

自 测 题

A₁/A₂ 型题

1. 正常人每日无形失水量为（　　　）

　　A. 200ml　　　　B. 400ml　　　　C. 850ml

　　D. 1000ml　　　E. 1200ml

2. 成人体内代谢产物经溶解被排出，每日至少尿量为（　　　）

　　A. 200ml　　　　　　B. 300ml

　　C. 400ml　　　　　　D. 500ml

　　E. 1000ml

3. 病人，男，50 岁。反复大量呕吐 2 天，伴恶心、乏力。查体：心率 110 次 / 分，血压 75/55mmHg，口唇干燥，眼窝凹陷，皮肤弹性极差，意识模糊。尿少，色深。血清钠 140mmol/L，体重 50kg。体温 35.5℃，脉搏 105 次 / 分，呼吸 26 次 / 分。

应考虑为（　　　）

　　A. 水中毒　　　　　　B. 等渗性缺水

　　C. 低渗性缺水　　　　D. 原发性缺水

　　E. 高渗性缺水

4. 等渗性缺水，补液时应最先给予（　　　）

　　A. 林格溶液

　　B. 5% ～ 10% 葡萄糖溶液

　　C. 平衡盐溶液

　　D. 5% 葡萄糖氯化钠溶液

　　E. 10% 葡萄糖溶液与生理盐水 1∶1 交替

5. 等渗性缺水伴酸中毒的病人，在酸中毒被纠正后，可能发生（　　　）

　　A. 低钾　　　　B. 低氯　　　　C. 低镁

　　D. 低血糖　　　E. 低碳酸氢根

6. 高渗性缺水早期的主要表现是（　　　）

   A. 尿量减少　　B. 血压下降　　C. 口渴

   D. 神志淡漠　　E. 烦躁

7. 低钾血症病人最早出现的症状是（　　　）

   A. 心动过缓　　　　B. 血压下降

   C. 中毒性肠麻痹　　D. 恶心、呕吐

   E. 四肢肌无力

8. 不符合静脉补钾原则的是（　　　）

   A. 尿量须在 40ml/h 以上

   B. 输液中氯化钾浓度＜ 0.3%

   C. 滴速＜ 60 滴 / 分

   D. 每日补充钾总量＜ 6g

   E. 可先静脉注射少量 10% 氯化钾

9. 病人，26 岁。因下肢挤压伤致血清钾升高，心率 54 次 / 分，心律不齐。应选用的药物是（　　　）

   A. 10% 葡萄糖酸钙　B. 毛花苷 C

   C. 美托洛尔　　　　D. 硝酸甘油

   E. 5% 碳酸氢钠

10. 低钾血症与高钾血症相同的症状是（　　　）

   A. 心动过速　　　B. 乏力、软瘫

   C. 舒张期停搏　　D. 感觉异常

   E. 心电图 T 波低平

11. 机体调节酸碱平衡最迅速的途径是（　　　）

   A. 肺脏的调节

   B. 血液缓冲系统

   C. 细胞内外离子交换

   D. 肾脏的调节

   E. 神经 - 内分泌调节

12. 重度代谢性酸中毒最突出的表现是（　　　）

   A. 软弱无力，眩晕

   B. 意识改变

   C. 呼吸浅慢，呼气时有烂苹果味

   D. 心率加快、血压下降

   E. 呼吸深快，呼气时可有酮味

13. 纠正代谢性酸中毒应首选（　　　）

   A. 11.2% 乳酸钠溶液

   B. 5% 碳酸氢钠溶液

   C. 3.6% 三羟甲基氨基甲烷溶液

   D. 0.9% 氯化钠溶液

   E. 5% 葡萄糖溶液 + 氯化钾

14. 幽门梗阻病人持续性呕吐可造成（　　　）

   A. 低氯低钾性酸中毒　B. 低氯低钾性碱中毒

   C. 低氯高钾性碱中毒　D. 高氯低钾性碱中毒

   E. 低氯高钾性酸中毒

15. 病人，女，40 岁。因腹痛呕吐 2 天入院，主诉乏力。查体：脱水征，脉稍快，血压在正常范围，尿量减少。该病人最主要的护理诊断是（　　　）

   A. 排尿异常　　　B. 体液不足

   C. 心排血量下降　D. 活动无耐力

   E. 营养失调：低于机体需要量

（李重庆）

休克是机体受到强烈的致病因素（如大出血、创伤、烧伤、感染、过敏、心力衰竭等）侵袭后，因有效循环血量锐减、组织灌注不足引起的以微循环障碍、细胞代谢紊乱和功能受损为特征的综合征，是严重的全身性应激反应。

案例 5-1

病人，女，27 岁，因在车祸中腹部受到撞击 20 分钟急诊入院。体格检查：T 36.3℃，P 125 次 / 分，R 27 次 / 分，BP 80/65mmHg，呼吸浅快，面色苍白，皮肤湿冷。血常规：RBC 2.8×10^{12}/L，Hb 70g/L，HCT 30%，WBC 9×10^9/L；CVP 3cmH$_2$O。诊断性腹腔穿刺抽出不凝血液 20ml。

请问： 1. 该病人目前最主要的护理诊断是什么？

2. 针对病人的主要护理诊断，应采取哪些护理措施？

一、概　述

休克共同的病理生理基础是有效循环血量锐减。有效循环血量是指单位时间内通过心血管系统进行循环的血量，占全身血容量的 80% ～ 90%，其依赖充足的血容量、有效的心搏出量和适宜的周围血管张力 3 个因素维持。临床最常用的分类方法是根据病因将休克分为低血容量性休克、心源性休克、感染性休克、过敏性休克、神经源性休克 5 类（表 5-1）。外科最为常见的是低血容量性休克和感染性休克。

表 5-1　休克的病因与分类

分类	病因
低血容量性休克	多见于失血性、创伤性休克，由消化道大出血，严重损伤，骨折，肝、脾破裂出血等所致
心源性休克	心排血量急剧减少所致，如大面积急性心肌梗死、严重心律失常等
感染性休克	细菌及毒素作用所致，如严重胆道感染、急性化脓性腹膜炎、脓毒症等
过敏性休克	药物、血清制剂或疫苗等过敏所致
神经源性休克	多见于严重创伤、剧烈疼痛、高位脊髓麻醉或损伤引起血管运动中枢抑制

考点 休克的定义和分类

二、护理评估

（一）健康史

1. 了解病人的年龄、性别、经济状况等。

2. 了解病人有无外伤、脏器破裂、烧伤等大量失血、失液史；有无感染或过敏史；发病以来是否采取补液等治疗措施。

3. 了解病人既往健康状况。

（二）身心状况

1. 症状和体征　按照休克的发病过程、临床表现，一般将休克分为两期，即休克代偿期和休克抑制期；三度，即轻度、中度、重度。轻度为休克代偿期，中、重度为休克抑制期（表5-2）。

表5-2　休克的分期及临床表现要点

分期	程度	神志	外周循环				生命体征		尿量
			口渴	皮肤黏膜色泽	体表温度	体表血管	脉搏	血压	
休克代偿期	轻度	神志清，伴痛苦表情，精神紧张	口渴	逐渐苍白	正常或发凉	正常	100次/分以下，尚有力	收缩压正常或稍高，舒张压增高，脉压缩小	正常或减少
休克抑制期	中度	神志尚清，表情淡漠	明显口渴	苍白	发冷	表浅静脉塌陷，毛细血管充盈迟缓	100～120次/分	收缩压70～90mmHg，脉压小	尿少
	重度	意识模糊，甚至昏迷	非常口渴，但可能无主诉	显著苍白，肢端发绀	厥冷（肢端更明显）	表浅静脉塌陷，毛细血管充盈非常迟缓	速而细弱，或摸不清	收缩压在70mmHg以下或测不到	尿少或无尿

（1）意识和精神状态：意识反映脑组织血液灌流情况，是反映休克的敏感指标。休克早期病人呈兴奋状态或烦躁不安，休克加重时表情淡漠、意识模糊、反应迟钝甚至昏迷。

（2）生命体征

1）血压：是最常用的监测指标，但并不是反映休克程度最敏感的指标。休克代偿期血压变化不大，休克抑制期的典型临床表现是血压呈进行性下降，收缩压＜90mmHg、脉压＜20mmHg，提示休克存在。

2）脉搏：休克早期脉率增快，且出现在血压变化之前，是休克的早期诊断指标。休克加重时脉搏细弱，甚至摸不到。常用脉率/收缩压（mmHg）计算休克指数，≥1.0提示休克，＞2.0提示严重休克。

3）呼吸：呼吸急促、变浅、不规则，提示病情严重。呼吸增至30次/分以上或降至8次/分以下，提示病情危重。

4）体温：多数休克病人体温偏低，但感染休克病人可有高热。若体温突升至40℃以上或骤降至36℃以下，提示病情危重。

（3）皮肤色泽和温度：反映体表灌流的情况。除少数感染性休克病人外，大多数休克病人表现为皮肤和口唇黏膜苍白、发绀或呈花斑状，四肢湿冷。补充血容量后若四肢转暖，皮肤温暖、干燥、红润，说明休克好转。

（4）尿量：反映肾灌流的情况，也是判断血容量是否补足的简单而有效的指标。休克时尿量减少，若 < 25ml/h、尿比重增高，提示肾血管收缩或血容量不足；若血压正常而尿量仍少且尿比重低，应考虑急性肾衰竭。

考点　休克分期

2. **心理 - 社会状况**　取决于病人及家属对疾病的情绪反应、心理承受能力及对治疗和预后的了解程度。休克病人起病急、进展快，抢救时使用的监测治疗仪器较多，易使病人及家属产生病情危重和面临死亡的感受，出现不同程度的紧张、焦虑或恐惧心理。

（三）辅助检查

1. 实验室检查

（1）三大常规

1）血常规：红细胞计数、血红蛋白含量降低提示失血；血细胞比容增高提示血浆丢失；白细胞计数和中性粒细胞比例升高提示感染。

2）尿常规：尿比重增高提示血液浓缩或血容量不足。

3）大便常规：大便隐血试验阳性或黑便提示消化道出血。

（2）血生化检查：检测肝肾功能、血糖、血清电解质等，了解病人是否合并多器官功能障碍综合征及酸碱平衡失调的程度。

（3）凝血功能：监测判断弥散性血管内凝血的指标。

（4）动脉血气：动脉血氧分压（PaO_2）反映血液携氧状态，正常值为 80 ～ 100mmHg。若 PaO_2 < 60mmHg、吸入纯氧后仍无改善，提示急性呼吸窘迫综合征。二氧化碳分压（$PaCO_2$）是反映通气和换气功能的指标。

2. **血流动力学监测**　中心静脉压（CVP）代表右心房或胸段腔静脉内的压力，可反映全身血容量及右心功能，临床常通过连续动态监测 CVP 准确反映右心前负荷。正常值为 5 ～ 12cmH$_2$O。CVP < 5cmH$_2$O，提示血容量不足；CVP > 15cmH$_2$O，提示心功能不全；CVP > 20cmH$_2$O 时，提示存在充血性心力衰竭。

3. **影像学检查**　X 线、超声、计算机断层扫描（CT）、磁共振成像（MRI）等检查有助于了解脏器损伤、感染等情况，及时发现原发病。

4. **诊断性穿刺**　疑有腹腔内脏损伤者，可行诊断性腹腔穿刺；疑有异位妊娠破裂出血者，可行阴道后穹隆穿刺。

考点　休克的辅助检查

三、治疗要点

尽早去除病因，迅速恢复有效循环血量，纠正微循环障碍，恢复正常代谢，防止多器官功能障碍综合征。

四、主要护理诊断 / 问题

1. **体液不足**　与大量失血、失液有关。

2. 组织灌注量改变　与有效循环血量减少、微循环障碍有关。

3. 气体交换受损　与微循环障碍、缺氧和呼吸形态改变有关。

4. 有体温失调的危险　与感染或组织灌注不良有关。

5. 有感染的危险　与免疫力下降、接受侵入性治疗有关。

6. 有受伤的危险　与烦躁不安、意识模糊有关。

五、护 理 措 施

（一）急救护理

1. 保持呼吸道通畅。

2. 取休克体位　取平卧位或中凹位，休克体位首选中凹位。头和躯干抬高 20°～ 30°、下肢抬高 15°～ 20°，使膈肌下移，有利于呼吸；同时增加肢体回心血量，改善重要脏器血液供应。

3. 快速扩充血容量。

4. 创面处理　包括损伤处包扎、固定、制动及控制大出血等，必要时使用抗休克裤。

5. 其他　尽量保持病人安静，避免不必要的搬动，必要时给予镇静药物。疼痛剧烈者适当使用镇痛药物。

（二）一般护理

1. 维持有效气体交换

（1）保持呼吸道通畅：神志淡漠或昏迷者，应将头偏向一侧或置入通气导管，以防舌后坠或呕吐物、气道分泌物等引起误吸。在病情允许的情况下，鼓励病人进行深呼吸训练，协助叩背并进行有效咳嗽、排痰。气管插管或气管切开者应及时吸痰。

（2）改善缺氧：常规给氧，调节氧浓度为 40%～ 50%、氧流量为 6～ 8L/min。

（3）监测呼吸功能：若病人出现进行性呼吸困难、发绀、氧分压 < 60mmHg 且吸氧后无改善，提示出现呼吸衰竭或急性呼吸窘迫综合征，应立即报告医师并协助气管插管行机械通气。

2. 维持正常体温

（1）保暖：体温过低时应注意保暖，可采取加盖被子或调高室温等方法，禁忌用热水袋或电热毯等提高体表温度，以防烫伤及因局部皮肤血管扩张、组织耗氧量增加而引起重要内脏器官血流量进一步减少。

（2）降温：感染性休克病人出现高热时，应采取物理或药物等方法进行降温。病室应定时通风并调节适宜的温度及湿度，保持床单元的清洁、干燥，及时更换被汗液浸湿的衣被，做好皮肤护理。

3. 防治感染　休克时机体处于应激状态，免疫功能下降，抵抗力减弱，易继发感染。要严格按照无菌原则进行各项护理操作，遵医嘱合理应用有效抗生素。提供合理的营养支持，增强机体抵抗力。应及时更换创面或伤口敷料，保持清洁干燥，预防感染。避免病人误吸，及时清除呼吸道分泌物，预防呼吸道感染。加强留置导尿管的护理，预防泌尿系统感染。

4. 预防压疮和意外受伤　烦躁或神志不清的病人，应加床档以防坠床，必要时可用约束带固定四肢，以防病人自行将输液管道或其他引流管拔出。

5. 动态监测病人病情变化。

（三）配合治疗护理

1. 迅速补充血容量　休克病人应快速建立两条静脉通道，一条通过大静脉插管快速输液，同时可兼做中心静脉压测定；另一条从周围浅静脉输入药物，如血管活性药物等。

（1）补液种类：一般先快速输入扩容作用迅速的晶体溶液，首选平衡盐溶液；后输入扩容作用持久的胶体溶液，如低分子右旋糖酐、血浆、代血浆、全血、人血白蛋白等。

（2）速度和量：根据病人的临床表现、心肺功能，特别是中心静脉压及动脉血压等进行综合分析，合理安排及调整补液的速度和量（表 5-3）。快速补液时，应警惕肺水肿及心力衰竭的发生。

表 5-3　中心静脉压、血压与补液的关系

中心静脉压	血压	原因	处理原则
低	低	血容量严重不足	充分补液
低	正常	血容量不足	快速、适当补液
高	低	心功能不全或血容量相对过多	给予强心药，纠正酸中毒，舒张血管
高	正常	容量血管过度收缩	舒张血管
正常	低	心功能不全或血容量不足	补液试验

补液实验：取等渗盐水 250ml，于 5～10 分钟内经静脉滴入，若血压升高而中心静脉压不变，提示血容量不足；需快速大量补液；若血压不变而中心静脉压升高 0.29～0.49kPa（3～5cmH$_2$O），提示心功能不全

（3）记录出入量：准确记录输入液体的种类、数量、时间、速度，并记录 24 小时出入液量以作为后续治疗的依据。

考点　休克病人如何迅速、合理补液

2. 纠正酸碱平衡失调　轻症酸中毒在积极扩容、微循环障碍改善后即可缓解，故不主张早期使用碱性药物。重度休克合并严重酸中毒且经扩容治疗效果不满意时，需用碱性药物纠正，常用 5% 碳酸氢钠溶液。一次应用碱性药物不宜过多。

3. 应用血管活性药物　若经补液、纠正酸中毒等措施后仍未能有效改善休克时，可酌情采用血管活性药物。

（1）浓度和速度：应从低浓度、慢速度开始，最好应用输液泵控制滴速。应用心电监护仪所测得的血压及时调整药物的浓度和速度，以防血压骤升或骤降。

（2）避免药物外渗：药物外渗可引起局部组织坏死，若发现注射部位红肿、疼痛，应立即更换注射部位，局部用 0.25% 普鲁卡因进行封闭。

（3）血管扩张剂：可使血管容量扩大，造成血容量相对不足而导致血压下降，故应在血容量已基本补足而微循环未见好转时使用。

（4）强心药：应在已充分补液、中心静脉压 > 15cmH$_2$O 而动脉压仍低时考虑使用，以增强心肌收缩力、减慢心率。

（5）停药护理：停药时应逐渐降低药物浓度、减慢速度后撤除，以防突然停药引起血压较大波动。

考点　休克病人使用血管活性药物的护理

4. 配合医生处理原发疾病　处理原发疾病为抗休克的根本措施。尽快恢复有效循环血量后，及时针对原发疾病进行处理。如严重感染引起的休克，则应尽快恢复有效循环血量，当休克好转后，迅速处理原发感染病灶等。有时应在积极抗休克的同时实施手术，以免延误抢救时机。如对大出血引起的休克，应在积极抗休克的同时迅速准备手术止血。

5. 皮质类固醇和其他药物的应用

（1）皮质类固醇：适用于严重休克及感染性休克的病人。一般主张短期内大剂量应用。

（2）弥散性血管内凝血的治疗：对诊断明确的弥散性血管内凝血，早期可用肝素抗凝；晚期时纤维蛋白溶解系统亢进，则使用抗纤溶药物，如氨甲苯酸、氨基己酸，以及抗血小板黏附和聚集的药物，如阿司匹林、双嘧达莫和低分子右旋糖酐。

（四）心理护理

了解病人及家属的情绪反应；评估病人及家属对疾病、治疗及预后的认知情况及心理承受能力。护士应保持镇静，充分理解病人焦虑不安的心情，关心、安慰病人，给予耐心细致的护理，以减轻病人及家属的焦虑。病情严重者，各项操作应轻柔，尽量减少病人的痛苦。

六、健康教育

1. 疾病预防　加强自我防护，避免损伤和意外伤害。

2. 疾病知识　向病人及家属讲解各项治疗、护理措施的必要性及疾病的转归过程。向病人及家属宣传意外损伤后的初步处理和自救知识。

3. 疾病康复　指导病人出院后注意营养和休息。如出现高热或感染，应及时就诊。

自 测 题

A₁/A₂ 型题

1. 休克共同的病理生理学基础是（　　）

　　A. 外周血管扩张　　B. 心搏血量不足

　　C. 细胞代谢紊乱　　D. 有效循环血量锐减

　　E. 酸碱平衡失调

2. 病人，男，2 岁，因严重烧伤 1 小时，创面大量渗液急诊入院。查体：体温 38℃，脉搏 120 次／分，血压 70／50mmHg。其休克类型为（　　）

　　A. 感染性休克　　B. 低血容量性休克

　　C. 心源性休克　　D. 神经源性休克

E. 过敏性休克

3. 休克病人在休克抑制期的典型临床表现是（　　）

　　A. 表情淡漠　　B. 皮肤苍白　　C. 尿量减少

　　D. 血压下降　　E. 全身广泛出血

4. 病人马某，因严重复合伤伴创伤性休克收入院，作为责任护士，监测该病人病情变化时，下列各项指标中最简便有效的是（　　）

　　A. 生命体征　　　　B. 神志

　　C. 皮肤色泽　　　　D. 中心静脉压

E. 尿量

5. 某失血性休克病人，经输液输血 2500ml 后，血压 80/50mmHg，尿量 30ml/h，中心静脉压 18cmH$_2$O，提示（　　）

A. 血容量不足　　B. 心功能不全

C. 周围血管扩张　　D. 静脉过度收缩

E. 肾衰竭

6. 病人，男，因失血性休克正在输液。现测得其中心静脉压 4.8cmH$_2$O，血压 80/55mmHg。应采取的措施是（　　）

A. 加快输液速度　　B. 减慢输液速度

C. 应用强心药物　　D. 应用去甲肾上腺素

E. 静脉滴注多巴胺

7. 病人，女，车祸导致开放性骨折、大出血，送急诊救治，测血压 71/49mmHg。医生未到之前，护士应首先（　　）

A. 请病人家属在抢救室外等候

B. 观察病人的生命体征变化

C. 询问受伤经过

D. 止血、测量血压、配血、建立静脉输液通道

E. 给予镇痛药

8. 病人，女，因严重创伤后，血压降低，脉搏细速，面色苍白，尿量减少，诊断为休克。抢救时下列操作应首先（　　）

A. 扩充血容量

B. 使用甘露醇

C. 给予 5% 碳酸氢钠溶液

D. 使用血管收缩药

E. 吸氧

9. 休克病人在快速输液时，应警惕（　　）

A. 局部胀痛　　　B. 液体渗出血管外

C. 血液过度稀释　　D. 肺水肿及心力衰竭

E. 血压升高

10. 抗休克时应用血管扩张剂的前提是（　　）

A. 与血管收缩剂交替使用

B. 舒张压不低于 60mmHg

C. 心功能正常

D. 血容量补足

E. 收缩压 100mmHg 以下

11. 一般给予休克病人吸氧，适宜的氧流量为（　　）

A. 2 ～ 4L/min　　B. 4 ～ 6L/min

C. 6 ～ 8L/min　　D. 8 ～ 10L/min

E. 10 ～ 12L/min

12. 关于休克护理，下列各项不妥的是（　　）

A. 平卧位　　　　B. 吸氧

C. 用热水袋保暖　　D. 观察尿量

E. 测血压、脉搏

A$_3$/A$_4$ 型题

（13 ～ 14 题共用题干）

病人，男，36 岁，暴饮暴食后出现剧烈腹痛 20 小时。查体：血压 80/60mmHg，脉搏 110 次 / 分，面色苍白，四肢湿冷，全腹均有压痛、反跳痛和肌紧张，肠鸣音消失。诊断为急性弥散性腹膜炎并休克。

13. 该病人的休克属于（　　）

A. 神经源性休克　　B. 低血容量性休克

C. 心源性休克　　D. 感染性休克

E. 过敏性休克

14. 病人发生休克的原因是（　　）

A. 大量毒素吸收

B. 大量体液丧失于腹腔

C. 毒素吸收和血容量减少

D. 中毒性心肌炎

E. 急性呼吸衰竭

（李重庆）

| 第 6 章 |
多器官功能障碍综合征病人的护理

多器官功能障碍综合征指在急性疾病过程中，同时或序贯性发生两个或两个以上器官（系统）功能障碍或衰竭。多器官功能障碍综合征的病理基础是全身炎症反应综合征，受累器官包括心、肺、肝、肾、胃肠、中枢神经系统、血液及免疫系统等。多器官功能障碍综合征病人病情危重，若不及时采取有效措施进行急救和护理，可随时危及病人的生命，死亡率高。临床上常见的器官功能衰竭包括急性肾衰竭、急性呼吸窘迫综合征、应激性溃疡和急性肝衰竭等。肺是多器官功能障碍综合征发病过程中最容易和最早受到损害的器官。

第 1 节 概 述

一、病 因

任何引起全身炎症反应的疾病均可发生多器官功能障碍综合征。外科疾病常见于：①严重感染，如脓毒症、急性出血坏死性胰腺炎等。②严重创伤，如大面积挤压伤、大面积烧伤、外科大手术后等。③心搏、呼吸骤停复苏后，如溺水、电击等。④缺血，如各种原因的休克。⑤其他，某些疾病病人易发生多器官功能障碍综合征，如心、肝、肾的慢性疾病。

考点 多器官功能障碍最先受累的器官

二、临床表现

临床上多器官功能障碍综合征有两种类型。①速发型：是指原发急症在发病 24 小时后有两个或更多器官的功能同时发生障碍。②迟发型：是指在一个器官发生功能障碍之后经过一段较稳定的维持时间，继而发生多个器官的功能障碍，如由于严重的呼吸系统疾病导致的呼吸衰竭继而发生心力衰竭和肾衰竭。常见器官功能衰竭的临床表现，见表 6-1。

表 6-1 常见器官功能衰竭的临床表现

器官	病症	临床表现
心	急性心力衰竭	收缩压 < 80mmHg，心律失常、心电图异常
肺	急性呼吸窘迫综合征	呼吸窘迫（> 30 次 / 分）、发绀，需辅助呼吸；血气 PaO_2 降低，监测呼吸功能失常
肾	急性肾衰竭	尿量：无或血容量不足时 < 20ml/h，尿比重持续在 1.010 左右；血肌酐 > 717μmol/L
胃肠	应激性溃疡	进展时胃肠出血；胃镜见胃黏膜病变
肝	急性肝衰竭	进展时呈黄疸，神志失常；肝功能异常，胆红素增高

三、预防与治疗

处理各种危重病人时应有整体观念，尽可能全面地诊断和治疗，及早治疗首发的器官衰竭，阻断其连锁反应，防止出现多器官功能障碍综合征。具体措施：①积极治疗原发病。原发病是发生多器官功能障碍综合征的根本原因。如积极治疗严重创伤、大面积烧伤、各种休克，及时引流脓肿等。②防治感染。选用有效的广谱抗生素或联合应用抗生素，依据细菌培养和药物敏感试验结果选择抗生素。③迅速改善全身状况。纠正水、电解质和酸碱平衡失调，进行营养支持。④及早发现全身炎症反应综合征的征象并及早治疗。

第 2 节　急性呼吸窘迫综合征病人的护理

一、概　　述

急性呼吸窘迫综合征是指因肺内或肺外的严重病变继发的一种以进行性呼吸困难和难以纠正的低氧血症为特征的急性呼吸衰竭。由于各种损伤和疾病，引起肺毛细血管内皮细胞受损，使肺毛细血管壁通透性增高，肺泡萎陷、通气／血流比例失调，动脉血氧分压下降。

二、护理评估

（一）健康史

了解病人原发病史，如创伤的部位、程度、累及器官等。

（二）身心状况

1. 症状和体征　常在严重的创伤或感染后发病，临床上以进行性呼吸困难为特征。根据病理和临床特征及病人的身体状况，一般将急性呼吸窘迫综合征分为 3 期：初期、进展期、末期。

（1）初期：病人出现呼吸困难，有窘迫感，肺部听诊无啰音，X 线检查无显著变化。一般性吸氧不能缓解。

（2）进展期：病人呼吸困难加重、发绀，意识出现障碍，肺部听诊有中小水泡音。X 线检查见斑片状阴影，生化检查有呼吸性或代谢性酸中毒。此期行气管插管或气管切开并以机械通气支持，才能缓解缺氧症状。

（3）末期：病人深度昏迷、严重酸中毒、心律失常甚至心搏停止、呼吸衰竭。

2. 心理 - 社会状况　评估病人及家属有无焦虑、恐惧等表现。

（三）辅助检查

1. 动脉血气分析　$PaO_2 < 60mmHg$，PaO_2/FiO_2（氧合指数）$< 300mmHg$。

2. X 线检查　双肺可见广泛斑片状阴影，晚期可见双肺大片致密阴影。

三、治疗要点

治疗要点主要包括纠正缺氧、改善肺泡通气、维持通气／血流比例的正常；维护循环功能稳定；防治感染、积极控制原发病；营养支持、增强机体抵抗力等。

四、主要护理诊断/问题

1. 气体交换功能受损 与肺毛细血管损伤、肺水肿、肺泡内透明膜形成致换气功能障碍有关。

2. 心排血量减少 与正压通气使回心血量减少有关。

3. 清理呼吸道无效 与人工控制呼吸和排痰困难有关。

4. 有感染的危险 与免疫力差、各种管道使用有关。

5. 潜在并发症：多器官功能衰竭。

五、护 理 措 施

（一）一般护理

1. 体位与饮食 协助病人取半坐卧位或头高卧位，以改善病人的呼吸。病人如不能进食，应经静脉或鼻饲提供足够的营养。

2. 防止损伤 对烦躁不安、神志不清的病人，应在床旁加护栏以防坠床，必要时以约束带适当固定肢体。同时注意保持病人床单元清洁、平整、干燥，定时翻身、拍背，按摩受压部位皮肤，以防皮肤发生压疮。

3. 注意观察使用呼吸机的并发症 如肺泡破裂、颅内高压、氧中毒等。

考点 急性呼吸窘迫综合征病人的卧位安置

（二）病情观察

1. 呼吸状况 每小时评估病人的呼吸频率、深度，有无咳嗽、痰鸣音、发绀等。

2. 循环功能持续监测 病人心率、血压、尿量和中心静脉压。

（三）配合治疗护理

1. 呼吸道护理 核心是改善肺泡通气。尽早使用机械通气，最有效的通气方式是呼气末正压通气。

（1）建立人工气道：常用方法有气管内插管和气管切开两种。护理要点如下。①妥善固定。经常查看人工气道有无脱落；固定气管切开管或气管插管的气囊压力应维持在 $20cmH_2O$，压力过低会影响呼吸机的使用效果，压力过高会影响气管黏膜的血液循环而造成气管软化、坏死。②湿化气道。吸入温热的气体可以减轻气道黏膜的刺激，以防止纤毛运动功能减弱，造成分泌物排出障碍，要求湿度为 98%～99%，温度为 31～33℃。

（2）保持呼吸道通畅：及时清除呼吸道分泌物。每 2 小时变动一次体位，并叩击背部，对能够合作的病人鼓励其咳嗽、深呼吸，以促进分泌物的排出。

（3）吸氧：一般需高浓度（50%）、高流量（4～6L/min）吸氧，使 $PaO_2 \geqslant 60mmHg$ 或 $SaO_2 \geqslant 90\%$。

2. 维持循环功能 为减轻肺水肿，应合理限制液体入量，要求是入量＜出量，维持正常的血容量和组织灌流量，维持收缩压在 100mmHg 以上。

3. 防治感染 监护病房要严格遵守无菌操作；气管切开部位每日更换无菌敷料，定期更换内套管，气管插管要定期更换位置，每日消毒呼吸机的管道和接触呼吸道的部位，必要时使用敏感抗生素。

4. 配合处理原发病　针对病史，积极配合医生采取相应措施处理原发病。

5. 营养支持　经胃肠道或静脉提供充足、均衡的营养，包括各种营养素、维生素和电解质。

（四）心理护理

病情严重给病人及家属带来很大的心理压力，重症监护室（ICU）的环境和各种治疗也给病人造成刺激，人工气道又导致了病人语言沟通障碍。由此，病人会出现各种心理问题，护士应以熟练的技术、精细的操作与关心体贴的态度赢得病人的信任与合作。

六、健康教育

1. 预防急性呼吸窘迫综合征　对严重创伤病人要及时止痛、止血及包扎固定；对失血、失液较多者宜尽早扩充血容量。对严重感染者，按医嘱及时应用抗生素等。

2. 及早处理急性呼吸窘迫综合征　对已发生急性呼吸窘迫综合征者，应积极配合医生做好各种抢救措施，加强监测与护理，及早纠正。

第 3 节　急性肾衰竭病人的护理

一、概　　述

急性肾衰竭是由各种原因引起的肾功能损害，在短时间（几小时至几天）内出现水、电解质、酸碱平衡紊乱和氮质血症等一系列的临床综合征。临床表现为少尿或无尿、氮质血症、高钾血症和代谢性酸中毒。

（一）病因与分类

1. 肾前性　最常见。主要由于失血、失液、休克、心功能不全等造成有效循环血量减少，肾脏血流灌注不足，肾小球滤过率降低引起少尿，继而由于持续性肾缺血引起急性肾小管坏死而导致急性肾衰竭。

2. 肾性　多为肾缺血、肾中毒等肾实质病变引起。如挤压伤、溶血，大量肌肉组织坏死释放肌球蛋白，引起肾小管堵塞及坏死；服用氨基糖苷类抗生素、重金属、生物毒等导致肾小管坏死。

3. 肾后性　由于肾以下尿路阻塞、尿液排出困难，导致肾小球压力过高，继发急性肾衰竭，如输尿管结石、肿瘤压迫输尿管、前列腺增生等。

考点　急性肾衰竭最常见的病因

（二）病理生理

发病机制至今尚未完全明确，可能是多种因素同时或先后作用的结果。一般认为肾血流灌注不足是主要的发病机制。

二、护理评估

（一）健康史

了解病人是否有引起急性肾衰竭的因素，并详细询问相关病史。

（二）身心状况

1. 症状和体征　急性肾衰竭在临床上有少尿型和非少尿型两种类型。非少尿型急性肾衰竭 24 小时尿量在 800ml 以上，临床表现轻，进程缓慢，预后好。而临床上以少尿型占多数，典型的少尿型急性肾衰竭病程分少尿或无尿期、多尿期和恢复期 3 个阶段。

（1）少尿或无尿期：一般为 7～14 日，持续时间越长则预后越差。主要表现如下。①尿量减少。成人 24 小时尿量少于 400ml 称为少尿，为此期的典型表现。不足 100ml 称为无尿。②水中毒。由于排尿减少，体内水分蓄积导致水中毒，可继发高血压、心力衰竭、脑水肿、肺水肿等。③电解质紊乱。主要为高钾血症、高镁血症和高磷血症，低钙血症、低氯血症、低钠血症和代谢性酸中毒。水中毒和高钾血症是引起少尿或无尿期病人死亡的最常见原因。④氮质血症。由于体内蛋白质代谢产物不能从肾脏排出，含氮物质积聚血中，称氮质血症。氮质血症时，血内其他毒性物质如酚、胍等亦增加，形成尿毒症。病人产生呕吐、腹泻、烦躁、头晕、意识障碍等临床表现。⑤出血倾向。由于血小板质量下降、毛细血管脆性增加、多种凝血因子减少，导致出血倾向，出现皮下出血、口腔黏膜牙龈出血、鼻出血、胃肠道出血，甚至引起弥散性血管内凝血。

考点　少尿或无尿期死亡的最常见原因

> **链接**
>
> ### 三高、三低、三中毒
>
> 急性肾衰竭少尿或无尿期典型临床表现：三高，高钾血症、高镁血症和高磷血症。三低，低钙血症、低氯血症和低钠血症。三中毒，水中毒、酸中毒和尿毒症。

（2）多尿期：少尿期过后，当每日尿量增加到 400ml 时，即进入多尿期。多尿期历时约 14 天。此期肾小球滤过率功能的恢复快于肾小管的重吸收和浓缩功能的恢复，尿量逐渐增加，3～5 日后可增加到每日 3000ml 以上，尿量恢复越快愈后越好。由于长时间多尿和机体抵抗力下降，极易并发低血钾和感染。

（3）恢复期：一般在发病后 5 周进入恢复期。此期尿量、血肌酐、尿素氮逐渐转为正常，但肾小管浓缩功能要缓慢恢复，大约要半年到一年才能恢复正常。

2. 心理 - 社会状况　由于病情严重，病人及家属具有紧张、焦虑或恐惧等表现。

（三）辅助检查

1. 血液检查　血小板减少；血清钾、磷升高，血清钠、钙、氯降低；血尿素氮和肌酐进行性上升，血 pH < 7.35。

2. 尿液检查　尿比重 < 1.015 且固定，尿呈酸性，尿常规镜检可见肾小管上皮细胞管型、颗粒管型及少许红、白细胞。

三、治疗要点

治疗要点主要包括：少尿或无尿期应积极治疗原发病或诱发因素，纠正血容量不足、抗休克及有效地抗感染等；纠正电解质平衡紊乱与酸中毒；控制液体入量、透析疗法等。多尿期前 1～2 天仍按少尿期的治疗原则处理。尿量明显增多后要特别注意水及电解质的监测。恢复期避免使用肾毒性药物，防止高蛋白摄入等。

四、主要护理诊断 / 问题

1. 营养失调：低于机体需要量　与原发病和长期限制蛋白质摄入有关。

2. 有感染的危险　与原发创伤和抗生素使用受限制有关。

3. 潜在并发症：急性呼吸窘迫综合征、出血等。

五、护 理 措 施

（一）一般护理

病人卧床休息，减少活动。

（二）病情观察

密切观察病人的神志、生命体征等变化。监测肾功能：留置尿管，准确记录每小时和每天的尿量，留置尿液测量尿比重。监测尿素氮、肌酐、血钾、血钠的情况。观察出血：监测出、凝血时间，观察泌尿、生殖、消化系统有无出血的表现。

（三）配合治疗护理

1. 少尿或无尿期　此期病程进展迅速，病情复杂多变，应密切监护。

（1）控制饮食：在少尿期 3 天内，不宜摄入蛋白质，少尿期 3～4 天后进食含适量蛋白质和充足热量的食物，以免血肌酐增高，注意补充维生素。严禁含钾的食物及药物。

（2）严格控制入量：记录尿、粪便、汗液、引流液等排水量，补液遵照量出为入，宁少勿多的原则，以每日体重减轻 0.5kg 为宜，防止入液量过多导致心功能不全、肺水肿和脑水肿。

考点 少尿期补液的原则

（3）积极纠正水电解质失衡，特别是高钾血症及酸中毒。

（4）防治感染：部分病人原有感染疾病，另外由于机体抵抗力低下可能继发肺部、泌尿系统、引流管等感染。留置引流管的病人，护理时应严格遵守无菌操作原则，根据医嘱选用敏感抗生素。

（5）透析疗法：常用血液透析疗法。血液透析是救治急性肾衰竭的最有效手段。护理人员应向病人及家属介绍血液透析有关知识和注意事项，减轻尿毒症病人恐惧心理，透析后应压迫穿刺部位 10～15 分钟。

2. 多尿期

（1）维持水、电解质平衡：记录每日液体出入量，监测血电解质的变化，特别是血钾及血钠的浓度，及时调补液的浓度和剂量，每日入液量相当于初期排出水分的 1/3 ～ 1/2。

（2）提高免疫力：鼓励病人进食，增加营养支持，提高病人的机体抵抗力。此期间病人机体抵抗力在逐渐恢复，避免使用对肾脏有损害的药品，定期复查尿常规及肾功能。

（四）心理护理

对早期病人，应充分理解病人焦虑不安的心情，关心、安慰病人，给予耐心细致地护理。病情严重者，各项操作应轻柔，尽量减少病人的痛苦。

医者仁心　　　　　　　　**我国第一位南丁格尔奖章获得者**

　　王琇瑛曾留学美国哥伦比亚大学学习公共卫生及护理教育，获硕士学位。在 1936 年那个动荡的战争年代回到祖国，把一生奉献给了祖国的护理卫生事业。她致力于护理队伍的人才培养，组建护校，培养了无数护理学员；她致力于公共卫生事业护理工作，在传染性疾病的防治、护理方面取得巨大成就。1983 年，王琇瑛被红十字国际委员会评为中国第一位南丁格尔奖章获得者。她的那句"国家不可一日无兵，亦不可一日无护士"，激励着无数护理人砥砺前行。

自 测 题

A_1/A_2 型题

1. 急性呼吸窘迫综合征的典型症状是（　　　）
   A. 脉搏细速　　　　　B. 血压下降
   C. 心律失常　　　　　D. 进行性呼吸困难
   E. 精神神经症状

2. 急性肾衰竭少尿诊断标准为成人 24 小时尿量少于（　　　）
   A. 100ml　　　B. 200ml　　　C. 300ml
   D. 400ml　　　E. 500ml

3. 急性肾衰竭病人少尿或无尿期电解质失调，以下各项情况最为严重的是（　　　）
   A. 低血钠　　　B. 高血钾　　　C. 低血钙
   D. 高血磷　　　E. 高血镁

4. 病人，男，70 岁。身体 70% 烧伤面积第 2 日，收缩压 80mmHg，呼吸 34 次 / 分，每小时平均尿量 17ml，有黑色粪便，血胆红素 36μmol/L，血小板 $40×10^9$/L，目前诊断是（　　　）
   A. 急性呼吸窘迫综合征

B. 急性肾衰竭
C. 弥散性血管内凝血
D. 急性肾小管坏死
E. 多器官功能障碍综合征

5. 在急性肾衰竭少尿期护理措施错误的是（　　　）
   A. 严格限制入水量　　B. 控制蛋白质摄入量
   C. 补充碱性药物　　　D. 及时补充氯化钾
   E. 使用抗生素

6. 病人，男，30 岁。因创伤导致休克，血容量已基本补足，但 3 日来尿量保持在 15ml/h，尿比重为 1.010，考虑为（　　　）
   A. 急性肝衰竭　　　　B. 急性肾功能不全
   C. 肾血管痉挛　　　　D. 醛固酮分泌减少
   E. 慢性肾衰竭

7. 病人，男，60 岁。急性重症胰腺炎病人，在保守治疗过程中，尿量减少，无尿 2 日，出现气促、全身水肿。查体：血压 180/100mmHg，心率 120 次 / 分，两下肺闻及湿啰音。血钾 6.9mmol/L，

血尿素氮 25.2mmol/L，肌酐 568μmol/L，目前应采取的最有效治疗措施是（　　）

A. 利尿剂静脉注射

B. 静脉滴注甘露醇利尿

C. 口服甘露醇或硫酸镁导泻

D. 控制液体，停止补钾

E. 紧急透析

8. 病人，女，20 岁。1 周前因感冒依偏方吃鱼胆后，出现颜面及双下肢水肿，尿量减少，血压 180/106mmHg，血肌酐 380μmol /L，尿素氮 120mmol/L，尿蛋白（++），尿沉渣可见颗粒管型，护士应着重强调的教育内容是（　　）

A. 防止受凉，预防感冒

B. 遵医嘱服药，避免对肾脏有害的因素

C. 给予高蛋白饮食

D. 鼓励多饮水

E. 可以吃鱼肉罐头

9. 急性肾衰竭少尿期的典型表现是（　　）

A. 尿量减少　　　　B. 疲乏无力

C. 食欲缺乏　　　　D. 贫血

E. 血压升高

10. 急性肾衰竭少尿或无尿期饮食的处理不正确的是（　　）

A. 热量供应以蛋白质为主

B. 热量供应以糖为主

C. 可给予适量的脂肪乳剂

D. 高维生素

E. 高热量

A₃/A₄ 型题

（11～13 题共用题干）

病人，女，25 岁，发热 3 日，今晨起呼吸困难，鼻导管吸氧未见好转。查体：体温 39℃，脉搏 110 次 / 分，呼吸 28 次 / 分，血压 110/70mmHg。双肺闻及细湿啰音及管状呼吸音，动脉血气分析：PaO_2 50mmHg，$PaCO_2$ 45mmHg。胸部 X 线：双肺可见密度增高的大片状阴影。临床诊断为急性呼吸窘迫综合征。

11. 该病人最主要的护理诊断是（　　）

A. 气体交换受损　　B. 清理呼吸道无效

C. 焦虑　　　　　　D. 活动无耐力

E. 知识缺乏

12. 给病人氧疗时应采取（　　）

A. 吸入高浓度、高流量氧

B. 低浓度、低流量间断给氧

C. 低浓度、低流量持续给氧

D. 短期高压给氧

E. 不需给氧

13. 最有效的通气方式是（　　）

A. 间歇正压通气　　B. 间歇指令通气

C. 压力支持通气　　D. 持续气道正压通气

E. 呼气末正压通气

（赵　婧）

| 第7章 |
外科感染病人的护理

感染是指病原体侵入机体引起的局部或者全身性炎症反应，病原体主要包括细菌、真菌等。外科感染是指需要外科治疗的感染，常见于各种创伤、手术、空腔脏器梗阻、器械检查、留置导管后并发的感染。化脓性致病菌引起的感染称为化脓性感染，常见疾病有疖、痈、丹毒、急性淋巴结炎、急性乳腺炎、急性阑尾炎、急性腹膜炎等，手术后的感染多属于此类。常见致病菌有金黄色葡萄球菌、乙型溶血性链球菌、大肠埃希菌、变形杆菌和铜绿假单胞菌等非特异性致病菌等，病变通常先有急性炎症反应，继而发展为局部化脓。

第1节 概 述

一、外科感染的特点

1. 感染多与创伤、手术有关。
2. 常为多种致病菌引起的混合感染。
3. 大部分感染病人有明显的局部症状和体征，严重时有全身表现。
4. 常需做清创、引流、切开等外科处理。

考点 外科感染的特点

二、外科感染的分类

1. 按致病菌种类和病变性质分类

（1）非特异性感染：又称化脓性感染或一般感染，是外科感染中最常见的类型。其特点如下。①同一种致病菌可以引起不同的化脓性感染，如金黄色葡萄球菌能引起疖、痈、脓肿、伤口感染等。②不同的致病菌也可引起同一种感染，如金黄色葡萄球菌、链球菌和大肠埃希菌都能引起急性蜂窝织炎、软组织脓肿、伤口感染等。③有化脓性炎症的共同特征，即红、肿、热、痛和功能障碍。

（2）特异性感染：是由一些特殊的细菌、真菌等引起的感染。其特点如下。①一种致病菌只引起一种特定性感染，且具有独特表现。②感染的病程演变及防治措施各有特点。致病菌包括结核分枝杆菌、破伤风梭菌、产气荚膜梭菌、炭疽杆菌、白假丝酵母菌（白念珠菌）等。

2. 按病变进程分类

（1）急性感染：病变以急性炎症为主，病程多在3周以内。

（2）慢性感染：病程持续超过 2 个月的感染。

（3）亚急性感染：病程介于急性与慢性感染之间。

3. 按病原微生物的来源分类

（1）外源性感染：病原菌来自环境或他人。

（2）内源性感染：病原菌来自人体本身。

4. 按感染发生的条件分类　分为机会性感染、二重感染和医院内感染等。

三、外科感染的转归

病程演变受致病菌种类、数量和毒力、机体抵抗力及治疗措施等因素的影响。

1. 炎症局限　机体抵抗力占优势，抗生素治疗及时有效时，感染局限化，炎症被吸收或形成局部化脓。若局部形成小脓肿，可自行吸收，较大脓肿破溃或经手术切开排脓后，转为修复过程，感染部位长出肉芽组织、形成瘢痕而痊愈。

2. 炎症扩散　致病菌的毒力占优势的情况下，感染可迅速向四周扩散或进入淋巴系统和血液循环，引起严重的全身性感染。

3. 转为慢性感染　机体抵抗力与致病菌的毒力处于相持状态。此时，病灶内仍有致病菌，在机体抵抗力降低时，感染仍可急性发作。

四、外科感染的常见致病菌

引起外科感染的致病菌很多，其常见的化脓性致病菌特点，见表 7-1。

表 7-1　常见化脓性致病菌的特点

致病菌	感染特点	脓液性质	常见感染
金黄色葡萄球菌	革兰氏阳性球菌，炎症表现为局限性组织坏死，常有转移性脓肿	脓液稠厚、黄色、不臭	疖、痈、伤口感染、脓肿等
链球菌	革兰氏阳性球菌，以乙型溶血性链球菌、甲型溶血性链球菌常见。感染易扩散，不易局限	脓液稀薄，淡红色，量较多	丹毒和急性蜂窝织炎等
大肠埃希菌	革兰氏阴性杆菌，常与其他致病菌一起引起混合感染	脓液稠厚、灰白色，恶臭或粪臭	阑尾周围脓肿、急性胆囊炎
铜绿假单胞菌	革兰氏阴性杆菌，对多数抗生素不敏感，易引起继发感染	脓液淡绿色，甜腥臭	大面积烧伤的创面感染、脓毒症
变形杆菌	革兰氏阴性杆菌，对大多数抗生素不敏感	脓液有特殊的恶臭	尿路感染、急性腹膜炎、大面积烧伤的创面感染
脆弱拟杆菌	革兰氏阴性无芽孢厌氧菌，有产气性，多与需氧菌形成混合感染	脓液恶臭	腹腔感染

考点　外科感染脓液的特点

五、护理评估

（一）健康史

详细了解病人有无皮肤损伤，有无足癣、口腔溃疡、鼻窦炎、糖尿病等相关疾病及就诊前处理情况。

（二）身心状况

1. 症状和体征

（1）局部表现：急性感染一般有红、肿、热、痛和功能障碍的典型表现。体表与较表浅处的化脓性感染均有局部疼痛和触痛，皮肤肿胀、发红、温度增高，还可发现肿块或硬结；慢性感染也有局部肿胀或硬结，但疼痛大多不明显；脓肿形成后，触诊可有波动感。如病变的位置深，则局部症状不明显。某些器官出现感染，可出现相应症状。

（2）全身表现：随感染程度不同而表现各异。轻者可无全身表现，较重感染者常有发热、呼吸、心率加快、头痛乏力、全身不适、食欲缺乏等症状。严重感染者可出现代谢紊乱、营养不良、贫血，甚至并发感染性休克和多器官功能障碍或衰竭。

2. 心理 - 社会状况
局部肿痛、发热等症状可影响病人的工作和生活，应评估病人有无焦虑和恐惧等心理反应，以及病人及其家属对外科感染防治知识的了解程度。

（三）辅助检查

1. 实验室检查

（1）血常规：白细胞计数、中性粒细胞比例增加，当白细胞计数大于 12×10^9/L 或小于 4×10^9/L 或出现未成熟的白细胞时，应警惕病情加重。

（2）细菌培养：可在感染灶取脓液或病灶渗出液行细菌培养以明确致病菌。全身性感染时，可取血、尿或痰行细菌培养和药物敏感试验，必要时重复培养。

2. 影像学检查

（1）B 超检查：用于探测肝、胆、胰、肾、阑尾、乳腺等的病变，以及胸腔、腹腔、关节腔内有无积液。

（2）X 线检查：适用于检测胸、腹部或骨关节病变，如肺部感染、胸腹腔积液或积脓等。

（3）CT 和 MRI 检查：有助于诊断实质性脏器的病变，如肝脓肿等。

考点 病情加重时白细胞的变化

六、治疗要点

局部治疗与全身治疗并重。消除感染因素和毒性物质（如脓液、坏死组织），积极控制感染，提高人体抗感染能力和促进组织修复能力。

1. 局部处理

（1）保护感染部位：避免受压。肢体感染时，适当限制活动或加以固定，以局限感染。

（2）局部用药：浅表的急性感染在未形成脓肿阶段可选用中西药进行积极治疗，如鱼石脂软膏、金黄膏等外敷，明显肿胀者可予 50% 硫酸镁溶液湿热敷，以改善局部血液循环、促进肿胀消退和感染局限；伤口、创面的感染则需换药处理。

（3）物理治疗：炎症早期可以局部热敷或采用超短波、红外线照射等物理疗法，以改善血液循环、促进炎症消退或局限。

（4）手术治疗：脓肿形成后应及时切开引流。部分感染尚未形成脓肿，但局部炎症严重、全身中毒症状明显者也应作局部切开减压，引流渗出物以减轻局部和全身症状。深部脓肿可在超声引导下穿刺引流。脏器感染或已发展为全身性感染时，积极处理感染病灶或切除感染器官。

2. 全身治疗

（1）支持治疗：保证病人充分休息与睡眠。补充水分和电解质，以维持体液平衡；对不能进食、明显摄入不足者，可提供肠内或肠外营养支持，以改善营养状况；严重贫血、低蛋白血症或白细胞减少者，予以输血或成分输血。

（2）抗生素治疗：较轻的或小范围局部感染，可不用或仅口服抗生素；较重或有扩散趋势的感染，则需全身用药。早期可根据临床表现，常规用药；获得细菌培养及药物敏感试验结果后，选用有效抗生素。

（3）对症治疗：体温过高时可用物理降温或药物降温，体温过低时注意保暖；疼痛剧烈者，适当应用止痛剂；全身中毒症状严重者，可予糖皮质激素短期使用，以减轻中毒症状；合并糖尿病者，给予降糖药物控制血糖。

七、主要护理诊断 / 问题

1. 疼痛　与炎症刺激有关。
2. 体温过高　与感染有关。

八、护 理 措 施

1. 疼痛护理　①保护感染部位：局部制动，避免受压，肢体感染者，抬高患肢。②药物镇痛：疼痛严重者，遵医嘱给予镇痛剂。

2. 控制感染　①创面护理：早期给予局部热敷、超短波或红外线照射；切开引流者，每日更换敷料，保持创口清洁。厌氧菌感染者，予以 3% 过氧化氢溶液冲洗创面和湿敷。②合理应用抗生素：遵医嘱合理应用抗生素，注意观察药物的不良反应。

3. 高热护理　当体温超过 38.5℃时应采取物理或药物降温，鼓励病人多饮水，必要时可静脉输液，补充机体所需的液体量和热量，纠正水、电解质和酸碱失衡，必要时监测 24 小时出入量。

4. 心理护理　护士向病人及家属耐心解释外科感染发生的原因、特点及护理措施，争取病人及家属积极配合；关心、体贴病人，消除病人的焦虑情绪。

九、健 康 教 育

1. 注意个人卫生，保持皮肤清洁，勤洗澡，及时更换衣服，婴幼儿、糖尿病病人尤应注意。
2. 有感染病灶存在时应及时就医，防止感染扩散。

第2节 常见浅表软组织化脓性感染病人的护理

案例 7-1

病人，女，32岁，因寒战、发热、头痛、呕吐1小时入院。自述1日前曾挤压上唇部1个红肿的结节。查体：T 40℃，P 105次/分，R 26次/分，BP 100/80mmHg，上唇肿胀明显。血常规检查显示 WBC $18×10^9$/L。

请问：1. 病人发生了何种情况？

2. 护士应如何对病人进行健康教育？

一、概 述

浅表软组织化脓性感染是指发生于皮肤、皮下组织、淋巴管、淋巴结、肌间隙及周围疏松结缔组织处，由化脓性致病菌引起的各种感染。常见的有疖、痈、急性蜂窝织炎、丹毒、急性淋巴管炎与急性淋巴结炎、脓肿、甲沟炎、化脓性指头炎等。

1. 疖 是指单个毛囊及其所属皮脂腺的急性化脓性感染。好发于毛囊及皮脂腺丰富的部位，如头面部、颈项、腋下、会阴等。多个疖同时或反复发生在身体各部位，称为疖病。常见致病菌为金黄色葡萄球菌。发病与皮肤不洁、局部擦伤或摩擦、环境温度较高或机体抵抗力低下有关。

2. 痈 指多个相邻的毛囊及其周围组织的急性化脓性感染，也可由多个疖融合而成。好发于颈部、背部等皮肤厚韧的部位。主要致病菌为金黄色葡萄球菌。发病与皮肤不洁、局部擦伤、机体抵抗力下降有关。

3. 急性蜂窝织炎 指发生在皮下、筋膜下、肌间隙或深部疏松结缔组织的急性弥漫性化脓性感染。常见致病菌为乙型溶血性链球菌，其次为金黄色葡萄球菌及大肠埃希菌。常因软组织损伤引起，亦可由局部化脓灶扩散而发生。

4. 丹毒 指皮肤及其网状淋巴管的急性炎症，好发于下肢与面部。常见致病菌为乙型溶血性链球菌。常伴有足癣、口腔溃疡、皮肤损伤等。

5. 急性淋巴管炎和急性淋巴结炎 指致病菌经破损的皮肤、黏膜或其他感染灶侵入淋巴管，引起淋巴管及其周围组织的感染。主要致病菌为乙型溶血性链球菌、金黄色葡萄球菌等。急性淋巴管炎分为网状淋巴管炎和管状淋巴管炎。管状淋巴管炎多见于四肢，以下肢更常见，常因足癣引起。若感染波及所属区域淋巴结，可引起急性淋巴结炎。急性淋巴结炎好发于颈部、腋窝和腹股沟等处。

6. 脓肿 是急性感染后，病灶局部组织发生坏死、液化后形成脓液，脓腔壁将其包绕，与周围软组织界线清楚，表面皮肤正常。常见致病菌为金黄色葡萄球菌。一般在感染原发病灶部位形成脓肿，但致病菌也可通过血液循环致身体其他部位形成转移性脓肿。

7. 甲沟炎 是甲沟及其周围组织的化脓性感染。致病菌以金黄色葡萄球菌为主。多见于手指轻微损伤，如刺伤、挫伤、指甲修剪过深、逆剥皮刺引起。

8. 化脓性指头炎 是手指末节掌面皮下的化脓性感染。致病菌以金黄色葡萄球菌为主。

可由手指损伤，也可由甲沟炎蔓延所致。

二、护理评估

（一）健康史

评估病人年龄、营养状况；了解病人卫生习惯及生活居住环境；评估皮肤黏膜有无损伤，有无足癣、糖尿病等疾病；近期有无服用过糖皮质激素、化疗药物、免疫抑制剂等。

（二）身心状况

1. 症状和体征　浅表软组织感染具有共性的局部表现，局部红、肿、热、痛和功能障碍，感染中央部位逐渐坏死、化脓，最后脓肿破溃。如局部感染严重、感染处理不及时、引流不畅等，则可引起寒战、发热、头痛、食欲减退等全身表现。不同的浅表软组织感染各具特点。

（1）疖：初期，局部皮肤出现红、肿、痛的小硬结，逐渐增大呈锥形隆起；数日后，结节中央组织化脓、坏死，红、肿、痛的范围扩大，触之有波动感，中央可见黄白色脓栓。脓栓脱落、脓液排出后，炎症逐渐消退继而愈合。鼻、上唇及其周围部位称为危险三角区，该部位的疖被挤压时，致病菌可经内眦静脉、眼静脉进入颅内，引起颅内化脓性海绵状静脉窦炎，颜面部出现进行性肿胀，病人可有寒战、发热、头痛、呕吐甚至昏迷，病情严重时可危及生命。

（2）痈：早期小片皮肤红肿硬，边界不清，其中可有多个脓点，随着病情进展，皮肤硬肿范围增大，脓点增大增多，中央处破溃流脓，破溃处呈火山口状，向周围和深部组织浸润，伴区域淋巴结肿大。病人多有寒战、发热、食欲缺乏和全身不适等症状。唇痈可因口唇多动或挤压引起颅内化脓性海绵状静脉窦炎。

考点　不能挤压面部危险三角区的疖、痈的原因

（3）急性蜂窝织炎：局部皮肤和组织红肿、疼痛，边界不清并向四周蔓延，中央部位常出现缺血坏死；深部组织的急性蜂窝织炎，皮肤红肿不明显，但有局部组织肿胀和深压痛，寒战、高热、头痛、乏力等全身症状明显。发生在口底、颌下、颈部等处的蜂窝织炎可致喉头水肿而压迫气管，引起呼吸困难甚至窒息。

（4）丹毒：局部皮肤出现片状红疹、微隆起、颜色鲜红、中间稍淡、边界清楚，有灼痛感，一般不化脓。可出现水疱，附近淋巴结常肿大。常有寒战、发热、头痛、全身不适等症状。下肢丹毒反复发作导致淋巴水肿，甚至发展成象皮肿。

（5）急性淋巴管及急性淋巴结炎：①急性淋巴管炎，可分为浅、深两种。浅层急性淋巴管炎，在病灶表面出现一条或多条红线，触之硬而有压痛；深层急性淋巴管炎，无表面红线，但患肢肿胀，沿淋巴管有压痛。②急性淋巴结炎，轻者局部淋巴结肿大、疼痛和触痛，与周围软组织分界清楚，重者可形成脓肿，伴有全身症状。

（6）脓肿：浅部脓肿局部红、肿、热、痛明显，可触及波动感。深部脓肿有压痛，全身症状明显，抽出脓液是最可靠的诊断依据。

（7）甲沟炎：常先发生在一侧甲沟皮下，出现红肿、疼痛。化脓时红肿区内有波动感，可见白色脓点，但不易破溃出脓。若感染加重，可蔓延至甲根或对侧，并向深层蔓延形成甲下脓肿，出现疼痛加剧。甲沟炎多无全身症状。

（8）化脓性指头炎：炎症早期，患指局部发红、轻度肿胀、针刺样疼痛。若手指出现搏动性跳痛，提示指动脉受压，患指下垂时疼痛加剧。若指动脉受压过久，手指末梢循环未改善，可导致末节指骨缺血性坏死，或发生骨髓炎。

考点　化脓性指头炎指动脉受压的表现

2. 心理 - 社会状况　病人对疾病的认识及有无焦虑、恐惧等心理反应，评估病人的家庭支持情况。

（三）辅助检查

1. 实验室检查

（1）血常规：白细胞计数、中性粒细胞比例增高。

（2）血生化检查：了解病人有无糖尿病、低蛋白血症等慢性疾病。

（3）细菌培养：血液、分泌物渗出物、脓液、穿刺物涂片可明确致病菌种类。

2. 影像学检查　B超、CT可发现深部脓肿。

三、治疗要点

1. 局部处理　保护感染部位，湿敷、理疗与合理使用药物，促进炎症消退或局限成脓肿；脓肿形成后及时手术切开引流，排出脓液。

（1）疖：早期选用热敷、超短波、红外线等理疗措施，或局部涂碘酊、鱼石脂软膏；局部化脓时及早排脓；危险三角区的疖禁忌挤压。

（2）痈：初期红肿时，用50%硫酸镁湿敷，或以鱼石脂软膏、金黄散外敷等，同时静脉给予抗生素。局部皮肤已出现多个脓点、表面紫褐色或已破溃流脓时需要及时切开引流。采用"+""++"切口，较大创面行植皮术以加快修复。唇痈禁忌切开。

（3）急性蜂窝织炎：早期50%硫酸镁湿敷，或以鱼石脂软膏、金黄散外敷等；形成脓肿时应切开引流；颈部、口底及颌下急性蜂窝织炎应及早切开减压，以防喉头水肿、压迫气管。全身应用抗生素。

考点　颈部、口底及颌下急性蜂窝织炎应及早切开减压的目的

（4）丹毒：卧床休息，抬高患肢。局部以50%硫酸镁湿热敷。丹毒具有接触传染性，应注意床旁隔离。

（5）急性淋巴管（结）炎：积极治疗原发感染灶，抬高患肢并制动。局部热敷或硫酸镁湿热敷。淋巴结脓肿形成即切开引流，全身应用抗生素。

（6）脓肿：一旦确诊脓肿形成，应立即切开引流。

（7）甲沟炎：未形成脓肿时，局部应用鱼石脂软膏，超短波、红外线等理疗；脓肿形成时，在甲沟旁纵行切开引流；甲根处的脓肿，需拔除部分指甲或全部指甲。

（8）化脓性指头炎：抬高患肢，限制活动，局部理疗。当出现明显肿胀和搏动性跳痛时，应及时在患指末节侧面做纵行切开减压，不能待脓肿形成再切开，以免发生指骨坏死和骨髓炎。

2. 全身治疗　严重感染或发生全身化脓性感染时，应早期、足量和联合使用抗生素；细

菌培养结果明确后，根据病原微生物种类选择敏感抗生素治疗；给予全身支持治疗和对症处理。

四、主要护理诊断 / 问题

1. 急性疼痛　与炎性刺激有关。

2. 体温过高　与感染有关。

3. 潜在并发症：颅内化脓性海绵状静脉窦炎、脓毒症、窒息、指骨坏死等。

4. 知识缺乏　缺乏浅表软组织感染的相关知识。

五、护 理 措 施

（一）一般护理

1. 休息与活动　保证病人充分的休息和睡眠，患肢抬高、制动，促进静脉和淋巴回流，减轻肿胀。

2. 饮食与营养　给予高蛋白、高热量、高维生素、易消化饮食，多饮水。

（二）病情观察

1. 严密观察病人体温、脉搏变化，高热时给予物理降温或药物降温。

2. 对危险三角区的疖、唇痈应避免挤压，观察病人有无寒战高热、头晕头痛等症状，尽早发现并控制颅内化脓性感染等严重并发症。

3. 对轻度感染者，观察局部病灶，若脓肿已形成，报告医生及时行脓肿切开术；对严重感染者，严密观察病情，定时测量生命体征，并注意神志变化，定期检查血常规；同时警惕脓毒症或感染性休克的发生。

4. 口底、颌下、颈部等部位的急性蜂窝织炎应严密观察病人有无呼吸困难甚至窒息等症状，警惕发生喉头水肿或痉挛，做好气管插管或气管切开等急救准备。

5. 化脓性指头炎病人密切观察患指颜色、肿胀、疼痛情况，一旦出现搏动性跳痛，应立即通知医生，及时切开减压。

（三）配合治疗护理

1. 局部治疗　局部热敷、理疗，外用药物，促进炎症消散。脓肿切开者，及时换药、保持引流通畅，注意引流液的量、颜色。

2. 全身治疗　有全身感染者，遵医嘱合理正确使用抗生素，注意观察疗效及不良反应。

3. 营养支持　年老体弱感染严重者，遵医嘱予营养支持，维持体液平衡，必要时输新鲜血。

4. 对症治疗　高热者予物理降温或药物降温。疼痛严重者，遵医嘱使用止痛药。

（四）心理护理

向病人解释疾病的康复过程，关心鼓励病人，消除紧张焦虑情绪，使其积极配合治疗和护理。

六、健 康 教 育

1. 注意个人及环境卫生。

2.加强劳动保护，防止损伤。

3.积极治疗足癣、糖尿病等慢性疾病。

4.合理营养，增强体质。

第3节　全身化脓性感染病人的护理

全身化脓性感染是指致病菌侵入人体血液循环，并在体内生长繁殖或产生毒素而引起的严重的全身性感染或中毒症状，通常包括脓毒症和菌血症。脓毒症是指因致病菌因素引起的全身性炎症反应，体温、循环、呼吸、神志有明显改变。细菌侵入血液循环，血培养检出病原菌者，称为菌血症。

一、概　　述

全身性感染常继发于严重创伤后的感染或各种化脓性感染，如大面积烧伤创面感染、开放性损伤合并感染、急性弥漫性腹膜炎、急性梗阻性化脓性胆管炎、绞窄性肠梗阻等。导致全身性感染的常见致病菌包括革兰氏阴性杆菌（最常见）、革兰氏阳性球菌、无芽孢厌氧菌和真菌。

导致全身性感染的主要原因是致病菌数量多、毒力强和（或）机体的抗感染能力低下。危险因素：局部病灶处理不当、长期留置导管、机体免疫功能低下、长期应用激素和大剂量使用广谱抗生素等。

二、护理评估

（一）健康史

了解病人是否有严重创伤、局部感染情况等；病人有无静脉内留置导管、留置的时间等；病人有无免疫缺陷、营养不良、糖尿病等全身性疾病；有无长期应用广谱抗生素、免疫抑制剂、糖皮质激素或抗肿瘤药等。

（二）身心状况

1.症状和体征

（1）共性的临床表现：①起病急，病情重，寒战高热，体温可达 $40\sim41℃$ 或体温不升（低于 $36℃$ ），心率加快、脉搏细速、呼吸急促甚至困难。②头痛、头晕，恶心、呕吐、腹胀、面色苍白或略红，出冷汗，神志淡漠或烦躁，谵妄甚至昏迷。③肝脾大，可出现黄疸或皮下出血、瘀斑。④可出现水、电解质、酸碱平衡紊乱等。

（2）特征表现：①革兰氏阳性细菌脓毒症，主要致病菌是金黄色葡萄球菌，发热呈稽留热或弛张热。病人面色潮红、四肢温暖、干燥，多呈谵妄和昏迷。常有皮疹、腹泻、呕吐，可出现转移性脓肿，易并发心肌炎。感染性休克发生较晚，血压下降较缓慢。②革兰氏阴性杆菌脓毒症，常为大肠埃希菌、铜绿假单胞菌、变形杆菌所引起，一般起初为寒战，发热可呈间歇热，严重时体温不升。病人四肢厥冷、发绀、少尿或无尿。有时白细胞计数增加不明显或反见减少。感染性休克发生早，持续时间长。

2. 心理 - 社会状况　病人起病急、病情重、发展快，病人和家属常有焦虑和恐惧等情绪。应评估病人和家属的心理状态，对疾病、拟采取治疗方案和预后的认知程度；家庭经济及社会支持情况。

（三）辅助检查

1. 实验室检查

（1）血常规：白细胞计数明显升高或降低，中性粒细胞核左移，出现中毒颗粒。

（2）血生化检查：肝、肾功能异常，有不同程度的酸中毒、代谢失衡。

（3）血培养：为提高血培养阳性率，应在病人寒战、高热时采血。对血培养阳性者，可进行药物敏感试验。

2. 影像学检查　X 线、B 超、CT 有助于鉴别原发病灶、转移性脓肿等诊断。

三、治疗要点

重点处理原发感染灶、积极控制感染和全身支持疗法。

1. 积极处理原发感染灶　包括清除坏死组织和异物、消灭无效腔、充分引流脓肿等；尽早消除与感染相关的因素。

2. 应用抗生素　在未获得细菌培养结果前，根据原发感染灶的性质，及早、联合应用足够剂量的抗生素。细菌培养及药物敏感试验结果明确后，再调整有效抗生素。对于真菌性脓毒症，应尽量停用广谱抗生素，改用抗真菌药物。

3. 全身支持疗法补液　维持水、电解质和酸碱平衡，补充营养，纠正低蛋白血症。

4. 其他对症治疗　控制高热，有重要器官功能障碍者，给予相应的处理。

四、主要护理诊断 / 问题

1. 体温过高　与病原菌感染有关。

2. 营养失调：低于机体需要量　与机体分解代谢升高有关。

3. 潜在并发症：感染性休克、水电解质代谢紊乱。

五、护 理 措 施

（一）一般护理

1. 休息与活动　卧床休息，协助病人取舒适体位，定时翻身。

2. 饮食与营养　鼓励病人进食高蛋白、高热量、富含维生素、易消化、少刺激饮食。无法进食者可通过肠内或肠外途径提供足够的营养支持。严重感染者，可遵医嘱输入新鲜血液、免疫球蛋白等。

（二）病情观察

1. 密切观察病情变化，若发现病人意识障碍、体温升高或降低，心率加快、血压下降、呼吸急促、面色苍白或发绀、白细胞计数明显增高或降低等感染性休克表现，应及时报告医生，配合抢救。

2. 注意观察病人有无皮肤弹性降低、尿量减少、眼窝凹陷、口干舌燥等脱水表现，监测病人电解质、血气分析变化，发现异常及时报告医生。

3. 对置管病人严格执行无菌操作，注意观察局部伤口有无红、肿、疼痛、渗出等炎症表现。

（三）配合治疗护理

1. 协助医生处理原发病。遵医嘱及时、准确应用抗生素，观察药物疗效及不良反应。

2. 血培养标本在病人寒战、高热时采集，以提高检出率。

3. 高热病人，给予物理或药物降温，纠正水、电解质及酸碱失衡。

4. 有休克时首先纠正休克。严重病人可在有效抗生素使用的前提下给予激素治疗。

（四）心理护理

关心理解病人，稳定病人情绪，鼓励病人积极配合治疗。

六、健 康 教 育

1. 注意个人日常卫生，保持清洁。

2. 加强饮食卫生，避免肠源性感染。

3. 发现身体局部感染灶应及早就诊，以免延误治疗。

4. 避免滥用抗生素。

第 4 节　破伤风病人的护理

 案例 7-2

病人，女，46 岁，因头晕、头痛、咀嚼无力 3 日，张口困难 1 日入院。经询问得知病人 1 周前手被生锈的铁钉刺伤，伤口较深，当时只做简单包扎，未做其他处理。查体：神志清楚、牙关紧闭、苦笑面容、颈项强直、全身肌群阵发性痉挛。初步诊断为破伤风。

请问：1. 护士如何为病人安置病室？

2. 为避免诱发病人抽搐发作，护士实施护理操作应注意哪些问题？

破伤风是由破伤风梭菌经皮肤或黏膜伤口侵入人体，在缺氧环境下生长繁殖、产生毒素而引起的一种特异性感染。常继发于各种创伤后，亦可发生于不洁条件下分娩的产妇和新生儿。

一、概　　述

（一）病因与发病机制

致病菌为破伤风梭菌，是革兰氏阳性厌氧芽孢杆菌，存在于泥土和粪便中，广泛分布于自然界。破伤风梭菌不能侵入正常皮肤黏膜。其发病必须具备 3 个条件：①破伤风梭菌侵入伤口。②缺氧环境。③病人抵抗力低下。若损伤污染重，尤其是伤口深而窄、坏死组织多、异物存留、局部缺血、引流不畅，同时伴需氧菌感染，更易发生本病。

考点 破伤风发病的条件

（二）病理生理

在伤口缺氧环境中，破伤风梭菌迅速繁殖并产生大量毒素，主要致病因素为外毒素，包括痉挛毒素和溶血毒素。痉挛毒素与神经组织有特殊亲和力，可经血液循环和淋巴系统作用于脊髓、脑干等处，抑制突触释放抑制性传递介质。运动神经元因失去中枢抑制而兴奋性增强，致使随意肌紧张与痉挛；还可阻断脊髓对交感神经的抑制，使交感神经过度兴奋引起血压升高、心率增快、出汗等症状。溶血毒素可引起局部组织坏死和心肌损害。

二、护理评估

（一）健康史

评估病人有无开放性损伤，如开放性骨折、木刺伤、锈钉刺伤等。注意伤口的污染程度、深度、大小，受伤后的处理经过。评估产妇分娩接生过程新生儿脐带残端消毒情况。

（二）身心状况

1. 症状和体征

（1）潜伏期：通常为 7～8 日，短至 24 小时，最长达数月、数年。潜伏期越短，预后越差。新生儿破伤风一般在断脐后 7 日左右发病，故常称七日风。

（2）前驱期：症状缺乏特异性，表现为全身乏力、头晕、头痛、烦躁不安、打呵欠、咀嚼无力、张口困难、局部肌肉紧张、扯痛及反射亢进等。以张口困难为主要特征。

（3）发作期：典型症状是在肌肉紧张性收缩的基础上，呈现阵发性强烈痉挛。通常最先受影响的肌群是咀嚼肌，出现咀嚼不便、张口困难甚至牙关紧闭，随后为面部表情肌、颈项肌、背腹肌、四肢肌、膈肌、肋间肌。病人相应地出现苦笑面容、颈项强直、角弓反张、屈膝、弯肘、半握拳等痉挛姿态，膈肌受影响甚至出现呼吸困难、窒息。在肌肉紧张性收缩的基础上，任何轻微的刺激，如声、光、接触、进食等均可诱发全身性的阵发性痉挛。每次发作时间由数秒至数分钟不等。发作时病人面色发绀、呼吸急促、大汗淋漓，但神志清楚、十分痛苦。病程一般为 3～4 周，从第 2 周起痉挛症状逐渐减轻。新生儿因肌肉纤弱，症状有时不典型，表现为不能啼哭、吸吮乳汁，活动减少，呼吸弱甚至呼吸困难。

考点 破伤风最先累及的肌群

2. 并发症　强烈痉挛导致肌肉断裂、骨折；膈肌等呼吸肌受影响后可出现呼吸困难，甚至窒息；膀胱括约肌痉挛时可引起尿潴留；大量出汗导致水、电解质、酸碱平衡失调，严重者出现心力衰竭。病人死亡的主要原因是窒息、心力衰竭、肺部感染。

考点 病人死亡的主要原因

3. 心理-社会状况　因痉挛反复发作和隔离治疗，病人常会产生恐惧、焦虑和孤独的感觉，应评估病人恐惧、焦虑和紧张的程度。了解病人及家属对本病的认识程度和心理承受能力，病人对医院环境的适应情况等。

（三）辅助检查

1. 血常规检查　合并肺部感染时，白细胞计数和中性粒细胞比例升高。

2. 渗出物检查　伤口渗出物涂片检查可发现破伤风梭菌。

3. 生化检查　破伤风发作期可发生水、电解质紊乱和酸碱失衡。

三、治疗要点

治疗要点包括清除毒素来源、中和游离毒素、控制和解除痉挛、保持呼吸道通畅、防治并发症等。

1. 清除毒素来源　伤后彻底清创，清除坏死组织和异物，敞开伤口，充分引流，局部可用3%过氧化氢溶液冲洗。

2. 中和游离毒素　破伤风抗毒素（TAT）可中和血液中的游离毒素，应早期使用，常规用量为2万～5万U加入5%葡萄糖溶液500～1000ml中，缓慢静脉滴注；或一次性肌内注射破伤风免疫球蛋白（TIG）3000～6000U。

3. 控制和解除痉挛　是治疗的重要环节。根据病情可交替使用镇静及解痉药物，以减少病人的痉挛和痛苦。常用地西泮、苯巴比妥钠、冬眠 I 号合剂（由氯丙嗪、异丙嗪、哌替啶组成）等。抽搐频繁者，可持续静脉维持镇静药，或使用硫喷妥钠和肌肉松弛药。但要警惕喉头痉挛和呼吸抑制，在用药前应做好气管切开、人工辅助呼吸的准备。

4. 防治并发症　是降低破伤风病人病死率的关键环节。主要并发症在呼吸道，如窒息、肺不张、肺部感染等。对抽搐频繁者，应尽早气管切开，以改善通气，清除呼吸道分泌物，必要时使用呼吸机辅助呼吸，防止继发感染。注意纠正水、电解质失衡，给予营养支持。加强监护，防止心力衰竭。

考点　治疗破伤风的重要环节

四、主要护理诊断/问题

1. 有窒息的危险　与呼吸肌痉挛及呼吸道分泌物堵塞有关。

2. 有受伤的危险　与强烈肌肉痉挛有关。

3. 恐惧　与病情危急、反复痉挛发作、担心预后有关。

4. 营养失调：低于机体需要量　与摄入不足、能量消耗增加有关。

5. 潜在并发症：肺不张、肺部感染、尿潴留、心力衰竭等。

五、护理措施

（一）一般护理

1. 严格执行消毒隔离制度　将病人置于单人隔离病室，室内遮光、安静，环境温湿度适宜。因破伤风梭菌具有传染性，医护人员进入病房穿隔离衣，戴口罩、帽子、手套，身体有伤口者不能参与护理；病人用过的物品、排泄物应严格消毒后处理，伤口更换的敷料焚烧处理。尽量使用一次性物品。

2. 减少外界刺激　医护人员应注意避免光、声、寒冷、疼痛等因素刺激病人；护理治疗操作敏捷，尽量集中在使用镇静剂后 30 分钟内进行；谢绝探视病人。

3. 饮食护理　给予高热量、高蛋白、高维生素、易消化饮食。不能进食者，在控制痉挛后给予鼻饲或肠外营养，避免误吸。遵医嘱静脉补液，维持体液平衡。

4. 安全护理　病床使用护栏，痉挛发作时应用牙垫，以防舌咬伤，剧烈抽搐时勿强行按压肢体，关节部位放置软垫保护，以防肌腱断裂、骨折及关节脱位。床上放置气垫，防止出现压疮。

（二）病情观察

密切观察病情变化，每 4 小时测量体温、脉搏、呼吸 1 次，根据需要测量血压。观察并记录抽搐发作次数、持续时间及有无伴随症状，加强心肺功能监护，发现异常及时报告医生，并协助处理。

（三）配合治疗护理

1. 准备气管切开包、氧气吸入装置、急救药品和物品等，对抽搐频繁、持续时间长、药物不易控制、有窒息危险的病人，配合医生尽早行气管切开，做好呼吸道管理。

2. 痉挛发作控制后，协助病人翻身、叩背排痰，痰液黏稠时，给予雾化吸入。

3. 遵医嘱使用镇静解痉药物、破伤风抗毒素、抗生素等，注意观察疗效与不良反应。在每次痉挛发作后检查静脉通路，防止静脉输液不畅影响治疗。

4. 对尿潴留病人施行留置导尿管，注意防止泌尿系统感染。记录 24 小时出入液量。

（四）预防措施

破伤风是可以预防的疾病。受伤后早期彻底清创，改善局部血液循环是预防破伤风发生的关键。人工免疫是有效的预防方法，包括主动免疫和被动免疫。

1. 主动免疫　按计划接种破伤风类毒素，使人体产生抗体以达到免疫的目的。小儿通常实施百日咳、白喉、破伤风三联疫苗的免疫注射。

2. 被动免疫　对受伤后的病人，尽早皮下注射破伤风抗毒素 1500 ～ 3000U 或人体破伤风免疫球蛋白。破伤风抗毒素易导致过敏反应，注射前必须做过敏试验，阳性者进行脱敏注射。

六、健康教育

1. 做好破伤风预防宣传工作，加强劳动保护，预防开放性损伤。

2. 正确处理伤口，及时注射破伤风抗毒素。

3. 避免不洁接产，以防止新生儿及产妇感染破伤风。

4. 儿童按计划进行免疫接种。

自 测 题

A₁/A₂ 型题

1. 下列各项中不符合外科感染特点的是（　　）
   A. 常为单一细菌感染
   B. 关节感染愈合后影响功能
   C. 局部症状明显
   D. 多与创伤手术有关
   E. 常依赖于清创、引流、切开等外科处理

2. 口底、颌下及颈部蜂窝织炎的最严重后果是
   （　　）
   A. 全身性感染　　　B. 发热
   C. 呼吸困难、窒息　D. 吞咽困难
   E. 化脓性海绵状静脉窦炎

3. 关于甲沟炎的叙述，不正确的是（　　）
   A. 发病初期病人都有体温升高
   B. 可发展为慢性甲沟炎
   C. 可形成甲下脓肿
   D. 可发展成化脓性指头炎
   E. 多因局部皮肤破损所致

4. 导致破伤风病人死亡的主要原因是（　　）
   A. 脓毒症　　　　B. 脱水
   C. 代谢性酸中毒　D. 窒息
   E. 肺水肿

5. 病人，女，17岁，面部危险三角区长了一个疖，因怕影响形象而想自行挤破清除。护士告诉病人这样做的主要危险是可能导致（　　）
   A. 面部蜂窝织炎　　B. 眼球内感染
   C. 上颌骨骨髓炎　　D. 化脓性海绵状静脉窦炎
   E. 脑脓肿

6. 病人，女，38岁。因患急性蜂窝织炎，应用抗生素治疗，选择抗生素最理想的依据是（　　）
   A. 感染发生部位
   B. 感染的严重程度
   C. 药物敏感试验结果
   D. 病人的抵抗力

E. 病菌的类型

7. 病人，男，30岁。在农田劳作时被泥土中的碎玻璃刺伤足底，未经处理，2日后出现张口困难等症状，初步诊断为破伤风。医护人员对病人处理伤口后，换下的敷料应（　　）
   A. 统一填埋　　　B. 高压灭菌
   C. 集中焚烧　　　D. 日光暴晒
   E. 浸泡消毒

8. 需要及时切开引流的急性软组织感染是（　　）
   A. 痈　　　　　　B. 疖
   C. 化脓性指头炎　D. 急性淋巴管炎
   E. 急性淋巴结炎

9. 化脓性指头炎时，提示脓液形成，指动脉受压的依据是（　　）
   A. 手指发麻　　　　B. 搏动性跳痛
   C. 寒战、发热　　　D. 晚期疼痛加剧
   E. 晚期指头明显发红、肿胀

10. 护理破伤风抽搐的病人，下述措施中错误的是
    （　　）
    A. 床边常规放置抢救用品
    B. 放置牙垫，防止舌咬伤
    C. 加床栏，防止坠床
    D. 各种护理操作要轻柔
    E. 保持室内光线明亮

11. 患儿，男，9岁。右臀部肌内注射后疼痛、肿胀6日，伴有高热、头痛、乏力、食欲缺乏，疑有深部脓肿，其诊断依据最可靠的是（　　）
    A. 局部红肿　　　B. 波动感
    C. 穿刺抽得脓液　D. 患肢功能障碍
    E. 血白细胞计数升高

12. 病人，男，26岁。小腿处被利器划伤，自行包扎，4日后伤口上方出现一条索状硬而有压痛的红线，可能是（　　）
    A. 淋巴结炎　　　B. 浅部静脉炎

C. 深层淋巴管炎　　D. 浅层淋巴管炎

E. 急性蜂窝织炎

A₃/A₄ 型题

（ 13 ～ 15 题共用题干 ）

　　病人，男，30 岁，农民。劳动时不慎被竹签刺伤，到医院进行了简单清创，7 日后出现全身肌肉强直性收缩，诊断为破伤风。

13. 破伤风最早出现的症状是（　　）

A. 角弓反张　B. 张口困难　C. 苦笑面容

D. 牙关紧闭　E. 四肢抽搐

14. 受伤后，预防破伤风的有效环节是（　　）

A. 彻底清创后注射破伤风抗毒素

B. 包扎伤口

C. 使用大量抗生素

D. 全身支持疗法

E. 注射破伤风类毒素

15. 破伤风病人治疗最重要的环节是（　　）

A. 注射破伤风抗毒素

B. 镇静、解痉

C. 局部伤口处理

D. 全身支持疗法

E. 病室安静，减少刺激

（莎　妮）

第 8 章

损伤病人的护理

损伤是指人体受各种致伤因素作用后发生的组织结构破坏或生理功能障碍及其引起的局部和全身反应。按照病因可以分为 4 类。

1. **机械性损伤**　指锐器切割、钝器打击、跌、撞、交通事故、打架斗殴、火器等机械因素所致的损伤，是最常见的损伤类型。

2. **物理性损伤**　由高温、低温、电流、放射线、激光等引起，可造成相应的烧伤、冻伤、电击伤、放射伤等。

3. **化学性损伤**　由强酸、强碱、毒气等造成的损伤，常应紧急处理，如浓硫酸洒在皮肤上应立即用清水冲洗。

4. **生物性损伤**　如犬、猫、蛇、昆虫等咬、抓、蜇伤等，同时可有毒素或病原微生物进入人体。

考点　损伤的原因及分类

第 1 节　机械性损伤病人的护理

案例 8-1

> 病人，女，43 岁。2 小时前被车撞击腹部，左上腹痛，心悸，出汗。查体：血压 80/50mmHg，神志清，精神紧张，面色苍白，左上腹压痛，腹肌紧张，反跳痛不明显，肠鸣音减弱，腹腔穿刺抽出不凝固的血液。
>
> **请问**：1. 目前该病人最主要的护理诊断是什么？
>
> 　　　2. 该病人此时应采取何种体位？

一、概　　述

机械性损伤又称为创伤，根据受伤部位皮肤、黏膜的完整性分为开放性创伤和闭合性创伤两大类。

（一）开放性创伤

开放性创伤的特点为受伤部位皮肤、黏膜完整性遭到破坏，易发生感染。常见的开放性创伤有擦伤、刺伤、切割伤、裂伤、撕裂伤、火器伤等。

1. **擦伤**　粗糙物擦过皮肤，可致皮肤表层组织破损，创面有擦痕、小出血点及少量浆液渗出和轻度的炎症反应。

2. **刺伤**　尖锐而细长的器物刺入组织所致，伤口深而细窄，可能伤及多层组织或内脏器官，易并发感染，尤其是厌氧菌感染。

3. 切割伤　由锐利器械切割组织而造成损伤，伤口整齐，多呈线性，对未接触的组织损伤较小，但切断的血管不易收缩，故出血较多。

4. 裂伤　钝器打击导致皮肤和皮下组织断裂，创缘多不整齐，周围组织损伤较重。

5. 撕裂伤　指人体的某个部位受旋转的机器或车辆等牵拉而造成皮肤、皮下组织、肌肉、肌腱等组织的剥脱，损伤重、出血多、易感染。最常见的是头皮撕脱伤。

6. 火器伤　是弹片或枪弹造成的创伤，分为贯通伤（有入口和出口）或非贯通伤（有入口无出口），伤口大小、形状和深浅不一，污染较严重，常有异物存留，易感染。

（二）闭合性创伤

闭合性创伤的特点为受伤部位皮肤或黏膜保持完整。常见的闭合性创伤有挫伤、扭伤、挤压伤、爆震伤、闭合性内脏损伤等。

1. 挫伤　最常见的软组织损伤，为钝器或钝性暴力引起，受力面积较大，皮肤黏膜未破损，但可使抗强力较小的皮下脂肪、小血管、肌肉等软组织发生损伤，常发生水肿、出血、结缔组织或肌纤维断裂，头、胸、腹部挫伤可能合并深部器官损伤。

2. 扭伤　外力作用使关节过度伸屈超出正常的活动范围，造成关节囊、韧带、肌腱等组织撕裂破坏。

3. 挤压伤　肢体或躯干肌肉丰富的部位受较大重力、较长时间作用后的损伤。肌肉组织长时间受到挤压会广泛缺血、坏死，继而引起以肌红蛋白血症、肌红蛋白尿、高血钾和急性肾衰竭为特点的一组临床综合征，称为挤压综合征。

4. 爆震伤　又称冲击伤，是由爆炸产生的强烈冲击波对胸腹部等脏器造成损伤，伤者体表无明显损伤，但胸、腹腔内脏器或鼓膜可发生出血、破裂或水肿等。

5. 闭合性内脏损伤　强烈暴力传入人体造成的内脏器官损伤。

考点　开放性、闭合性创伤的分类；挤压综合征

二、护 理 评 估

（一）健康史

详细了解受伤史，受伤原因、时间、部位、姿势；询问处理经过，如伤后做过哪些处理、什么时间处理的、怎么处理的等。通过正确评估，在最短时间内初步判定受伤原因、部位、范围和各部位损伤轻重程度，尤其注意闭合性创伤常伴有深部组织或脏器损伤。

（二）身心状况

1. 症状和体征

（1）局部表现：创伤病人共同的局部症状有疼痛、肿胀、瘀斑、功能障碍等。开放性损伤可见伤口创面和出血。

1）疼痛：其程度与创伤部位、范围、轻重、炎症反应强弱有关。伤处活动时加重，制动时减轻，一般在伤后 2～3 天逐渐缓解，若疼痛不减轻甚至加重表示可能并发感染。但严重创伤并发休克时病人常不能正确描述；内脏损伤所致的疼痛常不能确切定位。

2）局部肿胀：为受伤局部出血、渗出所致。部位表浅者可出现皮下瘀斑、肿胀或血肿；

组织疏松和血管丰富的部位肿胀尤为明显。严重肿胀可致局部组织或远端肢体血供障碍，出现皮肤苍白、皮温降低等表现。

3）功能障碍：疼痛可限制运动，组织结构破坏可直接造成功能障碍。如骨折或关节脱位时肢体不能正常运动，颅脑外伤可发生意识障碍等。

4）伤口创面：为开放性损伤共有的表现。其形状、大小、深度因致伤原因和暴力大小而不一致，有出血或血块，还可能有异物存留。

考点 创伤病人共同的局部症状

（2）全身表现：轻度创伤病人可无全身症状；较重者可有发热、脉快、乏力、食欲缺乏等。如果伤后 1～2 天内体温在 38℃ 左右，为吸收热，属于正常反应。如果体温过高，多因颅脑损伤或并发感染所致。严重创伤时观察病人是否面色苍白，留意是否出现脉搏加快、呼吸变快、血压下降等休克征象，有无发生多器官功能衰竭。

2. 心理-社会状况　面临突发创伤，病人会表现出惊恐、高度焦虑、易暴易怒或产生情绪上的木僵等。继而病人面临着创伤对生活、学习、工作、家庭、经济情况等带来的影响，尤其是有肢体伤残、面容受损等，可表现出焦虑、恐惧不安甚至绝望等。

（三）辅助检查

1. 血、尿常规　血常规可了解出血及感染的情况。尿常规可提示泌尿系统有无损伤。

2. 影像学检查　X 线、B 超、CT、MRI 检查可提示创伤的部位和程度，了解深部器官损伤情况。

3. 诊断性穿刺　胸腔、腹腔穿刺，可了解体腔内的损伤情况。内出血可导致体液不足，甚至休克；空腔器官破裂时，有严重感染的风险。

三、治疗要点

1. 急救治疗　急救要求做到快速判断抢救、及早转送。处理原则是抢救生命、重点检查、止血包扎、妥善固定、快速转运。

2. 闭合性创伤的治疗　无深部组织器官损伤时，多不需要进行特殊处理，可局部制动休息。小范围的软组织挫伤后早期局部冷敷，减少组织出血和肿胀；后期改用热敷，有利于吸收、促进炎症消退和组织修复。

3. 开放性创伤的治疗　污染伤口尽早行清创术，使其转变为清洁伤口，一期缝合，争取一期愈合。清创术适用于伤后 6～8 小时以内的开放性伤口。头面部、伤口污染轻、坏死组织少、早期已包扎并使用抗生素者，清创缝合时间可适当延迟至 12 小时甚至 24 小时。若伤口污染重或创伤时间超过 8～12 小时，可清创后暂不缝合，敞开引流，观察 24～48 小时，根据情况延期缝合。感染伤口须经引流、换药和肉芽组织形成，逐渐达到二期愈合。对关节附近及有神经、大血管、内脏等重要组织或器官暴露的伤口，如无明显感染，虽时间较长，原则上也应清创并将伤口缝合。

考点 清创术的时间、目的

四、主要护理诊断 / 问题

1. 疼痛　与组织损伤局部肿胀有关。

2. 皮肤完整性受损　与开放性损伤伤口有关。

3. 体液不足　与出血、体液丢失或补液不足有关。

4. 恐惧　与机体创伤及精神刺激有关。

5. 潜在并发症：感染、休克、挤压综合征、急性肾衰竭等。

五、护 理 措 施

（一）急救护理

急救时要遵循抢救生命第一，恢复功能第二，顾全解剖完整性第三的原则，符合快抢、快救、快送的要求。

1. 迅速抢救生命　首先救治危及生命的紧急情况，如心搏、呼吸骤停，窒息，活动性大出血，开放性或张力性气胸，休克等。心搏、呼吸骤停，应立即行心肺复苏术；窒息应及时清除口咽部异物，必要时行气管插管，有条件者可行气管切开术；昏迷病人要防止舌后坠造成窒息；活动性大出血可采取加压包扎止血法；开放性气胸采取加压包扎变为闭合性气胸，张力性气胸应穿刺减压；休克者及时扩充血容量，去除病因等。

考点　急救时要遵循的原则

2. 包扎伤口及止血　用无菌敷料或清洁布料包扎伤口，减少出血和细菌污染。如有内脏脱出，禁止现场还纳，可用大小合适的盆、碗等物品覆盖保护后妥善包扎。如有活动性大出血应紧急止血，可用压迫法、加压包扎止血法、止血带及器械止血法等。四肢出血常用橡皮止血带止血，使用时应注意：①止血带不能直接接触病人皮肤。②上肢止血在上臂的上 1/3 处绑扎，下肢止血在大腿中部绑扎。绑扎时松紧要适宜，过松不能止血，过紧则可损伤神经和皮肤，以恰好止住动脉出血为宜。③绑扎完成后立即注明上止血带的时间。④每隔 1 小时放松 1 次，每次放松 2 ～ 3 分钟，做好观察和记录，避免引起肢体缺血性坏死。⑤止血的有效标志为远端动脉搏动消失。

考点　使用橡皮止血带的注意事项

3. 骨折固定　就地取材做临时简易固定，既可避免搬运过程中二次损伤，还可减轻疼痛，便于转运。疑有颈椎骨折的病人做好头部固定，防止脊髓损伤。疑有脊柱骨折的病人，用平托法或滚动法将其轻放、平卧在硬板床上。四肢骨折固定应超过骨折两端关节。在现场无合适固定材料能用时可以采用自身固定法，将上肢固定于胸前，下肢固定于健侧下肢。外露骨端一般不进行现场复位。

4. 及时转送　经急救处理、伤情稳定后，由专人迅速护送到就近且有治疗条件的医院行进一步治疗。途中保持平稳, 避免颠簸；保持适当体位，病人头部应朝后 (与运动方向相反)，同时注意止痛、保暖，补充液体防止休克。密切观察病情变化，做好病情记录。

（二）软组织闭合性损伤的护理

对于合并重要脏器损伤需行急症手术的病人，应做好急症手术常规准备和护理。如备皮、配血、输液、药物过敏试验、局部 X 线片检查等。

1. 一般护理　抬高患肢 15°～30°，利于静脉、淋巴液的回流，减轻肢体的肿胀和疼痛。适当给予包扎固定，患肢制动减轻疼痛，避免继发损伤。重症病人注意饮食指导，给予高热量、高蛋白、高维生素、易消化饮食。必要时遵医嘱静脉补充营养，促进创伤组织的修复。

2. 病情观察　注意生命体征、神志、面色、尿量等全身情况的观察，警惕合并深部组织、器官的损伤，发现异常及时告知医生，以便及时处理；挤压伤病人注意观察尿量、颜色变化，警惕肾衰竭。严重挤压伤病人，血钾会明显升高，导致心律失常或心搏骤停，应注意监测血钾和心电图的变化。严重创伤，多发生酸中毒，可通过补液或遵医嘱应用碱性药物给予纠正。

3. 配合治疗护理　小范围软组织闭合性损伤后，24 小时内给予局部早期冷敷，以减少渗血和肿胀；24 小时以后改用热敷和理疗，可促进吸收和炎症消退。可酌情遵医嘱口服或局部外敷活血化瘀、消肿止痛的中西药物。病情稳定后可配合理疗、按摩、功能锻炼等。若有血肿，轻度血肿可自行吸收，不必处理；较大血肿应在无菌操作下做穿刺抽吸，然后加压包扎。

（三）软组织开放性损伤的护理

1. 术前准备　合并有重要脏器伤或需手术的开放性损伤病人，应做好急症手术的常规准备和护理。

2. 配合医生进行清创术

（1）清创术：是处理污染伤口的一种手术方法。即在无菌操作下，彻底清理污染伤口，使之变为清洁伤口，从而减少感染的机会，达到一期愈合的目的。

（2）清创术的步骤：①清创前准备。术者按常规方法洗手、戴手套。用无菌纱布覆盖伤口，剃除伤口周围的毛发，用肥皂水和生理盐水刷洗伤口周围皮肤的污迹。②清洗伤口。去掉覆盖伤口的纱布，以生理盐水、3% 过氧化氢溶液交替冲洗伤口，用消毒镊子或小纱布球轻轻除去伤口内的污物、血凝块和异物。③清理伤口。根据伤口部位和程度选择适当的麻醉方式，常规皮肤消毒、铺无菌巾。术者重新手消毒或泡手，穿无菌手术衣，戴无菌手套后即可清理伤口。详细检查伤口，切除无生机组织及脱离骨膜的碎骨片，修剪创缘皮肤 1～2mm，使创缘整齐，修复损伤的肌腱、神经、重要血管等组织。④缝合伤口。清创后再次用生理盐水清洗伤口。根据伤口污染程度、大小和深度等具体情况，决定伤口是开放还是缝合，是一期还是延期缝合。

（3）清创术后护理：严密观察病情变化；四肢损伤应抬高患肢，制动休息；保持伤口敷料清洁，伤口内橡皮引流条一般 24～48 小时后拔除；遵医嘱应用抗生素与破伤风抗毒素，预防感染。

（四）心理护理

护士应保持镇静的态度，详细解释各种护理措施，对病人提供个体化的心理支持，给予心理疏导和安慰，帮助其面对压力，缓解其焦虑、恐惧的心理，以稳定的情绪配合治疗和护理。

六、健 康 教 育

1. 提高安全生产、安全出行等相关意识，避免意外损伤。

2. 发生较严重的创伤应及时就诊，以免延误病情。

3. 鼓励病人加强营养，保持乐观心境。

4. 说明功能锻炼的必要性，防止因制动引起关节僵硬、肌肉萎缩等并发症。

第 2 节　烧伤病人的护理

案例 8-2

　　病人，男，40 岁，汽车司机，体重 60kg。因不慎致汽油燃烧而致头部、面部、颈部、前胸、腹部、双上肢烧伤，大腿上有几处小创面共约 3 个手掌（病人）大小，烧伤创面有大小不等的水疱，自述口渴、心悸、疼痛难忍，伤后无小便。

请问： 1. 评估该病人烧伤程度。

　　　　2. 此病人伤后第一个 24 小时如何补液？

　　　　3. 补液时，调整输液速度的具体指标有哪些？

　　烧伤是指热力（火焰、热液、热气及高温固体）、电能、放射线或化学物质导致的人体损伤，其中临床上热力烧伤最常见。烧伤不仅损害皮肤，还可累及肌肉、骨骼，大面积烧伤还会引起休克、全身性感染、多器官功能衰竭等一系列病理生理变化而危及生命。

一、护 理 评 估

（一）健康史

　　烧伤的致伤原因很多，如沸水、火焰、热金属、蒸汽、强酸、强碱、磷、生石灰、电流等均可引起烧伤。应详细询问烧伤的种类、作用时间及伤后的处理。

（二）身心状况

　　1. 烧伤面积估计　以烧伤面积占全身体表面积的百分率来计算。根据我国人体体表面积特点，烧伤面积的计算常用新九分法和手掌法。

　　（1）新九分法：将全身体表面积划分为 11 个 9% 与 1 个 1% 的等份，共计 100% 的体表面积来估算烧伤面积的方法（表 8-1）。12 岁以下的小儿头部面积所占比例较大，而双下肢面积所占比例较小，所以小儿烧伤面积应结合年龄进行计算。此法适用于连续的、大面积烧伤的病人。

表 8-1　烧伤面积新九分法

部位	成人各部位体表面积 /%	小儿各部位体表面积 /%
头颈	9×1（发部 3、面部 3、颈部 3）	9×1+（12– 年龄）
双上肢	9×2（双手 5、双前臂 6、双上臂 7）	9×2
躯干	9×3（腹侧 13、背侧 13、会阴 1）	9×3
双下肢	9×5+1（双臀 5、双大腿 21、双小腿 13、双足 7）	9×5+1–（12– 年龄）

注：Ⅰ度烧伤一般不计入烧伤总面积之中；该表以成年男性为标准，成年女性双臀、双足各占 6%。

（2）手掌法：病人五指并拢的一个手掌面积约占其全身体表面积的1%，此法不论年龄大小与性别，均以病人自己手掌面积的大小来估计。适用于散在的、小面积的烧伤病人。

考点 用新九分法和手掌法计算烧伤面积

2.烧伤深度估计　我国采用三度四分法（图8-1，表8-2），即根据皮肤烧伤的深浅分为：Ⅰ度、浅Ⅱ度、深Ⅱ度、Ⅲ度。计算烧伤面积时，只计算Ⅱ度和Ⅲ度烧伤面积，Ⅰ度烧伤面积不计算在内。

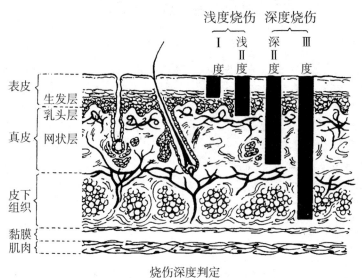

图 8-1　皮肤烧伤深度示意图

表 8-2　烧伤深度的估计

分度		损伤深度	局部特征	愈合过程
Ⅰ度（红斑）		表皮层	红、肿、热、痛、烧灼感、无水疱	3～7日愈合，无瘢痕
Ⅱ度（水疱）	浅Ⅱ度	真皮浅层	水疱较大、疱壁薄、基底潮红、水肿明显，剧痛	1～2周愈合，无瘢痕，有色素沉着
	深Ⅱ度	真皮深层	水疱较小、疱壁厚、基底苍白或红白相间，可见网状血管栓塞，痛觉迟钝	3～4周愈合，有瘢痕
Ⅲ度（焦痂）		皮肤全层，可达皮下	无水疱、焦黄、蜡白甚至炭化，可见树枝状栓塞血管，感觉消失	2～4周焦痂自然分离，面积小者可自愈，面积大者需植皮

考点 烧伤深度的估计

3.烧伤严重程度估计　烧伤的严重程度（表8-3）主要取决于烧伤面积和烧伤深度。

表 8-3　烧伤的严重程度

分度	烧伤面积
轻度烧伤	总面积在10%以下的Ⅱ度烧伤
中度烧伤	总面积在10%～29%，或Ⅲ度烧伤面积在10%（小儿5%）以下

续表

分度	烧伤面积
重度烧伤	总面积在 30% ~ 49%，或Ⅲ度烧伤面积在 10% ~ 19%（小儿 5% ~ 14%），或总面积不足 30%，但全身情况较重；或已有休克、呼吸道烧伤及较严重的复合伤
特重烧伤	总面积在 50% 及以上，或Ⅲ度烧伤面积在 20%（小儿 15%）以上

考点　判断烧伤病人的严重程度

临床上所指的大面积烧伤是指成人Ⅱ度烧伤面积大于 15%，小儿大于 10%，多需住院治疗。反之，若为小面积烧伤，一般在门诊处理。

4.病程分期估计　根据烧伤后病理生理及临床过程分为 3 期：休克期、感染期、修复期，3 期之间互相重叠、互相影响。

（1）休克期：烧伤后由于热力作用，使毛细血管通透性增加，大量血浆外渗至组织间隙及创面，致有效循环血量锐减，从而发生低血容量性休克。体液渗出多自烧伤后 2 ~ 3 小时开始，至 36 ~ 48 小时渗出达高峰，随后渗出逐渐减少直至停止。休克是烧伤早期死亡的主要原因，应给予重视。

（2）感染期：创面从渗出转为吸收，创面及组织中的毒素和坏死组织分解产物吸收入血，引起中毒症状。加之烧伤使皮肤失去防御功能，污染创面的细菌易在坏死组织中生长繁殖并产生毒素。感染是烧伤病人后期的主要并发症和死亡原因。

（3）修复期：组织烧伤后，在炎症反应的同时，创面也开始修复过程，包括创面修复期和功能修复期。轻度烧伤多能自行修复。深Ⅱ度烧伤如无感染并发症，3 ~ 4 周后可自愈，留有瘢痕。Ⅲ度烧伤或有严重感染的深Ⅱ度烧伤需靠皮肤移植修复。

5.心理 - 社会状况　烧伤属于意外事故，病人多无任何思想准备，易造成严重心理打击。早期有精神紧张、行为异常等反应；中期因换药疼痛、手术治疗等而焦虑不安、恐惧；后期可能因面容损毁、躯体功能障碍或致残而产生长期精神困扰，甚至悲观厌世。

（三）辅助检查

对于重度烧伤病人，常规检查血、尿常规，生化检查，监测肾、心、肺、肝功能，注意防止重要器官功能衰竭。

二、治疗要点

轻度烧伤，主要处理创面，防治感染。中度以上烧伤，要防治低血容量性休克，预防感染，促使创面修复。

三、主要护理诊断 / 问题

1.急性疼痛　与组织损伤、感染、换药、体位改变等有关。

2.体液不足　与烧伤创面大量渗出有关。

3.皮肤完整性受损　与烧伤创面导致皮肤损害有关。

4.有感染的危险　与烧伤创面皮肤完整性受损有关。

5. 焦虑或恐惧　与遭遇意外打击、担心预后等因素有关。

6. 潜在并发症：休克、脓毒症、肢体畸形等。

四、护理措施

（一）现场急救护理

1. 脱离险境　迅速消除致伤因素，指导和帮助伤者尽快脱离险境。①火焰烧伤：要迅速采取有效措施尽快灭火，保持镇静，忌奔跑、喊叫或用双手扑打火焰，应就地卧倒，缓慢打滚压灭火焰或用身边物品覆盖灭火。②热水等热液烫伤：应立即脱去或剪开浸湿衣服，然后用冷水冲洗、浸泡等，以减轻疼痛和热力继续损伤。③强酸、强碱等化学物质烧伤：立即脱去或剪开沾有酸、碱的衣服，用大量清水冲洗，冲洗时间应适当延长。④生石灰烧伤：应先除去石灰粉粒，再用清水冲洗，避免石灰遇水产热加重损伤。⑤磷烧伤：立即将烧伤部位浸入水中或用大量清水冲洗，同时在水中拭去磷颗粒；不可将创面暴露在空气中，避免剩余磷继续燃烧，创面忌用油质敷料，以免磷在油中溶解而被吸收。

考点　不同原因烧伤后的急救处理方法

2. 抢救生命　去除致伤原因后，配合医生首先处理心搏、呼吸骤停，窒息，大出血，休克等危及生命的情况。怀疑有呼吸道烧伤时，应保持口、鼻腔通畅，必要时协助医生做气管切开。

3. 保护创面　就地取材，可用无菌敷料或用清洁的衣服、被单等覆盖烧伤创面，避免再污染或损伤，创面不涂任何药物，尤其是带色的药物。

4. 防治休克　应及时给予止痛剂，减轻病人疼痛。合并呼吸道烧伤或颅脑损伤者忌用吗啡。口渴者口服淡盐水或烧伤饮料，不能单纯大量饮用白开水。有条件者应及早实施补液方案。

5. 快速转送　及时、安全转送到有条件救治的医院治疗。但转送时要求保持呼吸道通畅，如已发生休克，先抗休克，休克基本控制后再转运。

（二）一般护理

保持呼吸道通畅，吸氧。做好疼痛的对症处理，严禁探视。加强营养，指导病人高热量、高蛋白、高维生素饮食。依据病人具体情况给予口服、鼻饲或肠外营养，促进创面愈合及身体功能的恢复。

（三）病情观察

1. 观察全身情况　伤后密切观察神志及生命体征变化；留置尿管，测尿量；重症烧伤需监测中心静脉压。

2. 观察创面情况　早期应每日观察创面病情变化。若出现创面水肿、渗液多、肉芽颜色转暗、创缘下陷或上皮停止生长，原来干燥的焦痂变得潮湿、腐烂，创面有出血点等都是脓毒症的征象。若创面出现紫黑色出血性坏死斑，是铜绿假单胞菌感染的征象。发现异常情况，及时向医生报告。

（四）配合治疗护理

1. 静脉补液的护理　烧伤后 2～3 日内，因创面大量渗出而引起低血容量性休克。遵医嘱及时、足量、快速静脉补液是保证病人平稳渡过休克期的关键，做好补液护理是此期护理工作的重点，同时还要密切观察病人对治疗的反应，调整输液速度，做好保暖、镇静止痛、保持呼吸道通畅等工作。

（1）补液量估计：我国常用的补液计算方法，烧伤后第一个 24 小时补液量（ml）= Ⅱ、Ⅲ度烧伤面积 × 体重（kg）×1.5ml（儿童 1.8ml、婴儿 2.0ml）+2000ml（儿童 70 ～ 100ml/kg、婴儿 100 ～ 150ml/kg）。其含义是每烧伤 1% 的面积（Ⅱ、Ⅲ度）、每千克体重成人补充胶体和电解质溶液总量为 1.5ml，另加生理需要量 2000ml。电解质溶液和胶体溶液的比例一般为 2：1；特重度烧伤为 1：1。伤后第二个 24 小时的体液渗出减少，电解质和胶体溶液的补液总量为第一个 24 小时的一半，外加生理需要量。第三个 24 小时补液量根据病情的变化而定。

（2）补液种类与安排：晶体溶液首选平衡盐溶液，其次为生理盐水。胶体溶液首选血浆，也可用全血或血浆代用品，如中分子右旋糖酐（一般 24 小时不宜超过 1000ml）等。合并休克的病人不宜选择乳酸钠林格液，宜选择碳酸氢钠等渗盐水。生理需要量用 5% 葡萄糖或 10% 葡萄糖溶液。因烧伤后第一个 8 小时液体渗出最快，所以第一个 24 小时补液量的 1/2 在前 8 小时输入，余下的 1/2 液体在第二、第三个 8 小时内平均分配。生理需要量应在三个 8 小时内平均分配（表 8-4）。

考点　烧伤后病人第一个 24 小时的补液总量、补液种类、液体分配

表 8-4　烧伤后第一个 24 小时输液的分配比例

补液种类	第一个 8 小时	第二个 8 小时	第三个 8 小时
胶体液	1/2	1/4	1/4
电解质溶液	1/2	1/4	1/4
生理需要量	1/3	1/3	1/3

（3）调节输液量和速度的指标：①尿量。肾功能正常，尿量是判断休克是否纠正的重要指标之一。一般成人维持每小时尿量 30ml（儿童 20ml、婴儿 10ml）以上，有血红蛋白尿者，尿量应维持在每小时 50ml 以上。如低于上述水平，表示补液量不足，应加快补液的速度；但老年人、心血管病病人、呼吸道烧伤病人或合并颅脑损伤者，输液速度不能太快，只要求每小时尿量 20ml 即可。②其他指标。包括病人的意识、血压、脉搏、中心静脉压、末梢循环情况等，如病人安静，肢体温暖，收缩压在 90mmHg 以上，成人脉搏在 120 次 / 分（小儿在 140 次 / 分）以下，中心静脉压在正常范围，说明血容量已基本恢复。

考点　调节输液量和速度的指标

2. 烧伤创面的护理

（1）初期创面清创的护理：病人休克基本控制后，在良好的麻醉和无菌条件下，协助医师尽早清创。剃净创面附近的毛发，剪短指（趾）甲，擦净创周皮肤，用无菌生理盐水冲洗创面，轻拭去表面黏附物，使创面清洁。还应特别注意创面水疱的处理，浅Ⅱ度小水疱可不予处理；大疱应在疱皮消毒后，行底部穿刺抽液，保留疱皮；水疱已破损撕脱、污染严重者，给予剪除。清创后注射破伤风抗毒素，必要时及早使用抗生素。

（2）包扎疗法的护理：适用于四肢浅Ⅱ度烧伤，病室条件差或门诊处理的小面积烧伤。采用敷料对创面包扎封闭固定的方法，目的是减轻创面疼痛，预防创面感染，同时一定的压力可部分减少渗出，减轻水肿。方法为在清创处理后，创面上先敷几层药液纱布，外面覆盖数层纱布、棉垫，其厚度以不被渗液浸透为度，再用绷带自肢体远心端向近心端包扎，注意暴露指（趾）末端以观察血液循环。指（趾）间用敷料隔开，避免形成并指（趾）畸形。创面包扎后，每日检查有无松脱、臭味或疼痛，注意肢端末梢循环情况；敷料浸湿后及时更换，以防感染；抬高患肢，保持肢体功能位置。

考点 包扎疗法的护理要点

（3）暴露疗法的护理：暴露疗法是指病人经清创处理后，创面完全暴露在清洁、干燥和温暖的空气中。适用于Ⅲ度烧伤、特殊部位（头面部、颈部或会阴部）烧伤及特殊感染（如铜绿假单胞菌、真菌感染）的创面、大面积烧伤创面。暴露疗法的房间应满足：室内清洁，有必要的消毒与隔离条件；室温控制在 $28 \sim 32℃$，湿度在 50% 左右；便于抢救治疗。

护理要点：①保持床单元清洁干燥；促进创面干燥、结痂，可用烤灯或红外线灯照射促进结痂，若有渗液，可用无菌纱布、消毒棉球随时吸干；创面涂收敛、抗菌等药物。②保护创面，为避免创面长时间受压，应定期翻身。环形烧伤肢体，可用支架将伤肢悬吊使创面悬空，如为躯干环形烧伤，最好使用翻身床，防止创面持续受压导致再损伤。

考点 暴露疗法的护理要点

（五）去痂和植皮的护理

深度烧伤创面自然愈合慢或难以愈合，且瘢痕增生可导致各种畸形并引起功能障碍。因此，创面应早期采取切痂、削痂并植皮，做好植皮手术前后的护理。

（六）感染创面的护理

及时清除脓液及坏死组织，采用湿敷、半暴露（薄层药液纱布覆盖）、浸浴疗法清洁创面。根据创面感染程度和脓液的多少决定每日换药次数；根据感染特征或细菌培养及药敏试验选择外用药，如乙酸、磺胺米隆、烧伤膏剂或油剂等中西药制剂。待感染基本控制、肉芽组织生长良好时，及时植皮促使愈合。

考点 感染创面的护理要点

（七）特殊部位烧伤的护理

1. 呼吸道烧伤　①床旁应备好急救物品，如气管切开包、吸痰器、气管镜等。②保持呼吸道通畅，如有呼吸困难，应早期行气管切开给氧，做好气管造口护理。③控制输液量，防止肺水肿。④遵医嘱应用有效的抗生素，防止不良反应及二重感染的发生。

2. 头颈部烧伤　多采用暴露疗法，安置病人取半坐卧位，尤其注意观察有无呼吸道烧伤。做好五官护理，及时用棉签拭去眼、鼻、耳的分泌物，保持其清洁干净；双眼用抗生素眼药水或眼膏，避免角膜干燥而发生溃疡；避免耳廓创面受压；做好口腔护理，防止口腔黏膜溃疡及感染。

3. 会阴部烧伤　采用暴露疗法，双下肢分开，会阴充分暴露；创面易被大小便污染而感染，便后应使用生理盐水清洗肛门、会阴部；一般不行早期切痂，防止臀沟两侧粘连愈合；

深度烧伤脱痂后，尽早做会阴分区植皮。

（八）防止感染的护理

1.遵医嘱合理应用抗生素　及时做创面细菌培养及抗生素药物敏感试验，以便选用有效抗生素，同时注意不良反应及多重耐药菌感染的发生。

2.做好消毒隔离工作　病房用具应专用，采取保护性隔离措施，工作人员出入病房应更换隔离衣、鞋、帽，接触病人前后要洗手，防止交叉感染，同时做好终末消毒工作。

（九）心理护理

护理时应对病人热情和蔼、认真负责；耐心听取病人疾苦和要求，了解病人心理活动，有针对性地进行疏导和解释；注意自己的言行举止，避免不良刺激，逐渐解除病人顾虑，使其配合治疗，增强康复的信心。

> **医者仁心**　　　　　　　　　**让他们"活下来、活得好"**
>
> 　　1958年，上海某医院成功救治了一个大面积烧伤的钢铁工人，这成为中国烧伤医学治疗领域的里程碑事件。作为抢救小组的成员，中国工程院院士、我国著名整形修复外科专家、显微外科专家、颅面外科专家张涤生与同事一同，帮助病人闯过了休克、感染和植皮三个生死关，最终保住了生命并恢复了部分肢体功能，创造了医学史上医治大面积烧伤病人并获得成功的一个奇迹。半个多世纪以来，张涤生一直致力于使病人保住生命——让他们"活下来"；使病人恢复正常的肢体功能和外表——让他们"活得好"。

五、健 康 教 育

1.烧伤早期注意维持各部位的功能位置，如手部固定在半握拳姿势且指间用凡士林纱布隔开以防粘连；颈部烧伤取后伸位；足、踝部烧伤应使足与小腿成90°等。创面愈合后尽早下床活动，指导病人逐渐进行肢体和关节功能锻炼，以主动运动为主，被动运动为辅，以减少由于瘢痕挛缩、肌肉萎缩而造成的躯体功能障碍（图8-2）。

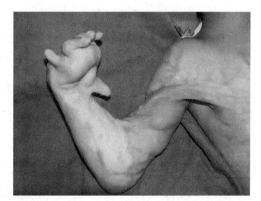

图 8-2　肌肉挛缩畸形

2.告知病人创面愈合后一段时间内，可能出现皮肤干燥、瘙痒、全身闷热等不适反应，应嘱咐病人避免使用刺激性大的肥皂和接触过热的水，不能挠抓初愈的皮肤，可在已愈创面涂擦润滑剂，穿纯棉内衣，一年内避免太阳暴晒烧伤部位。

第 3 节　咬伤病人的护理

一、毒蛇咬伤病人的护理

毒蛇咬伤多见于我国南方农村和山区，受伤后不及时救治，病人可能有生命危险。毒蛇头部呈三角形，色彩斑纹鲜明，有一对毒牙。毒蛇咬人时，毒腺排出毒液，通过毒牙注入人体，引起局部和全身中毒症状。毒蛇咬伤处皮肤有一对大而深的牙痕，而无毒蛇头部呈椭圆形，色彩不明显，咬伤时为一排或两排细牙痕。蛇毒可分为神经毒、血液毒和混合毒 3 类，分别对神经系统和循环系统产生作用。神经毒素以金环蛇、银环蛇为代表，可引起呼吸肌麻痹和其他神经肌肉瘫痪，局部组织破坏较小；血液毒素以竹叶青、五步蛇为代表，可引起全身广泛性出血、溶血，甚至心力衰竭，局部症状出现早且严重；混合毒素以蝮蛇、眼镜蛇为代表，兼有神经毒素和血液毒素的作用。

考点 毒蛇咬伤后伤口特点

（一）护理评估

1. 健康史　了解蛇咬伤的情况，时间、部位和处理经过。描述蛇的形态、齿痕特点，以判断蛇的性质。

2. 身心状况

（1）神经毒素类：毒蛇咬伤后 1 ～ 6 小时可出现全身软弱、疲乏、四肢麻木、视物模糊、眼睑下垂、言语不清、吞咽困难；严重者可出现胸闷、呼吸困难、血压下降、昏迷、呼吸停止。局部伤口麻木，肿胀较轻，疼痛不明显。

（2）血液毒素类：毒蛇咬伤后有全身出血现象，如全身广泛的皮下瘀斑，眼结膜下出血、咯血、呕血、便血、尿血等，严重者因休克、心力衰竭或急性肾衰竭而死亡。病人局部伤口剧烈疼痛、肿胀，并迅速向近侧扩散，皮下出现大片瘀斑。伤口内有血性渗出物，甚至出血不止。

（3）混合毒素类：毒蛇咬伤后兼有神经毒素和血液毒素的作用，局部症状明显，全身症状发展也较快，但常以一种毒素为主。

（二）主要护理诊断 / 问题

1. 恐惧　与生命受到威胁和担心预后有关。

2. 组织完整性受损　与毒蛇咬伤、蛇毒破坏组织有关。

3. 潜在并发症：感染、多器官功能障碍等。

（三）护理措施

1. 急救护理

（1）镇静：病人勿惊慌奔跑，以免加速蛇毒的吸收和扩散。

（2）环形缚扎：毒蛇咬伤后，立即用布条类、手巾或绷带等物在伤肢近侧 5 ～ 10cm 处或在伤指（趾）根部予以绑扎，以减少静脉及淋巴的回流，从而达到暂时阻止蛇毒吸收的目的。伤肢绑扎时，其松紧度以能阻断浅静脉和淋巴回流为宜，不要影响动脉血供。

（3）伤口冲洗、排毒：用大量清水、肥皂水冲洗伤口及周围皮肤，再用 3% 过氧化氢溶液反复冲洗；以牙痕为中心做深达真皮的组织切开，患肢下垂，用手自近心端向远心端朝切口处挤压，持续 10 ～ 20 分钟。血液毒素类的毒蛇咬伤者禁忌切开，防止出血不止。

考点 毒蛇咬伤后急救方法

2. 病情观察　应密切观察生命体征、神志、尿量的变化，随时注意发生中毒性休克，心、肺、肾功能衰竭及内脏出血等严重情况。如发现异常，应及时与医生联系。

3. 配合治疗护理

（1）伤口处理

1）伤口湿敷和外敷中草药：急救处理后用高渗盐水纱布或 1 ： 5000 高锰酸钾溶液湿敷伤口。肢体肿胀处可外敷中草药或抗蛇毒药物。

2）局部阻滞疗法：在毒蛇咬伤后 1 ～ 4 小时内，取胰蛋白酶 2000 ～ 5000U 加入 0.05% 普鲁卡因或注射用水 20ml 中，在伤口外周皮下及肌层浸润注射。胰蛋白酶有直接破坏蛇毒的作用。

（2）全身治疗

1）解毒排毒：蛇药具有解毒、消炎、止血等作用，遵医嘱选用相应蛇药，并可注射呋塞米、甘露醇以加快血液内蛇毒排出。

2）抗蛇毒血清的应用：遵医嘱选用单价或多价抗蛇毒血清能中和蛇毒，缓解症状。使用前做过敏试验，阳性反应需采用脱敏注射疗法。

（3）防治感染：咬伤后，需使用破伤风抗毒素和抗生素防止感染。

（4）重症病人治疗：部分受伤时间较长、中毒较重的病人，可出现多脏器功能衰竭等严重并发症，应加强支持疗法，维护各重要脏器功能。

4. 心理护理　病人入院后，及时与病人沟通，消除恐惧感，稳定病人情绪。

（四）健康教育

1. 宣传防范毒蛇咬伤知识，强化自我防范意识。步行时应尽可能避开树林茂密、人烟稀少的地段。

2. 告知人们被毒蛇咬伤后切忌慌乱奔跑，学会就地绑扎、冲洗、排毒等方法。

二、犬咬伤病人的护理

随着家养宠物数量的增多，犬咬伤的发生率也相应增加。咬伤人的犬若已感染了狂犬病毒，被咬伤者可发生狂犬病，又名恐水症。狂犬病毒主要存在于病畜的脑组织及脊髓中，其涎腺和涎液中也有大量病毒，该病毒对神经组织有强大的亲和力，在伤口及附近组织内停留并生长繁殖，若未被迅速灭活，病毒会沿周围神经上行到达中枢神经系统，引发狂犬病。狂犬病缺乏有效治疗手段，预后差，犬咬伤是主要原因。

（一）护理评估

1. 健康史　询问犬咬伤发生的时间、部位、伤后处理情况，同时询问犬的状况，是否接受过疫苗注射。狂犬病一般在犬咬伤后 10 日到数月发病，平均 30 ～ 60 日。咬伤越深，越靠近头面部，其潜伏期越短，发病率越高。

2. 身心状况　被犬咬伤后可见利齿所致窄而深的伤口，伴出血和周围组织水肿。若引发狂犬病，在发病初期，伤口周围麻木、疼痛，逐渐扩散到整个肢体；继而出现发热、烦躁、全身乏力、恐水、怕风、咽喉痉挛，伴流涎、多汗，心率快；最后出现肌瘫痪、昏迷、循环衰竭而死亡。恐水是指病人饮水、听流水声甚至仅提及饮水，均可引起严重咽喉肌痉挛。怕风是指微风或其他刺激如光、声、触动等，均可引起咽喉肌痉挛。多数狂犬病病人（除后期昏迷者外）神志清醒，恐惧、恐水使病人非常痛苦。

（二）治疗要点

1. 局部治疗　浅小伤口常规消毒后包扎即可；深大伤口应立即行清创术，清除异物和坏死组织，以等渗盐水及 3% 过氧化氢溶液反复冲洗伤口，开放引流，不做缝合；伤口周围用狂犬病免疫球蛋白（20U/kg）做浸润注射。已结痂的伤口必须去掉结痂后按上述方法处理。

2. 全身治疗

（1）免疫治疗：及早采用狂犬病疫苗进行主动免疫，如曾接受过全程主动免疫，则咬伤后不需被动免疫。

（2）防治感染：常规使用破伤风抗毒素和抗生素。

（三）主要护理诊断 / 问题

1. 疼痛　与犬咬伤所致局部炎症反应有关。

2. 组织完整性受损　与咬伤所致皮肤组织结构破坏有关。

3. 潜在的并发症：伤口感染、狂犬病等。

（四）护理措施

1. 一般护理　病室安静，避免光、声、风的刺激；专人护理，各项检查、治疗及护理操作尽量集中进行；必要时给予约束；注意隔离防护。

2. 病情观察　密切观察病人的生命体征、抽搐部位及发作次数、呼吸与循环衰竭的进展，及时采取相应抢救措施。

3. 配合治疗护理

（1）保持呼吸道通畅：及时吸痰，必要时气管切开或插管。

（2）输液和营养支持：发作期病人因不能饮水且多汗，需静脉补液，维持体液平衡。饮食应选择富含热量、蛋白质、维生素及易吞咽的半流食或软食，必要时鼻饲或静脉补充营养。

（3）预防感染：及时换药，保持伤口敷料清洁与干燥；遵医嘱使用抗生素并观察疗效；接触病人应穿隔离衣、戴口罩和手套。

4. 心理护理　对待病人应关心体贴、语言谨慎，做好治疗与护理，使病人有安全感。

（五）健康教育

1. 对豢养的犬要定期进行疫苗注射。

2. 教育儿童不要养成接近、挑逗犬的习惯。

3. 若被犬咬伤，应尽早处理伤口并注射狂犬病疫苗，并常规注射破伤风抗毒素。

第 4 节　换　药

换药又称更换敷料，是对经过初期治疗的伤口（包括手术切口）做进一步处理。其目的是观察伤口变化，保持引流通畅，控制局部感染，保护并促使肉芽组织和上皮健康生长，促使伤口尽快愈合。

一、换 药 原 则

1. 无菌原则　严格遵守无菌操作原则，凡接触伤口的器械、敷料等物品必须无菌，防止发生医院内感染。换药过程中始终坚持两把镊子操作（双手执镊法），即右手持镊接触伤口，左手持镊从换药碗中夹取无菌物品并传递给右手无齿镊，两镊不可直接接触。

2. 换药时间　换药时要求室内空气清洁，光线明亮，温度适宜。一般下列情况不安排换药：①晨间护理时；②病人进餐时；③病人睡眠时；④家属探视时；⑤手术人员上手术前。

3. 换药顺序　根据伤口情况安排换药顺序。应先换清洁伤口，再换污染伤口，之后换感染伤口，最后换特殊感染伤口。特殊感染伤口如破伤风、气性坏疽伤口等应专人换药。

4. 换药次数　应根据伤口情况而定。一般伤口在术后 2～3 天换药 1 次，如无感染，至拆线时再换药；如有发热、伤口疼痛和敷料渗湿时，要及时更换敷料。感染伤口分泌物不多，肉芽组织生长良好的伤口，每日或隔日换药 1 次；严重感染伤口或分泌物多的伤口，每日换药 1 次或数次。

考点 换药原则、换药顺序

二、换药的基本方法

1. 换药前准备　①病人准备：做好沟通工作，协助病人取舒适体位，充分暴露创面，便于操作，同时注意保暖。严重损伤或大面积烧伤的病人，必要时在换药前应用镇静剂或止痛剂。②换药者准备：按无菌操作原则穿工作服，戴好帽子和口罩；操作前七步法洗手。③用物准备：2 个无菌换药碗，分别盛放适量无菌敷料和酒精棉球、生理盐水棉球、引流物、2 把镊子，根据病人伤口情况，适量准备其他所需器械物品、药品、胶布等。

2. 换药操作方法　①揭除伤口敷料：外层绷带和敷料可用手揭去，内层敷料用镊子取下。揭除敷料的方向应与伤口纵轴方向平行；如敷料与创面黏着，可取盐水棉球湿润敷料后揭除，以减轻疼痛和伤口损伤。②清理伤口：换药时用双手持镊操作法夹持传递酒精棉球，清洁伤口由创缘向外擦拭消毒伤口周围皮肤 2 次，消毒范围大于敷料范围；化脓伤口由外向创缘消毒。用生理盐水棉球清洗伤口分泌物，禁止用干棉球、干敷料擦拭伤口，以防损伤肉芽组织。③覆盖无菌敷料并固定：覆盖大小和厚度适当的纱布敷料，内层敷料光滑面朝向伤口，以防粘连影响伤口愈合；外层敷料光滑面朝外，便于胶布粘贴固定。胶布粘贴与伤口或肢体长轴垂直，必要时用绷带包扎固定。

3. 换药后整理　换药结束后，将换药碗、镊子等已使用物品放入有盖箱子内，特殊感染病人器械单独存放，送供应室处理；污染敷料和用物分类放进医疗垃圾袋、锐器垃圾桶内。

考点 换药的操作方法

三、不同伤口的换药处理

1. 缝合创口　术后 2～3 日更换敷料，并仔细观察伤口，如无异常，用酒精棉球消毒伤口及周围皮肤后，覆盖敷料并固定，直至拆线。

2. 浅部肉芽创面　健康肉芽组织呈颗粒状，鲜红色，分泌物少，触之易出血，创缘有一圈新生上皮，以生理盐水纱布或凡士林纱布覆盖即可；肉芽过度生长，高出创缘者，用手术剪将其剪平，以无菌棉球压迫止血，或用 10% ～ 20% 硝酸银溶液烧灼；肉芽水肿者，肉芽组织表面光滑晶亮，淡红色，触之不易出血，可用 3% ～ 5% 氯化钠溶液湿敷；感染坏死肉芽，色灰白或紫黑，有脓液，臭味较大，可用含氯石灰硼酸溶液（优琐溶液）湿敷。

3. 浅表感染伤口　脓液稀薄而量多者，用 0.1% 依沙吖啶或 0.02% 呋喃西林纱布湿敷；脓液稠厚且坏死组织多者则以优琐溶液为佳。

4. 脓腔伤口　安置导管用生理盐水、优琐溶液或 0.5% 聚维酮碘溶液冲洗脓腔，脓液吸净后置入引流物，应放到接近脓腔底，应保持引流通畅。

考点 不同肉芽伤口的表现、处理方法

四、换药注意事项

1. 严格遵守无菌操作原则和换药原则。

2. 换药时注意去除伤口内异物和坏死组织，动作应轻柔。

3. 换药完毕，须将一切用具放回指定的位置，认真洗手后方可给下一位病人换药。

自 测 题

A₁/A₂ 型题

1. 下列属于闭合性损伤的是（　　）
   A. 裂伤　　　B. 爆震伤　　C. 火器伤
   D. 剥脱伤　　E. 擦伤

2. 病人，男，32 岁。地震中压在楼板下 6 小时，下肢皮肤没有破损，但肢体肿胀严重，组织广泛坏死。该损伤属于（　　）
   A. 扭伤　　　B. 挤压伤　　C. 挫伤
   D. 冲击伤　　E. 撕裂伤

3. 车祸现场有下列伤员，应先抢救的是（　　）
   A. 右侧胫骨开放性骨折　　B. 头皮血肿
   C. 右肩关节脱位　　　　　D. 张力性气胸
   E. 右前臂皮肤裂伤

4. 使用止血带止血时，不正确的是（　　）
   A. 止血带不可过细或过窄
   B. 记录止血带使用时间
   C. 止血带松紧以远端动脉搏动微弱为宜
   D. 上止血带部位衬软垫
   E. 上肢出血应在上臂上 1/3 处扎止血带

5. 头面部烧伤急救时应特别注意（　　）
   A. 预防休克　　　B. 包敷创面，避免污染
   C. 保持呼吸道通畅　D. 及时清创
   E. 使用破伤风抗毒素，预防破伤风

6. 病人，女，45 岁。清扫卫生间使用浓硫酸时，不小心洒到脚上，最佳的紧急处理措施是（　　）
   A. 立即将脚包扎
   B. 立即前往医院就诊
   C. 立即冰敷伤处
   D. 立即用大量清水冲洗伤处
   E. 立即取碱性液体冲洗伤处

7. 头、面、颈、会阴等部位烧伤，创面处理宜采用（　　）
   A. 包扎疗法　　　B. 暴露疗法
   C. 浸泡疗法　　　D. 湿敷疗法
   E. 切痂植皮

8. 挤压伤最严重的后果是（　　）
   A. 失血　　　　　B. 肌肉缺血

C. 骨折　　　　　　D. 急性肾衰竭

E. 组织坏死

9. 一名 5 岁男孩，头、面、颈部烧伤，其烧伤面
积约为（　　）

A. 9%　　　　　　　B. 16%

C. 12%　　　　　　D. 13.5%

E. 15%

10. 毒蛇咬伤时常用胰蛋白酶在伤口四周做局部
浸润或在伤口上方环形封闭，其作用是（　　）

A. 抑制蛇毒扩散　　B. 控制感染

C. 中和蛇毒　　　　D. 阻止蛇毒吸收

E. 破坏蛇毒

11. 狂犬病传染途径不可能是（　　）

A. 被狗舔舐

B. 伤口接触患病动物的分泌物

C. 病犬抓伤

D. 被狂犬惊吓

E. 眼结膜被病兽唾液污染

12. 应首先安排换药的伤口是（　　）

A. 破伤风伤口

B. 甲状腺手术后拆线

C. 脓肿切开引流的伤口

D. 胃手术后拔除腹腔引流管

E. 压疮创面

A₃/A₄ 型题

（13 ～ 15 题共用题干）

病人，男，30 岁，救火时被烧伤，左上肢、
颈部、胸腹部、双足和双小腿均为水疱，有剧痛；
右手掌焦痂呈皮革样，不痛；面部红斑，表面干燥。
并发低血容量性休克。

13. 估计该病人 Ⅱ 度烧伤面积为（　　）

A. 54%　　　B. 49%　　　C. 58%

D. 45%　　　E. 39%

14. 已静脉输液 2000ml，判断其血容量是否补足
的简单、可靠指标是（　　）

A. 中心静脉压　　　B. 血压

C. 尿量　　　　　　D. 呼吸

E. 脉搏

15. 病人出现了发热，体温 39.6℃，创面有黄绿色
分泌物且伴甜腥味。引起感染的细菌考虑为
（　　）

A. 大肠埃希菌　　　B. 金黄色葡萄球菌

C. 溶血性链球菌　　D. 铜绿假单胞菌

E. 破伤风梭菌

（申素飞）

| 第 9 章 |
肿瘤病人的护理

一、概　　述

肿瘤是机体正常细胞在不同始动与促进因素长期作用下产生的增生与异常分化所形成的新生物。新生物一旦形成，不受正常机体生理调节，也不因病因消失而停止增生，且会破坏正常组织与器官。

根据肿瘤的形态及对机体的影响，可分为良性肿瘤、恶性肿瘤、介于良恶性肿瘤之间的交界瘤。良性肿瘤一般称为瘤，来源于上皮组织的恶性肿瘤称为癌，来源于间叶组织者称为肉瘤，胚胎性肿瘤常称母细胞瘤，组织形态和生物学行为介于良性和恶性之间者称为交界瘤。恶性肿瘤已成为目前最常见的死亡原因之一。

（一）病因

肿瘤的病因迄今尚未完全明了。多年来通过流行病学的调查研究与临床观察发现，环境与行为对人类恶性肿瘤的发生有重要影响。据统计 80% 以上的恶性肿瘤与环境因素有关。机体的内在因素在肿瘤的发生、发展中也起着重要作用。

1. 环境因素

（1）物理因素：①电离辐射，如 X 线防护不当可致皮肤癌、白血病等。②紫外线，可引起皮肤癌。③其他，如烧伤深瘢痕长期存在易癌变，皮肤慢性溃疡可致皮肤鳞癌。

（2）化学因素：①烷化剂，如有机农药、硫芥等可致肺癌与造血器官肿瘤等。②多环芳香烃类化合物，如与煤烟垢、煤焦油、沥青等物质经常接触的人易患皮肤癌与肺癌。③氨基偶氮类，易诱发膀胱癌、肝癌等。④亚硝胺类，与食管癌、胃癌和肝癌的发生有关。⑤真菌毒素和植物毒素，如黄曲霉素易污染粮食，可导致肝癌、肾癌、胃癌与结肠腺癌等。

（3）生物因素：主要为病毒，如乙型肝炎病毒与肝癌有关。少数寄生虫和细菌也可致癌变，如日本血吸虫与大肠癌有关，幽门螺杆菌与胃癌有关。

2. 机体因素

（1）遗传因素：遗传与人类肿瘤的关系虽无直接证据，但肿瘤有遗传倾向性，即遗传易感性，如结肠息肉病、胃癌、乳癌等。

（2）内分泌因素：某些激素与肿瘤发生有关，如雌激素和催乳素与乳腺癌有关，生长激素可以刺激癌的发展。

（3）免疫因素：具有先天或获得性免疫缺陷者易发生恶性肿瘤，如艾滋病病人易患恶性肿瘤；器官移植后长期使用免疫抑制剂者肿瘤的发生率较高。

（二）病理

良性肿瘤有完整的包膜，与周围组织界线清楚，多为膨胀性生长，生长速率缓慢，不发生转移，术后不易复发；恶性肿瘤无包膜，与周围组织界线不清，呈浸润性生长，生长速度快，常发生转移，术后易复发。恶性肿瘤的发生发展可分为癌前期、原位癌及浸润癌 3 个阶段。肿瘤细胞的分化程度不同，其恶性程度和预后亦不同。恶性肿瘤细胞可分为高分化、中分化和低分化（或未分化）3 类，或称Ⅰ、Ⅱ、Ⅲ级。高分化（Ⅰ级）细胞形态接近正常，恶性程度低；未分化（Ⅲ级）细胞核分裂较多，高度恶性，预后不良；中分化（Ⅱ级）的恶性程度介于前两者之间。恶性肿瘤的转移途径包括直接蔓延、淋巴转移、血行转移、种植转移等。

考点　恶性肿瘤的转移途径

恶性肿瘤的分期由美国癌症联合委员会和国际抗癌联盟提出。T 指原发肿瘤大小，N 为淋巴结转移，M 为远处转移。根据肿块大小、浸润深度等在 TNM 的字母后标以 0 ～ 4 的数字，表示肿瘤发展程度，0 代表无，1 代表小，4 代表大，有远处转移为 M1，无远处转移为 M0。根据 TNM 的不同组合，诊断为不同期别。

考点　TNM 分期中 T、N、M 的含义

案例 9-1

　　病人，女，56 岁，发现右乳房肿块 10 天。查体：右乳外上象限可扪及直径 5cm 肿块，质硬，与皮肤广泛粘连，固定；腋窝可扪及成串淋巴结，固定。

请问： 1. 为明确诊断应协助病人做哪些检查？

　　　　2. 如病人确诊为乳腺癌，进行化学治疗，应采取哪些措施来预防局部毒性反应的发生？

二、护理评估

（一）健康史

1. 一般情况　包括年龄、性别、婚姻和职业；女性病人的月经史、生育史、哺乳史等。

2. 病因和诱因　有无长期吸烟、饮酒；有无不良的饮食习惯或与职业因素有关的接触与暴露史；有无经历重大精神刺激、剧烈情绪波动或抑郁。

3. 既往史　询问有无其他部位肿瘤病史或手术治疗史，有无其他系统伴随疾病，有无用（服）药史、过敏史。

4. 家族史　了解有无相关肿瘤家族史。

（二）身心状况

1. 症状和体征

（1）局部表现

1）肿块：常是体表或浅在肿瘤的首要症状。因肿瘤性质不同而致硬度、移动度及边界均可不同，位于深部组织或内脏的肿块不易触及，但可出现脏器受压或空腔器官梗阻等症状。

2）疼痛：肿块的膨胀性生长、破溃或感染等使末梢神经或神经干受到刺激或压迫，出现局部刺痛、跳痛、烧灼痛、隐痛或放射痛，常难以忍受，尤以夜间明显。空腔脏器肿瘤可致痉挛而产生绞痛。

3）溃疡：体表或空腔器官的肿瘤若生长迅速，可因血液供应不足继发坏死，或因继发感染而发生溃烂，可有恶臭及血性分泌物。

4）出血：体表及与体外相交通的肿瘤，发生破溃、血管破裂可致出血。发生在上消化道者可有呕血或黑便；肺癌可发生咯血或咳血痰；肝癌破裂可致腹腔内出血等。

5）梗阻：空腔器官或邻近器官的肿瘤，随之生长可致空腔器官堵塞或肿瘤直接压迫邻近器官导致梗阻，出现不同的临床表现，如胃癌可致幽门梗阻、肠癌可致肠梗阻等。

（2）浸润与转移症状：经淋巴转移可出现区域淋巴结肿大、局部静脉曲张、肢体水肿；若发生骨转移可有疼痛、硬结或病理性骨折等表现。

（3）全身表现：早期多无明显的全身表现。恶性肿瘤中晚期可出现消瘦、乏力、体重下降、低热、贫血等恶病质表现。

2. 心理-社会状况　评估病人的心理状况，包括对疾病诊断的心理承受能力，对治疗效果、预后等的心理反应；评估家庭经济承受能力；家属对本病及其治疗方法、预后的认知程度及心理承受能力。

（三）辅助检查

1. 实验室检查　血、尿及大便常规检查，其阳性检查结果并非恶性肿瘤的特异性标志，但常可提供诊断线索。免疫学检测对于恶性肿瘤的筛查、诊断、预后判断均有重要意义，如甲胎蛋白（AFP）可作为原发性肝癌早期辅助诊断的依据；血清癌胚抗原（CEA）测定对预测大肠癌复发风险有重要意义。

2. 影像学检查　利用 X 线、超声波、放射性核素、CT、MRI 等各种检查方法可明确有无肿块，肿块的部位、形态、大小、性状等，有助于肿瘤的诊断及其性质的判断。

3. 内镜检查　利用腔镜或内镜技术直接观察空腔器官、胸腔、腹腔、纵隔等部位的病变，同时可取细胞或组织行病理学检查，并能对小的病变如息肉做摘除治疗；还可向输尿管、胆总管或胰管插入导管做 X 线造影检查。

4. 病理学检查　是目前确定肿瘤的直接而可靠的依据，包括细胞学和组织学检查两种方法。

考点　诊断肿瘤最可靠的依据

三、治疗要点

良性肿瘤一般可以经手术完整切除。恶性肿瘤治疗多采用综合治疗方法，包括手术治疗、化学治疗、放射治疗、生物治疗、内分泌治疗及中医药治疗等，可根据肿瘤性质、发展程度和全身状态而选择。

1. 手术治疗　目前手术切除机体肿瘤仍然是最有效的治疗方法。根据手术目的分为不同种类，如预防性手术、诊断性手术、根治性手术、姑息性手术等。

2. 化学治疗　简称化疗，是一种应用特殊化学药物杀灭恶性肿瘤细胞或组织的治疗方法，往往是中晚期肿瘤病人综合治疗的重要手段之一。化疗药物种类很多，应根据肿瘤特性、病理类型选用敏感的药物并制订联合化疗方案。

3. 放射治疗　简称放疗，是利用放射线的电离辐射作用，破坏或杀灭肿瘤细胞，从而达到治疗目的的一种方法，是治疗恶性肿瘤的主要手段之一。放射线可采用光子类的 X 射线、γ 射线及粒子类的电子束、中子束等。放疗技术包括远距离治疗（外照射）、近距离治疗（腔内治疗）、立体定向放疗（X 射线或 γ 刀）和三维适形放疗等。

4. 生物治疗　是应用生物学技术改善个体对肿瘤的应答反应及直接效应的治疗，包括免疫治疗与基因治疗两类。

5. 内分泌治疗　某些肿瘤的发生和发展与体内激素水平密切相关，可进行内分泌治疗，如激素补充治疗或去势治疗等。

6. 中医治疗　用中药补益气血、调理脏腑，配合化疗、放疗或手术治疗，可减轻不良反应和病人痛苦，提高病人的生存质量。

四、主要护理诊断 / 问题

1. 焦虑与恐惧　与担忧疾病治疗效果、预后、治疗费用等有关。

2. 营养失调：低于机体需要量　与肿瘤所致高分解代谢状态及摄入减少、吸收障碍，化疗、放疗所致味觉改变、食欲下降、进食困难、恶心呕吐等有关。

3. 疼痛　与肿瘤生长侵及神经、肿瘤压迫及手术创伤有关。

4. 潜在并发症：感染、出血、皮肤和黏膜受损、静脉炎等。

五、护 理 措 施

（一）一般护理

充分的营养是提高机体抵抗力的重要条件。因此，应加强营养知识宣教、创造愉快舒适的进餐环境。制订合理的饮食计划，鼓励病人进食高蛋白、高糖、高维生素、清淡易消化饮食，注意食物色、香、味及温度，避免粗糙、辛辣食物；伴疼痛或恶心、呕吐不适者餐前可适当用药物控制症状；对口服摄入不足者，通过肠内、肠外营养支持改善营养状况。

（二）配合治疗护理

1. 疼痛护理　疼痛系肿瘤浸润神经或压迫邻近内脏器官所致，是晚期癌症病人常见症状之一。护理人员除观察疼痛的部位、性质、持续时间外，还应为病人创造安静舒适的环境，鼓励其适当参与娱乐活动以分散注意力，并与病人共同探索控制疼痛的不同途径，如松弛疗法、音乐疗法等，同时鼓励家属参与实施止痛计划。晚期肿瘤疼痛难以控制者，可按世界卫生组织三级阶梯镇痛治疗方案处理。

> **链接**
>
> **恶性肿瘤三级阶梯镇痛治疗方案**
>
> 目前我国临床上常用的疼痛等级分级方法是数字分级法（numeric rating scale，NRS）。1～4 级为轻度疼痛，病人虽有痛感但可忍受，能正常生活；5～6 级为中度疼痛，病人疼痛明显，不能忍受，影响睡眠；7～10 级为重度疼痛，疼痛剧烈，不能入睡，可伴有被动体位或自主神

经功能紊乱的表现。轻度疼痛者给予非阿片类解热消炎镇痛药，常用药物包括对乙酰氨基酚、阿司匹林等；中度疼痛者给予弱阿片类药物，常用药物包括可待因、布桂嗪、盐酸曲马多等；重度疼痛者给予强阿片类药物，常用药物包括吗啡、哌替啶等。镇痛药物以口服为主，药物剂量根据病人的疼痛程度和需要由小到大逐渐增加，直至病人疼痛消失，不应对药物限制过严而导致用药不足。

2. 手术治疗病人的护理　手术是治疗恶性肿瘤最主要的手段，尤其是早、中期恶性肿瘤的首选治疗方法。

（1）手术前：加强心理护理和生活护理，常规术前准备。

（2）手术后：密切观察病情变化，加强引流管和切口护理，重视皮肤和口腔护理，鼓励病人勤翻身、深呼吸，有效咳嗽、咳痰，早期下床活动。采取有效措施，防止并发症的发生。指导病人根据手术的种类及部位进行相应的功能锻炼，以提高手术效果，促进机体功能恢复。

3. 化疗病人的护理

（1）用药局部反应护理

1）血栓性静脉炎：是由于药物对静脉的刺激引起的。根据药性选用适宜的溶媒稀释；合理安排给药顺序，掌握正确的给药方法，减少对血管壁的刺激；有计划地由远端开始选择静脉并注意保护，妥善固定针头以防滑脱、药液外漏。对刺激性强、作用时间长的药物，若病人外周血管条件差，可行深静脉置管化疗。

2）组织坏死：若注射部位刺痛、烧灼或水肿，则提示药液外漏。一旦发生药液外漏，应及时停止药物输注，使用注射器回抽外漏药液，局部注入解毒剂，如氮芥、丝裂霉素漏出可用硫代硫酸钠，长春新碱外漏时可用碳酸氢钠。漏液部位冷敷 24 小时，也可配合硫酸镁湿敷直到症状消失。

考点　化疗病人出现血栓性静脉炎和组织坏死时应如何处理

（2）全身毒性反应护理

1）骨髓抑制：是最严重的毒性反应。一般在化疗后第 2 周开始出现，主要表现为白细胞、血小板计数降低。应每周查血常规一次，白细胞计数低于 $3.5 \times 10^9/L$，血小板计数低于 $80 \times 10^9/L$ 时，应暂停化疗，并遵医嘱给予药物治疗，必要时输入新鲜的血液或成分血。白细胞计数降低时要加强病室空气消毒，减少探视，预防医源性感染。血小板计数降低需注意安全，避免受伤。

2）消化道反应：是最常见的毒性反应。化疗病人常表现为恶心呕吐、食欲缺乏、腹痛、腹泻等。大多数病人在用药后 3～4 小时出现，为了减少恶心呕吐发生，应在化疗前 1 小时禁食并给予止吐药，治疗期间鼓励病人少量多餐，食物多样化，进食营养、清淡易消化的流食或半流食，多进食蔬菜、水果等。

3）皮肤黏膜的损害：化疗期间应嘱病人多饮水，以减轻药物对黏膜的毒性刺激。保持口腔清洁，预防口腔炎及口腔溃疡。指导病人保持皮肤清洁、干燥，不用刺激性物品清洁皮肤，并嘱咐病人发现皮肤异常要及时报告医护人员，出现瘙痒时，不要搔抓，以免继发感染，局部可涂擦炉甘石洗剂止痒。

4）肝、肾损害：肝损害表现为黄疸、肝大、转氨酶增高；肾损害出现血清肌酐升高或蛋白尿，甚至急性肾衰竭。出现肝、肾损害，应停止化疗，并遵医嘱给予相应处理，如用环磷酰胺时，嘱病人多饮水，使尿液稀释。使用大剂量甲氨蝶呤时，适量服用碳酸氢钠以保持尿液的碱性等。

5）脱发：化疗病人通常在用药 2 个月内发生，应让病人了解这一可逆性反应，告知病人化疗停止后 3 ～ 6 个月头发可再生。化疗时用冰帽局部降温，可达到减轻脱发的效果。

考点 化疗病人骨髓抑制的护理

4. 放疗病人的护理

（1）照射前做好定位标志，保持清洁干燥，防止破损；对照射野内的组织器官进行必要的辅助治疗及护理，如头颈部病变特别是照射野通过口腔时，做好口腔卫生，治疗或拔除龋齿。

（2）皮肤反应：放疗照射部位，常出现不同程度的皮肤损害，可分为 3 度。一度为红斑，称干反应，一般不做治疗，可自然消退，有烧灼感和刺痒感时，可涂 0.2% 薄荷淀粉、炉甘石洗剂或羊毛脂以收敛止痒；二度为充血、水肿、水疱，有渗出和糜烂，称湿反应，对湿性皮炎应采取暴露疗法，避免合并感染，可用抗生素油膏、冰片蛋清，必要时用甲紫外擦；三度为皮肤萎缩、变薄、毛细血管扩张、水肿及色素沉着等，无须特殊处理。总之，照射野皮肤保持清洁干燥，禁用肥皂洗澡、粗毛巾搓擦。局部用软毛巾吸干，穿着柔软的棉质衣服，局部皮肤出现红斑瘙痒时禁搔抓，禁用乙醇、碘酊等涂擦，照射野皮肤有脱皮时，禁撕脱，应让其自然脱落。

（3）黏膜反应：表现为充血、水肿、黏膜表面出现白点或白斑等。治疗期间应加强局部清洁如口腔含漱、阴道冲洗、鼻咽用抗生素及润滑剂滴鼻等。

（4）照射器官的反应：如膀胱照射后出现血尿；胸部照射后发生放射性肺纤维变等。故放疗期间加强对照射器官功能状态的观察，对症护理，有严重不良反应时报告医师，暂停放疗。

考点 放疗病人皮肤反应的护理

（5）全身反应的护理

1）骨髓抑制：护理同化疗病人骨髓抑制的护理。

2）胃肠道反应：病人常表现为厌食、恶心呕吐、腹泻等。应遵医嘱在放疗前后 30 分钟内禁食，注意调理饮食，以清淡的流食或软食为主，进食困难者可采取少量多餐的方式，保证营养的摄入，严重者配合药物治疗，适当应用止吐剂和胃黏膜保护剂。

3）神经系统反应：主要表现为乏力、头晕、头痛、嗜睡或失眠等。采取对症处理，病人卧床休息，给予镇静、安定剂。

（三）心理护理

病人因各自的文化背景、心理特征、病情及对疾病的认知程度不同，会产生不同的心理反应。根据病人不同的心理反应有针对性地进行心理疏导，消除负性情绪的影响，增强其战胜疾病的信心。肿瘤病人心理变化可分为以下 5 期。

1. 震惊否认期　病人初悉病情后，眼神呆滞，不言不语，知觉淡漠甚至晕厥，继之极力否认，希望诊断有误，要求复查，甚至辗转多家医院就诊、咨询。对此期病人，应鼓励家属给予其情感上的支持和生活上的关心，使之有安全感。

2. 愤怒期　当病人接受患病事实后，会恐慌、哭泣，继而愤怒、烦躁、不满，常迁怒于亲属和医务人员，甚至百般挑剔、无理取闹，或出现冲动行为。此期应通过交谈和沟通，尽量诱导病人表达自身的感受和想法，纠正其认知错误，教育和引导病人正视事实。

3. 磋商期　此期病人求生欲最强，常心存幻想，遍访名医、寻求偏方，祈求延长生命。病人易接受他人的劝慰，有良好的遵医行为。应维护病人的自尊，尊重其隐私，兼顾身心需要，提供心理护理。

4. 抑郁期　当治疗效果不理想、病情恶化时，病人往往感到绝望无助，对治疗失去信心，表现为悲伤抑郁、沉默寡言、不听劝告、不遵医嘱，甚至有自杀倾向。对抑郁期病人，应给予更多关爱和抚慰，诱导其发泄不满，鼓励家人陪伴于身旁，满足其各种需求。

5. 接受期　病人经过激烈的内心挣扎后，接受事实，心境变得平和，不再自暴自弃，并积极配合治疗。晚期病人常处于消极被动的应付状态，处于平静、无望的心理状态。对此期的病人，应加强交流，尊重其意愿，满足其需求，尽可能提高其生活质量。

以上心理变化可同时或反复发生，且不同心理特征者在心理变化分期方面存在很大差异，各期持续时间、出现顺序也不尽相同。

考点　恶性肿瘤病人心理变化的分期

六、健康教育

1. 保持心情舒畅　各种精神刺激、情绪波动可促进肿瘤的发生和发展。肿瘤病人应保持良好的心态，避免情绪刺激和波动。

2. 功能锻炼指导　教育病人学会新的自我照顾方法；进行功能锻炼，尽早适应社会及身体功能的改变。

3. 加强肿瘤三级预防的宣教　一级预防为病因预防，目的是消除或减少可能致癌的因素，预防癌症的发病率；二级预防是早发现、早诊断、早治疗，目的是提高生存率，降低病死率；三级预防是指治疗后的康复预防，目的是提高生存质量、减少痛苦及延长寿命。

4. 复诊指导　肿瘤病人应终身随访，在手术治疗后最初 2 年内至少每 3 个月复查 1 次，之后每半年复查 1 次，5 年后每年复查 1 次。

自 测 题

A₁/A₂ 型题

1. 肉瘤的概念是（　　）

　A. 来自上皮组织的肿瘤

　B. 来自上皮组织的恶性肿瘤

　C. 来自软组织的恶性肿瘤

　D. 来自间叶组织的恶性肿瘤

　E. 来自肌肉组织的恶性肿瘤

2. 目前确定肿瘤最可靠的依据是（　　）

A. MRI　　　　B. CT　　　　C. X 线片

D. 病理学检查　　E. 放射线核素

3. 下列各项中不是恶性肿瘤的转移方式的是（　　）

A. 淋巴转移　　B. 血行转移　　C. 种植转移

D. 直接蔓延　　E. 接触转移

4. 恶性肿瘤的病理特点是（　　）

A. 危害小　　B. 无转移　　C. 细胞分化低

D. 界线清楚　　E. 膨胀性生长

5. 对于放疗照射的皮肤，下列各项中错误的是（　　）

A. 避免热刺激

B. 避免冷刺激

C. 保持皮肤清洁干燥

D. 常用乙醇、碘酊消毒，预防感染

E. 内衣要柔软宽大，避免摩擦

6. 恶性肿瘤化疗期间白细胞计数降至 3.0×10^9/L，正确的处理是（　　）

A. 暂停用药　　　　B. 加强营养

C. 加大用药量　　　D. 服用抗生素

E. 输注白蛋白

7. 恶性肿瘤国际 TNM 分期法中的 N 是指（　　）

A. 原发肿瘤　　B. 肿瘤部位　　C. 远处转移

D. 淋巴结转移　　E. 口腔黏膜干燥

8. 李某，女，38 岁。急性粒细胞性白血病，行静脉注射化疗药物后，立即出现注射部位刺痛、烧灼或水肿。护士应考虑（　　）

A. 化疗药物反应

B. 化疗药物漏出血管外

C. 高渗性药液刺激血管壁所致

D. 化疗药物过敏

E. 血栓性静脉炎

A₃/A₄ 型题

（9～11 题共用题干）

病人，男，60 岁，吸烟 40 年，每天 15 支。

不明原因咳嗽 2 个月，痰中带血丝。胸部 X 线片显示左上肺不张，痰液病理学检查阴性。

9. 为明确诊断，应首选的检查是（　　）

A. 超声下肿块穿刺活检

B. 纤维支气管镜病理检查

C. 胸部 CT 检查

D. 抗炎治疗 3 个月后复查

E. 再次痰中找病理细胞

10. 检查确诊左上肺肿块、鳞癌，最主要的治疗方法是（　　）

A. 中药治疗　　B. 放射治疗　　C. 激素治疗

D. 化学治疗　　E. 尽早手术

11. 病人出现愤怒、烦躁、不满，迁怒于亲属和护理人员，说明心理反应为（　　）

A. 震惊否认期　　B. 愤怒期

C. 磋商期　　　　D. 抑郁期

E. 接受期

（12～13 题共用题干）

病人，男，52 岁，3 年前因食管癌行根治性手术，近 1 个月出现胸前及腰背痛，逐渐加重，难以忍受。入院行核素骨扫描提示肿瘤骨转移可能。

12. 不符合世界卫生组织提出的恶性肿瘤三级阶梯镇痛治疗方案的是（　　）

A. 口服为主

B. 从小剂量开始

C. 必须限制用药剂量

D. 不应对药物限制过严

E. 非阿片类药物效果不好时，改用阿片类药物

13. 病人出现悲伤、沉默寡言、暗自流泪，不听劝告，不遵医嘱，甚至有自杀倾向，现在该病人心理反应处于（　　）

A. 震惊否认期　　B. 愤怒期

C. 磋商期　　　　D. 抑郁期

E. 接受期

（石　莹）

| 第 10 章 |
颅脑疾病病人的护理

第 1 节　颅内压增高病人的护理

案例 10-1

病人，女，35 岁。被人用铁棍击中头部，立即昏迷。送往医院途中曾清醒，自诉头痛并呕吐多次，入院时又发生昏迷。查体：左侧瞳孔直径 0.5cm，右侧瞳孔直径 0.2cm，右侧肢体无自主运动。

请问：1. 护士评估该病人时应重点关注哪些内容？

　　　2. 目前对该病人的护理措施有哪些？

一、概　　述

（一）颅内压增高的定义及病理生理

由于各种病因导致颅内压持续在 2.0kPa（200mmH$_2$O）以上，从而引起相应症状的临床病理综合征称为颅内压增高。颅内压是指颅腔内容物对颅腔壁所产生的压力。由于脑脊液介于颅腔壁与脑组织之间，一般以脑脊液的静水压代表颅内压。成人正常颅内压为 0.7～2.0kPa（70～200mmH$_2$O），儿童正常颅内压为 0.5～1.0kPa（50～100mmH$_2$O）。在颅缝闭合后，颅腔容积已相对固定，为 1400～1500ml。颅腔内容物包括脑组织、脑脊液和脑血液，三者的体积与颅腔容积是相适应的，维持一定的颅内压。

（二）颅内压增高的病因

1. 颅腔内容物的体积增大　脑组织体积增大，如各种原因引起的脑水肿；脑脊液的分泌和吸收失调，如脑积水；脑血流量或静脉压的持续增加，如颅内静脉回流受阻、恶性高血压等。

2. 颅内占位性病变致使颅内空间相对缩小　常见于各种颅内血肿、脑肿瘤、脑脓肿及各种肉芽肿等。

3. 颅腔容积缩减　如狭颅畸形、颅底凹陷症、颅骨大面积凹陷骨折、颅骨异常增生症、向内生长的颅骨骨瘤等。

（三）颅内压增高的分类

1. 根据病因不同分类　颅内压增高可分为弥漫性颅内压增高和局灶性颅内压增高。

2. 根据病变进展的速度分类　颅内压增高可分为急性、亚急性和慢性颅内压增高。

二、护理评估

（一）健康史

1. 了解病人有无头部外伤病史，有无脑膜炎、脑肿瘤等病史；是否存在严重的高血压病史；发病后是否进行过降颅压等治疗。

2. 病人既往身体状况如何；是否伴心脏功能障碍、慢性肝肾疾病等。

（二）身心状况

1. 症状和体征

（1）头痛：是颅内压增高最早出现并且是最常见的症状之一。程度轻重不一，以早晨或晚间较重。部位多在额部及颞部，可从颈枕部向前方放射至眼眶。性质以胀痛和撕裂痛多见。常呈持续性或阵发性加重，大便、用力、咳嗽、弯腰或低头均可使头痛加重。

（2）呕吐：头痛剧烈时，病人可出现恶心和呕吐。呕吐常呈喷射状，与进食无直接关系，但较易发生于餐后，严重时可导致水、电解质紊乱。呕吐后头痛可稍缓解。

（3）视盘水肿：是颅内压增高的重要客观体征之一。表现为视盘充血水肿，边缘模糊不清，中央凹陷消失，视盘隆起，视网膜静脉怒张等。若视盘水肿长期存在，则视盘颜色苍白，视力减退，视野向心性缩小，称为视神经向心性萎缩。此时，即使颅内压增高得以解除，视力恢复也不理想，甚至因继续恶化而失明。

头痛、呕吐和视盘水肿是颅内压增高的典型表现，称为颅内压增高的三主征。临床上三主征各自出现的时间并不一致，常以其中一项为首发症状。

考点 颅内压增高三主征

（4）意识障碍：急性颅内压增高时常有进行性意识障碍。疾病初期可出现嗜睡、反应迟钝，严重病例可出现昏睡、昏迷。慢性颅内压增高的病人，往往神志淡漠，反应迟钝，症状时轻时重。

（5）生命体征变化：早期生命体征变化为血压升高，脉搏缓慢有力，呼吸加深变慢，简述为两慢一高，称为库欣反应，也常伴有体温升高。病危状态时则血压下降，脉搏细速，呼吸不规则甚至呼吸停止，终因呼吸、循环衰竭而死亡。

（6）脑疝：是颅内压增高的严重后果，由于颅内压增高超过一定限度，脑组织可从高压力区向低压力区移位，导致脑组织、血管及脑神经等重要结构受压和移位，有时被挤入硬脑膜的间隙或孔道，从而产生一系列严重临床症状和体征。常见的有小脑幕切迹疝、枕骨大孔疝、大脑镰下疝（图 10-1）。①小脑幕切迹疝，又称颞叶沟回疝，表现为剧烈头痛和与进食无关的频繁喷射性呕吐，在颅内压增高的基础上还可出现进行性意识障碍、嗜睡、浅昏迷甚至深昏迷；病初患侧瞳孔缩小，

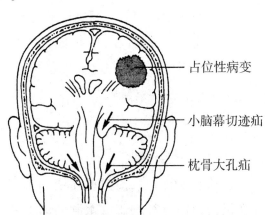

占位性病变

小脑幕切迹疝

枕骨大孔疝

图 10-1　小脑幕切迹疝、枕骨大孔疝、大脑镰下疝示意图

随病情进展瞳孔逐渐散大，对光反射减弱或消失；病变对侧肢体的肌力减退或消失，重者可致双侧肢体自主活动消失，头颈后仰，四肢挺直，躯背过伸，呈角弓反张状，称为去大脑强直，这是脑干严重受损的信号。②枕骨大孔疝，又称小脑扁桃体疝，病人剧烈头痛，频繁呕吐，颈项强直，强迫头位等，可以看作枕骨大孔疝的先兆。③大脑镰下疝，又称扣带回疝，是一侧半球的扣带回经镰下孔被挤入对侧分腔。

（7）其他：其他症状和体征有头晕、复视、头皮静脉怒张、猝倒等。小儿病人可有头颅增大、前囟饱满、颅缝增宽或分裂。头颅叩诊时呈破罐声及头皮和额眶部浅静脉扩张。

2. 心理 - 社会状况　评估病人及家属对疾病的情绪反应、心理承受能力及对治疗和预后的了解程度。颅内压增高病人早期病情严重程度可能比较隐匿而后期神经、精神症状表现却很严重，易使病人及家属对病情的严重性估计不足或产生过度紧张、焦虑或恐惧心理。

（三）辅助检查

1. CT　是对颅内占位性病变进行定性与定位诊断的首选检查措施。

2. MRI　在 CT 不能确诊的情况下，可行 MRI 检查，以利进一步确诊。

3. 头颅　X 线片可显示颅内压增高征象，如颅缝增宽、指状压迹增多、鞍背骨质稀疏、蝶鞍扩大等。但它一般不作为诊断颅内占位性病变的辅助检查手段。

4. 脑血管造影　主要用于疑有脑血管畸形或动脉瘤等疾病的病人。数字减影血管造影（DSA）使得脑血管造影术的安全性大大增高，且图像更清晰，可提高疾病的检出率。

5. 腰椎穿刺　通过腰椎穿刺可测量颅内压，同时可做脑脊液检查，但应慎用。因腰椎穿刺对颅内压明显增高的病人有引起脑疝的危险，故颅内压明显增高的病人应禁止采用此项检查。

三、治疗要点

积极去除病因，对症治疗，包括非手术治疗和手术治疗。非手术治疗有限制液体入量、脱水治疗、糖皮质激素治疗、冬眠疗法、对症处理等；手术治疗是去除病因最根本和最有效的方法，如颅内肿瘤切除术、颅内血肿清除术、脑室引流术等。

四、主要护理诊断 / 问题

1. 清理呼吸道无效　与意识障碍有关。

2. 疼痛　与颅内压增高有关。

3. 营养失调：低于机体需要量　与频繁呕吐、长期不能进食等有关。

4. 潜在并发症：脑疝等。

五、护理措施

（一）一般护理

1. 头位和体位　对颅内压变动有相当影响，合理的头位和体位有利于颅内静脉回流和脑部供血，因此有利于脑水肿的消退和颅内压降低。最合理的体位是头部比躯体高 15° ～ 30°，为避免颈部过伸或过曲而影响颈静脉回流，可将床头抬高 15° ～ 30° 呈斜坡位，昏迷病人应注意将其头偏向一侧防止误吸。

2.吸氧。

3.限制液体入量 不能进食者，每日输液量不超过 2000ml，降低输液速度以防止加重脑水肿。

4.其他 加强皮肤护理，保持大小便通畅。

（二）病情观察

1.意识 反映了大脑皮质和脑干的功能状态；评估意识障碍的程度、持续时间和演变过程，是分析病情变化的重要指标。评定意识障碍的程度，目前通用的是格拉斯哥昏迷评分（Glasgow Coma Scale，GCS）。评定睁眼、语言及运动反应，以三者积分来表示意识障碍程度，最高 15 分，表示意识清醒；8 分以下为昏迷；最低为 3 分（表 10-1）。

表 10-1　格拉斯哥昏迷评分表

睁眼反应	语言反应	运动反应
自动睁眼 4	回答正确 5	遵嘱活动 6
呼唤睁眼 3	回答错误 4	刺痛定位 5
刺痛睁眼 2	语无伦次 3	躲避刺痛 4
不能睁眼 1	只能发声 2	刺痛过曲 3
	不能发声 1	刺痛过伸 2
		无动作　1

2.瞳孔 对比双侧是否等大、等圆，是否扩大或缩小，有无对光反射。

3.生命体征 测量脉搏的频率、节律及强度；血压、脉压；呼吸的频率、幅度和类型等，为防止病人烦躁，一般先测呼吸、脉搏，后测血压。

4.肢体功能 检查是否存在病变对侧肢体肌力的减弱和麻痹；是否存在双侧肢体自主活动的消失；有无阳性病理征等。

（三）配合治疗护理

1.防止颅内压骤升 ①病人要保持安静，卧床休息，减少搬动，避免情绪激动。②避免剧烈咳嗽和用力排便。已便秘者可用缓泻剂导泻或者进行低压灌肠，忌高压灌肠。③保持呼吸道通畅，及时清除分泌物和呕吐物；舌根后坠者要托起下颌和放置口咽通气管；对意识不清或排痰困难者，应配合医生尽早施行气管切开术。④控制癫痫发作，注意观察病人有无症状出现，遵医嘱及时或定期给予抗癫痫药物，防止脑缺氧和脑水肿。

考点 颅内压增高的诱因及控制

2.观察药物副作用 高渗性脱水剂的使用必须与监测出、入液量和血浆渗透压相结合，防止过分脱水导致低血容量和血液浓缩的高渗状态，防止出现相关并发症，如高渗性高血糖非酮症性昏迷、肾衰竭等。使用巴比妥类药物疗法时，要监测血压、心电图、颅内压和体温，注意有无尿量减少、胃肠活动减弱和肺部感染等并发症的发生。

3.对症护理

（1）遵医嘱用药：观察病人头痛情况，给予镇痛剂，禁用吗啡、哌替啶；烦躁病人给予镇静剂；抽搐病人给予抗癫痫药。

（2）呕吐：应预防呕吐物呛入气管，防止发生吸入性肺炎。应行口腔护理。

（3）尿潴留：可在经诱导刺激无效后行导尿术；大小便失禁者应注意保持会阴部清洁干燥，预防发生会阴部湿疹、皮炎、糜烂。

4.冬眠疗法　体温和脑代谢率有相关性。体温升高可增加脑代谢率，反之体温降低可降低脑代谢率。临床上可采用冬眠疗法降低体温，从而降低脑代谢率，降低脑细胞耗氧量，提高神经元对缺氧的耐受力。实行冬眠疗法治疗的病人护理措施如下。

（1）将病人安置在单人房间，室温以 18 ～ 20℃为宜。

（2）静脉滴注冬眠药物更利于调节体温。给予冬眠药物半小时后，机体御寒反应消失，进入昏睡后，再加用物理降温。降温以每小时下降 1℃为宜。应观察病人的御寒反应、意识、瞳孔及各项生命体征的变化。若收缩压低于 70mmHg，则应中止冬眠治疗。

（3）若采用鼻饲，鼻饲液的温度应与当时体温相同。

（4）防止冻伤与压疮。

（5）预防肺部和泌尿系统感染。

（6）若停止冬眠治疗，应先停止物理降温，然后停用冬眠药物。加盖棉被保温让体温自然回升，切忌复温过快。

5.脑疝的急救与护理　脑疝是颅内压增高引起的严重并发症，可危及生命。护理人员一旦发现脑疝的早期征象，则应争分夺秒地进行抢救。脑疝早期征象：①剧烈头痛、恶心呕吐、出冷汗。②烦躁不安或表现兴奋。③进行性意识障碍加重。④强迫头位或体位。⑤双侧瞳孔变小或由相等转为病侧略小于对侧。⑥血压升高或脉搏缓慢（＜ 60 次 / 分）。⑦呼吸有进行性减慢趋势（≤ 14 次 / 分），主要抢救措施如下。

（1）一般成人采用快速静脉滴注 20% 甘露醇 250ml，10 ～ 20 分钟输入。采用留置导尿观察脱水效果，利于指导治疗。

（2）保持呼吸道通畅，给予氧气吸入。

（3）护理人员应积极快速做好术前准备，为抢救争取时间。

6.脑室引流病人的护理

（1）严格无菌操作，以防止感染的发生。

（2）引流管应妥善固定，保持引流通畅，防止受压、折叠、扭曲、成角等情况。一旦堵塞，禁止冲洗疏通。

（3）固定引流袋位置，使引流管开口高于侧脑室平面 10 ～ 15cm，勿将引流袋倒置，以防止脑脊液反流而致感染。每日定时更换引流袋，更换时应夹管，防止脑脊液反流。

（4）观察脑脊液的流量和性质。控制脑脊液的流速，以每日不超过 500ml 为宜，并做好记录。观察脑脊液性状，如为血性且量多则提示脑室内出血，如为浑浊则可能有感染情况存在。有异常情况时应及时通知医生处理并可同时留取脑脊液标本送检。

（5）引流一般不超过 1 周。

（6）根据病人病情拔管。拔管前先行夹管试验，观察有无颅内压增高征象，如没有可拔管。拔管后如有脑脊液漏，应妥善缝合，以免引起颅内感染。

（四）心理护理

对于意识清醒的病人，讲解疾病有关知识，以缓解病人紧张情绪或恐惧心理。改善病人心态，让病人及家属消除疑虑和误解，更配合治疗护理工作。

医者仁心　　　　　　　　　　**大德至简，大道无疆**

一个伟大的医学家必定是一位德艺双馨的巨匠。2008 年度国家最高科技奖获得者王忠诚院士几十年如一日潜心于脑干病变和脊髓内肿瘤的临床与基础研究，并创建了中国的医学工程学。王院士说他的愿望就是在有限的时间里，再为祖国、为人民、为神经外科事业多解决几个难题。他六十年如一日，始终坚持体贴病人、关心病人。

六、健康教育

1. 讲解疾病知识，缓解病人紧张情绪。

2. 告知病人尽量避免加重颅内压增高的诱发因素，以防加重病情。

3. 有侧脑室引流、颅内压监测的病人，告知病人和家属有关知识及简单护理方法。

4. 告知病人和家属记录 24 小时液体出入量的目的，嘱其协助护理人员工作。

5. 嘱病人及时诉说不适，如头痛加剧、视力变化等，以便及时发现危急病情。

第 2 节　头皮损伤病人的护理

一、概　　述

头皮损伤是因外力作用使头皮的完整性受损或皮内发生改变，生活中比较常见。常见的头皮损伤有头皮血肿、头皮裂伤和头皮撕脱伤。引起头皮损伤的原因主要有 3 种：①钝器击伤可致头皮血肿和头皮裂伤。②锐器可致头皮裂伤。③机械力牵扯可致头皮撕脱伤。

二、护理评估

（一）健康史

了解病人有无外伤史及当时受伤的情况，以及受伤后的意识情况，有无其他不适。

（二）身心状况

1. 症状和体征

（1）头皮血肿：多因钝器伤所致。按血肿存在于头皮内的具体层次可将头皮血肿分为皮

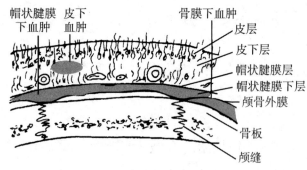

图 10-2　头皮各层血肿示意图

下血肿、帽状腱膜下血肿和骨膜下血肿 3 种（图 10-2）。①皮下血肿：位于皮层和帽状腱膜之间。因皮肤借纤维隔与帽状腱膜紧密连接，血肿不易扩散而范围较局限，体积较小，张力大，疼痛剧烈，触之较硬。②帽状腱膜下血肿：位于帽状腱膜与骨膜之间，因该层组织疏松，血肿可蔓延至全头部。③骨膜下血肿：位于骨膜与颅骨外板之间，以骨缝为界，血肿局限于某一颅骨范围之内，有明显波动感。

（2）头皮裂伤：可由锐器或钝器造成。裂伤的形态或数目不一，创口大小与深浅各异，病人可有组织缺损。由于头皮血管丰富，出血较多，可引起失血性休克。

（3）头皮撕脱伤：多因发辫受机械力牵扯，致使大块头皮自帽状腱膜下层或连同颅骨骨膜被撕脱，或整个头皮甚至连额肌、颞肌或部分骨膜一起撕脱，使骨膜或颅骨外板暴露。头皮动脉断裂出血，创面可出现广泛性渗血。头皮撕脱伤可导致失血性或创伤性休克。

考点　头皮损伤的分类

2. 心理 - 社会状况　病人可因出血、疼痛而出现不同程度的紧张、焦虑或恐惧心理。

三、治疗要点

1. 头皮血肿　较小的头皮血肿在 1～2 周可自行吸收；巨大血肿一般需要 4～6 周才能吸收。局部适当加压包扎有利于防止血肿扩大而使血肿局限。为了防止感染的发生，一般不采用穿刺抽吸，除非血肿巨大。处理头皮血肿时，要考虑到颅骨损伤甚至脑损伤的可能。

2. 头皮裂伤　处理时应着重检查有无颅骨骨折和脑损伤，如发现有脑脊液或脑组织外漏，须按开放性脑损伤处理。针对头皮裂伤本身应按照压迫止血、清创缝合原则进行处理，除此之外，尚应注意以下事项：①检查伤口深处有无骨折或碎骨片；②头皮血供丰富，其清创缝合时限可放宽至伤后 24 小时。

3. 头皮撕脱伤　急救时应用无菌敷料覆盖创面，再加压包扎止血，将撕脱的头皮用无菌巾包好，随病人一起速送医院，手术应争取在 6～8 小时内进行。应在压迫止血、防治休克、清创、抗感染的前提下，行中厚皮片植皮术，对骨膜已撕脱者需在颅骨外板上多处钻孔至板障，然后植皮。

考点　头皮损伤清创缝合的时限

四、主要护理诊断 / 问题

1. 疼痛　与外伤作用导致的损伤有关。

2. 组织完整性受损　与头皮裂伤、撕脱等损伤有关。

3. 潜在并发症：休克等。

五、护理措施

（一）一般护理

保持敷料完整、干燥。

（二）病情观察

密切观察病情，监测神志、生命体征和尿量，注意有无休克及其他颅脑损伤的发生。观察头皮血肿有无增大，头皮裂伤创口有无渗血渗液，头皮撕脱伤缝合后有无皮瓣坏死、感染等。

（三）配合治疗护理

1. 预防感染，观察有无全身感染症状及局部感染表现。头皮裂伤、头皮撕脱伤的病人遵医嘱常规使用抗生素。处理中严格遵循无菌操作原则，以防感染发生。

2. 必要时遵医嘱给予镇静剂、镇痛剂，以缓解病人紧张情绪、减轻疼痛。一旦合并脑损伤，应禁用吗啡类药物。

（四）心理护理

头皮损伤者出血较多，病人易产生恐惧，因此，给予心理上的支持很重要。

六、健康教育

1. 加强对病人安全意识和交通规则的宣传教育。
2. 讲解疾病有关知识，使病人配合治疗和护理。

第 3 节 颅骨骨折病人的护理

一、概述

颅骨骨折指颅骨受暴力作用所致颅骨结构的改变。颅骨骨折按骨折部位分为颅盖与颅底骨折；按骨折形态分为线形与凹陷性骨折；按骨折是否与外界相通分为开放性与闭合性骨折。开放性骨折和累及鼻旁窦的颅底骨折有可能合并骨髓炎或颅内感染。颅骨骨折往往提示伤者曾遭受暴力，因此，合并脑损伤概率较高。

二、护理评估

（一）健康史

1. 询问病人受伤的过程，如暴力的方式、大小、方向等。
2. 了解病人有无意识障碍及口鼻流血、流液情况，初步判断有无脑损伤和其他损伤。

（二）身心状况

1. 症状和体征

（1）线形骨折

1）颅盖部的线形骨折常由直接暴力所致。当骨折线通过脑膜血管沟或静脉窦所在部位时，应警惕硬脑膜外血肿的发生；骨折线通过鼻旁窦者可导致颅内积气。

2）颅底部的线形骨折多由颅盖骨折延伸到颅底，常由间接暴力导致。由于颅底骨折位置隐蔽，诊断主要结合头部外伤史、局部软组织淤血、脑脊液漏、脑神经损伤等表现，不可过度依靠辅助检查结果。根据部位可分为颅前窝骨折、颅中窝骨折和颅后窝骨折（表10-2）。①颅前窝骨折：累及眶顶和筛骨，可引起鼻出血、眼眶周围广泛皮下淤血，出现熊猫眼征，球结膜下出血出现兔眼征。若筛板或视神经管骨折，可导致嗅神经或视神经损伤。若脑膜、骨膜均破裂，则合并脑脊液鼻漏，脑脊液可经额窦或筛窦由鼻孔流出。②颅中窝骨折：若累及蝶骨，可有鼻出血或合并脑脊液鼻漏，脑脊液经蝶窦由鼻孔流出。若累及颞骨岩部，脑膜、骨膜及鼓膜均破裂时，则合并脑脊液耳漏，脑脊液经中耳由外耳道流出，若鼓膜完整，脑脊液则经咽鼓管流向鼻咽部，常被误诊为鼻漏。若累及蝶骨及颞骨内侧部，则可能损伤垂体或第Ⅱ～Ⅵ对脑神经。若骨折伤及颈动脉海绵窦段，可因动静脉瘘的形成而出现搏动性突眼及颅内杂音，破裂孔或颈内动脉管处的破裂，可发生致命性的鼻出血或耳出血。③颅后窝骨折：累及颞骨岩部后外侧时，多在伤后1～2日出现乳突部皮下淤血斑。若累及枕骨基底部，可在伤后数小时出现枕下部肿胀及皮下淤血斑。枕骨大孔或岩尖后缘附近的骨折，可合并第Ⅸ～Ⅻ对脑神经损伤。

考点　颅底骨折的主要表现

表 10-2　颅底骨折的临床表现

骨折部位	淤血部位	脑脊液漏	可能损伤的脑神经
颅前窝	眶周、球结膜下	鼻漏	嗅神经、视神经
颅中窝	乳突区	鼻漏或耳漏	面神经、听神经
颅后窝	乳突和枕下部	无	第Ⅸ～Ⅻ对脑神经

（2）凹陷性骨折：见于颅盖骨折，好发于额骨及顶骨，常由直接暴力导致。成人凹陷性骨折多为粉碎性骨折，婴幼儿可呈"乒乓球凹陷样"骨折。大的凹陷性骨折可触知，小的凹陷性骨折易与头皮下血肿相混淆。若凹陷性骨折压迫重要的脑功能区，可出现偏瘫、失语或癫痫等神经系统局灶性定位病征。骨折部位的切线位X线片，可显示骨折陷入颅内的深度。CT扫描则可了解骨折情况及了解有无合并脑损伤。

2. 心理-社会状况　病人可因头部外伤而出现焦虑、恐惧等心理反应，对骨折后的恢复很担忧。

（三）辅助检查

头部X线片和CT检查，可明确骨折的部位和性质。

三、治疗要点

颅底骨折本身一般无须特别治疗，应着重于观察有无脑损伤及处理脑脊液漏、脑神经损伤等合并症。合并脑脊液漏时，绝大多数漏口会在伤后1～2周内自行愈合。如超过1个月仍未停止漏液，可考虑行手术修补硬脑膜，以封闭漏口。凹陷性骨折，如有脑组织受压或直径大于 5cm 且深度达 1cm 者，应予手术处理。

考点 脑脊液漏的手术指征

四、主要护理诊断 / 问题

1. 感知改变　与颅底骨折伤及相应脑神经有关。

2. 疼痛　与暴力作用及骨折有关。

3. 潜在并发症：颅内压增高、颅内感染、颅内出血等。

五、护 理 措 施

（一）一般护理

卧床休息，监测生命体征。

（二）病情观察

颅骨骨折的病人应密切观察其意识状态、瞳孔大小和形状的变化、生命体征、肢体活动等情况，及早发现继发性损伤的存在并能及时处理。

（三）配合治疗护理

1. 脑脊液漏的护理措施　①抬高病人头部，让病人取头高位卧床休息，借助重力作用使脑组织移向颅底，贴附在硬脑膜漏孔区，促使局部粘连，从而封闭漏口，这一体位维持到脑脊液漏停止后 3 天。②清洁、消毒外耳道或鼻前庭，每日 2 次，切忌棉球过湿，以防液体逆流进入颅内。③禁忌挖耳、抠鼻，不可堵塞或冲洗耳鼻腔及从耳鼻腔滴药，禁忌从鼻腔吸痰或插胃管。④禁忌作腰椎穿刺。⑤避免用力咳嗽、擤鼻涕和打喷嚏，以免鼻窦或乳突气房内的空气被压入或吸入颅内，导致气颅和感染。⑥加强口腔护理。⑦密切观察有无颅内感染征象，监测体温，每日 4 次，直至脑脊液漏停止后 3 天。⑧注意有无颅内低压综合征，大量脑脊液外流可引起剧烈头痛、眩晕、呕吐、厌食、反应迟钝、脉搏细弱、血压偏低等症状，病人常诉头部抬高或端坐时头痛加重，补充大量水分后可缓解。

考点 脑脊液漏的护理措施

2. 预防颅内感染，病人应行破伤风抗毒素皮试并注射破伤风抗毒素，以防止感染发生。

3. 遵医嘱应用镇静剂、镇痛剂，以利于缓解病人疼痛与不适。

（四）心理护理

向病人和家属解释病情以缓解紧张、恐惧心理，配合治疗。对特殊体位的病人应向病人和家属做好解释工作，取得理解和配合。

六、健 康 教 育

1. 加强对病人安全意识和交通规则的宣传教育。

2. 讲解疾病有关知识，使病人配合治疗和护理。

第4节　脑损伤病人的护理

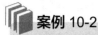

案例 10-2

　　病人，男，38岁。高空作业时不慎坠落，当即昏迷，约20分钟后清醒，自诉头痛、恶心。查体：右侧外耳道有血性液体流出，双侧瞳孔等大等圆，对光反射存在，肢体活动尚可。约2小时后，病人再次昏迷，右侧瞳孔散大，对光反射差，左侧肢体偏瘫，腱反射亢进，巴宾斯基征阳性。

请问： 1. 护士如何对该病人进行病情观察？

　　　　2. 如何安置病人体位？

一、概　　述

　　脑损伤是指脑膜、脑组织、脑血管及脑神经的损伤。按伤后脑组织与外界相通与否可分为开放性脑损伤和闭合性脑损伤。前者多由锐器或火器直接造成，皆伴有头皮裂伤、颅骨骨折和硬脑膜破裂，有脑脊液漏。后者一般为头部接触较钝物体或间接暴力所致，可不伴有头皮或颅骨损伤，或虽有头皮、颅骨损伤，但脑膜完整，无脑脊液漏。按脑损伤机制及病理改变可分为原发性和继发性脑损伤两类。前者指暴力作用后立即发生的脑损伤，如脑震荡、脑挫裂伤；后者是指受伤一段时间后出现的脑受损病变，包括脑水肿和颅内血肿等。

二、护理评估

（一）健康史

1. 了解病人的受伤经过，如暴力的性质、大小、方向及速度。

2. 了解身体状况如何，有无意识障碍及程度和持续时间，有无其他不良反应。

3. 了解现场急救情况和既往健康情况。

（二）身心状况

1. 症状和体征

（1）脑震荡：是头部受外力打击后，即刻发生短暂的脑功能障碍，无肉眼可见的神经病理改变。主要表现是受伤当时立即出现短暂的意识障碍，可为神志不清或完全昏迷，常为数秒或数分钟，一般不超过半小时。病人清醒后大多不能回忆受伤当时乃至伤前一段时间内的情况，称为逆行性遗忘。在意识障碍期间可出现皮肤苍白、出汗、血压下降、心动过缓、呼吸浅慢、肌张力降低、各种生理反射迟钝或消失等表现，但随意识恢复很快恢复正常。此后可能出现头痛、头晕、恶心、呕吐、失眠、心悸等，短期内常自行缓解。神经系统检查无阳性体征，脑脊液检查无红细胞，CT检查颅内无异常发现。

考点 脑震荡的评估要点

（2）脑挫裂伤：为脑实质的损伤，包括脑挫伤、脑裂伤，二者常并存。因受伤部位不同临床表现差异较大。

1）意识障碍：为最突出的临床表现，伤后立即出现，其程度和持续时间与脑挫裂伤的程度、范围有关，多数在30分钟以上，严重者可长期昏迷。

2）局灶性症状与体征：受伤时立即出现与受伤部位相应的神经功能障碍表现，如语言中枢受损出现失语，运动中枢受损出现对侧肢体瘫痪等。

3）生命体征改变：由于脑水肿和颅内压增高，早期可出现血压升高、脉搏缓慢、呼吸深慢等症状，严重者呼吸、循环功能衰竭。

4）脑膜刺激征：合并有蛛网膜下腔出血时，病人表现为剧烈头痛、颈项强直，病理反射阳性，脑脊液检查有红细胞。

（3）颅内血肿：是颅脑损伤中最常见、最危险的继发性病变，若不及时处理，其引起的颅内压增高及脑疝可危及病人的生命。按症状出现的时间可分为急性血肿（3 日内）、亚急性血肿（3 日至 3 周）、慢性血肿（大于 3 周）。根据血肿的来源和部位可分为硬脑膜外血肿（图 10-3）、硬脑膜下血肿（图 10-4）和脑内血肿（图 10-5）。

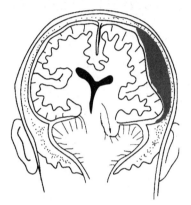

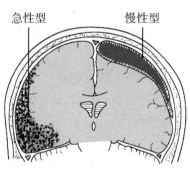

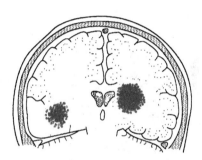

图 10-3　硬脑膜外血肿　　　图 10-4　硬脑膜下血肿　　　图 10-5　脑内血肿

1）硬脑膜外血肿：出血积聚于颅骨与硬脑膜之间，与颅骨骨折导致的脑膜中动脉损伤有密切关系。其典型临床表现是在原发性意识障碍后有一段中间清醒期，然后再度出现意识障碍，并逐渐加重。两次意识障碍的原因不同，前者是原发性脑损伤引起，后者为继发性血肿及颅内压增高所致。由于原发损伤程度不同、继发血肿治疗及时与否各异，临床上中间清醒期仅在部分病人中出现。病变发展过程中可有其他颅内压增高表现，以及血肿压迫所致的神经系统局灶症状和体征，甚至有脑疝表现。

2）硬脑膜下血肿：出血积聚在硬脑膜下腔，多因脑挫裂伤导致脑皮质内血管破裂所致。因多数与脑挫裂伤和脑水肿同时存在，故伤后表现为持续性昏迷且进行性加重。较早出现颅内压增高和脑疝症状。

3）脑内血肿：发生在脑内，常与硬脑膜下血肿共存。临床表现与脑挫裂伤和急性硬脑膜下血肿类似，常缺乏定位体征。若血肿累及重要脑功能区，可出现偏瘫、失语、癫痫等症状。

考点　硬脑膜外血肿的典型表现

2. 心理 - 社会状况　因脑损伤多有不同程度的意识障碍和肢体功能障碍，故清醒病人在伤后对脑损伤及其功能的恢复有较重的心理负担，常表现为焦虑、悲观、恐惧等；病人意识和肢体的障碍使家属也有同样表现；此外，家庭对病人的支持程度和经济能力也影响着病人的心理状态。

（三）辅助检查

X线检查可了解有无颅骨骨折。CT、MRI能清楚显示脑挫裂伤，颅内血肿的部位、范围和程度。

三、治疗要点

脑损伤的治疗要点是处理继发性脑损伤，着重于脑疝的预防和早期发现，特别是颅内血肿的早期发现和处理，以争取良好的疗效。脑震荡无须特殊治疗，一般卧床休息5～7天，适当予以镇静、镇痛等对症处理，预后良好，多数病人2周内恢复正常。脑挫裂伤的一般处理包括卧床休息，保持呼吸道通畅，给予营养支持及维持水、电解质和酸碱平衡，防止脑水肿，对症处理等。重度脑挫裂伤在颅内压增高明显时，应做脑减压术或局部病灶清除术；颅内血肿确诊后应根据血肿大小，采取手术或者观察、保守治疗。

四、主要护理诊断／问题

1. 疼痛　与颅内压增高和手术损伤有关。

2. 体温调节无效　与脑干受损有关。

3. 有外伤的危险　与癫痫、躁动等有关。

4. 潜在并发症：出血、脑疝。

五、护理措施

（一）一般护理

1. 体位　意识清醒者采取斜坡位，床头抬高15°～30°，以减轻脑肿胀，也可预防呼吸梗阻；昏迷或吞咽功能障碍病人取侧卧位，以防误吸。

考点　脑损伤病人的体位

2. 保持呼吸道通畅　及时清除分泌物、呕吐物，保持呼吸道通畅。深昏迷者放置口咽或鼻咽通气管；发生误吸或短时不能清醒者，应尽早行气管切开并执行气管切开的护理常规；通气量显著下降者，应采用人工或机械辅助通气。

3. 手术治疗的护理

（1）术前护理：①协助做好各项检查。②备皮，剃去所有头发。③留置导尿管。④气管切开者吸痰以保持呼吸道通畅。⑤行脑室引流者应夹闭引流管，待病人卧于手术台上再将引流袋悬挂于一定高度后再开放引流。

（2）术后护理：①减少搬动。搬动病人时动作需轻稳，防止头颈部扭转或受震动。搬动病人后应监测呼吸及血压有无明显变化。②密切观察病人。观察病人意识、瞳孔、生命体征、肢体活动等。③各种引流的护理。常见的有脑室引流、硬脑膜下引流等。护理时应严格执行无菌操作，保持引流管通畅，并观察引流液的性质和数量。④术后有脑脊液漏者应严格执行脑脊液漏的护理原则，严防颅内感染的发生。⑤术后并发症的观察及护理。

（二）病情观察

密切动态的病情观察是鉴别原发性与继发性脑损伤的重要手段，目的是早期发现脑疝，及早判断病情并处理。其中意识观察尤为重要。

1. 意识观察　有无中间清醒期、意识好转期或意识障碍的进行性加重，观察有无脑疝发生的先兆表现，及时通知医生并进行有效处理。按格拉斯哥昏迷评分可对脑损伤进行分级：评分为 13～15 分者定为轻度，评分为 9～12 分者定为中度，评分为 3～8 分者定为重度。

2. 瞳孔　动态观察瞳孔变化出现得迟早、有无继续加剧及是否同时存在意识障碍的进行性加剧等。除观察瞳孔外，尚应注意眼裂的大小、眼球的位置及活动情况，如同向凝视、眼球分离等。

考点　瞳孔的改变和损伤部位及与病情的关系

3. 生命体征　伤后可出现持续的生命体征紊乱，应定时测量并记录生命体征。可有中枢性高热或体温低于正常；注意脉率、脉律及脉压的变化；注意呼吸频率、节律及呼吸型态的变化；观察血压变化，颅内压增高时血压升高，发生休克时血压下降。

4. 神经系统体征　原发性损伤引起的偏瘫等局灶体征，在受伤当时已出现且不再继续加重。颅内血肿或脑水肿导致继发性脑损伤，是在伤后逐渐出现，若同时还有意识障碍进行性加重的表现，提示小脑幕切迹疝。

5. 颅内压监测　用于一部分重度脑损伤有意识障碍的病人。

（三）配合治疗护理

1. 防治脑水肿　严重脑水肿可引起颅内压增高而引发脑疝，常是致命因素。遵医嘱采取有效措施，如应用甘露醇、利尿剂、糖皮质激素等控制脑水肿，防治颅内压增高。

2. 预防感染　遵医嘱预防性应用抗生素，防止感染的发生。已发生感染的选用有效、足量的抗生素治疗。

3. 营养支持　严重脑损伤可致代谢中枢受损，代谢改变严重而持久。负氮平衡可持续 2～3 周，应采取高糖、高维生素、高蛋白饮食。

4. 防治水、电解质和酸碱平衡失调　监测病人电解质、酸碱平衡情况，记录出、入液量，通过输液保持水、电解质和酸碱平衡。

5. 对症护理

（1）高热：常为中枢性高热，也可由感染引起。常用物理降温，如体温过高、物理降温无效或引起寒战时，须采用冬眠疗法。冬眠药物可降低血管张力，并使咳嗽反射减弱，故须监测血压，为了保证呼吸道通畅，常需行气管切开。

（2）外伤性癫痫：苯妥英钠每次 0.1g，每日 3 次，可用于预防癫痫发作；癫痫发作时用地西泮 10～20mg 缓慢静脉注射，如未能制止抽搐，需遵医嘱再重复注射，抽搐停止后将地西泮加入葡萄糖溶液中静脉滴注。癫痫完全控制后，应继续服药 1～2 年，须逐渐减量后才能停药。

（3）外伤性尿崩症：尿量每日多于 4000ml，尿相对密度（比重）低于 1.005，应给予垂体后叶素治疗。记录每小时尿量；定时监测血电解质。

（4）躁动：突然的躁动不安常为意识恶化的征兆，提示有脑水肿或颅内血肿的可能；意识模糊的病人出现躁动，可能为疼痛、颅内压增高、尿潴留、体位或环境不适等因素造成，需先寻找原因，给予相应处理，然后考虑给予镇静剂。

（5）消化道出血：可为下丘脑或脑干损伤引起的应激性溃疡造成，或大量使用糖皮质激素造成。可补充血容量、停用糖皮质激素，并应用奥美拉唑、雷尼替丁等保护胃黏膜药物。

（四）心理护理

对早期病人，应充分理解病人焦虑不安的心情，关心、安慰病人，给予耐心细致的护理。病情严重者，各项操作应轻柔，尽量减少病人的痛苦。

六、健康教育

1. 加强对病人安全意识和交通规则的宣传教育。

2. 讲解疾病有关知识，使病人配合治疗和护理。

3. 轻度伤残者，鼓励病人进行一系列功能训练，早日重返工作岗位。

4. 中度伤残者，树立病人信心，保持心态平稳，积极治疗各种后遗症。

5. 重度伤残者，鼓励病人树立正确的人生观，克服悲观消极情绪。

6. 癫痫发作的病人，嘱其按时服药，勿突然停药以防诱发癫痫发作，不做危险性活动，以防意外发生。

7. 向患者及其家属交代有关生活护理的方法及其注意事项。

自 测 题

A₁/A₂ 型题

1. 头皮血肿较局限，触诊有波动感的是（　　）

　A. 皮下血肿　　　　B. 帽状腱膜下血肿

　C. 骨膜下血肿　　　D. 硬脑膜外血肿

　E. 硬脑膜下血肿

2. 头皮不完全撕脱的病人，进行清创缝合的时间应争取在伤后（　　）

　A. 2～4 小时内　　B. 4～6 小时内

　C. 6～8 小时内　　D. 8～10 小时内

　E. 10～12 时内

3. 黄某，男，24 岁。头部外伤后出现嗅觉丧失、脑脊液鼻漏、眼睑青肿、结膜下出血，可能是（　　）

　A. 面部软组织损伤　B. 颅后窝骨折

　C. 颅前窝骨折　　　D. 颅中窝骨折

　E. 颅前、中、后窝均骨折

4. 诊断颅底骨折的主要依据不包括（　　）

　A. 头部外伤史　　　B. 软组织淤血斑

　C. 脑脊液漏　　　　D. 脑神经损伤

　E. 颅内高压症

5. 颅中窝骨折脑脊液耳漏时，禁忌外耳道堵塞和冲洗的目的是（　　）

　A. 预防颅内血肿　　B. 降低颅内压力

　C. 避免脑疝形成　　D. 减少脑脊液漏

　E. 预防颅内感染

6. 颅脑外伤病人出现中间清醒期，应考虑（　　）

　A. 脑挫裂伤　　　　B. 颅底骨折

　C. 脑干损伤　　　　D. 硬脑膜外血肿

E.脑震荡

B.紧急手术

C.脱水疗法

D.正确处理脑脊液漏

E.严密观察生命体征及瞳孔变化

A₃/A₄型题

（7～8题共用题干）

病人，男，38岁。高空作业时不慎坠落，当即昏迷，约20分钟后清醒，主诉头痛、恶心，右侧外耳道有血性液体流出，双侧瞳孔等大等圆，对光反射存在，肢体活动尚可。约2小时后，病人再次昏迷，右侧瞳孔散大，对光反射差，左侧肢体偏瘫，腱反射亢进，巴宾斯基征阳性。

7.该病人初步诊断为（　　）

　A.脑震荡及颅底骨折、脑脊液耳漏

　B.颅底骨折、硬脑膜外血肿、脑疝

　C.脑挫裂伤、颅内压增高

　D.颅内高压并发脑疝

　E.脑干损伤、颅内压增高

8.对该病人采取的最主要救治措施应是（　　）

　A.保持呼吸道通畅

（9～10题共用题干）

病人，女，39岁。头部受伤后立即昏迷，15分钟后清醒，清醒后不能回忆受伤当时的情况，主诉头痛、头晕。检查神经系统无阳性体征，脑脊液检查无红细胞，CT检查颅内无异常发现。

9.该病人最可能的诊断是（　　）

　A.脑震荡　　　B.硬脑膜外血肿

　C.颅内血肿　　D.脑挫裂伤

　E.硬脑膜下血肿

10.对该病人的处理最重要的是（　　）

　A.使用脱水剂　　B.卧床休息1～2周

　C.加强营养　　　D.适当镇痛

　E.加强心理护理

（魏雪峰）

| 第 11 章 |

颈部疾病病人的护理

第 1 节　单纯性甲状腺肿病人的护理

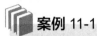 **案例** 11-1

　　病人，女，13 岁。自述颈部肿大半个月，查体示甲状腺弥漫性肿大，质软，随吞咽上下移动，若你是外科门诊接诊护士，负责该病人的接诊。

请问：1. 建议对该病人采取什么检查以便明确诊断？

　　　　2. 对该病人进行哪些健康教育？

一、概　　述

　　单纯性甲状腺肿是因多种原因导致的甲状腺持续性肿大，其甲状腺功能正常，不伴有甲状腺功能亢进或功能减退。单纯性甲状腺肿常见于女性 [女性与男性之比为（7 ～ 9）∶ 1]，并常见于青春期和妊娠期内。单纯性甲状腺肿形成的主要原因如下。

　　1. 碘缺乏　缺碘导致合成甲状腺激素减少，反馈性引起腺垂体分泌的促甲状腺素（TSH）增加，从而促使甲状腺增生和代偿性肥大。

　　2. 甲状腺激素需要量增加　在青春期、妊娠期、哺乳期、绝经期，甲状腺激素需要量增加，引起长时间的促甲状腺激素的过多分泌，促使甲状腺增大。

　　3. 甲状腺激素合成或分泌障碍　见于长期应用氯酸盐、硫氰酸盐、硝酸盐、硫酸锂等药物，磺胺类药，硫脲类药及食用含硫葡萄糖苷元的蔬菜。

二、护理评估

（一）健康史

　　询问发病情况和治疗经过，居住地区有无流行病史，有无长期居住高原山区史，是否处于青春期、妊娠期、哺乳期、绝经期，询问有无相关用药史、饮食史和手术史。

（二）身心状况

　　早期甲状腺呈弥漫性肿大，双侧对称，表面光滑，质软，无压痛，随吞咽上下移动，病人基础代谢正常。甲状腺显著肿大或胸骨后甲状腺肿常导致气管、食管、血管、神经各种压迫症状，如压迫气管导致呼吸困难，压迫食管导致吞咽不适，压迫颈深部大静脉引起颈部及上肢静脉血液回流受阻，压迫喉返神经导致声音嘶哑，压迫颈部交感神经节引起霍纳（Horner）综合征。

（三）辅助检查

B 超示甲状腺肿大，血清 T_3、T_4 水平正常，T_3/T_4 值常增高，大多数单纯性甲状腺肿血清甲状腺球蛋白浓度增加，放射性碘摄取率一般正常。

三、治疗要点

1. 非手术治疗　缺碘性和生理性甲状腺肿，饮食上可补充含碘较多的食物；原因未清楚的单纯性甲状腺肿，$TSH > 0.5mU/L$ 时，口服甲状腺激素治疗效果较好；$TSH < 0.5mU/L$ 时，可予放射性碘治疗。

2. 手术治疗　一般而言，单纯性甲状腺肿不宜行手术治疗，但有以下情况者，宜行手术治疗：①单纯性甲状腺肿压迫气管、食管、神经、血管等引起相应的临床症状时；②巨大的单纯性甲状腺肿，影响生活、工作和美观者；③胸骨后甲状腺肿；④结节性甲状腺肿继发功能亢进；⑤结节性甲状腺肿疑有恶变者，尽早施行手术治疗。

四、主要护理诊断 / 问题

1. 自我形象紊乱　与颈部肿大与术后瘢痕形成有关。

2. 知识缺乏：缺乏对疾病预防、药物使用、治疗时间及手术治疗引起的并发症知识的了解。

3. 潜在并发症：如施行手术，术后并发症常见于窒息和呼吸困难、喉返神经与喉上神经的损伤、术后抽搐。

五、护理措施

（一）非手术治疗的护理

1. 病情观察　观察颈部肿块增大的程度、质地、边界，有无结节和压痛。

2. 生活护理　主动获取治疗单纯性甲状腺肿的知识，缺碘及生理性单纯性甲状腺肿，日常食用含碘盐，并多食含碘较为丰富的紫菜、海带等；减少食用抑制甲状腺激素合成的食物，如菠菜、萝卜、卷心菜、花生等，以及较少或者不用氯酸盐、硫氰酸盐、硝酸盐、硫酸锂、磺胺类药、硫脲类药。

3. 用药护理　观察用药的疗效和不良反应，甲状腺激素的使用需符合指征。

4. 心理护理　关心病人并注意沟通，引导病人了解病情，使病人增强信心，有助于康复。

（二）手术治疗的护理

参照本章第 2 节。

六、健康教育

1. 饮食指导　见本节护理措施。

2. 用药指导　口服甲状腺激素治疗需连服 3 ～ 6 个月，观察药物疗效和不良反应，避免应用影响甲状腺激素合成或分泌的药物。

3. 预防指导　在青春发育期、妊娠期、哺乳期、更年期应增加碘的摄入。

第2节　甲状腺功能亢进病人的护理

 案例 11-2

病人，女，35岁，自述乏力、心悸、手抖、消瘦伴脾气暴躁3个月，来院检查示FT$_3$、FT$_4$增高，诊断为原发性甲亢，保守治疗1个月效果不佳，来院要求行手术治疗。

请问： 如何指导病人术前口服卢戈液和进行术前评估？

一、概　　述

甲状腺功能亢进，简称甲亢，是指甲状腺腺体不适当地持续合成和分泌过多甲状腺激素，而引起的内分泌疾病。多见于成年女性，男女比例为1：（4～6），以20～40岁居多。甲亢的病因及发病机制尚未完全阐明，但可确定本病的发生与自身免疫有关，属于器官特异性自身免疫性疾病。根据发病部位和病因可分为原发性甲亢和中枢性甲亢。原发性甲亢属于甲状腺腺体本身病变，包括自身免疫性甲亢——Graves病（毒性弥漫性甲状腺肿）、多结节性毒性甲状腺肿、甲状腺自主高功能腺瘤、碘甲亢。中枢性甲亢又称为垂体性甲亢，是由于垂体促甲状腺激素（thyroid stimulating hormone，TSH）腺瘤分泌过多TSH所致甲亢。

原发性甲亢发生率占甲亢的85%，女性多见，主要症状表现为甲状腺弥漫性肿大，除伴随高代谢症候群外，尚伴有不同程度的突眼征。本节将重点讲述原发性甲亢的护理。

考点 甲亢的分类

二、护理评估

（一）健康史

了解病人有无家族史、既往史；有无感染、精神刺激、创伤，有无服用含碘药物或造影剂；有无甲状腺结节性肿块；本人或亲属有无其他自身免疫疾病史。

（二）身心状况

1. 症状和体征

（1）高代谢症候群

1）交感神经兴奋，促进物质代谢，产热和散热明显增加，病人常有怕热、多汗、皮肤温暖湿润，面部皮肤红润等表现。

2）促进肠道糖吸收，加速糖的氧化利用和肝糖原分解，可引起糖耐量异常或使糖尿病加重。

3）促进脂肪氧化和分解，胆固醇合成、转化及排泄均加速，身体脂肪减少。

4）促进蛋白质代谢加速，引起负氮平衡、体重下降、尿酸排出增多。

5）骨骼代谢和骨胶原更新加速，尿钙、磷等排出增加。

6）肌肉体积减小约20%。

（2）甲状腺肿大：甲状腺一般呈不同程度的弥漫性肿大，为正常 2～3 倍，两侧对称，质地变异较大，可分软、硬、韧 3 种，无压痛，随吞咽上下移动，表面光滑，有时可触及分叶；严重病例，可触及震颤，上级可闻及血管杂音。

（3）眼部表现：眼征特别是突眼（图 11-1）是甲亢的另一个重要临床表现，可分为单纯性突眼和浸润性突眼，前者为交感神经兴奋性增加导致，后者为眶内和球后组织的特殊病理改变所致。单纯性突眼，女性突眼度 < 16mm，男性突眼度 < 18.6mm，甲亢控制后可完全恢复；浸润性突眼

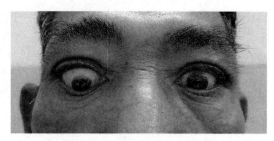

图 11-1　甲亢的突眼表现

其突眼度 > 19mm，双侧多不对称，常有畏光、流泪、复视、视力减退、眼部肿痛、刺痛和异物感，检查可见视野缩小、斜视、眼球活动减少或固定，部分眼球高度突出，使眼睛不能闭合，结膜、角膜外露引起充血、水肿、角膜溃疡，重者出现全眼炎症，甚至失明。

（4）精神神经系统：病人神经过敏、兴奋、紧张易激动，多言多动、失眠、烦躁多虑，思想不集中、记忆力减退，有多疑、幻觉，重者有类似精神病表现。

（5）心血管系统：常见窦性心动过速，一般为 90～120 次 / 分，也有心律失常、心脏扩大、血压改变等表现。

（6）消化系统：食欲亢进，体重减轻。因肠蠕动增加，不少病人发生顽固性腹泻，大便次数增加，内含不消化食物。甲状腺激素对肝也有直接毒害作用，可致肝大、肝功能异常、转氨酶增高，发生甲亢性肝病。

（7）血液与造血系统：白细胞总数偏低和血小板减少。

（8）运动系统：主要表现是肌无力、肌萎缩，严重者发生甲亢性肌病。

（9）生殖系统：50%～60% 女性病人可发生月经紊乱，早期月经量减少，周期延长，久病者可闭经，甲亢控制后可恢复。约 25% 男性病人阳痿，半数男性病人性欲减低，偶见乳腺发育。

（10）皮肤病变：病人大部分皮肤湿润，面部和颈部皮肤呈现弥漫性斑状色素加深征象，胫前黏液性水肿。

（11）指端病变：有的病人手指、足趾肥大粗厚，外形呈肥大性骨关节病，指甲薄脆、萎缩，或见反甲。

2. 心理 - 社会状况　病人常情绪不稳定、失眠，对病情发展情况不了解，有的病人担忧手术治疗效果，担忧颈部手术影响外貌等。

（三）辅助检查

1. 血清 TT_3、TT_4、FT_3、FT_4、TSH 测定　血清甲状腺激素测定是诊断甲状腺功能的最基本指标，甲亢时 TT_3、TT_4、FT_3、FT_4 均明显增高，其中 FT_3 可 4 倍于正常，TT_4 可 2.5 倍于正常；甲亢时 TSH 降低，通常小于 0.1mU/L，其中敏感 TSH（sTSH）和超敏 TSH（uTSH）更为敏感。

2. 甲状腺自身抗体　Graves 病患者 TSH 受体抗体（TSH receptor antibody，TRAb）多呈高滴度阳性，对诊断、判断病情活动有一定意义，并且是预测复发的最重要指标。甲状腺过氧化物酶抗体（hyroid peroxidase antibody，TPOAb）和甲状腺球蛋白抗体（thyroglobulin antibody，TgAb）测定也可见阳性。

3. ^{131}I 摄取率　是诊断甲亢的传统方法。^{131}I 摄取率容易受多种食物和含碘药物、多种疾病如肾病综合征、应激、腹泻、吸收不良等影响。^{131}I 摄取率正常值为 3 小时 5% ～ 25%，24 小时 20% ～ 45%，高峰在 24 小时左右出现。甲亢时 ^{131}I 摄取率表现为总摄取率增加，摄取高峰前移。

4. 超声检查　甲状腺呈弥漫性、对称性、均匀性肿大，边缘规则。多普勒彩色血流显像显示，甲状腺体内丰富彩色血流呈弥漫性分布，血流量为正常的 8 ～ 10 倍。

5. CT、MRI 检查　CT 检查可见甲状腺弥漫性肿大，边缘清楚，密度均匀，但密度较正常甲状腺低。眼部 CT 和 MRI 可以排除其他原因所致的突眼，评估眼外肌受累的情况。

6. 基础代谢率测定　测定基础代谢率宜在清晨，病人为空腹、安静状态下进行，常用计算公式：基础代谢率（%）=（脉率 + 脉压）–111，正常值为 –10% ～ +10%，轻度甲亢为 +20% ～ +30%，中度甲亢为 +30% ～ +60%，重度甲亢在 +60% 以上。

三、治疗要点

目前，尚不能对原发性甲亢进行病因治疗，原发性甲亢病人的主要治疗包括抗甲状腺药物、放射性碘和外科手术治疗。其中外科手术即行甲状腺次全切除术，需切除大部分甲状腺腺体，手术治愈率达 85%，随着口服甲状腺药物替代甲状腺功能，切除后残余量越少，复发率越低。

1. 手术适应证　①甲状腺肿大显著（> 80g），有压迫症状。②中重度甲亢，长期服药无效，或停药复发，或不能坚持服药者。③胸骨后甲状腺肿。④细针穿刺细胞学证实甲状腺癌或者怀疑恶变。⑤抗甲状腺药物治疗无效或过敏的妊娠期甲亢患者，手术需在妊娠中期（4 ～ 6 个月）实施。

2. 麻醉方式　常采用全麻方式，少数医院采用颈丛神经麻醉。

3. 手术方式　常见的手术方式是甲状腺次全切除术，如甲状腺一侧叶内有其他结节等可行结节侧甲状腺全切除术 + 另一侧次全切除术。

四、主要护理诊断 / 问题

1. 焦虑与恐惧　与知识缺乏，担心术后并发症有关。

2. 营养失调：低于机体需要量　与基础代谢率较高，未能补充有关。

3. 自我形象紊乱　与突眼致情绪低落，自卑不愿意见人有关。

4. 潜在并发症：手术后并发窒息和呼吸困难、喉返神经损伤、喉上神经损伤、术后抽搐等。

五、护理措施

（一）术前护理

1. 完善术前检查　耐心、细致地做好病人的思想工作，做好术前必要的全身检查，完善常规术前检查和根据病情适当增加各相关器官功能的特殊检查，以便评估术前病人的身体状况。常规检查和特殊检查主要有：①颈部 CT 检查，了解气管软骨是否软化及气管是否受压、是否移位。②喉镜检查了解声带情况。③电解质检查，以便了解体内微量元素情况。④心脏彩超和心电图，以便了解心脏功能情况。

2. 一般护理　①体位训练：每天头仰卧位训练，依耐受能力延长，便于适应术中颈过伸体位。②饮食要求：鼓励病人进高热量、高蛋白、高维生素饮食，忌食海带、紫菜等含碘食物，适当多喝水以补充高功能代谢丢失的水分，忌饮用咖啡、浓茶等饮料。

3. 用药护理　术前用药的目的是控制病人病情，降低手术风险和术中术后并发症。术前常用的药物：①抗甲状腺药物；② β 受体阻滞剂。

（1）抗甲状腺药物：常用的药物有甲巯咪唑和丙硫氧嘧啶。用药期间要注意药物不良反应，发现问题及时处理。

（2）β 受体阻滞剂：常用药物有普萘洛尔和美托洛尔。部分学者主张单用 β 受体阻滞剂作为术前准备，可以在数日内控制症状，使心率降至正常。术后还需继续服药。

此外，对于 Graves 病的患者，术前还可应用复方碘化钾，以减少术中出血。

4. 眼的护理　突眼者需保护眼，日常需遮光，光线刺激时可佩戴墨镜或眼罩，睡前可敷盖油膏或抗生素软膏，严重者可缝合上下眼睑，以便保护角膜，以防角膜溃疡形成。

5. 术前准备　术前教会病人正确咳嗽、咳痰，床边需配备气管切开包、吸引器、无菌手套，术前 8 ～ 12 小时禁食，4 ～ 6 小时禁饮。

6. 心理护理　病人术前常因担忧而情绪不稳、失眠，需有效进行沟通，消除病人紧张情绪和恐惧，减少外来刺激，保证睡眠质量，适当给予镇静药物和安眠药物。

（二）术后护理

1. 一般护理　体位：麻醉未清醒前仰卧位，头偏向一侧；清醒后，血压平稳者可采取半坐卧位，便于引流与呼吸，尽量避免咳嗽和说话，减少伤口出血。饮食：麻醉清醒后可饮用少量温水，观察有无呛咳、误咽现象，如无异常，可逐步过渡到半流质饮食，再到软食、普食。

2. 病情观察　①观察生命体征：每隔 15 ～ 30 分钟监测生命体征一次，重点观察有无呼吸困难、体温增高、脉率过快。②观察伤口有无渗血情况，敷料明显浸湿者需更换敷料。③了解病人发音，是否有音调降低和声音嘶哑等情况。④询问病人皮肤是否有蚁爬感和针刺感，有无肌肉抽搐。

3. 保持呼吸道通畅　嘱咐陪护人员观察病人呼吸及颈部伤口是否隆起，指导病人深呼吸，协助排痰，难咳者适当给予雾化吸入，预防肺部感染。

4. 用药护理　术后病人需继续口服复方碘化钾。口服方法：每天 3 次，每次 15 滴，逐日每次减少 1 滴；或者每日 3 次，每次 10 滴，直至伤愈出院。

5. 术后并发症观察与护理

（1）窒息与呼吸困难：为最严重的术后并发症，常发生在术后 48 小时内，常见原因及处理办法如下。①术后出血，常见于术中止血不当或打结不牢，术后咳嗽或震动导致，分切面、切口出血和动脉出血两种，前者出血缓慢，颈部肿胀、皮肤青紫，伴轻度呼吸困难，可用保守治疗，如加压、冷冻止血，效果不佳时再行拆线减压、引流；后者出血速度快，颈部迅速肿胀，很快引起呼吸困难，甚至窒息，需立即床边开放切口清除血肿，解除气管压迫，找到出血点，予以止血。②喉头水肿，常见于术中创伤和气管插管压迫所致，轻者给予吸氧、静脉滴注皮质类固醇溶液、利尿以减轻症状，重者需立即采取气管切开术，以防窒息。③气管塌陷，常见于甲状腺肿块长期压迫气管所致，术中如无发现，术后可致吸气时气管壁塌陷导致呼吸困难。预防方法：术前行喉镜检查了解咽喉情况，术中行气管软骨检查，发现气管软化即行气管悬吊术。如术后出现气管塌陷，需紧急行气管切开术，不得拖延。④双侧喉返神经损伤，常见于术中损伤、钳夹、缝扎和术后瘢痕牵拉等所致，双侧喉返神经损伤可致两侧声带强直在中间，不能开放气道而导致窒息，紧急情况下需做气管切开，长期呼吸困难者需做部分声带切除。

（2）神经损伤：常见以下损伤。①喉返神经损伤。常见于术中不慎操作和术后瘢痕形成牵拉所致，一侧喉返神经损伤可致声音嘶哑，双侧喉返神经损伤可致声带强直于中间位置，导致窒息。如为牵拉、钳夹、血肿压迫所致，3～6个月可逐渐恢复，如切断、缝扎所致的永久性损伤，则需行喉返神经探查和吻合术或声带部分切除术，方可缓解呼吸困难。②喉上神经损伤。喉上神经内支支配咽喉黏膜感觉，喉上神经外支支配环甲肌，若结扎甲状腺上动静脉时，损伤内支可致喝水误咽、呛咳，损伤外支可致声调降低。

（3）甲状旁腺损伤：甲状腺术中常导致误切甲状旁腺，或致血供不足导致甲状旁腺功能低下，引起甲状旁腺素降低，间接导致血钙降低，出现手足抽搐。多见于术后1～3天，病人面部、嘴唇、手足可出现针刺感、蚁爬感，重者可出现手足抽搐，每日多次发作，严重影响病人生活质量。如暂时性甲状旁腺功能不全，可补充葡萄糖酸钙或氯化钙，缓解抽搐症状，如长期甲状旁腺功能不全，则需长期补充维生素D或移植甲状旁腺，达到缓解抽搐的目的。

（4）甲亢危象：多发生于术后24～36小时，常见原因有术前准备不足，甲亢症状未能很好控制而施行手术所致。甲状危象临床表现主要为中枢神经、心血管、胃肠道三个系统功能的紊乱，主要表现如下。①危象前期。T＜39℃，P为120～150次/分，体重明显减轻，烦躁、嗜睡、恶心、食欲缺乏。②危象期。T＞39℃，P＞160次/分，大汗、谵妄、昏迷、呕吐、腹泻。处理办法如下。①迅速抑制甲状腺激素的合成和释放，口服复方碘化钾和抗甲状腺药物。②降低机体组织对甲状腺激素的反应，常用普萘洛尔、利舍平、胍乙啶等。③大剂量应用糖皮质激素，氢化可的松，每天100～300mg，静脉滴注。④支持与对症处理，吸氧、降温、镇静，纠正水电解质和酸碱平衡等。

考点 甲亢术后常见并发症及处理

六、健康教育

1. 指导病人合理安排营养与膳食，保证能量摄入，促进康复。

2. 指导病人合理安排休息时间，避免过度劳累。

3. 指导病人如何应对术后并发症，减少术后不适，提高生活质量。

4.指导突眼病人如何保护眼睛，外出需佩戴墨镜，眼睛干涩需滴眼药水以防角膜损伤。

5.指导病人定期来院复诊，了解甲状腺功能情况，及早发现甲状腺功能减退症或复发。

第 3 节　甲状腺肿瘤病人的护理

一、概　述

甲状腺肿瘤是内分泌系统最常见的肿瘤，占头颈部肿瘤的首位，临床上按其组织发生学、细胞分化程度和生物特性分为良性肿瘤和恶性肿瘤，其中大部分为良性肿瘤，少数为癌，肉瘤罕见。

1.良性肿瘤　多为滤泡性腺瘤，可发生于任何年龄，最常见于 30～45 岁，女性多见，男女比例为 1：（2～6），沿海地区发病率较高，常见的病理类型有胚胎型腺瘤、胎儿型腺瘤、单纯型腺瘤、胶样型腺瘤、嗜酸细胞腺瘤等。

2.恶性肿瘤　甲状腺癌是内分泌系统最常见的恶性肿瘤，占人类恶性肿瘤的 2.3%，女性发病率明显高于男性，男女比例为 1：（1.5～3.0）。近十年来甲状腺癌发病率呈急剧上升趋势。较为常见的甲状腺恶性肿瘤病理类型如下。

（1）乳头状癌：为甲状腺癌最常见的恶性肿瘤，为甲状腺滤泡上皮细胞分化的恶性上皮性肿瘤，约占甲状腺恶性肿瘤的 80%，好发于 40 岁以下的女性，单侧多见，生长缓慢，恶性程度较低，肿瘤直径可＞10cm，其中隐形癌局部不易扪及，多伴有颈部同侧淋巴结转移。

（2）滤泡状癌：较为常见，为滤泡上皮细胞分化的恶性上皮性肿瘤，发生率仅次于乳头状癌，约占甲状腺恶性肿瘤的 15%，中年人多见，男性偏多，恶性程度高于乳头状癌，可穿过包膜侵犯周围组织或血管，容易发生血行转移。

（3）髓样癌：具有向 C 细胞分化证据的恶性上皮性肿瘤，中度恶化，约占甲状腺恶性肿瘤的 3%，生长缓慢，男女比例相近，其中散在性髓样癌多见中年人，家族性髓样癌则常发生于 20 岁以前或儿童时期。常伴有面部潮红、心悸、腹泻和血钙降低等类癌综合征。

（4）未分化癌：部分或全部由未分化细胞组成的高度恶化肿瘤，老年人多见，男性略多，约占甲状腺恶性肿瘤 2%，较早发生淋巴结转移和血行转移，恶性程度高，预后差。

考点　甲状腺癌的病理类型

二、护理评估

（一）健康史

了解病人病史和检查、治疗经过，了解颈部肿块的性质、大小、质地、边界、软硬度、活动度，了解是否有压迫、声音嘶哑、心悸、腹泻等症状。

（二）身心状况

1.症状和体征

（1）甲状腺良性肿瘤：早期症状不明显，常不自觉触及或他人提醒发现。常见单发，左侧叶腺体患病率明显高于右侧，圆形或椭圆形，表面光滑，边界清楚，有包膜，质地稍硬，移动度好，无压痛，随吞咽上下移动，生长速度慢。乳头状囊性腺瘤会因囊壁血管破裂导致出血而迅速肿大，局部有胀痛，伴气管受压和喉返神经受压症状，出现呼吸困难和声音嘶哑。

（2）甲状腺癌：早期症状不明显，与良性肿瘤无明显区别。常见单发，质硬，固定，表面凹凸不平，边界不清，增长速度较快，晚期可伴随同侧颈部淋巴结肿大，侵蚀颈部其他器官会出现呼吸困难、吞咽困难、声音嘶哑、霍纳综合征等症状。髓样癌常伴有面部潮红、心悸、腹泻和血钙降低等类癌综合征。

2. 心理 - 社会状况　病人常出现焦虑、恐惧心理，缺乏疾病相关知识，担忧手术治疗效果。

（三）辅助检查

1. 甲状腺细针穿刺活检　作为甲状腺结节的首选检查，在判断结节良恶性和决定下一步治疗方案中起着决定性作用。

2. 甲状腺超声　确诊甲状腺结节的必要检查，可以确定结节的体积、有无囊性变和癌性征象及同侧颈部淋巴结情况。甲状腺腺瘤常为圆形、边界清楚的实质性肿块，而囊性或肿块囊性变可显示囊性液化暗区。甲状腺癌则显示为边界不清、回声不均匀的图像。癌性征象：结节微钙化，实体内结节低回声和结节内血管增生。

3. 甲状腺功能检查　一般测定 TT_3、TT_4、FT_3、FT_4、TSH 等，TGAb 常用于分化良好的甲状腺癌的复发判断，降钙素可以在疾病早期诊断甲状腺癌细胞增生和甲状腺髓样癌。

4. 甲状腺核素扫描　经典使用核素是 ^{131}I、^{123}I、$^{99m}TcO_4$，因大部分甲状腺良性肿瘤和甲状腺癌吸收核素较少，形成"冷结节"或"凉结节"，诊断意义不大，仅对甲状腺高功能腺瘤有诊断意义。

5. CT 检查　了解气管是否移位、狭窄，了解甲状腺结节大小、形状，质地是否均匀，有无包膜等。

三、治疗要点

1. 手术治疗

（1）甲状腺良性肿瘤：因甲状腺腺瘤有 10% 恶变率和 20% 引发甲亢的概率，故应尽早手术治疗。

（2）甲状腺癌：根据甲状腺肿瘤大小及恶性程度，选择不同术式。

2. 术后 ^{131}I 治疗　具有摄碘能力的分化型甲状腺癌手术后特异性治疗，目的是杀死残余的甲状腺癌细胞灶和转移灶。

3. 术后内分泌治疗　甲状腺癌术后需要更多的甲状腺激素将 TSH 抑制到更低的水平，才能抑制 TSH 对甲状腺癌细胞增殖的调控。

四、主要护理诊断 / 问题

1. 焦虑和恐惧　与对甲状腺癌知识的缺乏，担心肿瘤的性质、治疗效果及预后有关。

2. 疼痛　与术中创伤所致术后疼痛有关。

3. 潜在并发症：术后引起的窒息、神经损伤、甲状旁腺损伤、甲状腺功能减退等。

五、护 理 措 施

（一）术前护理

1. 一般护理　正常饮食，常规术前检查，怀疑甲状腺癌需行颈侧淋巴结 B 超检查，指导病人练习术前颈过伸体位。

2. 术前准备　病人心情紧张、失眠可给予镇静安眠药物。

3. 心理护理　针对性向病人和家属讲解甲状腺癌的相关知识，说明手术的必要性和手术方法、术后并发症，争取病人的理解与配合。

（二）术后护理

1. 体位　术后清醒者取半坐卧位，利于呼吸和引流。

2. 饮食　术后清醒者可给予少量饮水，无呛咳后给予流质饮食，根据病人适应特点慢慢过渡到半流食、软食和普食。

3. 病情观察　严密监测生命体征，注意有无并发症。了解病人是否有呼吸困难、颈部血肿情况，有无声嘶、声调降低、饮水呛咳、抽搐等情况。

4. 用药护理　甲状腺全切除术者需终身补充甲状腺激素。

六、健 康 教 育

1. 指导颈部淋巴结清除术后病人在伤口愈合后行颈部功能锻炼，以防肩下垂。

2. 指导甲状腺癌病人出院后按期来院复查，若出现颈部肿块或淋巴结肿大，需及时就诊。

自 测 题

A₁/A₂ 型题

1. 甲亢术前为了降低基础代谢率，降低术中风险所做的准备是（　　）

   A. 颈部术前训练

   B. 口服钙片

   C. 术前高蛋白、高维生素饮食

   D. 口服维生素

   E. 口服丙硫氧嘧啶

2. 甲状腺手术后，出现喉返神经暂时性损伤，产生麻痹，一般可于多长时间内恢复功能（　　）

   A. 数日　　　　　　　　B. 4 周

   C. 3 ～ 6 个月　　　　　D. > 6 个月

   E. 一年以上

3. 甲状腺结节的首选诊断方法是（　　）

   A. 血常规　　　　　　　B. 病史

   C. 体检　　　　　　　　D. 血清自身抗体

E. 细针穿刺活检

4. 诊断甲状腺功能的最基本指标是（　　）

A. 甲状腺肿大程度　　B. 眼球突出

C. 心率　　　　　　　D. 基础代谢率测定

E. 血清甲状腺激素测定

A₃/A₄ 型题

（5～8 题共用题干）

病人，女，38 岁。主诉近阶段遇事易激动、易出汗，食欲特别好，体重略有减轻。查体：眼突，颈粗大，双手湿润，脉搏 116 次 / 分。

5. 对该病人最可能的诊断为（　　）

A. 甲状旁腺功能亢进

B. 甲状腺功能亢进

C. 甲状腺功能减退

D. 脑垂体功能减退

E. 亚急性甲状腺炎

6. 下列各项检查方法中，对该病人诊断具有较高敏感性的是（　　）

A. 基础代谢率（BMR）测量

B. 血清蛋白结合碘（PBZ）测定

C. 甲状腺摄碘率测定

D. 甲状腺 B 超

E. 甲状腺功能测定

7. 拟行手术治疗，术前可以降低基础代谢率的措施是（　　）

A. 高维生素高热量饮食

B. 补充维生素 D 和钙

C. 口服丙硫氧嘧啶

D. 口服甲状腺激素液和碘剂

E. 口服甲状腺激素

8. 若为甲状腺功能亢进早期，可在颈部扪到（　　）

A. 甲状腺多个结节

B. 甲状腺峡部肿大

C. 甲状腺肿胀、较硬，有压痛

D. 甲状腺弥漫性增大，对称，表面平滑，质较硬

E. 甲状腺弥漫性增大，对称，无压痛

（钟　坚）

| 第 12 章 |
乳腺疾病病人的护理

第 1 节　急性乳腺炎病人的护理

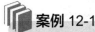**案例 12-1**

　　病人，女，23 岁，初产妇，产后半个月发现右侧乳腺有一个异常肿块，红、肿、热、痛明显，伴随波动感，穿刺抽出脓液。

请问：1. 急性乳腺炎常见原因是什么？

　　　　2. 应对病人进行哪些健康教育？

一、概　　述

　　急性乳腺炎是指乳腺急性化脓性感染，以产后 3 ～ 4 周的哺乳期妇女多见，主要致病菌为金黄色葡萄球菌。急性乳腺炎与下面几个致病因素有关。

　　1. 乳汁淤积　乳汁是良好的细菌繁殖培养基，利于细菌繁殖，乳汁淤积的常见原因有：①乳头发育不良，乳头内陷或过小，影响哺乳。②乳汁分泌过多，产妇经验少，未及时排乳。③乳腺导管不通畅，影响排乳。

　　2. 细菌入侵　乳头破损或乳头皲裂是感染的主要入侵途径。

　　3. 产后免疫力降低。

考点 急性乳腺炎的致病因素

二、护理评估

（一）健康史

　　了解病人是否为初产妇，乳腺是否发育不良，哺乳是否完全排空，乳头是否有破损或皲裂，产妇个人卫生状况如何等。

（二）身心状况

　　1. 症状和体征

　　（1）局部表现：脓肿形成前，局部肿块，伴红肿、疼痛；脓肿形成后，浅部乳腺脓肿红肿热痛，伴局部波动感，脓肿破溃有脓液流出；深部乳腺脓肿以疼痛、乳腺肿胀为主要症状，波动感不明显，深部脓肿可向深部发展，形成乳腺后脓肿。均可触及同侧腋窝淋巴结肿大，并有压痛。

　　（2）全身中毒症状：病人有感染的症状，如寒战、高热和乏力等不适症状，严重者可发展至脓毒血症。

2. 心理 - 社会状况　病人常出现焦虑，对基本知识缺乏，担忧疾病影响哺乳，影响孩子发育。

（三）辅助检查

1. B 超检查　显示体积大小的乳腺内液暗区。

2. 实验室检查　血常规检查显示白细胞计数和中性粒细胞比例增高，核左移。

3. 诊断学穿刺　波动感最明显处或肿胀最明显处穿刺抽液，抽出脓性液体即可确诊，脓性液体送细菌培养和药敏试验。

三、治疗要点

1. 保守治疗　脓肿未形成前可采取热敷或理疗，以消除炎症，并应用抗生素治疗。

2. 手术治疗　脓肿形成后需及时切开引流。切口设计以保护乳腺导管为主，乳晕附近的脓肿于乳晕边缘做切口；乳腺体内脓肿，以乳头为中心做放射状切口，避免损伤乳腺导管；乳腺深部脓肿和乳腺后脓肿，则于乳房下缘做弧形切口（图 12-1）。切开后尽可能探查并分离脓肿之间的隔膜，甚至可行对口引流，以免形成慢性脓肿迁延不愈。

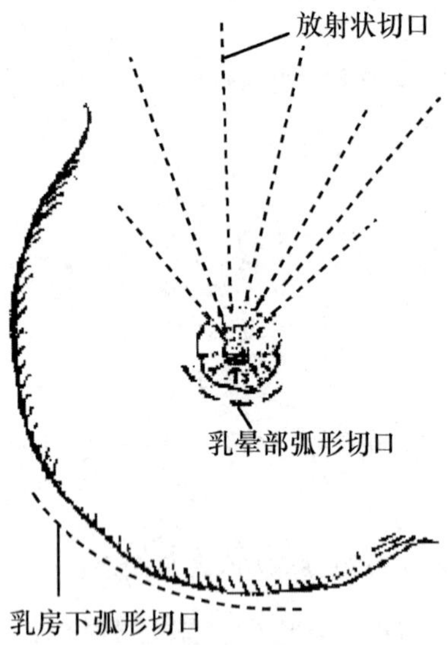

3. 断乳　常用方法：①己烯雌酚，1～2mg，每天 3 次口服，共 2～3 日。②溴隐亭，1.25mg，每日 2 次口服，共 7～14 日。③中药炒麦芽，每日 60mg 水煎服，分 2 次服用，共 2～3 日。

放射状切口
乳晕部弧形切口
乳房下弧形切口

图 12-1　乳腺切口

考点　断乳的常用方法

四、主要护理诊断 / 问题

1. 体温过高　与感染毒素入血有关。

2. 疼痛　与炎症肿胀、术后麻醉药功效消失有关。

3. 恐惧与焦虑　与产后喂养婴儿、术后乳腺形态改变有关。

4. 知识缺乏：缺乏乳腺炎的预防知识和正确的哺乳知识。

五、护理措施

（一）非手术治疗的护理

1. 产妇的个人生活护理　产后妇女身体体质较为虚弱，建议病人进高热量、高蛋白、高维生素食物，关注个人卫生，注意房间空气流通。

2. 病情观察　关注病人体温，监测血常规，了解白细胞计数和中性粒细胞比例的变化，穿刺抽脓后行细菌培养和药敏试验，了解药敏试验结果，挑选更为合理的抗生素。

3. 控制感染和高热　遵医嘱早期给予足量抗生素，避免使用影响婴儿的药物。早期乳腺炎可使用中药蒲公英、野菊花等清热解毒药物湿热敷。高热时给予物理降温和药物降温。

4. 缓解乳腺疼痛　疏通淤积的乳汁，托起乳房，可以减轻疼痛与肿胀。患侧乳腺如有脓液，则禁止患侧哺乳，应用吸奶器吸出淤积的乳汁。

5.哺乳的护理　健侧乳房可以继续哺乳，如患侧发生严重感染或乳瘘，则需断乳。

（二）脓肿引流术后病人的护理

乳腺脓肿切开引流术后，每日需观察引流是否通畅，观察引流液的性质、量，及时更换敷料，直至切口感染控制后缝合。

六、健 康 教 育

1.避免乳汁淤积

（1）纠正乳头凹陷：乳头凹陷者建议临产前 3 ～ 4 个月开始提拉乳头，也可以用吸奶器吸引，使乳头外突。

（2）定期排乳：养成良好的哺乳习惯，每次哺乳必须排干乳汁，如有乳汁淤积，需及时手法排挤或用吸奶器吸干乳汁。

2.防止细菌入侵

（1）处置乳头伤口：如有乳头破损，需暂停患侧哺乳，乳胀者用吸奶器吸乳，破损处用温水清洗干净后用抗生素软膏涂抹，直至完全愈合后方可哺乳。

（2）保持乳头和乳晕清洁：每次哺乳后需清洗乳头，保持局部清洁和干燥。

（3）注意婴儿口腔卫生：及时处理婴儿口腔感染，避免婴儿养成口含乳头睡眠的习惯。

考点　急性乳腺炎病人的健康教育

第 2 节　乳腺癌病人的护理

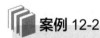
案例 12-2

病人，女，43 岁，单位组织体检发现右侧乳腺外上象限有一个肿块，边缘不规则，质地不匀，同侧腋窝未发现淋巴结肿大。

请问：建议病人做什么检查以明确肿块性质？

一、概　　述

乳腺癌是女性最常见的恶性肿瘤之一，发病率呈逐年上升趋势，成为危害妇女生命和健康的主要恶性肿瘤之一。

（一）病因

乳腺癌的发病是多因素导致的疾病过程，其发病机制复杂，目前医学界并没有明确的定论。乳腺癌主要高危因素如下。

1.遗传因素　具有乳腺癌家族史的女性，其乳腺癌发病风险比一般人群高出 2 ～ 3 倍。

2.生育与激素因素　乳腺癌的发病风险随着卵巢活动周期的累积而增高，月经初潮年龄早、绝经晚，频繁流产都会增加乳腺癌的发病风险。而生育时间早、母乳喂养能降低乳腺癌的发病风险。

3.体重指数、锻炼及体育运动　缺乏运动、亚健康状态会增加肥胖，从而引起全身的各

项功能异常，增加癌症风险。体重指数（BMI）≥ 24kg/m² 的人乳腺癌发病风险比 BMI < 24kg/m²
的人高 4 倍。

4. 职业状态及社会心理因素　①职业暴露：化学、物理、生物物质暴露，电离辐射或者放射暴露都会明显增加乳腺癌的发病风险。②职业工作特点：女性承受高度的工作压力、遭受精神创伤和长期精神压抑等能引起一系列的应激反应，使生理节律发生紊乱从而引起免疫力下降。③一过性的精神重大创伤，如亲人离世等也会导致心理变化，增加乳腺癌的发病风险。

5. 乳腺良性疾病　部分乳腺良性疾病，如乳腺导管内乳头状瘤、硬化性腺病、不典型增生性病变等，会使乳腺癌的发病风险增高。

6. 饮食与生活习惯　高脂、高蛋白、高热量饮食，喜食腌制食品，吸烟、酗酒、晚睡，或者佩戴文胸睡觉等不良生活习惯都会增加乳腺癌的发病风险。

（二）病理类型

乳腺癌病理类型包括非浸润性癌、浸润性特殊癌、浸润性非特殊癌、其他罕见癌。

（三）乳腺癌转移途径

1. 淋巴转移　是乳腺癌最主要的转移途径。乳腺的淋巴较为丰富，有多处淋巴转移途径，其中最常见于转移到同侧腋窝淋巴结，亦有转移到锁骨下淋巴结、内乳淋巴结、膈肌淋巴结。

2. 血行转移　最常见的远处转移器官是肺、骨、肝。

3. 直接蔓延　向下侵犯胸大肌、胸小肌等。

二、护 理 评 估

（一）健康史

询问病人其亲属是否有乳腺癌病史，尤其是 *BRCA1* 和 *BRCA2* 基因突变者，了解病人的月经史、哺乳史与生育史，了解病人是否有内分泌失调和使用雌激素史，是否有肥胖和精神紧张，是否有抽烟、嗜酒等不良生活习惯，有无乳腺良性疾病史，是否长期接触大剂量放射线等。

（二）身心状况

1. 症状和体征

（1）乳腺肿块：患乳出现无痛性并呈进行增大的肿块是最常见的首发症状，肿块绝大部分位于乳腺外上象限。一般单侧乳腺单发肿块较为常见，偶见 2 ～ 3 个。肿块大小形状不一，一般为不规则，亦可见圆形或椭圆形，肿块质地大多实性，较硬，肿块可活动，晚期活动度较差。

（2）乳头改变：癌灶侵及乳头、乳晕时，牵拉乳头，使乳头偏向一侧，病变进一步发展可使乳头扁平、回缩、凹陷，直至完全缩到乳晕下。乳头湿疹样癌常表现为乳头糜烂、结痂等湿疹样改变。

（3）乳腺皮肤改变：乳腺癌者会出现乳腺皮肤改变。肿瘤侵犯 Cooper 韧带使皮肤外观凹陷，出现"酒窝征"。癌细胞堵塞皮下淋巴管，出现皮肤水肿，在毛囊处形成许多点状凹陷呈"橘皮样变"。癌细胞侵入皮内淋巴管，在肿瘤周围形成卫星结节，出现"铠甲样变"。

晚期乳腺癌皮肤与肿瘤粘连而固定甚至破溃，呈菜花样变。

考点　乳腺癌最常见症状和皮肤改变

（4）乳腺轮廓改变：由于肿瘤侵犯，乳腺的弧度发生改变，出现外凸或者凹陷，亦可见乳腺抬高，使两侧乳头不在同一水平线上。

（5）乳腺疼痛：乳腺癌发展到一定程度，可有不同程度的疼痛，表现为持续性或阵发性乳腺刺痛、钝痛或隐痛不适。

（6）区域淋巴结肿大：乳腺淋巴回流第一站是腋窝和胸骨旁淋巴结，第二站是锁骨上淋巴结和纵隔淋巴结。临床上以腋窝淋巴结转移最常见，可在腋窝扪及单个或者多个质硬淋巴结。

（7）全身表现：早期不明显，晚期可出现乏力、贫血、恶病质及远处转移的临床表现，癌细胞可随血行转移或淋巴转移到肺、骨、肝、脑、胸膜等组织，并出现相应症状。

2.心理 - 社会状况　病人常出现焦虑甚至恐惧心理，担忧疾病对身体的影响，担忧手术后乳房外形改变，担忧家属不理解等。

（三）辅助检查

1.影像学检查　①乳腺 X 线检查：钼靶 X 线检查，是乳腺癌最基本的影像检查方法，可见密度增高影，瘤体不规则，肿块边缘为毛刺样，乳腺体内有微细钙化。②B 超检查：有重要价值，可见不规则低回声区。③ PET-CT 有助于评估是否有远处转移。

2.病理学检查　①乳头溢液脱落细胞学检查：涂片可见散在或成团的异性核细胞。②乳腺针刺细胞学检查：可检查出癌症细胞。③肿块切除冷冻切片检查及术后病检：是最基本的病理学检查。

三、治疗要点

现临床阶段认为，乳腺癌是一种全身性疾病，在治疗中应有计划地合理选择局部治疗和全身治疗手段，针对乳腺癌局部复发的治疗手段是手术治疗和放疗，针对肿瘤远处播散的治疗是化疗、内分泌治疗和生物靶向治疗。

四、主要护理诊断 / 问题

1.自我形象紊乱　与乳腺癌术后乳腺缺失、化疗后脱发等有关。

2.躯体障碍　与术后疼痛、术中切除胸大肌胸小肌致举手受限有关。

3.知识缺乏：缺乏乳腺癌术后及其他治疗后并发症的知识。

4.焦虑与恐惧　与对癌症的恐惧及预后有关。

5.潜在并发症：术后并发皮下积液、皮瓣坏死、上肢淋巴性水肿、气胸等。

五、护理措施

（一）术前护理

1.心理护理　突如其来的打击让病人情绪低落，知识的缺乏使病人迷茫、害怕、恐惧、失眠、哭泣等，医护人员尽可能帮助病人恢复自信心，加强沟通，耐心普及知识，解除病人的顾虑，增强对生活的信心。

2.皮肤准备　乳腺癌切除范围较大，备皮需考虑范围大小，如术中行乳腺再造术，需增加供皮区的皮肤准备。

3.妊娠期和哺乳期乳腺癌　需终止妊娠和终止哺乳，避免激素刺激乳腺癌加重。

4.皮肤破溃乳腺癌　术前清创，加强抗生素的使用。

（二）术后护理

1.体位　术后麻醉清醒，生命体征平稳者采取半坐卧位，利于呼吸与引流。

2.饮食　术后清醒即可流质饮食，适应后逐步过渡到半流质、软食、普食。

3.病情监测　24小时内严密观察引流液的色、质、量，每小时观察一次，重点观察患侧上肢是否水肿和皮瓣是否积液、坏死。

4.并发症防治与护理

（1）术后出血：多因术中止血不彻底、结扎线脱落、凝血功能障碍造成。临床可见术区胀痛，敷料渗血较多，负压吸引瓶可见大量鲜血或引流管堵塞，腋下、皮瓣下饱满，有瘀肿和压痛，术后护理观察发现需及时告知医生，及时处置，以免发生休克。

（2）腋窝及皮下积液：常见原因有引流不畅、较大淋巴管损伤、腋窝和胸壁皮肤切除过多，导致皮瓣张力过高绷紧而无法引流。临床表现为腋窝胀痛饱满、皮瓣漂浮、有波动感，较大皮瓣漂浮可引起该处皮瓣供血不足导致坏死。需及时冲洗和疏通引流管，小量积液可用注射器抽取液体，大量积液则需置管引流，张力较大皮瓣则需减张处置。

（3）皮瓣缺血与坏死：因皮瓣缝合张力较大、皮瓣分离技术过于粗糙、大量皮瓣下积液引起。临床表现为术后次日皮瓣即为紫红色，慢慢转变成黑色。处置：未坏死前，保持干燥，抽干水疱，可用红外线治疗仪照射或缺血区周围用普鲁卡因局部封闭。坏死后，小范围干性结痂可不处置，范围较大则需植皮。

（4）上肢水肿：常见原因为上肢淋巴回流障碍和静脉回流障碍，常发生在术后或化疗后1～2个月，有的半年或1年后逐渐缓解，也有的越来越严重；静脉回流障碍引起的上肢水肿，术后短时间即可出现浅静脉扩张、上肢水肿，以前臂和手部为主，为可凹性水肿。轻度水肿数月后可逐渐缓解，不需特殊治疗，睡觉时卧向健侧，让患肢在上，便于消肿；中度水肿则需给予热疗、封闭、中药等治疗，无效者则需手术；重度水肿需手术治疗。

5.皮瓣护理

（1）妥善固定：术后手术部位用弹力绷带或胸带加压包扎，使皮瓣紧贴胸壁，维持正常血供，以不影响呼吸为宜。术后3天肩部制动，术后10天内禁止患侧上肢外展，患侧肢体术后忌用力。

（2）保持引流管通畅：经常检查引流管有无扭曲、受压、血块堵塞，经常挤压引流管，保持引流管通畅。

（3）观察并记录引流液的性质、颜色、量，注意有无出血。一般术后1～2天引流液有50～200ml，逐日减少，若术后3～5天，引流液<20ml，可考虑拔管。

6.术后功能锻炼　目的是松解与预防肩关节粘连，最大限度恢复肩关节活动范围。手术后即抬高患肢，并保持内收状态；术后 24 小时开始进行腕关节活动，卧床期间练习伸指、握拳、屈腕、屈肘运动；3～5 天可练习手摸对侧肩和同侧耳，引流管拔除后进行肩关节爬墙活动，逐日递增，进而指导进行器械运动。

六、健康教育

1. 乳腺自我检查　有助于早期发现乳腺肿块。

（1）检查时间：月经结束后 2～3 天，每月检查 1 次。绝经期妇女每月固定时间检查乳腺。

（2）检查对象：20 岁以上的妇女。

（3）检查方法：①视诊：镜前脱去上衣，暴露胸部，观察双侧乳腺大小、形状是否一致，有无异常隆起、凹陷，局部皮肤是否有改变，乳头是否有回缩、偏移、抬高等。②触诊：平卧，被查侧的手置于脑后，用对侧手触摸乳腺，方向为外上—外下—内下—内上—乳晕，将手的示指、中指、无名指并拢，指腹在乳腺处用打圈方式进行环形触摸，要有一定压力，触摸是否有肿块，同时检查乳头是否有溢液，检查腋窝是否有淋巴结肿大。因乳晕为接触反应器官，触摸后充血影响乳晕检查结果，故乳晕需最后检查。

考点 乳腺自我检查的时间和方法

2. 鼓励并坚持化疗、内分泌治疗和靶向治疗　化疗、内分泌治疗和靶向治疗都能明显减少复发概率。

3. 康复治疗　术后坚持功能锻炼，恢复患侧肩关节功能。

4. 避孕　术后 5 年避免怀孕，减少复发概率。

5. 随访　临床体检最初 2 年每 4～6 个月 1 次，其后 3 年每 6 个月 1 次，5 年后每年 1 次，并遵医嘱进行其他检查。

链接

粉红丝带运动

粉红丝带为全球乳腺癌防治运动的标志，每年 10 月份为世界乳腺癌防治月或警示月，每年 10 月 18 日为防乳腺癌宣传日，10 月的第 3 周的周五定为粉红丝带关爱日。及早预防、及早发现、及早治疗是粉红丝带乳腺癌防治运动的宗旨。

第 3 节　常见乳腺良性肿块病人的护理

乳腺肿块是乳腺疾病最为常见的临床表现之一，良性肿块占大部分，其中乳腺囊性增生病占 90%。肿瘤性肿块中纤维腺瘤占良性肿瘤的 75%，乳腺导管内乳头状瘤占良性肿瘤的 20%。

一、概　　述

（一）乳腺纤维腺瘤

乳腺纤维腺瘤可发生在青春期后的任何年龄段的女性，高发年龄在 20～25 岁，月经初潮前和绝经后妇女少见。纤维腺瘤由上皮和纤维组织增生而成，肿瘤大体形状呈圆形或椭圆形，直径在 1～3cm，表面光滑、结节状、质韧、边界清楚，可有完整的包膜。切面结构在腺管处多呈粉红色，质地较软；纤维成分较多者，呈灰白半透明状，质地较硬。

（二）导管内乳头状瘤

导管内乳头状瘤是一种有癌变潜能的良性肿瘤性病变，好发于 35～55 岁的妇女。导管内乳头状瘤起源于乳腺导管上皮，常见于乳腺大导管，多发生于乳腺导管壶腹以下 1.5cm 左右的 1～2 级乳腺导管内。伴有乳腺导管增生，腔内含淡黄色或微浑浊的血性液。

（三）乳腺囊性增生病

乳腺囊性增生病是乳腺组织的良性增生，常见于中年妇女。乳腺囊性增生与内分泌失调有关，增生发生于腺管周围，出现不同程度的囊肿。

考点 常见乳腺良性肿块的好发年龄

二、护理评估

（一）健康史

询问病人的发病年龄、症状及手术史、既往史。

（二）身心状况

1. 症状和体征

（1）乳腺纤维腺瘤：好发于乳腺外上象限，75% 单发，10%～15% 多发或累及双侧。无痛，多为表面光滑易于推动的肿块，质硬，边界清楚，生长速度慢。

（2）导管内乳头状瘤：①乳头溢血。多为自发性，可为鲜血、咖啡样陈血，也可为血性液体，溢血可呈持续性，也可呈间歇性，有时仅在内衣上留下棕黄色污迹，挤压乳头时可出现乳头溢液。②乳腺肿块。大部分不能扪及，约20% 的病人乳晕部触及几个毫米直径的肿块，结节状或条索状，质地较软，可推动，挤压即可有血性液体或咖啡样液体。③少数病人因肿瘤较大堵塞乳腺导管时，有疼痛和肿块，积血排除疼痛即可消失。

（3）乳腺囊性增生病：乳腺呈周期性疼痛，经期前疼痛加重，经期后减轻或消失。双侧乳腺可触及大小不等的结节，界线不清，质韧，病程长，发展缓慢。

2. 心理 - 社会状况　病人常出现焦虑甚至恐惧心理，担忧疾病对身体的影响，担忧手术后乳房外形改变等。

考点 常见乳腺良性肿块的特点

（三）辅助检查

1. B 超检查

（1）乳腺纤维腺瘤：肿块形状呈圆形或椭圆形，边界清，有包膜，内部回声均匀，呈低回声多见，肿块后方有声影增强，偶见有钙化。

（2）导管内乳头状瘤：表现为局限性乳腺导管扩张，并在其近端接近乳晕处可见实质性回声，有时可见瘤体充满管腔，远端乳腺导管扩张。乳头状瘤较小时，常显示不清，反复多切面扫描可见较小肿块回声。

（3）乳腺囊性增生病：乳腺呈弥漫片状密度增高影，边界不清。

2. 细针穿刺细胞学检查　细针穿刺纤维瘤行细胞学检查，可明确诊断。

3. 乳头溢液涂片细胞学检查　为简单、快速、经济的导管内乳头状瘤检查方法，检出恶性疾病的敏感性只有 35%～47%，应注意防止漏诊。

三、治疗要点

1. 乳腺纤维腺瘤　手术切除是唯一有效的治疗方法，可分为传统开放性手术和微创手术。以下病人需注意：① 35 岁以上的女性病人，有明显的乳腺肿块，因有恶变可能，需术中冷冻切片以排除。②结婚后的女性病人，肿块≥1cm 以上，怀孕前应手术切除，以免妊娠致肿块增大和恶变。③多发性或多次复发的，保守治疗效果不佳的，建议手术切除。④术后原处复发的，应警惕恶变可能，术后口服他莫昔芬 1～2 个月以减少恶变可能性。

2. 乳腺导管内乳头状瘤　手术治疗是首选的治疗方法。以下病人需注意：①单发的乳头状瘤，可用亚甲蓝染色后依据染色情况将病变腺管全部切除。②多发性乳腺导管内乳头状瘤，则宜行乳腺区段切除。③年龄在 50 岁以上，多发性导管内乳头状瘤病理学检查示导管上皮不典型增生或增生活跃者，则宜行乳腺单侧切除。

3. 乳腺囊性增生病　主要是观察与保守治疗，以口服中草药为主，严重不可忍受者可口服他莫昔芬，定期来院复查。

四、主要护理诊断／问题

1. 自我形象紊乱　与手术后体型美观改变有关。

2. 知识缺乏：缺乏乳腺纤维腺瘤和导管内乳头状瘤相关知识。

五、护 理 措 施

乳腺囊性增生病以保守治疗为主，乳腺纤维腺瘤和导管内乳头状瘤因手术常为门诊手术或住院较小手术，术后需保持切口清洁干燥，定期复查。

自 测 题

A₁/A₂ 型题

1. 引起急性乳腺炎的主要致病菌为（　　）

  A. 金黄色葡萄球菌　　　　B. 链球菌

  C. 结核分枝杆菌　　　　　D. 嗜血杆菌

  E. 霉菌

2. 以下各项中不是预防急性乳腺炎的方法的是

  （　　）

  A. 停止哺乳　　　　B. 注意婴儿口腔卫生

  C. 定时哺乳　　　　D. 哺乳后清洁乳头

  E. 每次哺乳应吸尽乳汁

3. 乳腺癌的肿块部位常见于（　　）

  A. 内上象限　　　B. 内下象限　　　C. 外上象限

  D. 外下象限　　　E. 乳腺周围

4. 乳腺纤维腺瘤的主要治疗方法是（　　）

A. 手术切除　　　　B. 胸罩托起乳腺

C. 口服逍遥散　　　D. 注射丙酸丸酮

E. 红外线照射

A. 炎性乳癌　　　　B. Paget 病

C. 急性乳腺炎　　　D. 乳腺结核

E. 乳腺纤维腺病

5. 年轻妇女乳腺触及一个圆形肿块，移动性好，首选的检查方法是（　　　）

A. B 超

B. 钼靶摄片

C. 红外线检查

D. 组织切除活检

E. CT

6. 以下各项不是引起乳腺癌的高发因素的是（　　　）

A. 初潮过早　　B. 绝经过晚　　C. 有家族史

D. 肥胖　　　　E. 用化妆品

7. 乳腺囊性增生常见的临床表现为（　　　）

A. 乳腺肿块

B. 乳头溢液

C. 双侧乳腺月经前胀痛，月经后缓解

D. 乳腺红、肿、热、痛

E. 腋窝淋巴结肿大

8. 病人，女，30 岁。哺乳期有高热、寒战 2 天，左侧乳腺肿大，有搏动性疼痛，哺乳时加剧。查体：左乳外下象限皮肤红、肿、热，有压痛，有波动感。诊断应考虑（　　　）

9. 病人因乳腺癌行乳腺改良根治术后，查孕激素受体（＋）、雌激素受体（＋）病人应接受的辅助治疗是（　　　）

A. 化疗　　　　　　B. 内分泌治疗

C. 放疗　　　　　　D. 中医药治疗

E. 化疗＋内分泌治疗

A₃/A₄ 型题

（10～11 题共用题干）

病人，女，52 岁。自行发现右乳外上象限无痛性肿块 2 周，查体：右乳外上象限肿块 2cm×3cm，不与皮肤及胸壁粘连，边界欠清，表面不光滑，质硬。

10. 首先应考虑发生了（　　　）

A. 乳腺癌　　　　　B. 乳腺囊性增生

C. 乳腺纤维腺瘤　　D. 急性乳腺炎

E. 乳腺结核

11. 下列检查首选的是（　　　）

A. 钼靶摄片＋B 超　　B. 红外线检查

C. B 超＋穿刺活检　　D. X 线

E. CT

（钟　坚）

|第13章|
胸部疾病病人的护理

胸部疾病包括胸部损伤、胸部感染及胸部肿瘤等。胸部损伤常发生于各种意外伤害，合并气胸、血胸，同时并发胸部感染，临床较常见。胸部肿瘤常见的有肺癌和食管癌，肺癌与吸烟关系密切，其发病率和死亡率已居男性恶性肿瘤的首位，女性发病率更是逐年升高。食管癌的发生与生活方式密切相关，治疗的关键在于早发现、早诊断和早治疗。

第1节　胸部损伤病人的护理

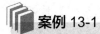**案例 13-1**

病人，男，23 岁，因右侧胸部外伤后出现胸痛、呼吸困难 30 分钟急诊入院。体格检查：T 37.2℃、P 106 次 / 分、R 26 次 / 分、BP 95/60mmHg，烦躁不安，口唇发绀。右侧胸壁塌陷软化，压痛明显；触诊右侧语音震颤消失；右胸叩诊呈鼓音，听诊呼吸音消失。X 线显示：右侧第 5、6 肋骨骨折，右侧胸腔积气、积液，右肺萎缩 60%，气管、纵隔向左侧移位。

请问： 1. 病人主要的护理诊断是什么？

2. 护士应对病人采取哪些护理措施？

胸部损伤无论平时还是战时均可发生，其约占全身创伤数量的 1/4。根据损伤发生后胸膜腔与外界是否相通，分为闭合性损伤和开放性损伤。闭合性损伤多由钝性暴力挤压、冲撞或钝器撞击胸部所致，可造成胸壁软组织挫伤、肋骨骨折、气胸、血胸，甚至心脏损伤。开放性损伤多由于利器或火器、弹片等穿破胸膜所引起，可导致开放性气胸、血胸，出现呼吸和循环功能受损，严重者可危及生命。

一、肋骨骨折病人的护理

肋骨骨折是最常见的胸部损伤，第 4 ～ 7 肋骨较长、较薄且固定，最易折断。

（一）概述

1. 病因

（1）外来暴力因素：肋骨骨折多为直接暴力或间接暴力所致。直接暴力指打击力直接作用于胸部，使受力处肋骨向内弯曲折断，刺破胸膜、肺组织而形成气胸和血胸；间接暴力则是胸廓前后受挤压导致肋骨在腋中线附近向外过度弯曲而折断（图 13-1），易刺破皮肤形成开放性骨折。

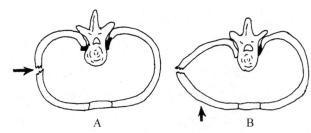

图 13-1　肋骨骨折暴力示意图

A. 直接暴力；B. 间接暴力

（2）病理因素：严重骨质疏松、恶性肿瘤侵犯肋骨或营养不良者易发生病理性骨折，可因咳嗽、打喷嚏或肋骨病灶处轻度受力而发生骨折。

2. 分类　根据骨折端是否与外界相通，可以分为开放性肋骨骨折和闭合性肋骨骨折。根据损伤程度，可分为单根单处肋骨骨折、单根多处肋骨骨折、多根单处肋骨骨折、多根多处肋骨骨折。

（1）单根（多根）肋骨单处骨折：若骨折上、下部位仍有完整肋骨支撑胸廓，对呼吸功能影响不大；若骨折断端较为尖锐，向内移位可刺破壁胸膜和肺组织，可导致气胸、血胸、皮下气肿、血痰、咯血等；若刺破肋间血管，尤其是动脉时，可引起大量出血，导致病情迅速恶化。

（2）单根（多根）多处肋骨骨折：局部胸壁因失去完整肋骨的支撑而出现软化，可出现反常呼吸运动（图13-2），即吸气时软化区胸壁向内凹陷，呼气时软化区胸壁向外凸出，称为连枷胸。若软化区范围较大，呼吸时双侧胸膜腔内压力无法保持平衡，使纵隔左右扑动，影响肺换气和静脉血回流，造成机体缺氧和二氧化碳潴留，严重者可导致呼吸和循环衰竭。

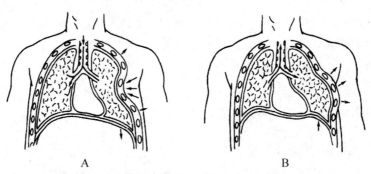

图 13-2　胸壁软化区的反常呼吸运动示意图
A. 吸气；B. 呼气

（二）护理评估

1. 健康史　询问病人有无胸部受伤史。了解病因是直接暴力还是间接暴力，了解病人受伤的经过、受伤部位、伤后病情，有无经过救治。

2. 身心状况

（1）症状：骨折部位疼痛，深呼吸、咳嗽或改变体位时加重；部分病人可因肋骨折断向内刺破肺组织而出现咯血；根据损伤程度的不同，可出现不同程度的呼吸困难、发绀或休克等表现。

（2）体征：受伤胸壁可见肿胀、畸形，局部明显压痛；挤压胸部疼痛加剧，甚至产生骨擦音；多根多处肋骨骨折者，伤处可见反常呼吸运动；部分病人出现皮下气肿。

（3）心理 - 社会状况：肋骨骨折损伤程度不同，病人可有不同心理反应。一般情绪较稳定，但出现胸闷、反常呼吸、气急甚至呼吸困难时，病人可表现出紧张、烦躁及恐惧的情绪反应。

3. 辅助检查

（1）实验室检查：肋骨骨折伴大量出血者，血常规检查示血红蛋白和血细胞比容下降。

（2）影像学检查：胸部 X 线和 CT 检查可显示肋骨骨折部位及骨折端错位情况，但不能早期发现无移位的线形骨折、不完全的肋骨骨折或前胸肋软骨骨折，如并发气胸、血胸则可显示相应的肺压缩及胸腔积气、积液情况。

（三）治疗要点

1. 闭合性单根单处肋骨骨折　治疗重点是镇痛、固定胸廓和防治并发症。①疼痛较轻者，不需要特殊处理；疼痛重者可口服吲哚美辛、布洛芬、可待因等镇痛药物；也可用 1% 的普鲁卡因溶液行肋间神经阻滞或封闭骨折处。②疼痛剧烈而影响呼吸者，可用多头胸带或宽胶布条叠瓦式缠绕固定胸廓 2 周。③辅助病人有效呼吸和咳嗽，清理呼吸道，预防肺不张、肺炎等并发症。

2. 闭合性多根多处肋骨骨折　①局部处理：止痛、包扎、固定。②反常呼吸运动的处理：牵引固定或厚棉垫加压包扎。③对咳嗽无力、不能有效排痰或呼吸功能不全者，行气管插管或气管切开，以利于吸痰、给氧和呼吸机辅助呼吸。④清除呼吸道分泌物，防止感染。

3. 开放性肋骨骨折　①对伤口彻底清创，修齐骨折端。②根据骨折情况妥善固定，分层缝合后包扎。③术后应用抗生素和破伤风抗毒素预防感染。④合并血气胸者，需做胸腔闭式引流。

4. 合理应用抗生素，必要时使用镇静、镇痛药。

（四）主要护理诊断 / 问题

1. 疼痛　与胸部组织损伤、肋骨骨折有关。

2. 气体交换障碍　与损伤导致的疼痛、多根多处肋骨骨折引起的反常呼吸运动有关。

3. 清理呼吸道无效　与损伤导致的疼痛不能有效咳嗽、排痰等有关。

4. 潜在并发症：血气胸、脓胸、呼吸功能衰竭、休克等。

（五）护理措施

1. 术前护理

（1）现场急救：首先处理危及生命的急症，如心搏、呼吸骤停，窒息，大出血等，对多根多处肋骨骨折病人要迅速控制反常呼吸运动，可用厚敷料覆盖软化区的胸壁，再用绷带加压包扎固定。如有大面积的胸壁软化区，常需做骨折牵引固定术。对开放性伤口，在现场简单包扎后，迅速转送医院。

（2）病情观察：密切观察生命体征，尤其是呼吸频率、节律和幅度的变化，以及有无发绀、气促、呼吸困难等症状，还应注意观察病人瞳孔、神志、胸腹部活动等情况，判断有无复合伤以便得到及时处理。

（3）保持呼吸道通畅：①根据病情给予吸氧。②若生命体征平稳，应取半坐卧位，以利于呼吸。③及时清理呼吸道内的血液和分泌物以预防窒息。④对气管插管或切开，应用呼吸机辅助呼吸者，加强呼吸道护理，主要包括超声雾化吸入、吸痰等。

（4）减轻疼痛：①妥善固定胸部。②病人咳嗽、咳痰时，指导或协助其用双手按压、固定胸壁，减少胸部的震动，以减轻疼痛。③必要时遵医嘱使用止痛药物。

（5）术前准备：做好血型及交叉配血试验、手术区域备皮等术前准备。

2. 术后护理

（1）病情观察：密切观察呼吸、血压、脉搏及神志的变化，观察胸部活动情况。及时发现有无呼吸困难或反常呼吸，发现异常及时通知医师并协助处理。

（2）防治感染：①监测体温变化，若体温超过38.5℃且持续不退，应通知医师及时处理。②鼓励并协助病人深呼吸、咳嗽、排痰，以减少肺不张、肺炎的发生。③及时更换创面敷料，保持敷料清洁、干燥和引流通畅。

3. 心理护理　护理病人时应耐心、细致、周到，鼓励病人对治疗充满信心，积极主动地配合治疗。

（六）健康教育

1. 休息与活动　保证病人充足睡眠。鼓励并指导病人早期活动，并说明其意义。

2. 合理饮食　给予病人清淡且营养丰富的食物，多食水果、蔬菜，保持大便通畅；忌食辛辣刺激、生冷、油腻食物；多饮水。

3. 复诊指导　告知病人出院3个月后复查胸部X线，以了解骨折愈合情况，合并有心肺损伤且严重者出院后定期来院复查。

二、损伤性气胸病人的护理

（一）概述

胸膜腔内积气称为气胸。发生率在胸部损伤中仅次于肋骨骨折。多因利器或肋骨骨折断端刺破胸膜、肺或支气管后，空气进入胸膜腔所致。根据气胸的病理特点，将气胸分为闭合性、开放性和张力性3类。

1. 闭合性气胸　空气通过胸壁或肺的伤口进入胸膜腔后，伤口立即闭合，气体不再继续进入胸膜腔，由于只有少量空气进入，故胸膜腔内压力仍低于大气压，患侧肺组织部分受压萎陷。

2. 开放性气胸　胸壁存在开放性伤口，使胸膜腔与外界相通，空气随呼吸而自由出入胸膜腔，患侧胸膜腔内压力接近外界大气压，负压消失，肺组织萎陷。开放性气胸吸气时，健侧胸膜腔负压升高，与患侧胸膜腔之间压力差增大，纵隔进一步向健侧移位；呼气时，两侧胸膜腔压力差减小，纵隔移回患侧，导致纵隔位置随呼吸运动而左右摆动，称为纵隔扑动（图13-3）。纵隔扑动会影响静脉回流，导致严重循环功能障碍。

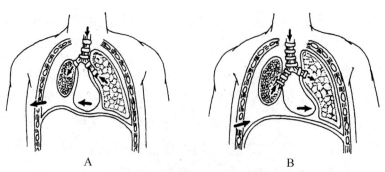

图13-3　开放性气胸的纵隔扑动

A.吸气；B.呼气

同时，病人吸气时，健侧肺吸入了由患侧肺排出的含氧量低的气体；而呼气时，健侧肺排出的气体也排至患侧肺内，使含氧量低的气体在两侧肺内重复交换，造成严重缺氧。

3. 张力性气胸　多见于较大的肺泡破裂、肺裂伤或支气管破裂，其裂口与胸膜腔相通且形成单向活瓣。吸气时，气体通过裂口进入胸膜腔，而呼气时裂口关闭，气体不能排出胸膜腔，致使胸膜腔内积气不断增多，导致胸膜腔压力不断增高，又称高压性气胸。患侧胸膜腔内压力增高，使患侧肺严重萎陷，纵隔明显移向健侧，导致健侧肺受压而有不同程度的萎陷，引起严重的呼吸和循环功能障碍。同时高压气体可挤入纵隔，甚至颈、面、胸部等处的皮下，形成纵隔气肿或皮下气肿（图 13-4）。

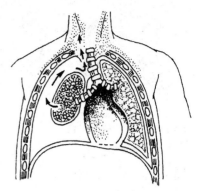

图 13-4　张力性气胸及纵隔、皮下气肿

（二）护理评估

1. 健康史　了解病人的受伤经过、受伤部位，有无发绀、呼吸困难、皮下气肿，已采用的抢救措施等；评估病人既往有无胸部手术史、服药史、过敏史等。

2. 身心状况

（1）症状和体征：3 种气胸的表现如下。

1）闭合性气胸：临床表现与气体进入胸膜腔的量和肺萎陷的程度有关。胸膜腔内积气量少，肺萎陷在 30% 以下时为小量气胸，病人可无明显症状；肺萎陷在 30% 以上的中量、大量气胸病人可出现胸闷、气促、胸痛等症状，胸部检查发现患侧肋间隙饱满，气管向健侧移位，叩诊呈鼓音，听诊呼吸音减弱或消失。

2）开放性气胸：纵隔扑动影响肺通气效能和静脉血液回流，导致呼吸、循环功能严重障碍，病人可出现气促、发绀、明显呼吸困难甚至休克。胸部检查可见患侧胸壁存在伤道，呼吸时可听见空气进出伤道产生的吸吮样声音；气管和心脏向健侧移位；患侧胸部叩诊呈鼓音；听诊呼吸音减弱或消失。

3）张力性气胸：病人出现极度呼吸困难、发绀、烦躁不安、昏迷、休克甚至窒息。胸部检查可见患侧胸部饱满，肋间隙增宽，呼吸幅度减弱，气管向健侧移位，颈静脉怒张；常触及皮下气肿；叩诊呈鼓音；听诊呼吸音消失。

考点　3 种气胸的临床表现

（2）心理-社会状况：了解病人有无焦虑、恐惧及程度；了解病人及家属对损伤、预后的认知和心理承受能力。

3. 辅助检查　胸部 X 线检查显示肺萎陷、胸膜腔积气及纵隔移位情况，并可反映是否合并肋骨骨折、血胸等情况。

（三）治疗要点

1. 闭合性气胸　小量气胸不必特殊治疗，1～2 周内可自行吸收。大量气胸需在患侧锁骨中线第 2 肋间行胸膜腔穿刺抽气或胸腔闭式引流排除积气，以促使肺尽早膨胀；应用抗生

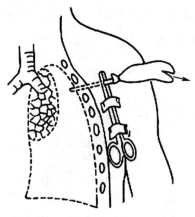

图 13-5　针头乳胶指套排气法

素防治感染。

2. 开放性气胸　立即封闭胸壁伤口，变开放性气胸为闭合性气胸，然后按闭合性气胸进一步处理。病情稳定后，争取早期清创，封闭伤口。

3. 张力性气胸　立即行胸膜腔排气减压，抢救病人的生命。可在患侧锁骨中线第 2 肋间用粗针头穿刺入胸膜腔，穿刺针尾部连接剪口的乳胶指套、小塑料袋、气球等单向活瓣装置（图 13-5）。随后做进一步处理，包括胸腔闭式引流、吸氧、防治休克、应用抗生素控制感染等。若肺及支气管严重损伤或疑有胸腔内器官损伤及进行性出血者，应行剖胸探查术，手术修复损伤。

考点　开放性气胸、张力性气胸的处理

（四）主要护理诊断 / 问题

1. 气体交换障碍　与胸部损伤、胸廓运动受限、疼痛、肺萎陷有关。

2. 疼痛　与组织损伤有关。

3. 焦虑　与意外损伤及担忧预后有关。

4. 潜在并发症：胸腔感染、呼吸功能衰竭、休克。

（五）护理措施

1. 现场急救

（1）开放性气胸：立即用无菌敷料如凡士林纱布加厚棉垫封闭伤口，再用胶布或绷带包扎固定，使开放性气胸变为闭合性气胸，阻止气体继续进入胸膜腔，再按闭合性气胸处理。

（2）张力性气胸：危及生命，需紧急抢救，协助医生行胸膜腔穿刺抽气或胸腔闭式引流。

2. 维持呼吸功能　协助病人有效咳嗽、排痰，清理呼吸道内的分泌物及呕吐物，保持呼吸道通畅。痰液黏稠者给予药物、超声雾化吸入，必要时行气管插管或气管切开辅助呼吸。

3. 病情观察　密切观察呼吸频率、节律、幅度的变化情况；了解病人有无发绀、气促、呼吸困难等症状；有无气管移位、皮下气肿和休克征象。如有异常应立即报告医生并协助处理。

4. 疼痛护理　疼痛可导致病人不敢咳嗽、咳痰，协助或指导病人及其家属用双手按压患侧胸壁，可减轻咳嗽时伤口震动而产生的疼痛；遵医嘱使用止痛药物。

5. 预防感染　对开放性损伤者，协助医生及时进行清创处理；密切观察体温变化，如有异常，及时报告医生；遵医嘱注射破伤风抗毒素和使用抗生素。

（六）健康教育

1. 向病人及其家属讲解有效咳嗽、排痰的意义和方法，并给予指导。

2. 嘱咐病人出院后加强功能锻炼，遵循早期开展、循序渐进的原则；但在气胸痊愈后的

1 个月内，不宜剧烈运动。

3.定期复查。

三、损伤性血胸病人的护理

（一）概述

胸膜腔积血称为血胸。血胸可与气胸同时存在，称为血气胸。胸膜腔积血多来自肺或肋间血管、胸廓内血管、心脏损伤。胸膜腔积血可使患侧肺受压萎陷，纵隔向健侧移位，影响呼吸功能；由于血容量丢失及腔静脉血回流受阻，又可影响循环功能。大量持续出血所致的胸膜腔积血，称为进行性血胸。肺、心包、膈肌运动有去纤维蛋白作用，少量胸腔积血时，血液不容易凝固；若短期内出血量较多，胸腔内积血可发生凝固，形成凝固性血胸。凝血块机化后形成纤维组织，称为机化性血胸，限制肺和胸廓活动，进一步损害呼吸功能。细菌经伤口侵入后，在积血中生长繁殖，引起感染性血胸。

（二）护理评估

1.健康史　了解病人胸部受伤经过、时间、病情变化和已采用的抢救措施，有无气促、呼吸困难、面色苍白、昏迷等。

2.身心状况　与出血速度和出血量有关。

（1）症状和体征：①少量血胸（成人出血量在 500ml 以下），无明显症状。②中量血胸（500～1000ml）和大量血胸（1000ml 以上）（图 13-6），特别是急性失血者，可出现面色苍白、脉搏细速、血压下降等低血容量性休克的表现。查体可见肋间隙饱满、气管向健侧移位、患侧胸部叩诊呈浊音、呼吸音减弱或消失等胸腔积液体征。③其他，并发感染时可表现为寒战、高热、乏力、头痛和出汗等感染中毒症状。

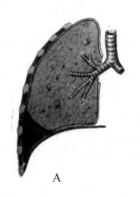 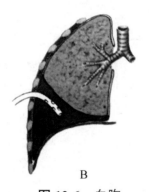 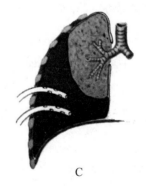

A   B   C

图 13-6　血胸

A.少量；B.中等量；C.大量

（2）心理 - 社会状况：病人焦虑不安，大量血胸出现呼吸困难和休克表现时，病人往往产生濒死恐惧感。

3.辅助检查

（1）实验室检查：血常规可见血红蛋白和血细胞比容下降；合并感染者，白细胞计数升高，中性粒细胞比例升高。

（2）影像学检查

1）胸部 X 线检查：少量血胸者，胸部 X 线检查仅显示肋膈角消失；大量血胸时，显示胸膜腔有大片阴影，纵隔移向健侧；合并气胸者可见液平面。

2）胸部 B 超检查：可见大片液性暗区，可明确位置和量。

（3）胸膜腔穿刺：抽出不凝固血液即可确诊。

考点 胸膜腔穿刺的诊断意义

（三）治疗要点

1. 进行性血胸　及时补充血容量，防治低血容量性休克；开胸探查出血原因，止血。

2. 非进行性血胸　可根据积血量多少行胸腔穿刺抽血或胸腔闭式引流术。少量血胸不需特殊治疗，可自行吸收；中、大量血胸，行胸腔闭式引流，促进肺膨胀，改善呼吸功能。

3. 其他　凝固性血胸，为预防感染和血块机化，应尽早开胸取出血块；机化性血胸，应做纤维板剥脱术；血胸感染则同脓胸处理。

（四）主要护理诊断 / 问题

1. 低效性呼吸型态　与肺萎陷、气道阻塞有关。

2. 心搏出量减少　与胸膜腔内积血、出血量多致有效循环血量减少有关。

3. 气体交换障碍　与肺萎陷、循环血量减少致通气 / 血流比例失调有关。

4. 潜在并发症：体液不足、休克、感染等。

（五）护理措施

1. 一般护理　病人卧床休息，减少活动，病情稳定后取半坐卧位。

2. 病情观察

（1）严密观察生命体征，注意呼吸频率、节律、幅度变化及有无缺氧症状，神志、瞳孔、面色变化情况如有异常，及时报告医生。

（2）病人若出现下列征象则提示存在活动性出血，应立即剖胸探查止血：①脉搏逐渐加快，血压下降，或经补充血容量血压仍不稳定。②血红蛋白量、红细胞计数、血细胞比容进行性下降。③胸腔闭式引流出的血量每小时超过 200ml，持续 3 小时以上。④胸膜腔穿刺抽出的血液很快凝固或血液凝固抽不出，但胸部 X 线检查显示胸内阴影面积逐渐增大。

考点 胸膜腔活动性出血的征象

3. 配合治疗护理

（1）维持循环功能：迅速建立静脉通道，积极补充血容量抗休克；根据病人血压和心肺功能状态调整输液速度。

（2）保持呼吸道通畅：给予吸氧，及时清除口腔和呼吸道血液、痰液及呕吐物，防止窒息，必要时吸痰。

（3）预防感染：密切观察体温、局部伤口的变化；遵医嘱合理应用抗生素；严格无菌操作；鼓励病人深呼吸，有效咳嗽、排痰；充分引流，保持胸膜腔引流通畅。

（4）术前准备：需要开胸止血者，做好备皮、配血等术前常规准备工作。

4. 心理护理　加强与病人及其家属的沟通，解释各种症状和不适的原因、持续时间和预后，说明各种诊疗、护理操作及手术的必要性和安全性，关心、理解、同情病人，帮助病人树立信心，配合治疗护理。

（六）健康教育

1. 向病人解释吸氧、胸腔穿刺、胸腔闭式引流等操作的意义及注意事项，以取得合作。

2. 向病人解释半坐卧位、深呼吸、有效咳嗽、排痰的意义，指导病人练习腹式呼吸。

3. 鼓励并指导病人早期活动，并说明其意义。

4. 定期复诊。

第 2 节　脓胸病人的护理

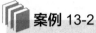

案例 13-2

病人，女，40 岁，右侧胸部手术 7 日后出现胸痛、乏力等症状。体格检查：T 38.5℃、P 117 次 / 分、R 28 次 / 分、BP 120/86mmHg，患侧呼吸运动减弱，肋间隙饱满，语颤减弱，叩诊呈浊音，听诊呼吸音减弱。X 线显示：右侧胸腔积液，气管、纵隔向左侧移位。

请问：1. 病人主要的护理诊断是什么？

2. 护士应采取哪些护理措施？

一、概　　述

脓胸是指胸膜腔内感染积脓，常见的致病菌为金黄色葡萄球菌、肺炎球菌等。临床上以发热、胸痛、食欲缺乏、咳嗽、咳脓痰为主要特征。致病菌侵入胸膜腔的途径：①肺或邻近组织的化脓病灶侵入或破入胸膜腔。②胸部外伤、手术污染、食管或支气管胸膜瘘引起继发感染。③血源性播散，如脓毒血症。④经淋巴途径，如其他部位的化脓病灶通过淋巴管侵犯胸膜腔。按感染受累范围，可分为局限性脓胸和全脓胸；按致病菌种类，可分为化脓性脓胸、结核性脓胸和特异性脓胸；按病程长短，可分为急性脓胸和慢性脓胸。

二、护理评估

（一）健康史

了解病人有无胸部手术史、创伤史、感染史等。

（二）身心状况

1. 症状和体征

（1）急性脓胸：病人出现高热、脉速、呼吸急促、食欲缺乏、咳嗽、胸痛、乏力等全身中毒症状。胸膜腔积液较多时可有胸闷、咳嗽、咳痰症状，严重者可出现发绀和休克；患侧呼吸运动减弱，肋间隙饱满，语颤减弱，气管向健侧移位，叩诊呈浊音，呼吸音减弱或消失。

（2）慢性脓胸：病人常有长期低热、食欲缺乏、消瘦、贫血、低蛋白血症等慢性全身中毒症状，可伴有气促、咳嗽、咳脓痰等症状；患侧胸廓内陷，肋间隙变窄，呼吸运动减弱，气管向患侧移位，叩诊呈浊音，呼吸音减弱或消失，可有杵状指（趾），严重者形成脊柱侧凸。

2. 心理 - 社会状况　了解病人有无焦虑及程度；评估病人及家属对疾病的认知程度、心理承受能力等。急性脓胸病人因起病急，全身中毒症状明显，常有焦虑、不安等情绪。慢性脓胸病人因病情反复、时间长，常对治疗丧失信心，产生悲观、抑郁等情绪。

（三）辅助检查

1. 血常规检查　可见白细胞计数及中性粒细胞比例升高。

2. 影像学检查　胸部 X 线检查显示胸腔积液征象；B 超可探及积液部位及积液量；CT 可显示脓腔的位置和范围。

3. 胸膜腔穿刺　抽出脓液即可确诊；脓液细菌培养和药物敏感试验可为选用有效抗生素提供依据。

三、治疗要点

1. 急性脓胸　去除病因、控制感染，尽早行胸膜腔穿刺或胸腔闭式引流排净脓液，加强全身支持疗法。

2. 慢性脓胸　主要为积极去除病因，重点是改善全身情况、消除中毒症状和纠正营养不良，常用纤维板剥脱术、胸廓成形术等促使肺复张，恢复呼吸功能，做好手术前后护理。

四、主要护理诊断/问题

1. 低效性呼吸型态　与脓液压迫肺组织、胸廓运动受限有关。

2. 体温过高　与感染有关。

3. 营养失调：低于机体需要量　与营养摄入不足、消耗增加有关。

五、护理措施

（一）一般护理

1. 病人取半坐卧位，鼓励并协助病人咳嗽、排痰，有利于呼吸和引流，必要时给予吸氧。支气管胸膜瘘病人应取患侧卧位，以免脓液流向健侧或发生窒息。行胸廓成形术的慢性脓胸病人，应取术侧卧位，在胸下垫一硬枕或加 1～2kg 沙袋压迫。

2. 加强营养，鼓励病人进食高蛋白、高热量、富含维生素的食物。必要时可给予肠内、肠外营养支持或少量多次输全血、血浆。

3. 高热者给予冰敷、擦浴等物理降温，鼓励病人多饮水，必要时遵医嘱应用药物降温。

（二）配合治疗护理

急性脓胸病人，为控制感染、改善呼吸，可每日或隔日 1 次行胸膜腔穿刺抽脓。抽脓后，胸膜腔内注入抗生素，穿刺过程中及穿刺后应注意观察病人有无不良反应。慢性脓胸病人胸廓成形术后，用厚棉垫、胸带加压包扎以控制反常呼吸，包扎要松紧适宜，经常检查，随时调整。胸膜纤维板剥脱术后，易发生大量渗血，应严密观察生命体征及引流液的性质和量，若有出血，应遵医嘱快速输血、给予止血药，必要时做好再次开胸止血的准备。

（三）心理护理

关心、安慰病人，告知疾病治疗的相关知识，以缓解病人的焦虑情绪，让病人积极配合治疗、护理工作。

六、健 康 教 育

指导病人注意保暖，防止肺部感染。经常进行深呼吸锻炼。合理安排休息、活动、饮食等。指导胸廓成形术后病人正确进行头部及上半身的功能锻炼。遵医嘱按时服药，定期复查。

第 3 节　肺癌病人的护理

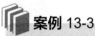

案例 13-3

　　病人，男，52 岁，半年来间断性咳嗽，咳白色泡沫痰，偶有血丝，伴乏力、体重明显下降，1 日前症状加重后到医院就诊。入院行胸部 CT 检查显示右下肺门处有一占位性病变。病人有吸烟史 30 余年。

请问：1. 病人初步的护理诊断是什么？

　　　　2. 护士应采取哪些护理措施？

一、概　　述

肺癌多数起源于支气管黏膜上皮，因此也称为原发性支气管肺癌，是最常见的肺部原发性恶性肿瘤。发病年龄多在 45 岁以上，以男性多见，在全球，肺癌的发病率和病死率已居男性恶性肿瘤的首位。

1. 病因与发病机制　肺癌的病因和发病机制尚未明确，危险因素包括以下几方面。①吸烟和被动吸烟：是肺癌最主要的危险因素。②职业因素：长期接触石棉、砷、烟尘和沥青等职业者发病率高。③空气污染：如汽车废气、工业废气、烹调时的烟雾，室内用煤、装修材料等。④其他：如电离辐射、饮食习惯、遗传因素、肺部慢性炎症等。

考点 肺癌的主要危险因素

2. 分类及病理

（1）按解剖位置分类：中央型肺癌，起源于主支气管、肺叶支气管，靠近肺门处；周围型肺癌，起源于肺段支气管以下，分布在肺的周围。

（2）按组织学分类：分为小细胞癌、非小细胞癌两大类。常见的肺癌病理类型有小细胞癌、鳞癌、腺癌，其中腺癌最常见，小细胞癌恶性程度最高。

肺癌的分布，右肺多于左肺，上叶多于下叶。中央型肺癌多为鳞癌和小细胞癌；周围型肺癌多为腺癌。肺癌主要有直接扩散、淋巴转移、血行转移 3 条转移途径，其中以淋巴转移途径最常见，常转移到右侧锁骨上淋巴结。

考点 肺癌最常见的转移途径和部位

二、护理评估

（一）健康史

1. 个人史　询问病人的年龄，有无吸烟史，吸烟年限、数量等。

2. 职业史　了解病人是否长期接触过石棉、铬、镍、铜、锡、砷、放射性物质等，是否长期生活在空气严重污染的环境中。

3.其他相关病史 了解病人有无肺部慢性感染病史，家族中有无肺癌或其他肿瘤病人等。

（二）身心状况

1.症状和体征

（1）早期肺癌：咳嗽是中央型肺癌最早出现的症状，为刺激性干咳或阵发性呛咳，有少量黏痰，继发肺部感染时可有脓痰，癌肿加大时为持续性高调金属音，抗生素治疗无效。此外还会出现血痰，表现为痰中带血或断续的少量咯血。癌肿侵犯大血管时会引起大咯血，但是比较少见。少数病人由于肿瘤造成支气管不同程度的阻塞，可出现胸闷、哮鸣、气促、发热和胸痛等症状。周围型肺癌早期常无呼吸道症状。

（2）晚期肺癌：病人除有食欲缺乏、体重减轻、倦怠、乏力表现外，还可出现癌肿压迫，侵犯邻近组织、器官或发生远处转移的症状，可发生与受累组织相关的征象。①压迫或侵犯喉返神经时，出现声带麻痹、声音嘶哑。②侵犯胸膜和胸壁时，可引起持续性剧烈胸痛。③侵入纵隔后压迫食管，引起吞咽困难。④ Horner 综合征，由于颈交感神经受压所致，多见于肺尖癌，表现为患侧眼睑下垂、瞳孔缩小、眼球内陷、球结膜充血及额部少汗等。⑤压迫上腔静脉时，出现面颈部、上肢和上胸部静脉怒张，皮下组织水肿，上肢静脉压升高。⑥血行转移后出现远处转移的症状，如肝大、黄疸、抽搐、昏迷等。

考点 肺癌的早期表现和常见压迫症状

2.心理 - 社会状况 当病人被诊断为肺癌时，会产生对癌症的恐惧，同时面对手术及其他治疗带来的不良反应和高额费用而感到焦虑、担忧、无助甚至绝望。

（三）辅助检查

1.影像学检查 胸部正侧位 X 线片是临床常用的检查手段，可发现较典型的肺内病灶。胸部 CT 可发现一般 X 线检查不易发现的较小病变，为制订治疗方案提供重要依据。低剂量胸部 CT 是目前肺癌筛查最有效的手段，可以发现肺内的早期病变。

2.痰细胞学检查 是诊断中央型肺癌最简单方便的无创诊断方法之一。肺癌脱落的癌细胞可随痰液咳出，痰细胞学检查出癌细胞，可以明确诊断。

3.纤维支气管镜病理学检查 尤其对中心型肺癌阳性诊断率较高，可直视肿瘤的部位、大小，并可取小块组织做病理学检查，也可取支气管内分泌物进行细胞学检查，是诊断肺癌最可靠的方法。

考点 肺癌的确诊方法

4.其他 肺穿刺活检、淋巴结活检、胸腔积液癌细胞检查等。

三、治疗要点

以手术治疗为主，辅以放疗、化疗、中医中药及免疫治疗等。

1.手术治疗 是肺癌最重要和最有效的治疗手段。目的是切除肺部原发癌肿病灶和局部及纵隔淋巴结，尽可能保留健康的肺组织。

2. 放疗　是肺癌局部治疗手段之一。对有远处转移的肺癌，早期肺癌因高龄或心肺等重要器官不能耐受手术者，放疗可作为一种局部治疗手段。在各类型肺癌中，小细胞癌对放疗最敏感，鳞癌次之，腺癌最低。

3. 化疗　用于手术的辅助治疗，可提高治愈率；也可单独用于晚期病人，以缓解症状。需要注意的是，化疗可引起骨髓造血功能抑制、严重胃肠道反应等副作用。

4. 中医中药及免疫治疗　可缓解部分病人的症状，增强人体免疫功能，延长生存时间。

> **链接**
>
> **肺癌手术**
>
> 1928 年，国外已经开展了肺癌的手术治疗。我国张纪正于 1941 年完成了首例肺癌的全肺切除术。20 世纪 80 年代，肺癌尤其是非小细胞癌的外科手术治疗初步形成了一套完整的外科治疗规范。

四、主要护理诊断 / 问题

1. 低效性呼吸型态　与肿瘤阻塞支气管、肺不张、肺换气功能降低等有关。
2. 焦虑 / 恐惧　与疼痛及担心手术和疾病预后等因素有关。
3. 疼痛　与手术所致组织损伤有关。
4. 潜在并发症：胸腔内出血、肺炎、肺不张、支气管胸膜瘘、心律失常等。

五、护　理　措　施

肺癌的护理除肿瘤病人的常规护理外，重点是手术前后护理。

（一）手术前护理

呼吸道管理是手术前护理的重点。

1. 防治呼吸道感染　①吸烟者术前戒烟 2 周以上，以减少呼吸道分泌物。②注意口腔卫生，若有龋齿、口腔溃疡、口腔慢性感染者应先治疗。③对有上呼吸道感染、慢性支气管炎、肺内感染、肺气肿的病人，遵医嘱应用抗生素。

2. 保持呼吸道通畅　指导及协助病人进行腹式呼吸，有效咳嗽、咳痰。若有大量支气管分泌物，应先体位引流。痰液黏稠不易咳出者，行超声雾化吸入，遵医嘱应用支气管扩张剂、祛痰剂等药物。大量咯血时，用吸引器吸出或取头低足高位引流出口腔和呼吸道内的血液，以防窒息，并遵医嘱给予镇静剂、止血剂和静脉输液。对呼吸功能失常的病人，根据需要应用机械通气治疗。

3. 纠正营养和水分不足　术前改善病人营养状况，增强机体抵抗力以利于术后恢复。

（二）手术后护理

1. 一般护理　全身麻醉未清醒的病人取平卧位，头偏向一侧，以避免误吸。待麻醉清醒、血压平稳后改为半坐卧位，以利于呼吸和引流。肺叶切除术后可取完全侧卧位，一般情况下可以翻向任何一侧，其中健侧卧位有利于患肺的膨胀。但呼吸功能较差的病人，可取平卧位或患侧卧位，以免压迫健侧肺而限制通气；一侧全肺切除的病人，可采取患侧 1/4 侧卧位。

一般每1～2小时给病人翻身一次，以利于预防压疮和呼吸系统、循环系统并发症。

2.病情观察　术后严密监测生命体征，每15分钟1次，待麻醉苏醒、血压平稳后改为30分钟至1小时一次。生命体征平稳后改为每日3次，连续观察1周。注意有无呼吸窘迫，同时观察病人神志、面色、末梢循环情况，检查切口敷料有无血性液渗出，局部有无皮下气肿等。

3.呼吸道护理　是术后护理的重点。

（1）保持呼吸道通畅，常规给予病人鼻导管吸氧，2～4L/min。

（2）观察病人呼吸频率、幅度、节律，双肺呼吸音，有无发绀、气促等缺氧征象，若有异常，及时通知医生。

（3）麻醉清醒后，立即鼓励并协助病人每1～2小时做深呼吸5～10次、有效咳嗽排痰：①翻身、叩背，可使存在于肺叶、肺段处的分泌物流至支气管中并咳出。②指压胸骨切迹上方的气管，刺激病人咳痰。③病人咳痰时指导病人先慢慢轻咳，再将痰咳出，减轻震动引起的疼痛。

（4）痰液黏稠不易咳出时，可采用雾化吸入；对于咳痰无力的病人，可行鼻导管深部吸痰，术后气管插管的病人，要严密观察导管的位置，并观察呼吸频率、幅度和节律，监测血氧饱和度，若有异常及时通知医生处理。必要时协助医生行支气管镜下吸痰或气管切开术。

考点　肺癌病人术后呼吸道护理要点

4.营养与输液　术后病人应遵医嘱静脉输液，以维持体液平衡。严格掌握输液量和速度，全肺切除者，24小时补液量控制在2000ml以内，速度以20～30滴/分为宜。当胃肠蠕动恢复后，即可开始进流食并逐渐过渡为普食，伴营养不良者，可行肠内或肠外营养，以提高机体抵抗力，促进伤口愈合。

5.胸腔闭式引流的护理　维持引流通畅，术后初期每30～60分钟向水封瓶方向挤捏引流管一次。观察引流液的量、颜色和性质。全肺切除术后胸腔引流一般呈钳闭状态，以保证术后病人胸腔内有一定的积气、积液，减轻或纠正明显的纵隔移位。但要根据胸腔内压力的改变酌情放出适量的气体或液体，以维持气管、纵隔于中间位置。每次放液量不超过100ml，速度宜慢，避免快速多量放液引起纵隔突然移位，导致心脏停搏。

6.活动与锻炼　鼓励指导病人早期下床活动，改善呼吸、循环功能，预防肺不张；加强手臂和肩关节的功能锻炼（图13-7），预防术侧胸壁肌肉粘连、肩关节强直及失用性萎缩。

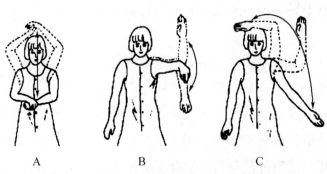

　　　　　A　　　　　　　　B　　　　　　　　C

图 13-7　肺癌病人术后肩关节锻炼的方法

A.肩臂上举和后伸运动；B.肩外展与旋前、旋后运动；C.肩臂外展与上举运动

7. 手术后并发症的护理

（1）肺炎、肺不张：术后病人呼吸运动减弱，不能有效咳嗽、排痰，分泌物滞留堵塞支气管，易引起肺炎、肺不张。病人表现为烦躁不安、脉速、发热、哮鸣、呼吸困难等症状，护理的重点在于预防。若发现以上情况，应立即给予吸氧，遵医嘱应用抗生素，鼓励病人自行有效咳嗽、排痰，必要时吸痰。

（2）支气管胸膜瘘：是肺切除术后严重的并发症之一，多发生于术后 1 周。病人可出现发热、呼吸急促、刺激性咳嗽伴血痰等，患侧出现液气胸体征。若将亚甲蓝溶液 1 ～ 2ml 注入胸膜腔，病人咳出带有蓝色痰液即可确诊。主要护理措施是行胸腔闭式引流，遵医嘱应用抗生素，必要时做好手术修补瘘口的准备。

8. 心理护理　稳定病人情绪，鼓励病人积极配合手术。为病人提供良好的环境，促进病人休息。

六、健康教育

1. 让病人了解吸烟的危害，力劝戒烟。

2. 保持良好的营养状况，注意休息与活动；说明手术后活动与锻炼的重要意义，指导病人出院后继续锻炼。

3. 保持良好的口腔卫生，预防呼吸道感染。术后一段时间内避免出入公共场所或与上呼吸道感染者接触，避免与烟雾、化学刺激物接触。

4. 定期复查。如有进行性疲倦、伤口疼痛、剧烈咳嗽、咯血等症状，应考虑复发的可能，及时返院复诊。

第 4 节　食管癌病人的护理

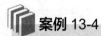 案例 13-4

病人，男，43 岁，近 1 个月出现吞咽食物异物感、胸骨后针刺样疼痛，体重明显下降，近 3 天加重，难以下咽食物。入院行食管钡剂双重对比造影检查发现：食管中段皱襞紊乱，局限性管壁僵硬。

请问：1. 病人主要的护理诊断是什么？

　　　2. 护士应采取哪些护理措施？

一、概　　述

食管癌是常见的消化道恶性肿瘤，发病年龄多在 40 岁以上，男性发病率高于女性。

1. 病因　食管癌的病因至今尚未明确，其发生发展可能与下列因素有关。

（1）化学物质：如长期进食含亚硝胺较高的食物。

（2）生物因素：如某些真菌能促使亚硝胺及其前体形成。

（3）缺乏某些微量元素：如铁、锌、氟、硒等。

（4）缺乏维生素：如维生素 A、维生素 B、维生素 C。

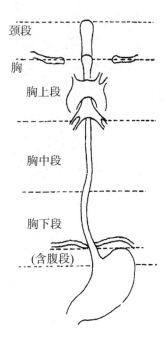

颈段

胸

胸上段

胸中段

胸下段

（含腹段）

图 13-8　食管的分段

（5）饮食习惯：嗜烟、酒，热食、热饮、口腔不洁和慢性炎症等因素。

（6）遗传因素。

2. 病理分型　按病理形态分为髓质型、蕈伞型、溃疡型、缩窄型 4 种类型，以髓质型最常见。95% 以上的食管癌属于鳞癌，其次为腺癌。食管癌最常发生于胸中段，其次为胸下段和胸上段（图 13-8）。食管癌通过直接浸润、淋巴、血行 3 条途径转移，其中淋巴转移是食管癌的主要转移途径，血行转移发生较晚。

二、护理评估

（一）健康史

了解病人的饮食习惯、居住地生活习惯，有无长期酗酒、吸烟、进食过快、食物过硬、食物过热等生活史；了解病人的营养状况；有无慢性食管炎、食管良性狭窄、食管白斑病等食管疾病；注意询问病人是否生活在食管癌的高发区及有无家族史。

（二）身心状况

1. 症状和体征

（1）早期：症状不明显，在吞咽粗硬食物时可出现各种不适感，如哽噎感、停滞感或异物感及胸骨后烧灼样、针刺样疼痛等。哽噎、停滞感可通过饮水而缓慢消失，症状时轻时重，进展缓慢。

（2）中晚期：典型症状是进行性吞咽困难。先是干硬食物难以咽下，继而半流质食物，最后连水和唾液也不能咽下，病人逐渐出现消瘦、贫血、乏力、脱水及营养不良。持续胸痛或背痛为晚期症状，表示癌肿已侵犯食管外组织；癌肿侵及喉返神经可出现声音嘶哑；累及气管形成食管 - 气管瘘，可出现呛咳和肺部感染；侵入主动脉，溃烂破裂时，可引起大量呕血；晚期出现恶病质。此外，还可出现锁骨上淋巴结肿大、肝大、胸腔积液、腹水等转移体征。

考点　食管癌早期和中晚期典型症状

2. 心理 - 社会状况　当病人被确诊为食管癌，出现进行性加重的进食困难症状，担忧家庭经济承受能力、治疗预后等因素，可使病人产生不同程度的焦虑、恐惧、悲哀甚至绝望感。

（三）辅助检查

1. 影像学检查

（1）食管钡剂双重对比造影：早期可有食管皱襞紊乱、粗糙或中断现象，局限性管壁僵硬；中、晚期可出现明显的不规则充盈缺损、管腔狭窄，狭窄以上食管有不同程度的扩张等。

（2）CT、超声内镜检查（EUS）：可用于判断食管癌的浸润层次、向外扩展程度，以及有无纵隔、淋巴结或腹内脏器转移等。

2. 食管纤维内镜检查　可直视病变部位、大小，并可钳取活组织做病理学检查，有确诊价值。内镜下食管黏膜碘染色可用于无症状健康人群的食管癌筛查。

考点　食管癌的确诊方法

三、治疗要点

以手术治疗为主，辅以放疗、化疗等综合疗法。

1. 手术治疗　效果可靠，是食管癌的首选治疗方法，可彻底切除肿瘤及周围受侵组织，常以胃、结肠代替器官行食管重建术。根治性手术适用于早期食管癌，可彻底切除肿瘤；非根治性手术适用于中、晚期食管癌，可达到切除肿瘤、清扫淋巴结、解除梗阻、延长生存期的目的。

2. 放疗　可用于手术前或手术后，增加手术切除率，也可单独用于上段食管癌或晚期癌的治疗。

3. 化疗　一般用于手术后辅助治疗。

考点　食管癌的治疗原则

四、主要护理诊断 / 问题

1. 营养失调：低于机体需要量　与进食量减少或不能进食、消耗增加等有关。
2. 体液不足　与吞咽困难、水分摄入不足有关。
3. 焦虑　与疾病进展不能进食及担心手术及预后等因素有关。
4. 潜在并发症：出血、肺不张、肺部感染、吻合口瘘、乳糜胸等。

五、护理措施

（一）手术前护理

1. 心理护理　加强与病人及其家属的沟通，讲解治疗的新进展和配合治疗的注意事项。实施耐心的心理疏导，为病人营造安静、舒适的环境，促进睡眠，必要时使用镇静类药物。

2. 加强营养支持　大多数食管癌病人因不同程度的吞咽困难而出现营养不良、水电解质失衡，使机体对手术的耐受力下降。故术前应保证病人的营养摄入。能口服者，指导病人合理进食高热量、高蛋白、富含维生素的流质或半流质饮食。观察进食反应，若病人感到食管黏膜有刺痛时，可给予清淡无刺激的食物。若病人仅能进食流质或长期不能进食且营养状况较差，可补充液体、电解质或提供肠内、肠外营养。

3. 呼吸道准备　吸烟者，术前 2 周戒烟。指导并协助病人有效咳嗽和训练腹式呼吸，以减少术后呼吸道分泌物、增加肺部通气量、改善缺氧、预防术后肺炎和肺不张的发生。

4. 胃肠道准备

（1）食管癌可引起不同程度的梗阻和感染。术前 1 周遵医嘱给予病人分次口服抗生素溶液，预防感染。

（2）术前 3 日改为流质饮食，术前 1 日禁食。

（3）对进食后有滞留或反流、梗阻明显者冲洗食管，术前 3 日每晚用庆大霉素、甲硝唑加生理盐水 100ml 经鼻胃管冲洗，可有效减轻局部充血水肿、防止吻合口瘘。

（4）结肠代食管术病人，术前 3～5 日口服新霉素、庆大霉素或甲硝唑，术前 2 日进无渣流质饮食，手术前晚清洁灌肠。

（5）手术日晨常规放置胃管。胃管通过梗阻部位时不能强行插入，以免穿破食管，可于手术中再插入。

考点 食管癌术前的胃肠道准备

（二）手术后护理

术后除常规加强病情观察、呼吸道护理、胸腔闭式引流护理、放疗和化疗护理外，应重点加强饮食护理和并发症护理。

1. 饮食护理　是食管癌手术后护理的重点。

（1）由于食管血供差，又缺乏浆膜层，吻合口愈合速度较慢，术后应严格禁饮、禁食 3～4 日，在此期间行胃肠减压，并经静脉补充营养。

（2）术后 3～4 日待肛门排气、胃肠减压引流量减少后，拔除胃管。拔管 24 小时后先试饮少量水，若无异常，术后 5～6 日可给予全清流质饮食，术后 10 日左右给予半流质饮食，术后 3 周可进普食。

（3）遵循少食多餐，由稀到干、逐渐增加食量的原则，防止进食过多、过快，避免坚硬、刺激性食物，以免导致后期吻合口瘘。

（4）留置十二指肠营养管者，遵医嘱早期经营养管注入 40℃左右的营养液；一般在手术后 7～10 日拔管，拔管后经口摄入流食或半流食。

2. 体位与活动　病人餐后取半坐卧位，以防进食后反流、呕吐。活动时应注意掌握活动量，避免疲劳，保证充足睡眠。术后早期不宜下蹲排大小便，以免引起直立性低血压或发生意外。

3. 病情观察　监测并记录生命体征，每 30 分钟 1 次，平稳后可 1～2 小时 1 次；注意是否发生吻合口瘘、乳糜胸等并发症；注意放疗和化疗是否出现全身或局部反应。

4. 配合治疗护理

（1）呼吸道的护理：应密切观察呼吸状态、频率和节律，听诊双肺呼吸音是否清晰，有无缺氧征兆。气管插管前，随时吸痰，保持气道通畅。

（2）维持胸腔闭式引流通畅：术后监测引流量，有无活动性出血、乳糜胸和吻合口瘘的发生，并认真记录。

（3）胃肠减压的护理：食管癌术后留置胃肠减压管，目的是减轻腹胀，减少残胃胀气对吻合口的影响。严密观察引流量、性状、气味并准确记录。经常挤压胃管，勿使管腔堵塞。胃管不通畅时，可用少量生理盐水冲洗并及时回抽，避免胃扩张增加吻合口张力而并发吻合口瘘。胃管脱出后应严密观察病情，不应盲目再插入，以免戳穿吻合口，造成吻合口瘘。术后 3～4 日待肛门排气、胃肠减压引流量减少后，拔除胃管。

5. 并发症的护理

（1）吻合口瘘：是食管癌术后最严重的并发症，多发生于术后 5～10 日，病死率高达

50%。发生的原因主要是吻合口周围感染、低蛋白血症、进食不当等。病人可出现呼吸困难，胸腔积气、积液，高热，严重时发生休克。急救措施如下。①嘱病人立即禁食，直至吻合口愈合。②行胸腔闭式引流并常规护理。③加强抗感染治疗及肠外营养支持。④严密观察生命体征，若出现休克症状，应积极行抗休克治疗。⑤需再次手术者做好术前准备。

考点　食管癌术后最严重的并发症

（2）乳糜胸：是食管癌术后比较严重的并发症，多发生在术后 2～10 日，少数病例可发生于术后 2～3 周。乳糜液大量积聚于胸腔内，可压迫肺及纵隔向健侧移位，病人可出现胸闷、气急、心悸，甚至血压下降。由于乳糜液中的成分 95% 以上是水，并含有大量脂肪、蛋白质、胆固醇、酶、抗体和电解质，若未及时治疗，可在短时间内造成全身消耗、衰竭而死亡。应及时配合医生处理：严密观察有无乳糜胸的表现；一旦出现乳糜胸，应立即行胸腔闭式引流，以引流乳糜液，促使肺膨胀；给予肠外营养支持、行胸导管结扎术。

（3）肺不张、肺内感染：由于胃上提至胸腔，使肺受压，疼痛限制病人呼吸、咳嗽等因素，术后易发生肺不张、肺内感染。患有慢性肺部疾病者，术前戒烟、控制肺内感染；术后加强呼吸道管理，叩背，协助病人有效咳痰。

6. 心理护理　加强护患沟通，建立良好的护患关系。密切观察病人心理反应及分期，给予相应的心理支持和疏导，关心、理解、同情病人，帮助病人树立信心，配合治疗。

六、健康教育

1. 做好饮食指导。嘱病人术后少食多餐、细嚼慢咽、由稀到干，逐渐增加食量；避免进食过快、过量及生、冷、硬、刺激性食物，质硬的药片可碾碎后服用，以免导致吻合口瘘。

2. 食管胃吻合术后病人，由于胃入胸腔压迫肺，病人可能出现胸闷、进食后呼吸困难，应告知病人是由于胃已拉入胸腔，肺受压暂不能适应所致。指导病人少食多餐，经 1～2 个月后，此症状多可缓解。

3. 结肠代食管术的病人，因结肠逆蠕动，病人常嗅到粪便气味，需向病人解释原因，并指导其注意口腔卫生，此情况一般在半年后会逐步缓解。

4. 放疗、化疗可致造血系统受抑制，血白细胞计数减少，病人易发生感染，应限制会客，注意口腔卫生，预防上呼吸道感染。放疗病人注意保持照射部位皮肤的清洁，防止放射线对皮肤的损伤。

5. 告诉病人定期到医院复诊，坚持后续治疗。术后 3 周仍有吞咽困难时，可能为吻合口狭窄，应及时复诊。

第 5 节　胸腔闭式引流的护理

胸腔闭式引流（图 13-9）是用于排出胸腔内的液体或气体，使得肺组织维持良好功能状态的技术手段。是根据胸腔生理性负压机制设计的，即依靠水封瓶中的液体使胸腔与外界隔离。

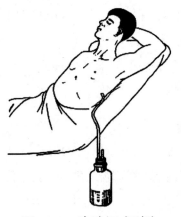

图 13-9　胸腔闭式引流

一、目　　的

1. 引流胸膜腔内的积气、积液和渗液。
2. 重建胸膜腔内负压，维持纵隔的正常位置。
3. 促进肺的复张。

二、适　应　证

1. 中量、大量血胸，开放性气胸，张力性气胸。
2. 胸腔穿刺术治疗后肺无法复张者。
3. 剖胸手术后引流。

三、置管位置和管径要求

1. 引流气体时，常放置在患侧锁骨中线第 2 肋间，选择管径为 1cm、质地较软，既能引流又可减少局部刺激和疼痛的引流管。

2. 引流液体时，常放置在患侧腋中线或腋后线的第 6～8 肋间，选择管径为 1.5～2.0cm、质地较硬、不易扭曲和堵塞且利于通畅引流的硅胶管；引流脓液时应放置在脓腔的最低位。

考点　胸腔引流管置管的位置

四、闭式引流装置

传统的胸腔闭式引流装置有单瓶、双瓶和三瓶 3 种。目前临床广泛使用的是一次性硅胶胸腔引流装置（图 13-10）。

1. **单瓶水封式系统**　单瓶水封式系统由容量为 2000～3000ml 的广口无菌引流瓶，安装有长、短两根玻璃管的橡胶瓶塞及一长约 100cm 的橡皮管组成。引流瓶内盛无菌生理盐水约 500ml，长玻璃管下端插至水平面下 3～4cm，短玻璃管下口在水面以上，保证瓶内空气与外界大气相通。使用时将橡皮管一端与长玻璃管连接，另一端再与病人胸腔引流管连通，即可见长玻璃管内水柱上升，高出水平面 8～10cm，并随呼吸上下波动；若水柱无波动，则提示引流管不通畅。

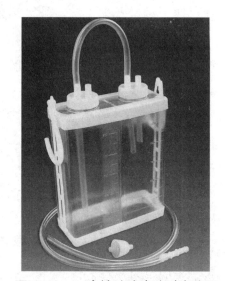

图 13-10　一次性硅胶胸腔引流装置

2. **双瓶水封式系统**　双瓶水封式系统由一个空引流瓶和一个水封瓶组成。空引流瓶介于病人和水封瓶之间，引流瓶的橡皮塞上插入两根短玻璃管，一根管与病人胸腔引流管连接；另一根管用一短橡皮管连到水封瓶的长玻璃管上。

3. **三瓶水封闭式系统**　在双瓶的基础上增加一个负压调节瓶。调节瓶橡皮塞上安装有 3 根玻璃管，其中两根短玻璃管分别连接水封瓶和负压吸引，长玻璃管与大气相通，其下端插入液面下 10～20cm，调节插入液面下深度即可调节抽吸的负压。

五、护 理 措 施

1. 保持管道的密闭性

（1）保持管道的密闭、固定，随时检查。

（2）水封瓶的长玻璃管插入水面下 3～4cm，并始终保持直立。

（3）引流管周围皮肤用油纱布包盖严密。

（4）搬动病人或更换引流瓶时，需用双钳夹闭引流管。

（5）引流管连接处脱落或引流瓶损坏，应立即双钳夹闭胸壁引流管。若引流管从胸腔滑脱，立即用手捏闭伤口处皮肤，消毒处理后用凡士林纱布封闭伤口。

2. 保持引流管通畅

（1）病人取半坐卧位并经常改变体位，有利于引流。

（2）定时挤压引流管，防止引流管阻塞、扭曲、受压。

（3）鼓励病人咳嗽、咳痰及深呼吸，以有利于胸膜腔内气体和液体的排出，促进肺膨胀。

（4）水封瓶不可倒置或倾斜，不可高于胸部。

3. 严格无菌操作

（1）保持引流装置无菌。

（2）胸壁引流口处敷料保持清洁、干燥，若渗湿应及时更换。

（3）引流瓶应低于胸壁引流口水平面 60～100cm，防止瓶内液体反流。

（4）按时更换引流瓶和引流接管，严格无菌操作。

4. 观察和记录

（1）注意观察长玻璃管中的水柱波动。因为水柱波动的幅度反映无效腔和胸膜腔内负压的大小。一般情况下水柱随呼吸上下波动 4～6cm；若波动过大，可能存在肺不张；若无波动，则表示引流管不畅或肺已完全扩张；但若病人出现胸闷气促、气管向健侧移位等肺受压的症状，应疑为引流管被血块堵塞、挤压，并立即通知医生处理。

（2）观察引流液的量、性质和颜色，并准确记录。

考点　胸腔闭式引流管水柱波动的意义

5. 拔管指征、方法及注意事项

（1）拔管指征：置管 48～72 小时后，引流管无气体逸出或引流量明显减少且颜色变淡，24 小时引流液＜50ml，脓液＜10ml，胸部 X 线片示肺膨胀良好无漏气，病人无呼吸困难，即可拔出引流管。

（2）拔管方法：病人坐在床边缘或躺向健侧，嘱病人深吸气后屏气迅速拔管，立即用凡士林纱布和敷料覆盖引流处伤口并包扎固定。对于引流管放置时间长、引流管粗者，拔管前留置缝合线，拔管后结扎，封闭引流管口。

（3）注意事项：拔管后观察病人有无胸闷、呼吸困难，引流管口有无渗液、漏气，管口周围有无皮下气肿等，若发现异常应及时告知医生处理。

考点　胸腔闭式引流管拔管指征及方法

自测题

A₁/A₂ 型题

1. 肋骨骨折多见于（　　）
   A. 第 1 ～ 3 肋　　　B. 第 4 ～ 7 肋
   C. 第 7 ～ 9 肋　　　D. 第 8 ～ 10 肋
   E. 第 11 ～ 12 肋

2. 闭合性单处肋骨骨折最明显的症状是（　　）
   A. 呼吸改变　　B. 局部疼痛　　C. 排痰困难
   D. 休克　　　　E. 发热

3. 病人，男，43 岁。因胸部挤压伤收住院。查体：左侧胸廓塌陷畸形，左侧第 3 ～ 7 肋骨骨折，右侧第 3 ～ 8 肋骨骨折。此时该病人的首要评估内容是（　　）
   A. 疼痛是否可以耐受
   B. 生命体征是否平稳
   C. 体温是否异常
   D. 是否有药物过敏史
   E. 是否可以维持有效气体交换

4. 病人，女，23 岁。因车祸致胸部损伤后出现吸气时胸壁内陷，呼气时胸壁外凸，护士为其评估病情，应考虑为（　　）
   A. 血胸
   B. 张力性气胸
   C. 多根多处肋骨骨折
   D. 闭合性气胸
   E. 胸部爆震伤

5. 开放性气胸的主要病理生理变化是（　　）
   A. 反常呼吸运动　　B. 纵隔扑动
   C. 进行性伤侧肺压缩 D. 呼吸无效腔增加
   E. 血氧分压降低

6. 病人，女，35 岁，左侧胸壁外伤后，出现了明显的呼吸困难，伴发绀。护士观察病人胸部伤口时，发现随呼吸运动伤口有气体进出的响声。该护士在现场抢救中首先应该（　　）
   A. 封闭伤口　　　　B. 胸腔穿刺抽气

C. 取端坐位　　　　D. 开胸探查
   E. 呼救

7. 肺癌最常见的组织学类型是（　　）
   A. 鳞癌　　　　B. 小细胞癌　　C. 大细胞癌
   D. 腺癌　　　　E. 腺鳞癌

8. 病人，女，65 岁。有吸烟史 20 年。近数月来出现刺激性呛咳、咳白色黏痰，偶尔痰中有血丝。胸部 X 线检查显示右上肺叶有球状阴影，痰脱落细胞学检查阳性，诊断为肺癌。拟行右上肺叶切除术。术前指导不正确的是（　　）
   A. 戒烟　　　　　　B. 学习胸式呼吸
   C. 学习肩关节运动　D. 保持口腔清洁
   E. 告诉病人胸腔闭式引流的方法与注意事项

9. 病人，男，45 岁。因肺癌行左全肺切除术，术后护理措施正确的是（　　）
   A. 取左侧卧位
   B. 指导病人避免咳嗽
   C. 24 小时补液量控制在 2000ml 内
   D. 输液速度为 50 滴 / 分
   E. 胸腔引流管一般呈开放状态

10. 食管癌的典型症状为（　　）
    A. 进行性厌食　　B. 进食时易梗噎
    C. 胸骨后灼烧感　D. 胸痛、声音嘶哑
    E. 进行性吞咽困难

A₃/A₄ 型题

（11 ～ 12 题共用题干）
    病人，女，49 岁。胸部外伤致开放性气胸，出现呼吸困难和发绀。给予立即封闭胸壁伤口措施，行闭式胸膜腔引流术。

11. 行胸腔闭式引流时，导管安放位置应是患侧的（　　）
    A. 锁骨中线第 2 肋间处
    B. 腋中线第 7、8 肋间处
    C. 腋前线第 6、7 肋间处

D. 腋中线第 5、6 肋间处

E. 腋后线第 9、10 肋间处

12. 该病人闭式胸膜腔引流护理中，管径宜选用
（ ）

A. 1.0cm B. 1.5cm

C. 2.0cm D. 2.5cm

E. 以上都可以

（13～14 题共用题干）

病人，男，41 岁。不慎从高处坠地后出现极度呼吸困难、发绀、冷汗。查体：气管向左偏移，颈部广泛皮下气肿，右侧胸廓饱满，叩诊鼓音，右肺呼吸音消失。

13. 最可能的诊断是（ ）

A. 血胸 B. 肺挫裂伤

C. 肋骨骨折 D. 张力性气胸

E. 创伤性窒息

14. 此时，首选的治疗措施是（ ）

A. 气管插管辅助呼吸

B. 剖胸探查

C. 立即减压排气

D. 补液、输血抗休克

E. 镇静、止痛等对症处理

（刘鸿业）

| 第 14 章 |
腹外疝病人的护理

案例 14-1

病人，男，47 岁，因突发下腹部疼痛伴右侧腹股沟可复性肿块 1 日入院。5 年前病人发现右腹股沟区可复性肿块，直径 2～3cm，质软，近来常因大便干结，用力排便时肿块突起引起疼痛且不能忍受。查体：T 36.8℃，P 100 次 / 分，R 18 次 / 分，BP 132/86mmHg。心肺正常，腹平软。初步诊断：右腹股沟斜疝。

请问： 1. 该病人拟行无张力疝修补术，应如何安排术后体位？

2. 应如何给病人做健康教育？

一、概　　述

体内某个脏器或组织离开其正常解剖部位，通过先天或后天形成的薄弱点、缺损或孔隙进入另一部位，称为疝。腹外疝是腹腔内脏器或组织连同壁腹膜，经腹壁的薄弱点或缺损处向体表突出所致，是外科最常见疾病之一。

腹外疝根据其发生部位分为腹股沟疝、股疝、脐疝、切口疝等。其中腹股沟疝是临床最常见的类型，发生率男性高于女性，约为 15 ∶ 1，右侧比左侧常见。腹股沟疝又分为腹股沟斜疝和腹股沟直疝两种，以腹股沟斜疝最多见。

（一）病因

腹壁强度降低和腹内压力增高是腹外疝发病的 2 个主要原因。

1. 腹壁强度降低　是疝发病的基本因素。

（1）先天性因素：在胚胎发育过程中，某些器官或组织穿过腹壁造成局部腹壁强度降低，如腹股沟管穿过的精索或子宫圆韧带，股管穿过的股动、静脉，脐血管穿过的脐环等。

（2）后天性因素：腹部手术切口愈合不良、腹壁外伤或感染造成腹壁缺损，年老体弱或过度肥胖造成腹壁肌萎缩等，均可导致腹壁强度降低。

2. 腹内压力增高　是形成腹外疝的重要诱因。常见因素有慢性咳嗽、长期便秘、排尿困难（如前列腺增生、泌尿系统结石）、腹水、妊娠、从事重体力劳动、婴儿经常啼哭等。如果腹壁强度正常，虽然有腹内压增高的情况，但不会发生疝。

考点 腹外疝发病的主要原因

（二）病理解剖

典型的腹外疝由疝环、疝囊、疝内容物和疝外被盖 4 个部分组成（图 14-1）。

1. 疝环　是腹壁薄弱或缺损的部位，即疝内容物突向体表的门户，也称疝门。腹外疝通常以疝环所在的部位命名，如腹股沟疝、股疝、脐疝、切口疝等。

2. 疝囊　是壁腹膜经疝环向外突出所形成的囊袋状物，一般呈梨形或半球形，分为疝囊颈、疝囊体、疝囊底 3 部分。疝囊颈是疝囊比较狭窄的部分，即疝环所在的部位。

3. 疝内容物　是进入疝囊内的腹腔内脏器或组织，最常见的是小肠，其次是大网膜。

4. 疝外被盖　指覆盖在疝囊以外的腹壁各层组织，包括筋膜、肌肉、皮下组织和皮肤。

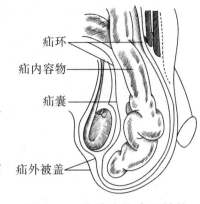

图 14-1　腹外疝的病理结构

考点 腹外疝的组成部分

（三）临床类型

1. 易复性疝　疝内容物很容易回纳入腹腔的疝，称为易复性疝。临床上最常见。

2. 难复性疝　疝内容物不能完全回纳入腹腔内，但并不引起严重症状者，称为难复性疝。疝内容物反复突出，导致疝囊颈受摩擦而损伤，并产生粘连，是导致疝内容物不能完全回纳的常见原因，其内容物大多数是大网膜。少数病程较长的疝，因内容物不断进入疝囊时产生的下坠力量，将疝囊颈上方的腹膜逐渐推向疝囊，以致盲肠、乙状结肠、膀胱等内脏也随小肠、大网膜等滑入疝囊，并成为疝囊壁的一部分，称为滑动性疝，也属于难复性疝。

3. 嵌顿性疝　疝囊颈较小而腹内压骤然升高时，疝内容物强行扩张疝环而进入疝囊，随后因疝环的弹性收缩被卡住不能回纳入腹腔，称为嵌顿性疝。

4. 绞窄性疝　若嵌顿时间过久，疝内容物发生缺血坏死，称为绞窄性疝。

嵌顿性疝和绞窄性疝本质上是同一个病理过程的两个不同阶段，临床上很难截然分开。

考点 腹外疝的临床类型

二、护理评估

（一）健康史

了解病人的一般情况，如年龄、性别、职业、女性病人生育史等；了解有无腹部手术切口愈合不良及腹部外伤或感染的病史；详细评估病人营养状况，以及有无腹内压增高的因素，如慢性咳嗽、习惯性便秘、前列腺增生、腹水、从事重体力劳动、婴儿经常啼哭等。

（二）身心状况

1. 症状和体征

（1）腹股沟疝：是发生在腹股沟区的腹外疝。腹股沟区是前外下腹壁的一个三角形区域，其下界为腹股沟韧带，内界为腹直肌外侧缘，上界为髂前上棘至腹直肌外侧缘的一条水平线。

1）腹股沟斜疝：腹腔内脏器或组织经腹股沟管的深环（内环）突出，经过腹股沟管，穿出腹股沟浅环（外环），突向阴囊所形成的疝，称为腹股沟斜疝（图 14-2）。多见于儿童及青壮年男性。①易复性斜疝，主要表现为腹股沟区有一突出肿块，呈梨形或椭圆形，其近端呈蒂柄状，病人多无自觉症状或仅有局部坠胀不适。肿块常在腹内压增高时（站立、行走、咳嗽或劳动）出现，并可进入阴囊，平卧或用手向腹腔推送时，疝块可回纳入腹腔。回纳后，用手指通过阴囊皮肤伸入腹股沟管浅环，嘱病人咳嗽，指尖有冲击感。用手指紧压腹股沟管深环，让病人起立并咳嗽，疝块不再出现，但手指放开后疝块又可出现。②难复性斜疝，主要表现为疝块不能完全回纳，病人可有坠胀、隐痛不适。滑动性斜疝除疝块不能完全回纳外，尚有消化不良或便秘等症状。③嵌顿性斜疝，主要表现为腹内压骤升时（负重、剧烈咳嗽或用力排便）疝块突然增大，卡在腹腔外无法回纳，并伴有明显疼痛。触诊肿块紧张发硬，且触痛明显。嵌顿内容物如为大网膜，局部疼痛常较轻微；如为肠袢，常伴有腹部绞痛、恶心、呕吐、腹胀、肛门停止排便排气等机械性肠梗阻表现。疝块一旦发生嵌顿，自行回纳机会较少，如不及时处理，将发展为绞窄性疝。④绞窄性斜疝，临床表现较严重，疝块有红、肿、热、痛等急性炎症表现，且伴有腹膜刺激征，发生肠管绞窄者可有血便，严重者可并发感染性休克。

考点　腹股沟斜疝为最常见的腹外疝

链接

腹股沟管结构

　　腹股沟管位于腹前壁、腹股沟韧带内上方，大体相当于腹内斜肌、腹横肌弓状下缘与腹股沟韧带之间的空隙。成年人腹股沟管的长度为 4～5cm。腹股沟管的内口即深环，外口即浅环。它们的大小一般可容纳一指尖。以内环为起点，腹股沟管的走向由外向内、由上向下、由深向浅斜行。腹股沟管的前壁有皮肤、皮下组织和腹外斜肌腱膜，但外侧 1/3 部分尚有腹内斜肌覆盖；后壁为腹横筋膜和腹膜，上壁为腹内斜肌、腹横肌的弓状下缘，下壁为腹股沟韧带和腔隙韧带。男性腹股沟管内有精索通过，女性则有子宫圆韧带通过。

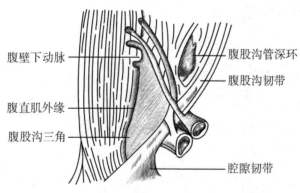

腹壁下动脉　　　　　　　腹股沟管深环

腹直肌外缘　　　　　　　腹股沟韧带

腹股沟三角

　　　　　　　　　　　　腔隙韧带

图 14-2　腹股沟斜疝、直疝的疝环位置

　　2）腹股沟直疝：经直疝三角（Hesselbach 三角，海氏三角）向前突出者，不经过腹股沟管的深环，不降入阴囊，称为腹股沟直疝（图 14-2）。多见于年老体弱者，一般无自觉症状。当病人站立或腹内压增高时，在腹股沟内侧端、耻骨结节外上方出现一半球形肿块。疝块容易回纳，极少发生嵌顿。其临床特点有别于腹股沟斜疝（表 14-1）。

链接

直疝三角结构

　　直疝三角的外侧边为腹壁下动脉，内侧边为腹直肌外侧缘，底边为腹股沟韧带。此处腹壁缺乏完整的腹肌覆盖，且腹横筋膜又比周围部分薄，故易发生疝。腹股沟直疝即在此由后向前突出，故称直疝三角（图 14-2）。直疝三角与腹股沟深环之间由腹壁下动脉和凹间韧带相隔。

表 14-1　腹股沟斜疝和腹股沟直疝的鉴别

鉴别点	腹股沟斜疝	腹股沟直疝
发病年龄	多见于儿童及青壮年	多见于老年人
突出途径	经腹股沟管突出，可降入阴囊	由直疝三角突出，不降入阴囊
疝块外形	椭圆形或梨形，近端呈蒂柄状	半球形，基底较宽
回纳疝块后压迫深环	疝块不再突出	疝块仍可突出
精索与疝囊的关系	精索在疝囊后方	精索在疝囊前外方
疝囊颈与腹壁下动脉关系	疝囊颈在腹壁下动脉外侧	疝囊颈在腹壁下动脉内侧
嵌顿机会	较多	极少

考点 腹股沟斜疝和直疝的鉴别

（2）股疝：腹腔内脏器或组织经股环突入股管，经过股管向卵圆窝突出的疝，称为股疝（图 14-3）。发病率占腹外疝的 3% ~ 5%，多见于 40 岁以上经产妇，与骨盆较宽、股管上口较宽大松弛有关。病人久站或咳嗽时，在卵圆窝处有一半球形肿块突出，可回纳，有时局部轻度胀痛。因股环较窄小而周围组织坚韧，且疝块沿股管垂直而下，至卵圆窝处向前转折成锐角，故股疝是最易发生嵌顿的腹外疝。当股疝嵌顿后，除局部明显的胀痛外，可有急性机械性肠梗阻的表现。

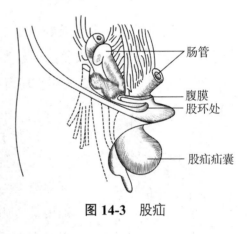

图 14-3　股疝

肠管
腹膜
股环处
股疝疝囊

链接

股 管 结 构

股管有上下两口、前后内外四缘。上口：股环（股管的内口）；下口：卵圆窝。前缘：腹股沟韧带；后缘：耻骨梳韧带；内缘：腔隙韧带（陷窝韧带）；外缘：股静脉。

考点 股疝为最易发生嵌顿的腹外疝

（3）脐疝：腹腔内脏器或组织通过脐环突出者称为脐疝。临床上分婴儿脐疝和成人脐疝两种，以前者较多见。婴儿脐疝是由于脐环闭锁不全或脐部瘢痕组织薄弱，加之婴儿经常啼哭使腹内压增高所致，表现为啼哭时出现脐部球形肿块，易回纳，极少发生嵌顿。成人脐疝多见于中经年产妇，常与多次妊娠、肥胖等腹内压增高或腹壁薄弱因素有关。成人脐疝因为脐环狭小，边缘较坚韧且缺乏弹性，容易发生嵌顿和绞窄。

（4）切口疝：腹腔内脏器或组织自腹壁手术切口瘢痕处突出的疝，称为切口疝。其中最主要的原因是切口感染所致腹壁组织破坏，其他如放置引流物时间过长、切口过长、腹内压增高、切口愈合不良等情况均可导致切口疝的发生。主要表现为腹壁切口处逐渐膨隆，有肿块出现，肿块通常在站立或用力时更为明显，平卧休息则缩小或消失。疝块较大者可有腹胀、消化不良等症状。疝块回纳后，可摸到腹壁深处的缺损。切口疝因疝环比较宽大，很少发生嵌顿。

2. 心理 - 社会状况　病人常因疝块反复突出影响正常工作和生活、对疝相关知识缺乏认识、对手术及预后存在种种顾虑，而感到焦虑不安。

（三）辅助检查

1. 实验室检查　血常规检查：白细胞计数和中性粒细胞比例升高，提示继发感染；粪便检查：如为血便、隐血试验阳性或见白细胞，提示有肠管绞窄。

2. X 线检查　疝嵌顿或绞窄时，可有肠梗阻征象。

3. 透光试验　透光试验阴性（不能透光）提示腹股沟斜疝进入阴囊；若为鞘膜积液，多为透光试验阳性（能透光）。此检查方法可鉴别腹股沟斜疝与鞘膜积液。

考点 透光试验意义

三、治疗要点

腹股沟疝早期手术效果好，复发率低，因此除少数病人采用非手术治疗外，一般应及早行手术治疗；股疝及成人脐疝因易发生嵌顿，一旦确诊应尽快行手术治疗；婴儿脐疝 2 岁之前可采用非手术治疗，2 岁后如脐环直径仍大于 1.5cm 则可行手术治疗；切口疝一般行手术修补。

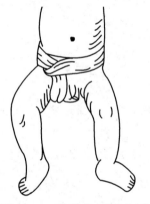

图 14-4　腹股沟斜疝非手术治疗棉束带包扎压迫

1. 非手术治疗

（1）棉束带或绷带压深环法：婴幼儿随着生长发育，腹壁强度逐渐增强，疝可自愈，因此婴幼儿腹股沟疝暂不手术。可暂时用棉束带或绷带压迫深环（图 14-4），避免疝块突出而影响腹壁发育，同时可有效避免疝块嵌顿。婴儿脐疝在回纳疝块后，可用一枚纱布包裹的大于脐环的硬币或小木片压住脐环，再用胶布或弹力绷带加以固定。

（2）医用疝带的使用：年老体弱或伴有严重疾病不能耐受手术者，可佩戴特制的疝带，防止疝内容物脱出。

2. 手术治疗

（1）传统的疝修补术：包括两大类。①疝囊高位结扎术：单纯在疝囊颈以上高位结扎疝囊，同时切除多余的疝囊，适用于婴幼儿或儿童。②加强或修补腹股沟管管壁：成年人在疝囊高位结扎的基础上，用邻近的健康组织来加强或修补疝囊突出部位的腹壁缺损。

（2）无张力疝修补术：是在无张力情况下，利用人工高分子材料进行缝合修补，具有术后疼痛轻、恢复快、复发率低等优点。

（3）经腹腔镜疝修补术：在腹腔镜下，利用合成纤维网片等材料来修补腹壁缺损或使内环缩小。

3. 嵌顿性疝及绞窄性疝的治疗　嵌顿性疝的治疗原则：紧急手术，以防嵌顿时间过长疝内容物发生绞窄坏死。但是具备下列情况时可先试行手法复位：①嵌顿时间在 3～4 小时内，局部压痛不明显，无腹膜刺激征者。②年老体弱或伴有其他严重疾病而估计肠内容物尚未绞窄坏死者。手法复位后需严密观察腹部情况，如出现腹膜炎或肠梗阻表现，或手法复位失败，应立即手术。绞窄性疝必须紧急手术治疗。

考点　嵌顿性疝和绞窄性疝的治疗原则

四、主要护理诊断 / 问题

1. 焦虑　与疝块反复突出影响正常工作和生活、担心手术及预后有关。
2. 急性疼痛　与疝块嵌顿或绞窄、手术创伤有关。
3. 知识缺乏：缺乏腹外疝病因、预防腹内压升高及促进术后康复的有关知识。
4. 潜在并发症：术后阴囊血肿、切口感染。

五、护 理 措 施

（一）非手术治疗的护理

1. 棉束带压迫及治疗的护理　采用棉束带压迫治疗的患儿，棉束带松紧要适度，保持清洁，被排泄物污染后应立即更换。对于脐疝患儿，要经常检查脐环压迫部位的硬币或小木片是否移位。

2. 疝带压迫治疗的护理　医用疝带压迫治疗有不舒适感，长期佩戴易产生厌烦情绪。应劝慰病人，说明坚持使用疝带的意义。同时指导病人正确佩戴，防止压迫错位而影响治疗效果。

（二）手术治疗的护理

1. 术前护理

（1）一般护理

1）休息与活动：一般病人活动不受限制，但疝块较大者应减少活动，多卧床休息；建议病人离床活动时使用疝带压住疝环口，避免腹腔内容物脱出造成嵌顿疝。

2）饮食：多饮水，多吃新鲜蔬菜、水果等富含纤维素食物，保持大便通畅。

（2）病情观察：重点观察腹部情况，若病人出现明显腹痛，伴疝块突然增大、紧张发硬且触痛明显，不能回纳入腹腔，应高度警惕嵌顿性疝发生的可能，应立即通知医师，配合处理。

（3）配合治疗护理

1）避免腹内压增高：是避免术后复发的重要措施。术前有咳嗽、便秘、排尿困难等引起腹内压增高的因素存在时，需待症状控制后方可手术。术前病人戒烟 2 周，注意保暖，防止受凉感冒。

2）严格备皮：是防止切口感染，避免疝复发的重要措施。术前按规定范围严格备皮，对会阴部、阴囊皮肤的准备更要仔细，既要剃尽阴毛又要防止剃破皮肤。手术当天早上应再次检查皮肤准备情况，如有皮肤破损应暂停手术。

3）灌肠和排尿：术前晚灌肠通便，防止术后出现便秘和腹胀。进手术室前，嘱病人排尽尿液，以防止术中误伤膀胱。

4）嵌顿性或绞窄性疝准备：嵌顿性疝或绞窄性疝，尤其是合并肠梗阻的病人，常伴有脱水、酸中毒和全身中毒症状，甚至发生感染性休克，应做好禁饮食、胃肠减压、补液、抗感染等紧急手术术前准备。

（4）心理护理：向病人及其家属解释腹外疝的病因和诱因、手术治疗的必要性和手术方法，以消除病人对手术的顾虑，积极配合治疗和护理。

2.术后护理

（1）一般护理

1）卧位与活动：术后取平卧位，膝下垫一软枕，使膝、髋关节微屈，降低腹股沟区切口张力并减小腹腔内压力，利于切口愈合和减轻切口疼痛。24 小时后可改为半坐卧位，一般术后卧床 3 ～ 5 日。无张力疝修补术后，病人可早期离床活动。年老体弱、复发性疝、绞窄性疝、巨大疝病人则应延长卧床时间，以防术后初期疝复发。卧床期间鼓励病人进行适当的床上活动，如翻身及活动肢体。

考点 病人术后体位及卧床时间

2）饮食：一般术后 6 ～ 12 小时无恶心、呕吐者可进流质饮食，次日可进软食或普食。行肠切除吻合术者术后应禁饮食，待肠道功能恢复后，方可进流质饮食，再逐步过渡到半流质饮食、普食。

（2）病情观察：注意生命体征的变化，密切观察切口有无红、肿、痛及渗血情况，注意阴囊有无血肿的征象，同时还要观察有无其他并发症（如术中肠管损伤或膀胱损伤）的出现。如有异常及时报告医生处理。

（3）配合治疗护理

1）预防阴囊血肿：可用阴囊托或"丁"字带托起阴囊，减少渗液、渗血的积聚，促进淋巴回流和吸收。

2）预防切口感染：术后切口一般不需加沙袋压迫，有切口血肿时应适当加压。注意保持敷料清洁、干燥，避免大小便污染，尤其是婴幼儿更应加强护理。如发现敷料脱落或污染时，应及时更换。嵌顿性或绞窄性疝手术后，遵医嘱合理应用抗生素。

3）防止腹内压增高：术后注意保暖，以防受凉引起咳嗽。如有咳嗽应及时治疗，并嘱病人在咳嗽时用手掌按压伤口，减少腹内压增高对切口愈合的不利影响。保持大小便通畅，如有便秘应及时处理。

（4）心理护理：术后病人因伤口疼痛和关注手术效果，会出现焦虑情绪等。护士应与病人多沟通，有针对性地做好安慰和解释工作，消除病人和家属的思想顾虑。

六、健康教育

1.病人出院后仍需适当休息，逐渐增加活动量，3 个月内应避免重体力劳动或提举重物等。

2.积极治疗和预防引起腹内压增高的因素，如慢性咳嗽、习惯性便秘、排尿困难等。

3.定期随访，如腹外疝复发，应及早诊治。

考点 腹外疝病人健康教育要点

自 测 题

A₁/A₂ 型题

1. 腹外疝的疝环是指（　　）
   - A. 疝内容物突出的部分
   - B. 疝外被盖组织
   - C. 腹壁缺损或薄弱部位
   - D. 壁腹膜的一部分
   - E. 疝囊体部

2. 以下最容易发生嵌顿的腹外疝是（　　）
   - A. 腹股沟斜疝
   - B. 腹股沟直疝
   - C. 股疝
   - D. 脐疝
   - E. 切口疝

3. 最多见的腹外疝是（　　）
   - A. 腹股沟斜疝
   - B. 腹股沟直疝
   - C. 股疝
   - D. 切口疝
   - E. 脐疝

4. 疝内容物被嵌顿时间较久，发生血液循环障碍而坏死称为（　　）
   - A. 难复性疝
   - B. 嵌顿性疝
   - C. 绞窄性疝
   - D. 易复性疝
   - E. 滑动性疝

5. 病人，男，6 小时前负重物时，发生右侧斜疝嵌顿，提示疝内容物已发生缺血坏死，应做好急诊手术前准备的临床表现是（　　）
   - A. 疝块增大，不能回纳
   - B. 局部有剧烈疼痛
   - C. 疝块紧张发硬，有触痛
   - D. 阵发性腹痛伴呕吐
   - E. 全腹有压痛，肌紧张

6. 病人，男，69 岁，右侧腹股沟斜疝嵌顿 2 小时，经手法复位成功。护理时应重点观察（　　）
   - A. 疝块有无再次嵌顿
   - B. 呼吸、脉搏、血压
   - C. 有无腹痛、腹膜刺激征
   - D. 有无呕吐、腹胀、发热
   - E. 疝块部位有无红、肿、痛

7. 患儿，男，出生 5 个月。哭闹时出现右腹股沟斜疝，可回纳，应采用（　　）
   - A. 急诊手术
   - B. 暂不手术
   - C. 限期手术
   - D. 择期手术
   - E. 禁忌手术

A₃/A₄ 型题

（8～9 题共用题干）

　　病人，男，38 岁，患腹外疝 1 年，站立或咳嗽时右侧腹股沟区出现疝块，可进入阴囊，平卧或用手推送，疝块可回纳腹腔而消失。

8. 为病人回纳疝块时，可闻及肠鸣音，疝内容物最可能的是（　　）
   - A. 乙状结肠
   - B. 小肠
   - C. 膀胱
   - D. 大网膜
   - E. 直肠

9. 若病人用力排便时，疝块突然增大不能回纳，伴有局部疼痛和压痛，此时疝的临床类型属于（　　）
   - A. 易复性疝
   - B. 难复性疝
   - C. 嵌顿性疝
   - D. 滑动性疝
   - E. 绞窄性疝

（刘　柳）

| 第 15 章 |
急性化脓性腹膜炎与腹部损伤病人的护理

腹膜分为脏腹膜和壁腹膜，脏腹膜神经属于自主神经系统，对牵拉、痉挛、炎症、缺血等较为敏感，但对痛觉的定位不够准确；而壁腹膜的神经属于躯体神经系统，对切割、烧灼等较为敏感，且对痛觉的定位较准确。腹膜具有分泌功能、固定功能、吸收功能、防御功能、修复功能。腹腔内器官根据被腹膜覆盖的范围不同而分为腹膜内位器官（如胃、脾、阑尾等）、腹膜间位器官（如肝、子宫、升结肠、降结肠、充盈的膀胱等）和腹膜外位器官（如肾、输尿管、空虚的膀胱等）。故腹膜的病变和腹腔器官的病变密切相关，相互影响。

第 1 节　急性化脓性腹膜炎病人的护理

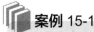 **案例 15-1**

> 病人，男，40 岁。阑尾穿孔合并腹膜炎，行手术治疗。术后第 7 天，体温 39.2℃，伤口无红肿，大便次数增多，混有黏液，伴里急后重。
> **请问：** 1. 该病人的护理评估依据有哪些？
> 　　　　2. 该病人的主要护理措施有哪些？

一、概　　述

急性化脓性腹膜炎是由细菌感染、腹部损伤、化学刺激等引起的腹膜急性炎症，以腹膜刺激症状和全身感染中毒症状为特征。根据发病原因可分为细菌性和非细菌性腹膜炎（化学性）；根据发病机制可分为原发性和继发性腹膜炎；根据病变范围可分为弥漫性和局限性腹膜炎。其中原发性腹膜炎是指腹腔内无原发病灶，细菌经血液循环、淋巴途径或者女性生殖道侵入腹腔，引起的急性化脓性炎症，临床上较为少见。而继发性腹膜炎是指在腹腔内某些原发疾病的基础上发生的腹膜炎。临床上以急性继发性化脓性腹膜炎最为常见。

腹膜的炎症可导致腹腔内大量液体渗出和毒素吸收，病人极易出现低血容量性休克和感染性休克，甚至并发多器官功能障碍综合征，危及病人的生命。因此对此类疾病进行护理时，应严密观察病情变化、积极配合治疗、有效预防并发症。

二、护理评估

（一）健康史

主要是详细询问急性化脓性腹膜炎的病因、病史，包括起病情况及腹痛开始部位、性质、程度、持续时间与变化过程。这对治疗方案和护理计划的制订有着决定性的意义。

1. 原发性腹膜炎　询问近期有无上呼吸道感染的病史；有无泌尿、生殖系的感染病史；是否合并肝硬化腹水、肾病、猩红热或营养不良。

2. 继发性腹膜炎　常继发于腹腔内炎症、穿孔、破裂、手术污染等，应详细询问腹部相关疾病的病史（图 15-1）。

考点 继发性腹膜炎的常见病因

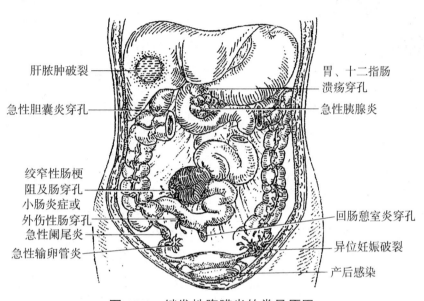

肝脓肿破裂
急性胆囊炎穿孔
绞窄性肠梗阻及肠穿孔
小肠炎症或外伤性肠穿孔
急性阑尾炎
急性输卵管炎

胃、十二指肠溃疡穿孔
急性胰腺炎
回肠憩室炎穿孔
异位妊娠破裂
产后感染

图 15-1　继发性腹膜炎的常见原因

（二）身心状况

1. 症状　①腹痛：是最主要的症状。一般腹痛较为剧烈，呈持续性，先从原发病灶处开始，随着炎症扩散而弥漫全腹。深呼吸、咳嗽、改变体位时加剧。②恶心、呕吐：腹膜炎早期，由于腹膜受到刺激而发生反射性呕吐；后期由于肠麻痹而发生溢出性呕吐，内容物常是棕褐色液体或粪样物质。③感染中毒症状：多出现高热、脉快、大汗、口渴、贫血等，常伴有体液失衡，甚至出现典型的休克表现。

2. 体征　视诊：有明显的腹胀，腹式呼吸减弱，坏死性胰腺炎病人可见腹壁的瘀斑。触诊：有压痛、反跳痛、腹肌紧张的腹膜刺激征表现，这是腹膜炎最主要的体征。叩诊：可呈鼓音，有胃肠穿孔时，叩诊常有肝浊音界缩小或消失，腹水较多时，叩诊呈移动性浊音。听诊：常有肠鸣音减弱或消失。

考点 腹膜炎的主要症状和体征

3. 并发症　①休克：评估有无寒战、高热、面色苍白、肢端湿冷、血压下降，甚至意识障碍等感染性休克的表现。②腹腔脓肿：急性腹膜炎局限后，脓液未被完全吸收，积聚于膈下、肠管间、盆腔等间隙，并持续刺激周围的浆膜使其渗出增多，逐渐形成粘连，将脓液包裹而形成腹腔脓肿。膈下脓肿常出现上腹部闷痛不适、右胸下部呼吸音减弱、顽固性呃逆、颈肩部牵涉痛等表现；肠间脓肿常出现腹胀、腹痛、恶心、食欲缺乏等不典型表现；

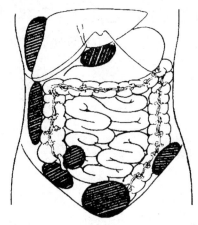

图 15-2 腹腔脓肿的好发部位

盆腔脓肿常出现盆腔内器官刺激征，如里急后重、膀胱刺激征等（图 15-2）。③粘连性肠梗阻：腹膜炎治愈后，腹腔内多有不同程度的纤维粘连，在某些诱因作用下，如暴饮暴食、餐后剧烈运动等，肠管易出现扭曲成角、腹内嵌顿而发生梗阻。

考点 腹腔脓肿的评估

4. 心理 - 社会状况 由于病情严重且发展较快，病人除腹痛等表现外，常有焦虑、恐惧的不良心理反应；当非手术治疗无效而需要手术治疗时，更易产生恐惧心理，进而拒绝手术；病情观察期间或者诊断未明确时，原则上不用镇痛剂，病人及其家属因为不理解而可能出现过激的言行。护理人员应充分了解上述情况，及时与病人及其家属进行良好的沟通，取得他们的理解和配合。

（三）辅助检查

1. 血常规 白细胞计数及中性粒细胞比例均升高，可出现中毒性颗粒。但对于病情危重或者机体反应能力严重降低者，白细胞计数可不见升高，仅有中性粒细胞比例的升高。

2. X 线检查 以腹部立位平片最常见。当出现小肠广泛胀气并有多个气液平面（图 15-3）时，常提示肠麻痹；当出现膈下新月形游离气体影（图 15-4）时，常提示有胃肠道穿孔。

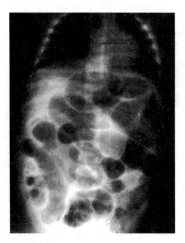

图 15-3 小肠广泛胀气

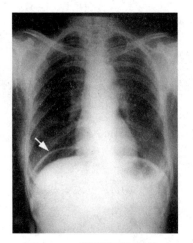

图 15-4 膈下气体影像

3. B 超检查 主要用于实质性器官损伤的诊断及腹水情况的判断。

三、主要护理诊断 / 问题

1. 腹痛 与消化液和炎症刺激有关。

2. 体温过高 与腹腔内感染、毒素吸收有关。

3. 有体液不足的危险 与腹腔内广泛的渗出、高热、体液丢失过多有关。

4. 焦虑／恐惧　与病情严重、身体不适、担心预后等有关。

5. 潜在并发症：腹腔脓肿、粘连性肠梗阻等。

四、护理措施

（一）非手术治疗病人的护理

1. 合理体位　在病人无休克的情况下，可取半坐卧位，尽量减少不必要的搬动，病情稳定后，逐步下床活动；若并发休克，应取中凹位。

2. 饮食管理　腹膜炎病人应禁饮食。由于胃肠功能减退，饮食会加重腹胀甚至导致肠绞窄；若腹膜炎是胃肠道穿孔引起，更应严格禁饮食，否则会加重炎症程度、加大炎症范围。

3. 病情观察　动态观察监测生命体征，记录 24 小时出入量。同时密切观察腹部症状、体征的变化，注意治疗前后的对照观察。

4. 胃肠减压　可减少胃肠道的积气、积液，缓解腹胀，改善肠管的血液循环；可减少胃肠内容物溢入腹腔，减少毒素的吸收，减轻中毒症状。

5. 支持疗法　迅速建立静脉通道，遵医嘱纠正水、电解质及酸碱平衡紊乱；加强营养支持，必要时可输入血浆、全血或者全胃肠外营养液等。

6. 有效抗炎　继发性腹膜炎多是混合感染，故需大剂量联用敏感抗生素。注意给药的时机、途径及配伍禁忌，观察用药过程中的不良反应。

7. 对症护理　对于高热病人，给予降温处理；对于疼痛的病人，在诊断未明确的情况下，一般不可给予止痛处理。

8. 心理护理　做好病人及其家属的解释、安慰工作，增强病人对医护人员的信任感，积极配合治疗护理；介绍腹膜炎的科普常识，使其更好地配合治疗。

链接

腹膜炎的手术适应证

在病情观察期间，若病人有下列情况，应及时行手术治疗：①原发病的病情严重。②腹膜炎病因不明且无局限化趋势。③病人一般情况差，感染中毒症状严重，甚至出现感染性休克表现。④经短期（8～12 小时）非手术治疗，症状体征不但无减轻，反而有加重趋势。

（二）手术治疗病人的护理

1. 合理体位　术后 6 小时内，可依据麻醉方式选择体位；6 小时后，若病人无休克，宜取半坐卧位。

2. 活动管理　术后根据病情，鼓励和协助病人早期活动。病人从卧床活动到下床活动应遵循循序渐进、量力而行的原则，防止因出现直立性低血压而跌倒受伤。

3. 饮食管理　术后待胃肠功能恢复、肛门排气后，可依据不同的手术方式，循序渐进地开始给予胃肠内营养（如管饲或经口进食）。

4. 病情观察　除非手术治疗病人的病情观察内容外，还要注意观察记录术后引流管、伤口及肺部的情况。

5. 胃肠减压 术后早期保持胃肠减压，待胃肠功能恢复后，一般可考虑停止胃肠减压，但还要依据其他具体病情需要而定。

6. 有效抗炎 继续应用敏感抗生素控制感染，待炎症消退、体温正常后 3～5 日方可停药，对于严重感染者，可适当延长抗生素的用药时间。

7. 引流护理 术后多需安置各种腹腔引流管。需注意各引流管的通向，并妥善固定，保持引流通畅，每日应对比观察和记录引流液的量、颜色和性状，按时更换引流袋。预防性安置的腹腔引流管一般在术后 2～3 日，当引流量减少、色清淡，且病人无发热、腹痛等表现，白细胞计数正常后，可考虑拔除引流管；若是预防吻合口破裂的目的，可在术后 4～6 日拔管，其间应注意每隔 2～3 日转动引流管一次，防止组织压迫坏死和引流管粘连。

8. 伤口护理 观察伤口敷料是否干燥清洁；观察是否出现伤口并发症，如出血、裂开、感染等，积极做好防治工作。

考点 急性腹膜炎病人的护理措施

五、健康教育

1.向病人及其家属介绍有关疾病的防治知识、护理知识。

2.指导并协助病人掌握早期活动的方法。

3.指导病人掌握术后循序渐进的饮食方法，宜选择易消化、富含营养、产气少的食物。

4.向病人告知，定期门诊随访；若有不适，随时复诊。

第 2 节　腹部损伤病人的护理

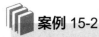

案例 15-2

　　病人，男，32 岁。上腹部被行驶中的汽车撞伤 30 分钟，急诊入院。病人是在午餐后上班途中被撞，左上腹剧痛。在被人送往医院的途中，自觉头晕、发冷、全腹疼痛、左肩部放射痛伴恶心。入院查体：脉搏 120 次/分，呼吸 22 次/分，血压 80/60mmHg。神志清醒，面色苍白，轻度气促，胸廓挤压试验（−）；左季肋区皮肤瘀斑，全腹压痛及肌紧张明显，移动性浊音（+），肝浊音界缩小，肠鸣音弱。

请问： 1. 该病人的主要护理诊断是什么？

　　　　2. 应如何护理该病人？

一、概　　述

可根据损伤的范围将腹部损伤分为单纯性腹壁损伤和腹腔器官损伤；根据腹壁有无伤口分为开放性损伤和闭合性损伤，其中开放性损伤又根据腹膜是否被穿透而分为穿透伤和非穿透伤。开放性损伤常由利器或火器引起，闭合性损伤多由挤压、冲击、碰撞和爆震等钝性暴力引起。不论开放性损伤还是闭合性损伤，都有合并腹腔器官损伤的可能。单纯腹壁损伤一般病情较轻，不需要特殊处理。闭合性损伤常见受损内脏依次是脾、肾、小肠、肝、肠系膜等。相对于开放性损伤，合并腹腔器官损伤的闭合性损伤，早期诊断较为困难，可能会贻误最佳的治疗时机，甚至危及病人生命，因此早期准确的病情评估和病情动态监测十分重要。

二、护理评估

（一）健康史

1. 评估受伤的原因、暴力的强度、作用部位等。

2. 评估受伤的时间、部位，受伤时的姿势体位，空腔器官的充盈状态，有无合并其他部位的损伤。

3. 评估受伤后的现场救治情况、搬运方式、途中情况。对损伤严重或昏迷病人，应询问陪同或现场目击者。

（二）身心状况

1. 症状和体征

（1）单纯性腹壁损伤：腹壁受伤局部疼痛、压痛、瘀斑或局限性腹壁肿胀。若为开放性损伤，可见伤口和出血。腹肌紧张时疼痛加剧，蜷曲侧卧腹肌松弛时疼痛可减轻。一般无恶心、发热等表现，生命体征仅有短暂的应激性变化。

（2）实质性脏器破裂：主要表现为腹腔内出血，病人可出现面色苍白、脉搏细速、血压下降、四肢湿冷、尿量减少等失血性休克表现；腹痛呈持续性，但不剧烈；腹膜刺激征较轻，但当肝、肾、胰腺破裂时由于有胆汁、尿液、胰液进入腹腔，可导致明显的腹膜刺激征，出现移动性浊音。

（3）空腔脏器破裂：主要表现为弥漫性腹膜炎。病人出现恶心、呕吐，持续性剧烈腹痛，腹部压痛，反跳痛、腹肌紧张，甚至呈板状腹，肠鸣音减弱甚至消失。胃肠破裂者可有"气腹征"的表现，肝脏浊音界缩小或消失，严重者可出现感染性休克。

考点　实质性脏器破裂和空腔脏器破裂的主要表现

（4）腹部开放性损伤：腹壁伤口内可溢出血液或器官的内容物，如胆汁、肠液、粪便、尿液等，甚至部分肠管或者大网膜自伤口脱出。

2. 心理 - 社会状况　腹部损伤多数是在意外情况下突然发生，病人没有心理准备，病情复杂多变，尤其是开放性损伤时出血、内脏脱出等视觉刺激，病人常表现出焦虑不安、紧张、恐惧等情绪或无助感。病人家属也常表现出焦躁、紧张甚至过激等情绪。

（三）辅助检查

1. 血常规　红细胞计数、血红蛋白含量、红细胞比容下降，提示腹部实质性脏器损伤大量失血；白细胞计数及中性粒细胞比例明显升高，多出现在空腔脏器破裂损伤。血清或尿淀粉酶升高提示胰腺损伤。尿常规检查发现血尿，提示泌尿系统有损伤。

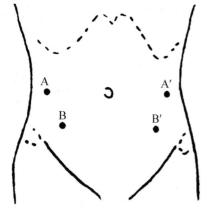

图 15-5 诊断性腹腔穿刺的穿刺点
A、A′点是经脐部的水平线与腋前线的交点；B、B′点是髂前上棘与脐部连线的中外 1/3 交点

2. X 线检查 胃肠道穿孔破裂时，腹部立位 X 线检查可出现膈下游离气体。

3. B 超检查 主要用于实质性脏器损伤的诊断，如肝、脾、胰、肾等器官损伤的诊断，还可探测腹腔内积液、积血情况。

4. 诊断性腹腔穿刺 对判断有无腹腔内脏器损伤有很大帮助，准确率高达 90% 以上（图 15-5）。闭合性腹部损伤时，穿刺物的性状可协助判断损伤器官。若抽出酸臭的食物残渣，提示胃、小肠破裂；若抽出粪臭味的粪便残渣，提示结肠破裂；若抽出淡红色液体且有尿腥味，提示膀胱破裂；若抽出不凝固血液，提示腹部实质器官破裂。

> **链接**
>
> **诊断性腹腔穿刺**
>
> 1. 穿刺点的选择 一般选用脐与髂前上棘连线的中外 1/3 交点处或者经脐的水平线与双侧腋前线的交点处；合并骨盆骨折者，应在脐平面以上穿刺，以免刺入腹膜外血肿而误诊。穿刺应避开手术瘢痕、肿大的肝脾、充盈的膀胱及腹直肌。
>
> 2. 结果的判断 在正确操作的前提下，阳性结果有肯定的诊断价值，阴性结果不能排除器官损伤。必要时需变换体位再次穿刺，或间隔一段时间后重复操作。
>
> 3. 穿刺的禁忌证 严重腹胀、晚期妊娠、腹腔粘连、躁动不合作者。

三、主要护理诊断 / 问题

1. 腹痛 与腹部损伤有关。
2. 有体液不足的危险 与腹腔内出血、感染渗出、呕吐等所致的体液丢失有关。
3. 皮肤完整性受损 与损伤所致的皮肤破裂有关。
4. 有感染的危险 与皮肤破损、空腔器官内容物外溢有关。
5. 焦虑和恐惧 与突发创伤、伤口出血、器官脱出所带来的感觉刺激及手术预后有关。
6. 潜在并发症：急性继发性腹膜炎、失血性休克、腹腔脓肿等。

四、护理措施

（一）急救护理

腹部损伤的现场急救时，应全面迅速评估病人，分清轻重缓急。首先处理危及生命的情况，如心搏呼吸骤停、窒息、大出血、张力性气胸等。出现休克的病人，应立即抗休克处理，原则上待休克纠正后，再处理其他伤情。急危重症病人，需紧急手术处理时，应边抗休克边手术治疗。腹部开放性损伤肠管脱出者：若只有少量脱出，严禁现场回纳，用清洁的湿敷料覆盖后，用合适的碗盆等容器妥善保护后包扎；若大量肠管脱出，应先将脱出的肠管还纳入腹腔，暂时包扎伤口，以免伤口痉挛收缩、卡压肠系膜血管而引起肠管坏死。

考点　肠管脱出的处理

（二）非手术治疗病人的护理

1. 一般护理

（1）绝对卧床休息，不要随意搬动病人，在病情允许时可取半坐卧位。

（2）腹部损伤的病情未完全明确前，尤其是疑有腹内器官损伤者，应该禁饮食。

（3）病人若需移动，如做 X 线、CT 等检查时，必须有主管护士或相应的医护人员护送。

（4）加强口腔护理、皮肤护理及其他生活护理。

2. 病情观察　不论腹部闭合性或者开放性损伤，还是腹部以外其他部位的损伤，均应考虑有可能合并腹腔器官的损伤。病情观察应：①每 15 ～ 30 分钟监测并记录生命体征一次。②密切观察记录腹部的症状和体征变化，尤其是腹膜刺激征的程度和范围。③动态监测红细胞计数、血红蛋白含量、血细胞比容、白细胞计数等的变化。④必要时进行其他辅助检查项目的复检，如 X 线、CT 等。

有下列情况之一者，均应考虑有腹内器官的损伤：①休克发生早且难以纠正。②腹痛呈持续性或进行性加重，伴恶心、呕吐。③腹胀进行性加重，肠鸣音逐渐消失。④腹膜刺激征呈扩散趋势。⑤短时间出现移动性浊音、肝浊音界缩小或者消失。⑥出现呕血、便血、尿血或者胃肠减压管抽出血样液体。⑦直肠指检、腹腔穿刺等有阳性发现。

3. 配合治疗护理

（1）胃肠减压。

（2）建立静脉通道，及时纠正体液失衡，加强营养支持。

（3）合理使用抗生素，防治感染。

（4）在诊断未明确前，禁止使用吗啡、哌替啶等镇痛药，以免掩盖病情。禁服缓泻剂，禁灌肠。

4. 术前准备　除常规准备外，尤其注意术前备血、纠正休克。

5. 心理护理　主动关心、体贴病人，及时发现病人不良的心理变化，给予针对性地解释和安慰工作。对需要手术的病人，适当给予手术方式、意义、预后等解释工作，消除病人对手术的恐惧感；注意和病人家属、朋友沟通，鼓励他们给予病人心理和精神上的支持。

考点　非手术治疗的护理措施

（三）手术治疗病人的护理

除手术后常规护理措施外，还需注意以下几个方面。

1. 合理体位　术后 6 小时内，可依据麻醉方式选择体位；6 小时后，若病人无休克，宜取半坐卧位。

2. 活动管理　术后根据病情，鼓励和协助病人早期活动，促进肠蠕动，预防肠粘连。

3. 饮食管理　术后禁饮食，行胃肠减压，待胃肠功能恢复可考虑停止胃肠减压，肛门排气后，依据不同的手术方式，循序渐进地给予胃肠内营养。

4. 病情观察　动态观察记录生命体征，注意术后伤口及腹部情况的观察。

5.维持水、电解质、酸碱平衡。

6.有效抗炎　遵医嘱合理使用抗生素控制感染。

7.引流护理　注意各种腹腔引流管的通向，妥善固定，保持引流通畅，观察和记录引流液的量、色和性状，按时更换引流袋。

8.伤口护理　观察伤口敷料是否干燥清洁；有无并发症发生，积极做好防治工作。

五、健康教育

1.加强安全教育　加强日常劳动保护、安全生产、安全行车和遵守交通规则，尽量避免意外的发生。

2.普及急救知识　在发生意外损伤时，能够做到初步而及时的自救。

3.院外康复锻炼　充分休息、适量锻炼，及时向专业医护人员咨询康复知识，反馈康复效果。

4.及时正规复诊　若在院外出现腹部不良表现或者初诊时的不良表现，应及时到正规医院就诊。

医者仁心　　　　　　　**值得托付生命的人**

华益慰是著名的医学专家，被病人誉为值得托付生命的人。他从医56年，做过数千例手术，没有出过一次差错。华益慰本人经历过三次大手术治疗，每次都是不顾病痛折磨，向临床医生传授医术。华益慰的父母、岳父母4位老人都在死后捐献遗体用于医学解剖。妻子张燕容说，他不过是尽到了做医生的职责，只不过是他做得比较认真。

华益慰荣获2006年感动中国十大人物，颁奖词对他的事迹进行了诠释——不拿一分钱，不出一个错，这种极限境界，非有神圣信仰不能达到。

第3节　胃肠减压病人的护理

一、概　　述

胃肠减压是利用负压吸引的原理，将胃肠腔内的内容物吸出，达到降低胃肠腔内的压力、缓解腹胀、改善胃肠壁血液循环、减少胃肠内容物外溢等目的。

胃肠减压的适应证如下。

1.胃肠道穿孔或破裂的病人，可减少胃肠道内容物漏入腹腔，减轻腹腔炎症。

2.肠梗阻的病人，可降低肠腔内压力，改善肠壁血液循环。

3.胃肠道手术后的病人，可降低肠腔内压力，防止吻合口瘘。

4.上腹部手术，如肝、胆、脾等手术，可减轻胃肠胀气，利于手术操作。

5.腹腔手术后，可降低腹腔内压力，改善胃肠血液循环，促进胃肠功能恢复。

二、护理措施

1.取得合作　向病人及家属解释胃肠减压的意义，取得配合。

2. 装置检查　使用前，应仔细检查减压装置是否通畅，减压管是否有老化或断裂的迹象，装置连接是否紧密等。

3. 饮食管理　胃肠减压期间，应停止经口进食或服药。若需经胃管注药，则需注药后夹管 1 小时。减压期间可经静脉途径给予营养支持。

4. 妥善固定　胃肠减压期间，应防止引流管滑出，注意固定妥善。可采用胶布粘贴固定法、丝线结扎固定法或两者同时使用。

5. 保持通畅　注意观察管腔是否通畅，若出现堵塞现象，可及时用生理盐水加压冲洗。

6. 观察记录　注意记录引流液的量、颜色和性状。一般胃部手术后 24 小时内，引流液呈暗红色，2～3 天后逐渐减少，颜色变淡。如减压管引流出鲜红色液体，提示有出血，应暂停减压，并立即报告医生处理。引流液超过吸引袋的 2/3 时应及时倾倒，以免影响引流效果。

7. 口腔护理　置管期间，注意加强口腔护理，保持口腔及咽喉部黏膜清洁湿润；及时清除咽喉部因减压管刺激而分泌的黏液，减少呼吸道感染。

8. 拔管指征　一般在术后 2～3 天，胃肠功能恢复（上腹饱胀感消失，肠鸣音恢复）、肛门排气后，可遵医嘱拔除胃肠减压管。若减压管在手术后还起到支撑、营养等其他作用，即使胃肠功能恢复，也要暂时保留，如远端食管癌术后。拔管时，先将负压引流装置与减压管分离，解除减压管的固定装置，捏紧或反折减压管外端，嘱病人深吸气后屏气，先缓慢往外牵拉，感觉无阻力时，迅速拔出引流管并清洁病人鼻孔周围。

考点　胃肠减压的护理措施

自 测 题

A₁/A₂ 型题

1. 原发性腹膜炎和继发性腹膜炎的主要区别是（　　）
   A. 腹痛性质　　　B. 腹胀程度
   C. 病原菌种类　　D. 体温升高程度
   E. 有无腹腔原发病灶

2. 急性腹膜炎的非手术护理中错误的是（　　）
   A. 胃肠减压　　　B. 有效抗炎
   C. 禁饮食　　　　D. 使用强效止痛剂
   E. 严格病情观察

3. 诊断腹腔内实质性脏器破裂的主要依据是（　　）
   A. 腹肌紧张
   B. 腹式呼吸减弱
   C. 腹腔穿刺抽出不凝血

   D. X 线示腹腔多个气液平面
   E. B 超示腹水

4. 对需要长期行胃肠减压的病人应特别注意护理的是（　　）
   A. 预防压疮的发生　B. 适当增加活动量
   C. 及时倒掉引流液　D. 注意口腔护理
   E. 注意无菌操作

5. 病人，男，21 岁。因急性化脓性阑尾炎而急诊行手术治疗。术后第 6 日病人体温 38.7℃，双肺呼吸音清，无明显的腹部不良表现。肛区有下坠感，排便时里急后重感明显。伤口无炎症表现，对合良好。护士应考虑发生了（　　）
   A. 急性胃肠炎　　　B. 肠瘘
   C. 膈下脓肿　　　　D. 手术热
   E. 盆腔脓肿

6. 病人，女，19 岁。因车祸致腹部开放性损伤，伴有肠管少量脱出。意识尚清，无明显大出血，现场处理正确的是（　　）
   A. 敞开伤口、及时手术
   B. 用凡士林纱布覆盖，加压包扎
   C. 用生理盐水等浸湿的敷料保护
   D. 迅速还纳入腹腔
   E. 用消毒棉垫加压包扎

7. 病人，女，34 岁。急性胃穿孔腹膜炎手术修补后 7 天，病人突然出现上腹部胸闷不适、右胸下部呼吸音减弱、顽固性呃逆，颈肩部牵涉痛等表现。应考虑的是（　　）
   A. 肠间脓肿　　　　B. 膈下脓肿
   C. 盆腔脓肿　　　　D. 败血症
   E. 肺炎

8. 病人，男，38 岁。左上腹疼痛伴进行性血压下降 6 小时，因诊断不明需做剖腹探查，病人担心"白挨一刀"，此时护士对其进行心理疏导，目的应除外（　　）
   A. 增进医患合作　　B. 加强人性化服务
   C. 提高手术成功率　D. 消除病人顾虑
   E. 增加医患间沟通

9. 病人，男，40 岁。左腹部被行驶中的摩托车撞伤后 1 小时，伴头晕乏力急诊来院。查体：脉搏 125 次 / 分，呼吸 21 次 / 分，血压 90/55mmHg，左季肋区皮肤瘀斑，诊断性腹穿抽出不凝固血液。此病人最可能的诊断是（　　）
   A. 腹壁软组织挫伤　B. 脾破裂
   C. 小肠破裂　　　　D. 肝破裂
   E. 膀胱破裂

10. 消化道手术后提示病人胃肠道功能恢复的标志是（　　）
    A. 胃管引流量较前减少
    B. 病人有饥饿感
    C. 肛门排气
    D. 病人有便意
    E. 听诊有肠鸣音

11. 病人，女，58 岁。胃肠道手术后第一天，尚未排气，病人感觉饥饿要求进食。护士首先应采取的措施是（　　）
    A. 直接拒绝病人的请求
    B. 询问病人想进食的食物
    C. 告知可进食的食物种类
    D. 告知病人不能进食的原因
    E. 直接报告医生

A₃/A₄ 型题

（12 ～ 14 题共用题干）
　　病人，女，47 岁。被自行车撞伤左上腹，自述心悸、胸闷、腹痛。查体：神志清，面色苍白，血压 90/60mmHg，腹部胀，左上腹压痛明显。以腹部闭合性损伤、皮肤挫裂伤入院。

12. 病情观察期间错误的做法是（　　）
    A. 禁饮食
    B. 尽量少搬动病人
    C. 疼痛剧烈时及时应用止痛剂
    D. 绝对卧床休息
    E. 积极做好术前准备

13. 半小时后，病人全腹压痛，左下腹抽出不凝固血液，需急诊手术。术前准备的内容不包括（　　）
    A. 注射破伤风抗毒素　　B. 交叉配血
    C. 皮肤过敏试验　　　　D. 皮肤准备
    E. 留置胃管、尿管

14. 术后第一天，病人痰多不易咳出，护士应协助其（　　）
    A. 少量饮水　　　　　B. 翻身叩背
    C. 含服润喉片　　　　D. 用止咳化痰药
    E. 通知医生

（阴　俊）

第 16 章

胃、十二指肠疾病病人的护理

第1节 胃、十二指肠溃疡病人的护理

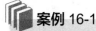 **案例** 16-1

> 病人，男，31岁，理发师。主因午餐后突发上腹部刀割样剧痛，伴恶心、呕吐1小时急诊入院。查体：急性痛苦面容、全腹压痛明显，尤以剑突下为甚，反跳痛明显，腹肌紧张呈"板状腹"，肝浊音界缩小，肠鸣音消失。腹部X线片显示：膈下新月形游离气体。
>
> **请问：** 1. 对该病人的主要护理诊断是什么？请说出评估依据。
> 2. 对该病人的主要护理措施是什么？

一、概　述

胃、十二指肠溃疡，又称消化性溃疡，是指胃、十二指肠局限性全层黏膜缺损。临床上以十二指肠溃疡多见。大部分的胃、十二指肠溃疡病人经新型制酸剂和抗幽门螺杆菌药物等内科治疗，症状可以得到控制，甚至溃疡愈合。外科治疗主要适用于消化性溃疡合并急性穿孔、急性大出血、瘢痕性幽门梗阻、药物治疗无效及胃溃疡恶变等情况。

（一）病因及发病机制

1. 幽门螺杆菌感染　为重要发病原因。90% 的十二指肠溃疡和 70% 的胃溃疡病人中可检出幽门螺杆菌感染。HP 可产生毒素，破坏胃黏膜的屏障保护作用，造成黏膜损伤和炎症。

2. 胃酸分泌过多　由于胃酸分泌过多，激活了胃蛋白酶，可使胃、十二指肠黏膜发生自身消化。十二指肠溃疡可能与迷走神经过度兴奋有关。

3. 药物　长期服用非甾体抗炎药（如阿司匹林、布洛芬）、磺胺类药、皮质类固醇药等，均可破坏胃黏膜屏障作用而发生溃疡。

4. 其他因素　包括长期精神紧张、吸烟、应激、进食无规律、遗传等。

（二）病理

胃溃疡好发于胃小弯、胃窦部；十二指肠溃疡好发于十二指肠球部。十二指肠溃疡侵蚀深层，可引起出血或穿孔。幽门处较大溃疡愈合后，形成瘢痕导致瘢痕性幽门梗阻。胃、十二指肠溃疡急性穿孔后，消化液漏入腹腔引起急性化学性腹膜炎，导致剧烈腹痛和腹腔大量液体渗出，6～8 小时后细菌繁殖并逐渐转变为化脓性腹膜炎。由于各种消化液的刺激、细胞外液的大量丢失、剧烈的腹痛及细菌毒素的吸收等多种因素影响，病人易出现休克。

二、护理评估

（一）健康史

了解病人年龄、职业、饮食习惯等；了解病人治疗和用药情况，尤其是有无非甾体抗炎药服用史。了解病人既往是否有胃、十二指肠溃疡疾病史及胃手术史。

（二）身心状况

1.症状和体征

（1）急性穿孔：多突然发生于夜间空腹或饱食后，以十二指肠球部穿孔多见。主要表现为上腹部突发性刀割样剧痛，迅速波及全腹。病人呈痛苦面容，面色苍白、出冷汗、血压下降及四肢厥冷等表现，常伴有恶心、呕吐。主要体征为腹膜刺激征，表现为全腹压痛、反跳痛，但以上腹部最为明显，腹肌紧张呈板状腹。可有移动性浊音，肝浊音界缩小或消失；肠鸣音减弱或消失。

（2）急性大出血：主要症状为呕血和柏油样便。呕血前常有恶心，便血前突感便意，之后病人无力、头晕、眼前发黑、心悸甚至出现晕厥。病人血红蛋白含量、红细胞计数及血细胞比容下降，胃镜检查可以确诊。出血程度的评估：出血量 50 ～ 80ml，可出现柏油样便；胃内积血达到 250 ～ 300ml，可出现呕血；短期内失血量超过 400ml 时，病人可出现面色苍白、口渴、脉搏快速有力、血压正常或偏高的休克代偿征象；短期内失血量超过 800ml 时，病人可出现烦躁不安、出冷汗、血压下降、四肢湿冷等明显的休克征象。

（3）瘢痕性幽门梗阻：病人进食后上腹部饱胀不适，伴有阵发性胃痉挛性疼痛。最突出的症状是呕吐反复发作，常发生在下午或者晚间，呕吐量大，多为不含胆汁、带有酸臭味的宿食。上腹膨隆，可见胃型及蠕动波，有振水音。

（4）胃溃疡恶变：多见于年龄较大的慢性胃溃疡病人，主要表现为上腹部疼痛的节律性消失，呈持续性顽固性疼痛、厌食、进行性乏力、消瘦，药物治疗无效。

考点 胃、十二指肠溃疡外科治疗适应证的典型临床表现

2.心理-社会状况　当胃、十二指肠溃疡病人突发腹部剧痛、呕血及便血时，病人往往因无充分的心理准备，易出现紧张或焦虑情绪；由于知识的缺乏，对治疗缺乏信心，对手术会产生恐惧心理。

（三）辅助检查

1.急性穿孔　①实验室检查：血常规显示，白细胞计数及中性粒细胞比例升高。②影像学检查：腹部立位 X 线检查显示，膈下有新月形游离气体阴影，是明确诊断的重要检查。③诊断性腹腔穿刺：可含胆汁或食物残渣。

2.急性大出血　①实验室检查：血常规显示，红细胞计数、血红蛋白含量、血细胞比容进行性下降。②胃镜检查：可明确出血部位和原因。③诊断性腹腔穿刺：抽出不凝固血液。

3.瘢痕性幽门梗阻　①血气分析：显示低钾低氯性碱中毒。②影像学检查：X 线钡餐检查，24 小时后仍有钡剂存留，提示瘢痕性幽门梗阻。

4.胃溃疡恶变　①大便隐血试验：持续阳性多提示胃溃疡发生恶变。②胃镜检查：明确

病变部位，并可在直视下取活组织行病理学检查。

考点　胃、十二指肠溃疡外科治疗适应证的辅助检查特点

三、治疗要点

常用外科手术治疗方法有胃大部切除术和胃迷走神经切断术。

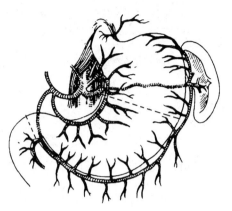

图 16-1　胃大部切除术范围

1. 胃大部切除术　适用于治疗胃、十二指肠溃疡。传统的切除范围：胃远端 2/3 ～ 3/4，包括胃体大部、胃窦部、幽门和十二指肠球部（图 16-1）。

手术方法可分为两大类：①毕Ⅰ式胃大部切除术，即在胃大部切除术后，将残留胃与十二指肠吻合的方法，多适用于胃溃疡的治疗（图 16-2）。②毕Ⅱ式胃大部切除术，即在胃大部切除术后，将残留胃与空肠吻合，关闭十二指肠残端的方法，适用于治疗各种胃、十二指肠溃疡，尤其是十二指肠溃疡的治疗（图 16-3）。

2. 胃迷走神经切断术　主要用于十二指肠溃疡的治疗。手术方式有 3 种：①迷走神经干切断术。②选择性迷走神经切断术。③高选择性迷走神经切断术。

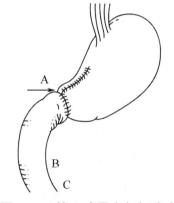

图 16-2　毕Ⅰ式胃大部切除术

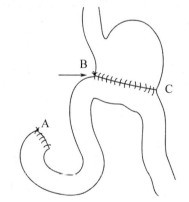

图 16-3　毕Ⅱ式胃大部切除术

考点　毕Ⅰ、毕Ⅱ式胃大部切除术的区别

四、主要护理诊断 / 问题

1. 急性疼痛　与胃十二指肠黏膜受侵蚀、胃十二指肠溃疡穿孔后消化液及胃内容物对腹膜的刺激及手术创伤等有关。

2. 体液不足　与禁食、溃疡大出血、穿孔后大量腹腔渗出液体、幽门梗阻病人的呕吐有关。

3. 营养失调：低于机体需要量　与呕吐、摄入不足和手术创伤有关。

4. 焦虑 / 恐惧　与溃疡反复发作，突发胃十二指肠穿孔、大出血，担心手术预后等有关。

5. 知识缺乏：缺乏疾病认识和手术后的饮食调节等知识。

6. 潜在并发症：术后出血、十二指肠残端破裂、胃肠吻合口瘘、术后梗阻、倾倒综合征等。

五、护理措施

（一）术前护理

1. **择期手术病人**　饮食应少食多餐，给予高蛋白、高热量、高维生素、易消化、无刺激的饮食。

2. **急性穿孔病人**　立即禁饮食、持续胃肠减压，防止胃肠内容物继续漏入腹腔。胃肠减压也是最重要的非手术治疗措施。血压平稳者，可取半坐卧位，有助于减轻疼痛。输液、应用抗生素，以维持水、电、酸碱平衡和控制感染。做好急诊手术的术前准备工作。

3. **急性大出血病人**　禁饮食，取平卧位，呕血时头偏向一侧；严密观察呕血、便血情况，并记录出血量；监测生命体征变化；若病人紧张，安慰病人，必要时遵医嘱使用镇静剂。大出血者，遵医嘱应用止血药、补液、输血或用冰生理盐水洗胃。如经 6～8 小时治疗，病人症状、体征未见好转或反而加重，应及时通知医生，并迅速做好急症手术的术前准备工作。

4. **瘢痕性幽门梗阻病人**　完全梗阻病人，应禁饮食、持续胃肠减压，排空胃内滞留物；不完全梗阻病人，给予无渣半流质饮食，以减轻胃潴留。遵医嘱静脉输液，纠正水、电解质及酸碱平衡紊乱，补给营养以改善病人营养状况，必要时可采用全胃肠外营养疗法，提高病人对手术的耐受力。术前 3 天，遵医嘱每晚用温生理盐水洗胃，以减轻胃黏膜水肿和炎症，避免术后愈合不良。手术日晨留置胃管，以防麻醉和术中呕吐、误吸，减少手术时污染腹腔。

考点　消化性溃疡常见并发症的术前护理

（二）术后护理

1. **一般护理**

（1）体位：术后未清醒病人，取平卧位，头偏向一侧；待血压平稳后，取半坐卧位。

（2）胃肠减压与饮食：持续胃肠减压，保持引流通畅，其间禁饮食。一般术后 2～3 天，病人肠蠕动恢复、肛门排气后，可拔除胃肠减压管。拔管当日可给予少量饮水；如无特殊不适，第 2 天给予半量流质饮食，第 3 天可给予全量流质，第 4 天可进半流质饮食，第 10～14 天可进软食，进食要少食多餐（每日 5～6 次），少食奶类、豆类等产气食物，避免生、冷、硬、辣及不易消化食物，逐渐恢复到正常的三餐饮食。

（3）活动：鼓励病人深呼吸，有效咳嗽、排痰，协助病人翻身、拍背以防止肺部并发症。若病人情况允许，鼓励病人早期离床活动，促进胃肠蠕动恢复和预防肠粘连。

2. **病情观察**　密切观察病人神志、血压、脉搏、体温、尿量的变化。注意观察腹部症状和体征变化。观察切口有无渗血、渗液，敷料是否清洁、干燥。观察各种引流液的颜色、量和性状。详细记录 24 小时液体的出入量。

3. **配合治疗护理**

（1）静脉补液：在胃肠减压及禁食期间，静脉输液维持水、电解质、酸碱及营养代谢平衡，必要时可输入血浆、白蛋白及少量新鲜血以加强支持。

（2）腹腔引流管的护理：妥善固定引流管，避免脱出，一旦脱出不可自行插回；定时挤压引流管以保持引流通畅；记录引流液的颜色、量和性状，保持引流管周围皮肤清洁干燥，每日更换无菌引流袋。一般 2～3 天后，引流量明显减少、色淡、肛门排气后，可考虑拔管。

（3）其他：遵医嘱使用止血、止痛和抗生素等药物。

4. 术后并发症及护理

（1）吻合口出血：术后 24 小时内可从胃管中引流出 100～300ml 暗红色或咖啡色胃液，且量少、颜色变淡属手术后正常现象。若短期内经胃管引流出大量鲜红色血液，达100ml/h 以上，甚至呕血或黑便，持续不止，提示吻合口出血。应配合医生采取禁食、应用止血药和输入新鲜血液等措施，出血一般可以停止；少数经上述处理后出血仍不止者，应积极准备手术止血。

（2）十二指肠残端破裂：多发生于毕Ⅱ式胃大部切除术后 3～6 天，表现为上腹部突发剧痛、发热、腹膜刺激征及白细胞计数增加，腹腔穿刺可有胆汁样液体。一旦确诊，需立即进行手术治疗。由于局部炎症、水肿明显，早期手术难以修补成功，术后应持续负压吸引。积极纠正水、电解质及酸碱平衡紊乱，全胃肠外营养支持。遵医嘱应用抗生素防止腹腔感染，用氧化锌软膏保护引流处周围皮肤。

（3）吻合口梗阻：表现为进食后上腹饱胀不适、溢出性呕吐，呕吐物不含胆汁。一般经禁食、胃肠减压、补液、抗感染等措施，梗阻多可缓解。若无效，需考虑手术解除梗阻治疗。

（4）输入段梗阻：急性完全性输入段梗阻的典型表现是上腹部突发剧烈疼痛，频繁呕吐，呕吐物量少，不含胆汁；易发生肠绞窄，应紧急行手术治疗。慢性不完全性输入段梗阻，表现为进食后，突然喷射出大量胆汁，呕吐物不含食物，呕吐后症状缓解；多数病人可经禁食、胃肠减压、营养支持等非手术治疗而缓解，少数需再次手术治疗。

（5）输出段梗阻：表现为上腹饱胀不适，呕吐含胆汁的食物。如经非手术治疗不能缓解，应立即行手术治疗。

（6）倾倒综合征

1）早期倾倒综合征：在进食高渗性食物后 30 分钟内发生（特别是进食过甜、过热的食物）。病人出现上腹胀痛不适，心悸、乏力、出汗、头晕、恶心、呕吐和腹泻等；术后早期指导病人少食多餐，避免进食过甜、过浓、过咸的流质饮食；宜进低糖、高蛋白饮食，进餐时限制饮水、喝汤；进餐后平卧 20 分钟即可缓解。一般在术后 1 年内多能自愈。未能改善者，需手术治疗。

2）晚期倾倒综合征：在餐后 2～4 小时发生，又称为低血糖综合征。病人出现心悸、冷汗、面色苍白、无力甚至虚脱等症状；出现症状时，稍进糖类食物即可缓解。饮食中宜进低糖、高蛋白饮食，少量多餐可防止其发生。

考点　胃、十二指肠溃疡术后并发症的特点及护理要点

（三）心理护理

对于急性穿孔、大出血的病人，医护人员要及时安慰病人，缓解其紧张、恐惧情绪，态度和蔼，理解和关心病人。向病人及家属解释相关的疾病、手术的必要性及手术的知识，

解答病人疑惑，减轻病人对疾病及手术的顾虑，树立治愈疾病的信心，积极配合各项检查和治疗。

六、健康教育

1. 合理安排饮食，注意饮食规律，戒烟戒酒，进高蛋白、高热量、低脂肪、易消化、少刺激饮食；应少食多餐，避免过烫、煎炸食物。

2. 按时服药，避免服用对胃黏膜有损害的药物，如阿司匹林、吲哚美辛等。

3. 保持乐观心态，避免精神过度紧张。

4. 适当运动，劳逸结合，避免过度劳累。术后 6 周内不要提举过重物品。进行轻体力活动，以增强体质。

5. 手术康复出院后，如出现切口处红肿、疼痛、腹胀、停止排气排便等情况应及时就诊。

第 2 节　胃癌病人的护理

案例 16-2

　　病人，男，53 岁，司机。日常饮食不规律，5 年来病人进食后反复出现上腹部烧灼样疼痛、反酸，入院诊断为胃溃疡，经药物治疗，效果佳。出院后服药不规律，反酸经常发作。半年来，食欲缺乏、乏力、体重明显减轻，服药效果不佳，送到医院就诊。病人一般状况尚可，给予胃镜检查可见：胃窦部小弯侧有一直径约 5cm 的溃烂病灶，伴有轻微出血，周围胃黏膜中断，胃壁僵硬，黏膜有轻度红肿。

请问：1. 如何对该病人进行心理护理？
　　　　2. 对该病人制订哪种治疗方案较为合理？

一、概　　述

胃癌是我国最常见的恶性肿瘤之一，死亡率位居第二。发病年龄以 40～60 岁多见，男女比例约为 2：1。

（一）病因及发病机制

胃癌的发生原因目前尚未明确，但与以下因素有关。

1. **不良饮食生活习惯**　是目前胃癌的最主要致病因素。长期进食大量熏、烤、腌制的食物者易患胃癌，可能与这类食物中含有亚硝酸盐、亚硝胺、真菌毒素和苯并芘等致癌物质有关。与长期高盐饮食、食物中缺乏新鲜蔬菜水果也有关。吸烟者的胃癌发病风险较不吸烟者高 50%。

2. **HP 感染**　与胃癌的发生密切相关，HP 感染率较高的地区也是胃癌的高发区。HP 能促使硝酸盐转化成亚硝胺而致癌；HP 感染可引起胃黏膜慢性炎症加速上皮细胞增生而致癌；HP 的毒性产物可能具有促癌作用。

3. **癌前病变和癌前疾病**　长期患有胃溃疡、慢性萎缩性胃炎、胃息肉、残胃慢性炎症等病人是胃癌发生的危险人群。这些使胃癌发病性增高的疾病被称为癌前病变。癌前病变，其本身不具备恶性改变，只有当胃黏膜上皮发生不典型增生，才属于癌前病变。

4. 生活环境因素　我国西北和东部沿海地区是胃癌高发地区。

5. 遗传因素　遗传与分子生物学研究发现，胃癌具有明显的家族聚集现象。

（二）病理

胃癌好发于胃窦部，约占 50%，其次为胃小弯和贲门。根据胃癌发展可分为早期胃癌和进展期胃癌。①早期胃癌：是指癌组织浸润深度仅限于黏膜或黏膜下层，不论其癌灶面积大小或者有无淋巴转移。癌灶直径小于 5mm，称为微小胃癌；小于 10mm 称为小胃癌。②进展期胃癌：又称中晚期胃癌。癌组织已浸润肌层、浆膜层或浆膜外组织。根据胃癌的组织学分型，可分为腺癌、腺鳞癌、鳞状细胞癌、未分化癌、小细胞癌、印戒细胞癌等。胃癌绝大部分为腺癌。胃癌转移的方式有直接浸润、淋巴转移、血行转移及腹腔种植转移。其中淋巴转移是胃癌的主要转移途径，出现较早。晚期血行转移，以肝转移最多见。

二、护理评估

（一）健康史

1. 了解病人的职业、饮食喜好及生活习惯，是否有长期大量进食烟熏、烧烤及腌制等食品；是否经常处于压力大、精神紧张等状态；有无吸烟史。

2. 了解病人既往有无胃息肉、慢性萎缩性胃炎及胃溃疡的病史，了解病人发病、用药、疗效等情况。

3. 了解病人有无胃癌或其他肿瘤的家族史。

（二）身心状况

1. 症状　胃癌早期的临床多无明显症状，有时出现上腹隐痛不适、嗳气、反酸、食欲缺乏等类似消化性溃疡或慢性胃炎的症状，确诊率低，易被忽视；随着病情进展，上述症状加重，逐渐出现贫血、消瘦、体重减轻等晚期表现。不同部位的胃癌表现不同：贲门胃底癌有胸骨后疼痛和进行性吞咽困难，癌肿侵蚀胃壁大血管可有呕血和黑便；位于幽门附近的胃癌可有呕吐宿食的表现。

2. 体征　胃癌早期多无明显体征，可有上腹部深压痛。晚期，上腹部可扪及肿块，触及左锁骨上淋巴结肿大、肝大等转移表现。

3. 心理-社会状况　多数病人当得知自己患上胃癌时，因为毫无心理准备，再加上目前所有恶性肿瘤尚无根治方法，常表现出恐惧、悲观甚至绝望情绪，进而不配合治疗，拒绝交流，甚至会产生愤怒和敌意。

（三）辅助检查

1. 实验室检查　血常规可有红细胞计数、血红蛋白含量下降，部分病人可有缺铁性贫血；大便隐血试验可呈持续阳性；胃液分析进展期胃癌病人表现为低胃酸或无酸分泌。

2. X 线钡餐检查　观察胃的形态和黏膜变化，胃的蠕动功能。早期胃癌，主要表现为黏膜相异常；进展期胃癌可发现不规则的充盈缺损或胃壁内的龛影（图 16-4）。气钡双重对比造影可显示胃壁僵硬，病灶处黏膜中断、皱襞消失、蠕动波消失（图 16-5）。

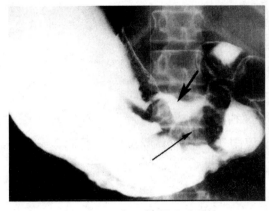
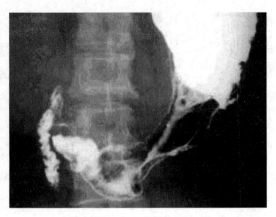

图 16-4　充盈缺损和龛影　　　　　　　　图 16-5　胃体癌

粗箭头：龛影；细箭头：半环状充盈缺损

3. 纤维胃镜检查　是诊断早期胃癌首选的方法。可直接观察病灶，并取病变组织做病理学检查。

考点 诊断早期胃癌最有效的方法

4. 超声波检查　随着水充盈胃腔法及胃超声显像液的普及应用，超声对胃癌的诊断价值日益受到重视。该检查不但可以实时显示胃壁蠕动状态，显示肿瘤的大小、形态、内部结构、生长方式、癌变范围，而且最为关键的是此方法可显示肿瘤在壁内的浸润深度及向壁外的浸润、转移情况，术中超声对手术切缘有无癌肿浸润的诊断率达 90%，弥补了 X 线及内镜检查的不足。本检查适用于因各种原因不能实施内镜检查者，不能实施手术治疗的胃癌病人保守治疗疗效的观察，胃癌切除后复发、转移的评价，术中切除范围的评定等。

三、治疗要点

早发现、早诊断、早治疗是提高胃癌疗效的关键。胃癌的治疗方法是以手术为主的综合治疗。只要病人全身情况尚可，无明显的远处转移征象，均应首先考虑手术治疗。方法有根治性手术（包括胃黏膜切除术、胃部分切除术、扩大胃癌根治术）和姑息性手术（包括姑息性胃切除术、胃空肠吻合术、空肠造口术）两类。

胃癌根治性手术前、手术中及手术后均可辅助化学药物治疗，以提高手术成功率、减少复发率及提高生存率。常用药物有 5-氟尿嘧啶、阿霉素、丝裂霉素等。一般根据病情采用不同的联合用药方案，来提高化疗效果。胃癌对放疗不够敏感，而邻近器官却较敏感，这就限制了放疗在胃癌治疗中的应用。

四、主要护理诊断/问题

1. 营养失调：低于机体需要量　与摄入不足、消化吸收功能障碍、肿瘤消耗增加等有关。

2. 疼痛　与疾病本身和手术有关。

3. 焦虑和恐惧　与胃癌的确诊、手术疗效的担心、并发症的发生有关。

4. 知识缺乏：缺乏疾病的防治知识和手术康复知识。

5. 潜在并发症：出血、感染、吻合口瘘、术后梗阻等。

五、护理措施

（一）术前护理

1. 心理护理　多关心和体贴病人。根据病人的需要程度和接受能力提供信息，注意语言沟通技巧，避免不良刺激；帮助病人分析治疗中的有利因素，消除其悲观消极的态度，增强对治疗的信心，鼓励其朋友和家属给予关心和支持，积极配合医疗护理计划的实施。

2. 饮食护理　对能够进食者，给予高热量、高蛋白、高维生素易消化的饮食，注意少食多餐；对不能进食者，应遵医嘱予以肠外营养，必要时输血浆或全血，以改善病人营养状况，提高手术耐受力。

3. 并发症的护理　参照胃、十二指肠溃疡的术前并发症护理。

（二）术后护理

1. 胃癌根治术后或姑息治疗术后，原则上参照胃大部切除术后病人的护理。

2. 病人体质虚弱，营养状况差，注意术后营养支持的护理。

3. 疼痛护理，根据病人的疼痛情况，适当应用止痛药物。

4. 手术后化疗的护理，应注意观察化疗药物的副作用，并及时协助处理。

5. 并发症的观察和护理，参照胃大部切除术后并发症及护理。

六、健康教育

1. 指导病人养成良好的饮食习惯，定时定量规律饮食，少食多餐，循序渐进到正常饮食。避免过冷、过硬、过烫、过咸、刺激性饮食，避免长期大量进食腌制、熏烤的食品，多食用新鲜蔬菜和水果，多进食奶制品。戒烟、酒。

2. 对 40 岁以上男性，以往无胃病史而近期出现胃部症状，或有长期溃疡病史而近来症状不缓解与疼痛节律改变者，厌食、大便隐血试验阳性及患有胃部癌前疾病的病人，应提高警惕，定期检查，及时治疗。

3. 知识宣讲，向病人及家属讲解相关疾病的康复知识，学会自我调节情绪，保持乐观态度，坚持综合治疗。

4. 指导术后病人注意休息、适量活动，避免过度劳累。

5. 向病人及家属讲解化疗的必要性和副作用。

6. 配合治疗，定期门诊随访，若有不适及时就诊。

自 测 题

A₁/A₂ 型题

1. 胃、十二指肠溃疡急性穿孔的 X 线显示为
（　　）

A. 肠管扩张　　　　　B. 胃扩张

C. 膈下有游离气体　　D. 膈肌抬高

E. 胃内有气液平面

2. 消化性溃疡幽门梗阻病人最典型的表现是
（　　）

A. 眩晕 　　　　B. 腹胀

C. 腹膜刺激征 　　D. 营养不良

E. 呕吐大量不含胆汁的宿食

3. 病人，男，37 岁。因反复呕吐 1 个月就诊。既往有溃疡病史 15 年，主诉近 1 个月来常于晚上出现呕吐，且呕吐量较大，呕吐物为带有酸臭味宿食，不含胆汁。查体：中度营养不良，脱水貌，消瘦，上腹膨隆，可见胃蠕动波，上腹部可闻及振水声。诊断为瘢痕性幽门梗阻。术前为该病人准备护理措施中错误的是（　　）

A. 纠正脱水

B. 术前 5 天用温水洗胃

C. 术前 3 天胃肠减压

D. 纠正贫血、低蛋白

E. 纠正电解质及酸碱失调

4. 病人，男，43 岁。因消化性溃疡，行胃大部切除术（毕Ⅱ式）后 3 周，进食后出现上腹部疼痛、呕吐，呕吐物量不大，不含胆汁，可能并发了（　　）

A. 倾倒综合征

B. 输入段慢性不完全梗阻

C. 输入段急性完全梗阻

D. 输出段梗阻

E. 十二指肠残端破裂

5. 病人，男，40 岁。病人行胃大部切除术后 18 天，进食后约 15 分钟出现心悸、头晕、腹泻等，平卧数分钟后缓解，考虑为（　　）

A. 胃潴留 　　　　B. 吻合口梗阻

C. 倾倒综合征 　　D. 输入段梗阻

E. 输出段梗阻

6. 关于胃癌病因，叙述错误的是（　　）

A. HP 感染 　　　B. 长期胃溃疡

C. 进食腌制食物 　D. 内分泌紊乱

E. 家族史

7. 胃癌的主要转移途径为（　　）

A. 直接蔓延 　　　B. 淋巴转移

C. 腹腔种植转移 　　D. 血行转移

E. 直接转移至卵巢

8. 病人，男，43 岁。有胃溃疡病史近 15 年。近 1 个月疼痛加剧且节律性消失，无恶心、呕吐，服用抗酸药不能缓解。查体：腹平软，上腹部轻压痛，可扪及肿块，质硬。为确诊病因应首选（　　）

A. 幽门螺杆菌检查 　B. X 线钡餐检查

C. 大便隐血试验 　　D. 纤维胃镜检查

E. 胃液分析

9. 病人，男，48 岁。胃癌根治术后 2 个月。今日复诊时，护士对其进行健康教育，不合理的内容是（　　）

A. 少食多餐

B. 用餐时少饮水

C. 避免过甜、过咸、过浓的流质饮食

D. 宜进低碳水化合物、高蛋白饮食

E. 用餐后宜先活动 30 分钟后再休息

A₃/A₄ 型题

（10 ～ 11 题共用题干）

病人，女，53 岁。消化性溃疡病史 12 年。突发上腹部刀割样剧痛 3 小时，并迅速波及全腹部，伴恶心、呕吐，口服西咪替丁，腹痛不缓解。查体：T 38.5℃，P 90 次 / 分，BP 120/60mmHg，病人痛苦面容，全腹均有压痛、反跳痛、肌紧张，尤其以中上腹为甚，肝浊音界缩小，肠鸣音消失。

10. 该病人应采取的体位是（　　）

A. 头低足高位 　　B. 中凹位

C. 半坐卧位 　　　D. 俯卧位

E. 头高足低位

11. 该病人最重要的非手术治疗护理措施是（　　）

A. 静脉输液、输血 　B. 禁饮食

C. 记录出入量 　　　D. 胃肠减压

E. 使用有效的抗生素

（杨明冬）

| 第 17 章 |
肠疾病病人的护理

第 1 节　急性阑尾炎病人的护理

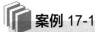 **案例 17-1**

　　病人，男，30 岁。6 小时前突然感觉脐周阵发性疼痛，1 小时前转移至右下腹，伴有恶心，无呕吐。查体：体温 39℃，脉搏 90 次 / 分，血压 120/80mmHg，急性痛苦面容，巩膜无黄染，心肺正常。腹平软，右下腹麦氏点处固定压痛，轻度反跳痛，无腹肌紧张，移动性浊音阴性，肠鸣音减弱。结肠充气试验阳性。

请问：1. 该病人最可能的诊断是什么？
　　　　2. 该病人的主要治疗方法是什么？

一、概　　述

　　急性阑尾炎是阑尾的急性化脓性感染，是外科最常见的急腹症之一，以 20～30 岁青壮年多见，男性发病率高于女性。阑尾动脉为终末动脉，无侧支循环，当血运受阻时，易导致阑尾缺血坏死。

链接

阑尾的功能

　　近年研究认为，阑尾作为一个淋巴器官，参与 B 淋巴细胞的产生和成熟，具有一定的免疫功能。阑尾的淋巴组织在人出生后即开始出现，12～20 岁达高峰，后逐渐减少，60 岁后完全消失。因此，成人切除阑尾不影响免疫功能。目前，显微外科利用自体阑尾进行移植替代治疗，如输尿管、尿道缺损和狭窄等。

（一）病因及发病机制

　　1. 阑尾管腔阻塞　　是急性阑尾炎最常见的病因，主要是由于管壁内淋巴滤泡的明显增生，其次是粪石、食物残渣、异物阻塞，或因炎性狭窄、寄生虫、肿瘤等引起。

　　2. 细菌入侵　　阑尾管腔阻塞后，细菌生长繁殖并分泌毒素，损害黏膜并形成溃疡，进而穿过黏膜引起感染。致病菌多为肠道内的革兰氏阴性杆菌和厌氧菌。

　　3. 胃肠道功能紊乱　　腹泻、便秘等引起阑尾肌肉或血管反射性痉挛，导致阑尾管腔狭窄、梗阻，使阑尾缺血、管腔黏膜受损而引起阑尾炎。

考点　急性阑尾炎最常见的病因

（二）病理

根据急性阑尾炎的临床和病理特点，可分为 4 种临床病理类型（表 17-1）。

表 17-1　急性阑尾炎的临床病理分型和特点

临床病理类型	病理特点	临床特点
急性单纯性阑尾炎	侵及黏膜和黏膜下层，阑尾轻度充血肿胀，阑尾腔内及浆膜面有炎症渗出	转移性右下腹痛、麦氏点固定性压痛
急性化脓性阑尾炎	侵及肌层和浆膜层，阑尾明显充血肿胀，阑尾腔内积脓	腹痛明显，多呈局限性腹膜炎表现
急性坏疽性及穿孔性阑尾炎	阑尾管壁组织坏死呈暗紫色，阑尾腔内积脓，压力升高使阑尾管壁血运障碍	腹痛剧烈，全身中毒症状严重，多呈弥漫性腹膜炎表现
阑尾周围脓肿	阑尾化脓或坏死，被大网膜包裹、粘连，炎症局限	右下腹出现触痛性包块

1. 急性单纯性阑尾炎　为轻型阑尾炎或病变早期。临床症状和体征均较轻。

2. 急性化脓性阑尾炎　由单纯性阑尾炎发展而来。阑尾显著肿胀、增粗，可形成局限性腹膜炎。临床症状和体征较重。

3. 急性坏疽性及穿孔性阑尾炎　是一种重型的阑尾炎。多在阑尾根部和近端发生穿孔，可引起急性弥漫性腹膜炎。

4. 阑尾周围脓肿　若急性阑尾炎化脓、坏疽或穿孔的过程进展较慢，被大网膜和周围肠管包裹、粘连，则可形成阑尾周围脓肿。

急性阑尾炎的转归表现：①炎症消退；②炎症局限；③炎症扩散。

二、护理评估

（一）健康史

了解疾病发生的诱因，如有无暴饮暴食、饮食不规律、过度疲劳，有无急、慢性胃肠炎和肠道蛔虫病等病史；了解既往有无阑尾炎发作史，如慢性阑尾炎急性发作；了解病人的年龄、性别，成年女性病人应了解月经史、生育史等。

（二）身心状况

1. 症状

（1）腹痛：最典型症状为转移性右下腹痛。腹痛开始于脐周或上腹部，系阑尾管腔阻塞后痉挛引起的内脏神经反射性疼痛。数小时（6 ～ 8 小时）后，腹痛转移并固定在右下腹，呈持续性，这是阑尾炎症侵及壁腹膜引起的躯体神经痛，定位准确。70% ～ 80% 的病人具有转移性右下腹痛这个特点，也有一部分病人起初就出现右下腹痛。不同病理类型阑尾炎的腹痛也有差异，如单纯性阑尾炎是轻度隐痛；化脓性阑尾炎呈阵发性胀痛和剧痛；坏疽性阑尾炎呈持续性剧烈腹痛；穿孔性阑尾炎因阑尾管腔压力骤减，腹痛可暂时减轻，但出现腹膜炎后，腹痛又会持续加剧。

（2）胃肠道症状：恶心、呕吐最常见，早期为反射性呕吐，晚期并发弥漫性腹膜炎时，出现持续性呕吐。

（3）全身症状：发病早期病人常出现头痛、乏力、低热；当阑尾化脓或形成坏疽后，可出现全身中毒症状，如发热（体温可高达 39℃）、脉速、烦躁、口干、精神萎靡等。若发生门静脉炎则可出现寒战、高热和轻度黄疸。

2. 体征

（1）右下腹固定性压痛：是急性阑尾炎最重要的体征。压痛点常位于脐与右髂前上棘连线中外 1/3 交界处，即麦氏点（图 17-1）附近。

（2）腹膜刺激征：包括压痛、反跳痛、腹肌紧张。早期或单纯性阑尾炎可无腹膜刺激征。当阑尾炎发展到化脓、坏疽或穿孔时，可出现腹膜刺激征，这是壁腹膜受炎症刺激而出现的自我保护性反应，提示阑尾炎症加重。但小儿、老人、孕妇、肥胖者或盲肠后位阑尾炎时，腹膜刺激征可不明显。

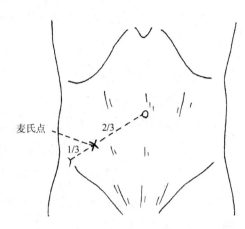

图 17-1　阑尾根部体表投影——麦氏点

（3）右下腹包块：如体检发现右下腹饱满，扪及一个压痛性包块、边界不清、固定，应考虑有阑尾周围脓肿。

（4）特殊体征

1）结肠充气试验：病人仰卧位，检查者一手压迫其左下腹降结肠区，另一手按压其近端结肠，结肠内气体可传至盲肠和阑尾，引起右下腹疼痛者为阳性。

2）腰大肌试验：病人左侧卧位，右大腿向后过伸，引起右下腹疼痛者为阳性，常提示阑尾炎位置比较深，位于腰大肌前方，为盲肠后位或腹膜后位。

3）闭孔内肌试验：病人仰卧位，右髋和右膝均屈曲 90°，然后被动内旋，引起右下腹疼痛者为阳性，提示阑尾位置靠近闭孔内肌。

4）直肠指诊：盆腔位阑尾炎常在直肠右前方有触痛。若阑尾穿孔，炎症波及盆腔时，直肠前壁有广泛触痛。若发生盆腔脓肿，可触及痛性肿块。

考点　急性阑尾炎的主要症状和体征

3. 心理 - 社会状况　本病起病急，腹痛明显，需急诊手术治疗，病人常因发病突然而焦虑、不安。应了解病人的心理状态，病人和家属对疾病及治疗的认知和心理承受能力。

（三）辅助检查

1. 实验室检查　多数急性阑尾炎病人有白细胞计数和中性粒细胞比例增高。白细胞计数可高达（10 ~ 20）×10^9/L，发生核左移现象。尿常规检查一般无阳性发现；当盲肠后位阑尾炎累及输尿管时，尿中可出现少量红细胞和白细胞。

2. 影像学检查　腹部 X 线片可见盲肠扩张和气液平面。B 超可发现肿大的阑尾或脓肿。

（四）特殊类型阑尾炎的临床特点

1. 小儿急性阑尾炎　小儿的大网膜发育不健全，不能起到包裹阑尾局部炎症的作用。临床特点：①发展快，病情重。②症状不典型，早期即出现腹痛、恶心、呕吐等消化道症状；体征不明显，但有局部压痛和肌紧张。③容易穿孔继发腹膜炎。处理原则：应及早手术切除阑尾；注意观察病情，遵医嘱静脉补液和应用有效抗生素。

2. 老年急性阑尾炎　老年人对痛觉不敏感，防御功能减退。临床特点：①腹痛不明显，体征不典型，体温和白细胞计数升高不明显。②临床表现轻而病理改变重。③老年人阑尾壁薄，多伴动脉硬化，穿孔率高。④老年人大网膜多萎缩，穿孔后炎症不易局限，常发生弥漫性腹膜炎。⑤常伴有心血管疾病、糖尿病。处理原则：一旦确诊，及时手术；注意预防并发症的发生。

3. 妊娠期急性阑尾炎　较常见，中期妊娠发病率高，可能与胎儿生长速度快有关。临床特点：①阑尾被增大的子宫推移，压痛点随之向右上腹移位。②腹壁被抬高，炎症刺激不到壁腹膜，故腹膜刺激征不明显。③大网膜不易包裹。④腹膜炎易在上腹部扩散。⑤炎症刺激子宫，易引起早产或流产，威胁母子安全。处理原则：早期手术，防止流产；围手术期可用黄体酮，不用腹腔引流，术后应用广谱抗生素。

4. 慢性阑尾炎　多由急性演变而来，有反复发作史，少数病变的症状隐蔽，可能与阑尾慢性梗阻有关。临床特点：①右下腹疼痛和局部有固定压痛，但不明显。②部分病人多于剧烈活动或饮食不洁时急性发作。③部分病人右下腹可扪及质硬条索阑尾。处理原则：确诊后手术切除阑尾，并做病理学检查。

三、治疗要点

根据病人典型的转移性右下腹痛症状，右下腹固定性压痛的体征，结合辅助检查的白细胞计数、中性粒细胞比例升高及影像学检查的阳性结果，有确诊意义。绝大多数急性阑尾炎一旦确诊，应立即行阑尾切除术。非手术治疗，适用于急性单纯性阑尾炎、急性阑尾炎未确诊、病程已超过72小时、已形成阑尾周围脓肿者。治疗措施主要为禁食、静脉补液，全身应用有效抗生素。

四、主要护理诊断/问题

1. 疼痛　与阑尾炎症刺激或手术创伤有关。
2. 体温过高　与阑尾炎症、毒素吸收有关。
3. 体液不足　与病人呕吐、腹泻、术后禁食及补液不足有关。
4. 焦虑　与突然发病、缺乏术前准备及术后康复等相关知识有关。
5. 潜在并发症：术前可出现急性腹膜炎、感染性休克、腹腔脓肿、门静脉炎等；术后可出现腹腔出血、切口感染、粘连性肠梗阻、粪瘘等。

五、护理措施

（一）非手术治疗的护理

1. 一般护理　取半坐卧位；禁食，遵医嘱静脉补液，应用有效抗生素控制感染。

2. 病情观察　观察病人的精神状态、生命体征、腹部症状和体征的变化。病人如腹痛加重，范围扩大，腹膜刺激征更明显，提示病情加重，应及早通知医生并协助处理。

3. 中药治疗　以清热、解毒、化瘀为主。

4. 若病情有发展趋势，应改为手术治疗。

（二）手术治疗的护理

1. 术前护理

（1）心理护理：对病人做好思想工作，消除病人的焦虑、烦躁、恐惧心理，积极配合医务人员治疗。

（2）术前准备：禁食、备皮、做药敏试验等。老年病人应检查心、肺、肾等重要脏器功能。

2. 术后护理

（1）卧位与活动：全麻术后清醒或硬膜外麻醉平卧 6 小时，待生命体征平稳后采取半坐卧位。鼓励病人早期下床活动，增强血液循环，促进肠蠕动恢复，防止肠粘连。

（2）饮食护理：术后禁食 1～2 天，待胃肠功能恢复、肛门排气后进流质饮食，如无不适可改为流质饮食，4～6 天可进易消化的普食。术后 1 周内禁食易产气食物，防止腹胀。

（3）注意病情变化，监测生命体征、腹部体征，及时发现并发症，通知医师并配合处理。

（4）切口及引流管的护理：保持切口敷料清洁干燥，观察切口愈合情况，及时更换渗血、渗液污染的敷料，及时发现出血及切口感染征象。有腹腔引流者应保持引流管通畅，观察引流液的颜色、性质及量，如有异常及时通知医师并配合处理，一般 1 周左右可拔除。

（5）用药护理：遵医嘱使用有效抗生素，控制感染防止并发症发生。

（6）术后并发症的护理

1）内出血：多发生于术后 24 小时内，故术后应严密观察生命体征及腹腔引流量的多少，病人出现面色苍白、血压下降等，应立即遵医嘱输液、输血等，并做好紧急手术准备。

2）切口感染：是术后最常见的并发症。多发生于术后 3～5 天，表现为体温升高、切口肿胀、疼痛加剧等。应遵医嘱给予抗生素，如已化脓应拆除缝线引流。

3）腹腔脓肿：多发生于术后 5～7 天，表现为体温升高或体温下降后又升高，并伴有腹痛、腹胀、腹部包块、排便排尿改变等。应及时通知医生并协助处理。

4）粘连性肠梗阻：嘱病人术后早期下床活动，可预防此并发症；病情重者，需手术治疗。

5）肠瘘、粪瘘：较少见。多因阑尾残端组织脆弱、结扎线脱落、盲肠壁破损所致。表现为少量粪性内容物从腹壁切口流出，伴有发热、腹痛。通过清洁创面、引流通畅、加强营养多可自行愈合，经久不愈者可考虑手术处理。

考点　急性阑尾炎术后并发症的好发时间及临床特点

六、健康教育

1. 指导病人注意饮食卫生、生活规律、劳逸结合等，及时治疗胃肠道炎症等疾病。

2. 指导病人早期活动，促进肠蠕动，防止发生肠粘连等并发症。

3. 出院后如有腹痛、腹胀等腹部不适，应及时就诊。阑尾周围脓肿经非手术治疗控制症状后，应嘱病人3个月后行阑尾切除术。

第2节   肠梗阻病人的护理

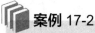

案例 17-2

病人，男，48岁。2小时前晚餐后突然出现脐周阵发性腹痛，有轻度腹胀，呕吐物为胃内容物，肛门停止排便排气。查体：可见肠型蠕动波；腹部轻度压痛，无腹肌紧张，肠鸣音亢进。腹部X线片：多个气液平面。既往史：半年前曾患急性阑尾炎，行阑尾切除术。

请问：1. 该病人的护理评估依据有哪些？
        2. 目前主要的护理措施有哪些？

一、概   述

各种原因导致肠内容物不能正常运行、不能顺利通过肠道，称肠梗阻，是外科常见急腹症之一。

（一）病因及发病机制

1. 按肠梗阻发生的基本病因分类

（1）机械性肠梗阻：最常见。各种原因引起肠腔狭窄，肠内容物通过障碍所致。主要原因：①肠腔内堵塞，如粪石、蛔虫（图17-2）、异物等。②肠管外受压，如小肠扭转（图17-3）、腹腔肿瘤压迫等。③肠壁病变，如肠套叠（图17-4）、肿瘤等。

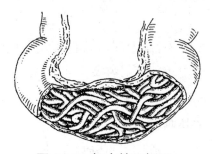
图 17-2 蛔虫性肠梗阻

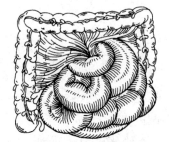
图 17-3 小肠扭转

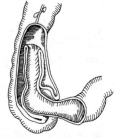
图 17-4 肠套叠

（2）动力性肠梗阻：肠壁本身无病变，神经反射或毒素刺激引起肠壁肌肉功能紊乱，导致肠内容物不能正常运行。其可分为：①麻痹性肠梗阻，较常见，常见于急性弥漫性腹膜炎、低钾血症等。②痉挛性肠梗阻，较少见，常见于肠道功能紊乱、慢性铅中毒等。

（3）血运性肠梗阻：较少见，是由肠系膜血栓形成或血管受压引起，使肠管血运障碍，失去蠕动，继发肠坏死。

考点 *最常见的肠梗阻类型*

2. 按肠壁有无血运障碍分类

（1）单纯性肠梗阻：仅为肠内容物通过受阻，无肠壁血运障碍。

（2）绞窄性肠梗阻：肠梗阻发生后，伴有肠壁血运障碍。

3. 其他分类

（1）按梗阻部位：高位肠梗阻（如空肠上段）和低位肠梗阻（如回肠末段和结肠）。

（2）按梗阻程度：完全性肠梗阻和不完全性肠梗阻。

（3）按发病缓急：急性肠梗阻和慢性肠梗阻。

考点　单纯性肠梗阻和绞窄性肠梗阻的鉴别依据

（二）病理

肠梗阻发生后，肠管局部和机体全身将出现一系列复杂的病理生理变化。

1. 局部变化

（1）蠕动增强：机械性肠梗阻发生早期，梗阻以上部位为克服障碍而蠕动增强，产生阵发性腹痛和呕吐。

（2）管腔膨胀：梗阻以上部位肠管大量积气、积液而膨胀、扩张，梗阻部位越低，时间越长，膨胀越明显。梗阻以下部位肠管瘪陷、空虚或仅存少量粪便。

（3）肠壁血运障碍：肠管膨胀、肠壁变薄、肠腔内压力升高到一定程度可致肠壁血运障碍。肠管呈暗红色、紫黑色，腹腔内出现带有粪臭的渗出物，肠管最终可缺血坏死而破溃穿孔。

2. 全身变化

（1）水、电解质紊乱与酸碱失衡：由于不能进食及频繁呕吐，大量胃肠道液体丢失，使水、电解质发生紊乱。高位梗阻，丢失大量氯离子和胃酸而产生代谢性碱中毒。低位梗阻，丢失的多为碱性液体，在低血容量和缺氧情况下酸性代谢物剧增，引起严重的代谢性酸中毒。

（2）感染、中毒：梗阻以上部位的肠腔内细菌生长繁殖而产生大量毒素。因肠壁通透性增加，细菌和毒素渗入腹腔，引起严重的腹膜炎和全身中毒症状。

（3）呼吸和循环功能障碍：由于肠管高度膨胀，腹内压升高，膈肌上升，影响了肺内气体交换。腹痛和腹胀可使腹式呼吸减弱；同时阻碍下腔静脉血液回流，而导致呼吸、循环功能障碍。最终可能因多器官功能障碍、衰竭而死亡。

二、护理评估

（一）健康史

询问病人有无腹部疾病、腹部手术、外伤史；了解病人有无不良饮食、生活习惯、过度劳累等诱因。

（二）身心状况

1. 症状

（1）腹痛：机械性肠梗阻表现为腹部阵发性绞痛；麻痹性肠梗阻表现为腹部持续性胀痛；绞窄性肠梗阻表现为腹部持续性剧痛。

（2）呕吐：早期为反射性，呕吐物为食物或胃液。随着病情发展，呕吐随着梗阻部位高低而有所不同。高位肠梗阻，呕吐早而频，呕吐为胃液、十二指肠液和胆汁。低位肠梗阻，呕吐迟而少，可呕吐出粪臭味样物。绞窄性梗阻，呕吐物呈棕褐色或血性。麻痹性肠梗阻，呕吐呈溢出性。

（3）腹胀：程度与梗阻部位有关。高位梗阻时腹胀不明显，低位梗阻时腹胀明显。麻痹性肠梗阻时全腹膨胀均匀。绞窄性肠梗阻时腹胀不对称。

（4）停止排气排便：完全性肠梗阻排便排气停止。不完全性肠梗阻有多次少量排气排便。绞窄性肠梗阻可排黏液血便。

考点 肠梗阻的四大典型症状

2. 体征

（1）腹部

1）视诊：机械性肠梗阻时，腹部膨隆，可见肠型和蠕动波。

2）触诊：单纯性肠梗阻时，轻压痛。绞窄性肠梗阻时，有固定压痛和腹膜刺激征。蛔虫性肠梗阻时，可触及条索状团块。

3）叩诊：绞窄性肠梗阻时，腹腔渗液多，可有移动性浊音。

4）听诊：机械性肠梗阻时，肠鸣音亢进，有气过水声、金属音。麻痹性肠梗阻时，肠鸣音减弱或消失。

（2）其他：早期可无明显表现，晚期可出现缺水征，如唇干舌燥、皮肤弹性差、尿少或无尿，还可出现全身中毒症状和休克表现。

3. 心理 - 社会状况　肠梗阻发病急且病情严重，病人表现为异常痛苦，常出现不同程度的焦虑或恐惧心理，对手术及预后的顾虑，尤其是粘连性肠梗阻反复发作，或多次手术，常使病人情绪消沉、悲观失望，甚至不配合治疗。

4. 常见的肠梗阻类型

（1）粘连性肠梗阻：常由腹腔内手术、炎症、创伤、出血和异物等引起，因肠功能紊乱、暴饮暴食、体位突然变化、剧烈运动等因素诱发。临床上有典型机械性肠梗阻的表现，一般采用禁食禁饮、胃肠减压、输液、应用抗生素等非手术治疗。对经非手术治疗不见好转甚至病情加重，或疑为绞窄性肠梗阻的病人，应及早行手术治疗。

（2）肠扭转：是一段肠祥沿其系膜长轴旋转而形成的闭祥性肠梗阻。好发于小肠和乙状结肠。小肠扭转多见于青壮年，常在饱餐后剧烈运动时发生。老年人多见于乙状结肠扭转，习惯性便秘为主要原因。腹部 X 线钡剂检查可见鸟嘴样改变。因肠扭转极易发生绞窄性肠梗阻，故应尽早手术治疗。

考点 肠扭转的临床特点

（3）肠套叠：是指一段肠管套入其相连的肠腔内。多见于 2 岁以下的儿童，好发于回盲部（回肠套入结肠），以腹痛、果酱样血便和腹部腊肠样肿块为 3 大特征。常表现为突然发作剧烈的阵发性腹痛，伴呕吐和果酱样血便，右上腹可扪及腊肠样肿块。X 线空气或钡剂灌肠检查，见"杯口状"阴影。早期可用空气灌肠复位，若复位失败，或病期已超过 48 小时，或出现肠坏死、穿孔，应及时行手术治疗。

考点 肠套叠的好发年龄、典型表现、检查和治疗方法

（4）蛔虫性肠梗阻：是蛔虫聚集成团引起肠腔阻塞的肠梗阻。多为不完全梗阻。好发于 2～10 岁儿童。驱虫治疗不当常为诱因。主要表现为脐周阵发性疼痛或呕吐，可有吐蛔虫或便蛔虫的病史。腹胀不明显，腹部柔软，可触及条索状团块，肠鸣音亢进，用 B 超和 X 线检查可见成团虫体阴影。主要以非手术治疗为主，若无效或发生肠扭转、绞窄者，应及时行手术治疗。

（三）辅助检查

1. 实验室检查　当出现脱水、血液浓缩时，可引起血红蛋白含量、血细胞比容、尿比重增高。绞窄性肠梗阻时，白细胞计数和中性粒细胞比例明显升高，大便隐血试验阳性。动脉血气分析、血清电解质测定，可了解水、电解质和酸碱平衡紊乱的情况。

2. X 线检查　是肠梗阻最有诊断价值的检查。一般在肠梗阻 4～6 小时后，腹部 X 线可见多个气液平面（图 17-5）和胀气肠袢。空肠梗阻时，呈"鱼肋骨刺"样改变。绞窄性肠梗阻时，可见孤立、突出、胀大肠袢。

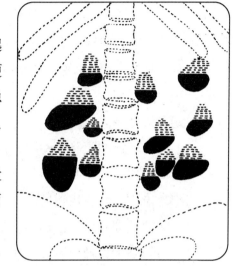

图 17-5　阶梯状气液平面

考点 绞窄性肠梗阻的 X 线表现

三、治疗要点

治疗原则是解除梗阻、纠正全身生理功能紊乱、恢复肠道功能。

1. 非手术治疗　禁食、胃肠减压是肠梗阻非手术治疗中最基本的方法，还有纠正水、电解质紊乱和酸碱失衡，控制感染，解痉止痛等。适用于单纯粘连性肠梗阻、麻痹性或痉挛性肠梗阻、蛔虫或粪块堵塞引起的肠梗阻、肠结核等不完全性肠梗阻等。

2. 手术治疗　在最短时间内，以最简单的方法解除梗阻和恢复肠腔的通畅。方法：粘连松解术、肠切开取异物术、肠段切除术、肠短路吻合术、肠扭转复位术、肠造口术等。适用于绞窄性肠梗阻，由肿瘤及先天性肠道畸形引起的肠梗阻，以及非手术治疗无效的病人。

考点 肠梗阻非手术治疗中最基本的方法

四、主要护理诊断 / 问题

1. 疼痛　与肠内容物不能正常运行或通过障碍有关。

2. 体液不足　与呕吐、禁食、肠腔积液、胃肠减压有关。

3. 潜在并发症：肠粘连、肠坏死、腹腔感染、休克等。

五、护 理 措 施

（一）术前护理

1. 体位　应卧床休息，生命体征平稳、无休克病人给予半坐卧位，以减轻腹胀对呼吸循

环系统的影响。

2.饮食　病人应禁食，给予肠外营养支持。胃肠减压是治疗肠梗阻的重要方法之一。待梗阻缓解，肠道功能恢复，可逐步进流质饮食。忌食甜食、牛奶等产气食物。

3.病情观察　观察病人的意识、生命体征、腹部症状及体征，准确记录液体出入量及辅助检查结果。若出现以下情况应考虑绞窄性肠梗阻的可能，应及时通知医生，并做好急诊手术的准备：①起病急，发展迅速，早期出现休克，且抗休克治疗后无明显改善。②腹痛持续而固定。③呕吐早而频繁，呕吐物、胃肠减压抽出液、肛门排出物为血性，或腹腔穿刺抽出血性液体。④腹胀不对称，腹部触及有压痛的肿块。⑤腹膜刺激征明显，移动性浊音阳性。⑥体温升高、白细胞计数增高。X线显示孤立、突出、胀大的肠祥，位置不因体位、时间而改变。⑦经非手术治疗，症状和体征无明显好转。

考点　绞窄性肠梗阻的病情观察

4.配合治疗护理

（1）缓解腹痛和腹胀：用阿托品解痉止痛，按摩、热敷以减轻腹胀。

（2）呕吐护理：伴呕吐时将病人的头偏向一侧以免误吸；呕吐后保持口腔清洁；观察并记录呕吐物的颜色、性状和量。

（3）输液护理：记录液体出入量，合理安排输液的种类，调节输液速度和量。

（4）防治感染：遵医嘱应用抗生素，注意观察用药效果和不良反应。

（5）做好腹部手术常规术前准备，以及肠道准备。

（二）术后护理

1.体位　病人全麻未清醒时予以平卧位，头偏向一侧；麻醉清醒、血压平稳后取半坐卧位。

2.饮食　术后仍禁食，保持胃肠减压通畅，禁食期间静脉补充营养，维持体液平衡。观察引流液的颜色、性质和量。待肠蠕动恢复后可逐步进食，原则是少量多餐、禁食油腻、循序渐进、逐渐过渡。

3.观察病情　注意观察神志、精神状态、伤口情况，每30～60分钟监测生命体征一次，直至平稳；观察有无腹胀及腹痛、肛门排气排便及粪便性质等情况。有排气、排便是解除梗阻的主要表现。胃肠减压和腹腔引流管要妥善固定引流管、保持通畅，避免扭曲受压。准确记录24小时出入量，观察引流液的颜色、性质和量，发现异常，及时报告。

4.并发症的观察和护理　注意发现术后切口感染、腹腔感染、肠瘘等并发症，及时通知医生并协助处理。若术后3～5日出现体温升高、切口红肿时，怀疑切口感染；若腹腔引流管引流出粪臭味液体时，应警惕肠瘘。

六、健康教育

1.注意饮食卫生，养成良好饮食习惯，预防肠道感染。进食营养丰富易消化食物，忌暴饮暴食及生冷饮食。忌饭后剧烈运动，防止发生肠扭转。保持大便通畅。

2.术后早期下床活动，防止发生肠粘连。

3.出院后若有腹痛、呕吐、腹胀、肛门停止排便等不适情况，应及时就诊。

第 3 节　大肠癌病人的护理

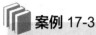
案例 17-3

病人，女，66 岁。5 个月前排便习惯改变，出现黏液血便 2 个月，每日排便 4～5 次，时有排便不尽感，伴肛门坠胀感，偶感下腹胀痛，排气或排便后可缓解，发病以来体重下降 8kg，曾按痔治疗，疗效不佳。查体：外观消瘦、贫血，腹稍胀，无明显压痛。直肠指检：距肛缘 2.5～3.0cm 可触及环形肿物，质硬，活动度差，指套染血。活检示直肠低分化腺癌。

请问：1. 术前应为病人做哪些肠道准备？

　　　2. 出院时如何对病人进行造口护理指导？

一、概　　述

大肠癌是结肠癌和直肠癌的总称，是消化道常见的恶性肿瘤之一，发病率仅次于胃癌。好发于 40～60 岁。在我国，直肠癌的发病率略高于结肠癌。

（一）病因及发病机制

大肠癌病因尚不清楚，可能与下列因素有关。

1. 饮食习惯　长期高脂肪、高蛋白和低纤维饮食，长期摄入腌制和油煎炸食品，可能增加大肠癌风险。

2. 癌前病变　有些疾病已被公认为癌前期疾病，如家族性肠息肉病、大肠腺瘤、溃疡性结肠炎、克罗恩病及结肠血吸虫病肉芽肿等，与大肠癌发病有密切联系。

3. 遗传因素　遗传易感性在大肠癌的发病中具有举足轻重的地位。如家族性肠息肉病、遗传性非息肉病性结肠癌，都具有家族遗传性，家族中突变基因携带者的大肠癌发病率高于一般人。

（二）病理

1. 根据肿瘤大体形态分类

（1）肿块型：肿瘤向肠腔内生长，易发生溃疡。恶性程度较低，转移较晚，预后较好。好发于右侧结肠，尤其是盲肠。

（2）浸润型：肿瘤沿肠壁浸润生长，易致肠腔狭窄或肠梗阻，转移较早，预后较差。好发于左侧结肠，特别是乙状结肠。

（3）溃疡型：肿瘤向肠壁深层生长并向四周浸润，早期即可发生中央部坏死、边缘隆起而形成溃疡，转移较早，恶性程度较高，预后较差。此型是结肠癌最常见类型。

2. 根据组织学分类

（1）腺癌：癌细胞主要是柱状细胞、黏液分泌细胞和未分化细胞。可进一步分为管状腺癌、乳头状腺癌、黏液腺癌和印戒细胞癌等。其中乳头状腺癌最常见；印戒细胞癌恶性程度高且预后差。

（2）腺鳞癌：亦称腺棘细胞癌，较少见。肿瘤由腺癌细胞和鳞癌细胞构成。

（3）未分化癌：癌细胞弥漫呈片或团状，不形成腺管状结构，细胞排列无规律，癌细胞较小，形态较一致，预后差。

大肠癌具有一个肿瘤中可出现 2 种或 2 种以上的组织类型，且分化程度并非完全一致的组织学特征。

3. 大肠癌转移途径　①直接浸润。②淋巴转移：是大肠癌的主要转移途径。③血行转移。④种植转移。结肠癌晚期病人可出现左锁骨上淋巴结转移。血行转移可转移至肺、脑和骨骼等。

考点 大肠癌的主要转移途径

二、护理评估

（一）健康史

了解病人有无不良饮食、生活习惯；既往是否患有结、直肠慢性疾病史；询问有无家族性肠息肉病及癌前病变。

（二）身心状况

1. 症状和体征

（1）结肠癌

1）排便习惯及粪便性状的改变：是最早出现的症状，多表现为排便次数增加，腹泻，便秘，粪便中带脓、血或黏液。

2）腹痛：也是早期症状之一。表现为定位不准确的持续性腹部隐痛、胀痛或仅感腹部不适。晚期合并肠梗阻时则表现为腹痛加重或阵发性绞痛。

3）腹部肿块：多为肿块本身，可触及质硬、固定、表面不平、结节性肿块，不易推动。

4）肠梗阻：是结肠癌的晚期症状。多为慢性低位不完全梗阻。常表现为腹胀、腹痛、便秘。

5）全身症状：病人可出现贫血、消瘦、乏力、低热等，晚期可出现肝大、黄疸、腹水及恶病质等。

因癌肿的部位和病理类型不同，临床表现也不同。左侧结肠癌表现为肠梗阻、便秘、血便、腹泻等症状，临床以肠梗阻症状较多见。右侧结肠癌表现为贫血、腹部肿块、消瘦乏力等症状，肠梗阻症状不明显。

考点 结肠癌的早期临床表现；左侧结肠癌和右侧结肠癌的临床表现

（2）直肠癌

1）直肠刺激症状：癌肿刺激直肠时，病人出现频繁便意，引起排便习惯改变，肛门坠胀、里急后重、排便不尽感等，晚期可出现下腹痛。

2）黏液血便：是直肠癌最常见症状。癌肿破溃时可出现粪便表面带血；严重感染时可出现脓血便。

3）肠腔狭窄症状：癌肿侵犯致肠腔狭窄，大便变形、变细。当肠腔发生部分梗阻，可表现为腹痛、腹胀、肠鸣音亢进等不完全梗阻症状。

4）转移症状：癌肿侵犯前列腺、膀胱，可出现血尿、尿频、尿痛等；侵犯骶前神经可出现骶尾部持续性剧烈疼痛。晚期出现肝转移时，可出现肝大、腹水、黄疸、贫血、消瘦、水肿、恶病质等症状。

2. 心理 - 社会状况　评估病人和家属是否了解疾病和手术治疗的相关知识；病人和家属是否接受手术及手术可能导致的并发症；了解病人对结肠造口护理知识的掌握程度；了解病人和家属的焦虑和恐惧程度。了解家庭对病人手术及进一步治疗的经济承受能力。

（三）辅助检查

1. 直肠指检　是直肠癌的首选检查方法。75% 以上的直肠癌病人经直肠指检可触及肿瘤，可了解癌肿的部位、大小、活动度、距肛缘的距离及与周围组织的关系等。

2. 内镜检查　是诊断大肠癌最有效、可靠的方法。可通过直肠镜、乙状结肠镜，观察病灶的部位、大小、形态及肠腔狭窄的程度等，也可以在直视下取活组织做病理学检查。

3. 实验室检查

（1）大便隐血试验：可作为大规模普查或一定年龄组高危人群的初筛手段，阳性者再做进一步检查。

（2）血液检查：血清癌胚抗原（CEA）测定对判断大肠癌病人的疗效、复发有一定价值。

4. 影像学检查

（1）X 线钡剂灌肠检查：是结肠癌的重要检查方法。

（2）B 超、CT 检查：可显示腹部肿块、有无侵犯邻近脏器。

考点　直肠癌的首选检查方法；大肠癌的初筛及确诊方法

三、治疗要点

1. 手术治疗　大肠癌的治疗是以手术切除为主，配合放疗、化疗的综合治疗。

2. 化疗　术前化疗有助于缩小原发病灶，降低术后复发率；术后化疗可杀灭残余肿瘤细胞。

3. 放疗　术前放疗可减小癌肿体积，降低癌细胞活力，提高手术成功率，降低术后复发率；术后放疗适用于晚期病人、术后局部复发的病人。

4. 其他　主要有中医药治疗、基因治疗、免疫治疗等。

四、主要护理诊断／问题

1. 焦虑和恐惧　与对癌症、手术的恐惧及结肠造口影响生活、工作的忧虑有关。
2. 知识缺乏：缺乏肠道手术及结肠造口护理知识。
3. 自我形象紊乱　与腹部结肠造口、排便方式的改变有关。
4. 自理能力缺陷综合征　与手术创伤、术后引流和结肠造口有关。
5. 潜在并发症：感染、吻合口瘘、出血、造口缺血坏死或狭窄及造口周围皮炎等。

五、护理措施

（一）术前护理

1. 一般护理　鼓励病人进食高蛋白、高热量、高维生素、易消化的少渣饮食。必要时少量多次输新鲜血、白蛋白，纠正存在的贫血、低蛋白血症，及早纠正机体水、电解质及酸碱平衡紊乱，以提高病人对手术的耐受力。

2. 肠道准备　包括控制饮食、使用肠道抗菌药物和清洁肠道。目的是避免术中污染、术后腹胀和切口感染。

（1）控制饮食

1）传统饮食准备：术前3日进少渣半流质饮食，术前2日进无渣流质饮食，术前1日禁食，以减少粪便的产生，有利于清洁肠道。具体根据病人有无便秘做适当调整。

2）现代饮食准备：一般术前3日起口服全营养制剂，每日4～6次，至术前12小时。此方法既可补充机体的营养需求，又能减少粪渣形成，同时有助于肠黏膜的增生、修复，起到保护肠道黏膜屏障的作用，避免术后肠源性感染并发症的发生。

（2）使用药物：多采用口服肠道杀菌药新霉素、甲硝唑；由于肠道菌群被抑制，影响了维生素K的合成与吸收，故术前应给予补充维生素K。

（3）清洁肠道

1）导泻法：①高渗性导泻法是传统的导泻方法，常用制剂为硫酸镁、甘露醇等；②等渗性导泻法是目前临床应用较广的导泻法，常用制剂为复方聚乙二醇电解质散溶液；③中药导泻法常用番泻叶泡茶饮用或口服蓖麻油。

2）灌肠法：目前临床多主张采用全肠道灌洗法，适用于年老体弱无法耐受或存在心、肾功能不全与灌洗不充分者，应洗至粪便呈清水样、肉眼无粪渣。常用制剂有0.1%～0.2%肥皂水、甘油灌肠剂及磷酸钠灌肠剂等。直肠癌肠腔狭窄者，灌肠时轻柔通过肠腔狭窄部位，切忌动作粗暴。高位直肠癌应避免采用高压灌肠，以防癌细胞扩散。

3. 心理护理　了解病人的心理状况，根据病人具体情况做好解释和安慰工作。有计划地向病人介绍手术治疗的目的、手术方式及结肠造口术的知识；介绍治疗成功的病例，增强病人战胜疾病的信心。

4. 术日晨准备　术日晨常规放置胃管和留置导尿管。若病人有梗阻症状，应早期放置胃管，减轻腹胀。术日晨留置导尿管，可维持膀胱排空，预防手术时损伤输尿管或膀胱及因直肠切除后膀胱后倾与骶神经损伤导致的尿潴留。

考点　大肠癌术前肠道准备方法

（二）术后护理

1. 一般护理

（1）体位：全麻未清醒时取平卧位，头偏向一侧；病情平稳后取半坐卧位，以利于呼吸和腹腔引流。

（2）饮食：病人术后禁饮食、胃肠减压，由静脉补充水、电解质和营养。术后 2～3 天待肠蠕动恢复或结肠造口开放后，若无恶心、呕吐，即可拔出胃管，饮水无不适后进流质饮食；术后 1 周改为进少渣半流质饮食，2 周左右可进普食。食物应以高热量、高蛋白、低渣易消化为主。

（3）导尿管护理：术后常规留置导尿管。术后留置 1～2 周，必须保持其通畅，防止扭曲、受压，观察尿液情况，并做好详细记录。同时做好导尿管护理，膀胱冲洗 1 次 / 日，尿道口护理 2 次 / 日，防止泌尿系统感染。拔管前先夹管，每 4～6 小时或病人有尿意时开放，以训练膀胱舒缩功能，防止排尿功能障碍。

2. 病情观察　每 15～30 分钟监测病人意识、血压、脉搏、呼吸一次，术后 24 小时病情平稳后酌情延长间隔时间。

3. 引流管及伤口护理　保持腹腔及骶前引流管通畅，妥善固定，避免扭曲、受压、堵塞及脱落，密切观察并记录引流液的颜色、性质和量等，一般骶前引流管放置 5～7 日，引流液量少、色清时，方可拔管。仔细观察伤口情况，注意有无红肿、压痛等感染现象，保持敷料干燥、清洁，若敷料湿透或污染时，应及时更换。

4. 肠造口的护理　肠造口，又称人工肛门，是近端结肠固定于腹壁外而形成的排出粪便的通道。

（1）肠造口评估：正常肠造口颜色呈红色，表面光滑湿润。用凡士林或生理盐水纱布外敷结肠造口，外层渗湿时，应及时更换，防止感染。注意观察有无因张力过大、缝合不严、血运障碍而致肠段回缩、出血、坏死。

（2）保护腹壁切口：术后 2～3 日造口开放后取造口侧卧位，用塑料薄膜隔开造口与腹壁切口，保护腹壁切口。

（3）正确使用造口袋：保护造口周围皮肤，协助病人佩戴造口袋。①选择造口袋。选用袋口大小适宜的肛门袋。②更换造口袋。当造口袋的 1/3 容量被排泄物充满时，须及时更换。③佩戴造口袋。每次更换新造口袋前先用中性皂液或 0.5% 氯己定（洗必泰）溶液清洁造口周围皮肤，再涂上氧化锌软膏，同时注意造口周围皮肤有无红、肿、破溃等现象，造口袋不宜长期应用；袋口对准造口并与皮肤贴紧，袋囊朝下，用有弹性的腰带固定造口袋。④造口袋清洗。使用过的造口袋可用中性洗涤剂和清水洗净，用 0.1% 氯己定溶液浸泡 30 分钟，擦干、晾干备用，也可使用一次性造口袋。

考点　造口的开放时间，肠造口的护理

（4）饮食指导：注意饮食卫生，避免引起腹泻；避免食用产气性食物、有刺激性食物或

易引起便秘的食物，鼓励病人多吃新鲜蔬菜、水果，但应避免食用过多粗纤维食物。

（5）造口并发症观察与护理：①造口出血，常发生在术后72小时，少量出血用棉球或纱布压迫止血；出血较多时，用浸有1%肾上腺素溶液纱布压迫；大量出血时，需缝扎止血。②造口坏死，为最危险的并发症，常发生于术后24～48小时。术后密切观察造口的颜色，若出现暗红色、紫色、黑色，失去光泽，应及时报告医生并予以处理。③造口狭窄，为造口处瘢痕挛缩造成，观察病人有无恶心、呕吐、腹痛、腹胀、停止排气排便等症状。术后1周或造口处伤口愈合后，每日扩张造口1次，可防止造口狭窄。

（6）帮助病人正视并参与造口的护理：观察病人是否出现否认、悲观等情绪，促使病人以接受的态度处理造口，避免厌恶情绪。护理中注意病人隐私和自尊。鼓励家属参与护理，协助病人逐步获得独立护理造口的能力。

5. 并发症的预防和护理

（1）切口感染：①观察体温和局部切口情况。②及时应用抗生素。③保持切口清洁干燥，会阴部切口可于术后4～7天用1：5000高锰酸钾溶液温水坐浴，每日2次。

（2）吻合口瘘：①常发生于手术后1周左右。②术后7～10天禁忌灌肠，以免影响吻合口愈合。③若有吻合口瘘，应保持充分、有效引流，同时禁食，胃肠减压，给予肠外营养支持。

六、健 康 教 育

1. 预防教育　大肠癌的癌前病变要及时治疗，如家族性肠息肉病、大肠腺瘤、溃疡性结肠炎等，避免高脂、高蛋白、低纤维饮食，治疗血吸虫病，保持大便通畅。

2. 定期检查　对疑有结、直肠癌或有家族史及癌前病变者，应行筛选性及诊断性检查。

3. 做好造口护理的健康宣教

（1）介绍造口护理方法和护理用品。

（2）指导病人出院后扩张造口，每1～2周一次，持续2～3个月。

（3）若出现造口狭窄、排便困难，应及时就诊。

（4）指导病人养成规律的排便习惯。

4. 饮食护理　合理安排饮食，应食用产气少、易消化的少渣食物，忌生冷、辛辣等刺激性食物，多吃新鲜蔬菜、水果；避免进食易引起便秘的食物，如芹菜、玉米、煎炸食物等；避免进食易引起腹泻的食物，如洋葱、豆类、啤酒等。

5. 鼓励病人参加适量活动和一定社交活动，保持心情舒畅。

6. 复查指导　体温超过38℃，腹部疼痛、腹胀、排气排便停止，立即就医。出院后3～6个月定期门诊复查一次。指导病人坚持术后化疗，要定期检查血常规，尤其是白细胞和血小板计数，当明显减少时，及时就医。

第4节　直肠肛管疾病病人的护理

直肠肛管疾病是我国的常见病、多发病，主要包括痔、肛裂、直肠肛管周围脓肿和肛瘘等。痔是直肠下段黏膜下和（或）肛管皮肤下静脉丛淤血、扩张和迂曲所形成的静脉团；经常便秘、粪便干结可导致肛管皮肤裂开，形成肛裂；而肛腺感染可引起直肠肛管周围脓肿，脓肿破溃或愈合不良又可形成肛瘘。

一、痔

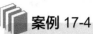

案例 17-4

病人，男，53 岁。3 年来，排便时粪便表面有血迹，无疼痛，未治疗。1 周前，排便时肛门经常有肿物脱出，伴有疼痛，需用手才能回纳。确诊为内痔。

请问：1. 病人的病情属于内痔哪一期？

2. 病人在饮食方面需要注意什么？

（一）概述

痔是直肠下段黏膜下和（或）肛管皮肤下静脉丛淤血、扩张和迂曲所形成的静脉团。可发生于任何年龄，发病率随年龄的增长而增高。根据痔所在部位的不同，分为内痔、外痔和混合痔。

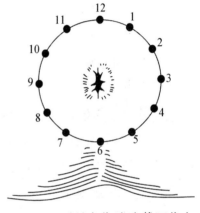

图 17-6 时钟定位法（截石位）

1. 内痔 由直肠上静脉丛迂曲、扩张形成，位于齿状线以上，表面覆盖直肠黏膜。好发于截石位的 3、7、11 点（图 17-6）。

2. 外痔 由直肠下静脉丛迂曲、扩张形成，位于齿状线以下，表面覆盖肛管皮肤。

3. 混合痔 由直肠上、下静脉丛互相吻合、沟通、迂曲、扩张形成，表面被直肠黏膜和肛管皮肤覆盖。

（二）护理评估

1. 健康史 了解病人是否长期饮酒、喜食辛辣刺激性食物；有无久坐久站、习惯性便秘、腹水、妊娠、盆腔肿瘤等引起腹内压增高的因素；有无直肠、肛管的慢性感染史等。

2. 身心状况

（1）症状和体征

1）内痔：主要表现为排便时无痛性出血和痔块脱出，可分为 4 期（表 17-2）。

表 17-2 内痔分期及临床特征

分期	便血	痔块	疼痛
I 期	排便时带血或便后出血，可自行停止	痔块不脱出肛门	无
II 期	便血加重，严重时呈喷射状	痔块在排便时脱出，排便后能自行回纳	无
III 期	偶有便血	痔块脱出不能自行回纳，需用手托回	疼痛
IV 期	偶有便血	痔块长期脱出肛门外，无法回纳或回纳后又脱出	疼痛

内痔分期口诀为 I 不脱 II 自行 III 用手 IV 长期。

考点 内痔分期及临床特征

2）外痔：主要表现为肛门不适感、偶尔伴局部瘙痒。形成血栓性外痔时，肛门疼痛剧烈，排便、咳嗽时加重，持续数日后减轻，肛周可见暗紫色椭圆形肿物，边界清楚，触痛明显。

考点　血栓性外痔的临床表现

3）混合痔：兼有内、外痔的临床特征。严重时可出现环状痔，即痔块脱出肛门外，在肛周呈梅花状。脱出的痔块如果发生嵌顿，可引起充血、水肿甚至坏死。

（2）心理 - 社会状况：病人常因无痛性便血、瘙痒、痔块脱出而感到紧张和恐惧；病程迁延，病情反复发作，给病人工作、生活带来痛苦和不便，病人易产生焦虑情绪。

3. 辅助检查　直肠指检，可以明确诊断。肛门镜检查不仅可以直接观察不同肠段痔块的情况，还可以观察有无直肠黏膜水肿、淤血、溃疡、坏死等，必要时可以取活组织做病理学检查。

（三）治疗要点

无症状者无须治疗，有症状者以对症治疗为主，保守治疗无效或病情严重者可行手术治疗。

1. 非手术治疗

（1）一般治疗：适用于痔初期或无症状者。调节饮食结构，戒酒、避免辛辣刺激性食物、增加膳食纤维的摄入，便后温水坐浴以改善血液循环；血栓性外痔可给予局部热敷、外敷消炎止痛软膏，缓解疼痛；若发生嵌顿时，尽早手法还纳痔块。

（2）注射疗法：适用于Ⅰ期、Ⅱ期出血性内痔。方法：将硬化剂（常用 5% 鱼肝油酸钠）注射于痔核上方的黏膜下层，使其发生无菌性炎症反应，黏膜下组织纤维化、血管闭塞、痔核硬化、萎缩而脱落。

（3）胶圈套扎法：适用于Ⅰ期、Ⅱ期、Ⅲ期内痔。将胶圈套扎于痔核根部，阻断其血供，使痔缺血、坏死、脱落。

2. 手术治疗　适用于保守治疗无效或病情严重者。对Ⅱ期、Ⅲ期内痔及混合痔，可行痔单纯切除术；对Ⅱ期大出血内痔、Ⅲ期内痔、Ⅳ期内痔，可行吻合器痔上黏膜环切术；对疼痛剧烈的血栓性外痔，可行血栓性外痔剥离术。

（四）主要护理诊断 / 问题

1. 急性疼痛　与血栓性外痔及痔核嵌顿、坏死等有关。

2. 便秘　与排便出血、惧怕排便、不良排便习惯有关。

3. 知识缺乏：缺乏痔的治疗护理和术后预防复发的康复知识。

4. 潜在并发症：贫血、尿潴留、术后出血、切口感染、肛门狭窄等。

（五）护理措施

1. 直肠肛管检查

（1）检查体位

1）膝胸位：临床上最常用的直肠肛管检查体位，适用于一般病人的短时间检查（图 17-7）。

2）侧卧位：多选择左侧卧位，适用于年老体弱

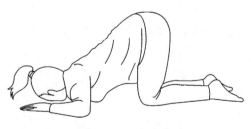

图 17-7　膝胸位

或病情严重的病人。

3）截石位：适用于肛门等相关部位的手术。

4）蹲位：适用于检查内痔脱出、直肠脱垂等。

考点 直肠肛管检查常用体位的适用范围

（2）直肠指检和内镜检查

1）检查前准备工作：检查前应向病人或家属说明检查的目的和方法，消除病人的顾虑。检查应在检查室中进行，或在床边用屏风遮挡。内镜检查前嘱病人排空大便，或进行灌肠排便。检查前护士应将已浸泡消毒的内镜接好电源，备无菌手套或指套、液体石蜡。另备盛有标本固定液的小瓶，以备留标本送活组织检查用。

2）检查过程：安置病人于合适的体位。向两侧分开肛门作一般视诊后，进行直肠指诊。检查者戴无菌手套或指套，以液体石蜡润滑示指后，用指腹轻轻按压肛缘，嘱病人做深呼吸，以松弛括约肌，然后将示指缓缓插入肛管及直肠，检查肛管直肠壁有无肿块、触痛，注意指套有无黏液、血迹。根据直肠指检情况确定是否进行内镜检查。但患有肛管狭窄、肛周急性感染、肛裂的病人，以及妇女月经期，不宜做内镜检查。

3）记录：直肠肛管病变时，先写明何种体位，再用时针定位法记录病变的部位，如膝胸位，肛门前方正中为 6 点，后方正中为 12 点；截石位则相反。

2. 非手术治疗的护理

（1）饮食护理：增加饮水，多进食新鲜蔬菜、水果、富含膳食纤维的食物。忌食辛辣刺激性食物、忌酒。

（2）保持大便通畅：养成良好排便习惯，防止便秘。便秘者服用缓泻剂。

（3）观察病人便血情况：观察排便时有无出血，出血量、颜色、便血持续时间。长期出血可出现贫血，注意防止病人在排便或沐浴时晕倒受伤。

（4）缓解疼痛：肛管内放入消炎止痛栓；肛门部位给予热敷。

（5）温水坐浴：①作用。能够清洁肛门，改善局部血液循环，促进炎症吸收，还可以松弛肛门括约肌，改善局部血液循环，缓解疼痛；清洁溃疡面或创面，减少污染，促进创面愈合。②方法。选择大小合适的坐浴盆，经消毒后倒入 43 ～ 46℃ 的温水，或 1 ∶ 5000 高锰酸钾溶液，病人将会阴部全部浸入温水中，每日 2 ～ 3 次，每次 20 ～ 30 分钟。

（6）痔块脱出护理：痔块脱出者应用温水洗净，涂润滑油后用手轻轻将其还纳入肛管，阻止其脱出。

考点 温水坐浴的方法

3. 手术治疗的护理

（1）术前肠道准备：术前 1 日予半流质饮食，可给予缓泻剂，必要时予清洁灌肠。

（2）术后护理

1）排便护理：术后早期病人会出现便意，告知其是敷料刺激所致；术后 48 小时内口服阿片酊，以减少肠蠕动，控制排便；术后 3 日内尽量避免排便，以利于切口愈合；之后应保持大便通畅，防止用力排便使伤口裂开。如已发生便秘，可口服缓泻剂，但切忌灌肠。

2）疼痛护理：手术后常因括约肌痉挛、排便时粪便刺激伤口、敷料填塞过多等导致疼痛，可适当给予止痛剂，去除多余敷料等。

3）并发症的观察和护理：①切口出血。痔切除术后24小时内，不宜过早下床活动，以免诱发伤口出血。24小时后可下床做轻微活动，之后逐渐延长活动时间，增加活动量，直至伤口愈合后方可恢复正常活动，但要避免久坐久站。当病人出现恶心呕吐、心悸、出冷汗、面色苍白等，伴肛门坠胀感、敷料渗血较多时，应及时报告医师予以处理。②切口感染。直肠肛管部位由于易受粪便、尿液等的污染，术后易发生切口感染。应注意术前改善全身营养状况；术后3日内控制好排便；保持肛门周围皮肤清洁，便后用1：5000高锰酸钾溶液温水坐浴；切口定时换药，充分引流。③尿潴留。病人术后可因麻醉抑制、疼痛、不习惯床上排尿等原因引发尿潴留，应鼓励病人术后24小时内，每4～6小时排尿一次。若术后8小时仍未排尿且感下腹胀痛、膨隆时，可行诱导排尿、导尿术等。④肛门狭窄。多为术后瘢痕挛缩所致。术后注意观察病人有无肛门狭窄的表现，如排便困难、大便变细等，一旦发生肛门狭窄，应及早行扩肛治疗。

（六）健康教育

1. 避免久站或久坐。

2. 多饮水，多食水果，少吃辛辣食物，不饮酒。如有便秘，服用适量植物油或蜂蜜，促进肠蠕动，防止便秘发生。

3. 每日晨起或晚上睡前做10分钟腹部按摩，即用手掌轻柔自右下→右上→左上→左下反复按摩腹壁。

4. 养成良好排便习惯；保持肛门卫生，建议使用柔软、白色、无气味手纸，避免在肛门周围使用肥皂或用毛巾用力擦洗。

5. 肛门括约肌松弛者，鼓励病人进行肛门括约肌收缩舒张运动。

二、肛　裂

（一）概述

肛裂是齿状线以下肛管皮肤全层裂伤后形成的缺血性溃疡，好发于肛管的后正中线。肛裂的形成可能与多种因素有关。直接原因多数是长期便秘、粪便干结引起的排便时机械性创伤。肛裂常为单发的纵行、梭状溃疡或感染裂口。裂口上端的肛瓣和肛乳头水肿，形成肥大性肛乳头；下端皮肤因水肿、炎症及静脉、淋巴回流受阻，形成突出于肛门外的形似外痔的袋状皮垂，称为前哨痔。肛裂、前哨痔、肥大肛乳头三者常同时存在，合称为肛裂三联征（图17-8）。

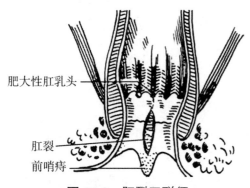

肥大性肛乳头
肛裂
前哨痔

图17-8　肛裂三联征

（二）护理评估

1. 健康史　了解病人饮食习惯；有无长期便秘、

粪便干结史；排便时有无疼痛、便血的病史。

2. 身心状况

（1）症状和体征：典型表现为疼痛、便秘和出血。

1）疼痛：排便时和排便后肛门疼痛，是肛裂的主要症状，疼痛较剧烈，有两个高峰。排便时疼痛是由于肛管扩张及粪块刺激溃疡面神经末梢所致；排便后疼痛是肛门括约肌反射性痉挛所致。

2）便秘：既是肛裂的病因，也是肛裂的表现。病人因惧怕疼痛不敢排便，引起新的便秘或便秘加重，而新的便秘又会引起再次疼痛，加重肛裂，以此形成恶性循环。

3）出血：排便时创面出血，在粪便表面或手纸上可见少量鲜血。

考点　肛裂疼痛的特点

（2）心理 - 社会状况：由于肛裂的疼痛、便血周期性发作给病人工作和生活带来诸多不便和痛苦，逐渐出现焦虑和恐惧的心理反应。

3. 辅助检查　肛裂病人禁忌直肠指诊，以免诱发或加重疼痛。急性肛裂，边缘整齐，底浅、呈红色，有弹性；慢性肛裂，边缘不整齐，底深、呈灰白色，质硬。检查发现肛裂三联征即可确诊。

（三）治疗要点

1. 非手术治疗　采取有效措施保持大便通畅，便后坐浴、局部涂消炎止痛软膏，必要时采用扩肛治疗。

2. 手术治疗　适用于非手术治疗无效、经久不愈的陈旧性肛裂。手术方法有肛裂切除术和肛管内括约肌切断术。

（四）主要护理诊断 / 问题

1. 疼痛　与肛管裂伤及感染有关。

2. 便秘　与肛门疼痛惧怕排便有关。

3. 潜在并发症：切口出血、尿潴留、肛门失禁等。

（五）护理措施

1. 保持大便通畅。

2. 疼痛护理　遵医嘱适当给予止痛剂。

3. 术后观察　有无出血、血肿、脓肿、尿潴留、肛门失禁等并发症发生，如有则及时报告医师，并协助处理。

4. 预防常见并发症。

（六）健康教育

1. 保持排便通畅，鼓励病人有便意时及时排便。

2. 术后为防止肛门狭窄或大便变细，可于术后 5 ～ 10 日内行扩肛治疗。

3. 出院后发现异常，应及时就诊。

三、直肠肛管周围脓肿

（一）概述

直肠肛管周围脓肿是指发生在直肠下段或肛管周围软组织内及其周围间隙的急性化脓性感染，并形成了脓肿。

1. 病因及发病机制　绝大多数直肠肛管周围脓肿由肛窦炎、肛腺感染引起，少数与直肠肛管损伤后感染、肛裂、痔硬化剂注射治疗有关。

考点　直肠肛管周围脓肿的主要病因

2. 病理　当粪便存留于肛窦引发感染时，会累及肛腺。肛腺形成脓肿后导致括约肌间感染，还可蔓延至直肠肛管周围间隙，从而形成不同部位的脓肿。多数可穿破皮肤或在切开引流后形成肛瘘。在直肠肛管周围炎症病理过程中，急性期表现为脓肿，慢性期则表现为肛瘘。

（二）护理评估

1. 健康史　了解病人有无长期便秘、粪便干结史。了解病人有无肛门瘙痒、刺痛、分泌物等肛窦、肛腺感染史；有无直肠肛管损伤史；有无肛裂、痔的药物注射史等。

2. 身心状况

（1）症状和体征

1）肛门周围脓肿：最常见。位置表浅，以肛周持续性跳痛为主要表现，早期局部红肿、触痛，脓肿形成后可有波动感。全身感染症状不明显。

2）坐骨肛管间隙脓肿（坐骨肛门窝脓肿）：较常见。该间隙空间较大，形成脓肿大而深，故全身感染症状明显而早期局部症状不明显。病人早期即可出现头痛、寒战、高热、乏力、食欲缺乏等全身表现。

3）骨盆直肠间隙脓肿：较少见。

（2）心理 - 社会状况：病人因病情引发的不适和痛苦而感到焦虑与抑郁。

3. 辅助检查

（1）直肠指诊：浅表脓肿可触及压痛性包块和波动感；深部脓肿可有深压痛，有时可扪及局部隆起性肿块。

（2）诊断性穿刺：局部穿刺抽出脓液即可确诊。可将穿刺出的脓液进行细菌培养。

考点　直肠肛管周围脓肿的确诊方法

（三）治疗要点

脓肿未形成，可应用抗生素控制感染；温水坐浴、局部理疗以促进炎症消退；口服缓泻剂或液体石蜡以促进排便，从而减少排便时的疼痛。脓肿形成以后，及早行手术切开引流。

（四）主要护理诊断 / 问题

1. 急性疼痛　与肛周炎症有关。

2. 体温过高　与感染毒素吸收有关。

3. 潜在并发症：肛门狭窄、肛瘘等。

（五）护理措施

1. 术前护理

（1）饮食护理：手术前 1 日进流质饮食，手术当日早晨禁食。

（2）肠道准备：手术前应排空大便，必要时手术当日早晨清洁灌肠，减少肠道内粪便。

（3）皮肤准备：做好手术野皮肤准备，保持肛门皮肤清洁。

2. 术后护理

（1）体位：协助病人采取舒适体位，以防伤口受压引起疼痛。

（2）高热病人给予物理降温；遵医嘱全身应用敏感的抗生素控制感染。注意给药方法、时间，并观察疗效。

（3）切开引流早期分泌物较多，应定时观察敷料有无渗湿，一旦渗湿应及时更换敷料。放置引流管者应观察引流液性质、量，可予以甲硝唑或中成药定时冲洗脓腔。后期创面表浅可定时坐浴使其自然愈合，排便后应先坐浴再换药。创面愈合应由内向外，避免皮肤过早愈合形成肛瘘。

（六）健康教育

1. 保持排便通畅，防止便秘。

2. 脓肿形成后，及早切开引流。

3. 出院后发现肛门不适、疼痛，应及时就诊。

四、肛　瘘

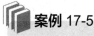 **案例** 17-5

> 病人，男，68 岁，1 个月前洗澡发现肛门右侧经常瘙痒、触痛，常有脓性分泌物排出。查体：直肠指诊可触及一硬结样内口及条索样瘘管。诊断为低位肛瘘。
>
> **请问：** 1. 用什么检查方法可以明确瘘管走向？
>
> 　　　 2. 根据病情，首选何种治疗方法？

（一）概述

肛瘘是指直肠、肛管与肛周皮肤间形成的肉芽肿性管道，是常见的直肠肛管疾病之一。

1. 病因及发病机制　直肠肛管周围脓肿是肛瘘最主要的病因。大多数肛瘘是直肠肛管周围脓肿破溃，或切开引流以后未彻底愈合形成的。少数由结核分枝杆菌感染或损伤引起。典型的肛瘘由内口、外口及瘘管组成。内口多位于肛窦，外口位于肛周皮肤，内口与外口之间是瘘管，即脓腔周围增生的纤维组织包绕的管道。

考点　肛瘘的主要病因

2. 分类

（1）根据瘘口与瘘管的数目分类

1）单纯性肛瘘：只有一个瘘管。

2）复杂性肛瘘：有多个瘘口和瘘管。

（2）根据瘘管所在位置分类

1）低位肛瘘：瘘管位于外括约肌深部以下，包括低位单纯性肛瘘和低位复杂性肛瘘。

2）高位肛瘘：瘘管位于外括约肌深部以上，包括高位单纯性肛瘘和高位复杂性肛瘘。

（二）护理评估

1.健康史　了解病人有无直肠肛管周围脓肿病史；有无脓肿切开引流未愈合病史等。

2.身心状况

（1）症状：肛门周围外口不断有脓性分泌物排出，刺激肛周皮肤，出现潮湿、瘙痒，有时形成湿疹，高位肛瘘可有粪便或气体从外口溢出。当外口暂时闭合时，瘘管内会有脓液积聚，局部可出现明显疼痛，同时伴有发热、乏力等全身感染中毒症状。当脓肿破溃再次排脓后，症状可缓解，如此反复发作。脓肿反复形成是肛瘘的特点。

（2）体征：直肠指诊时，内口处轻压痛，瘘管位置表浅时可触及条索状瘘管。

（3）心理-社会状况：肛瘘病人由于外口经常排脓、瘙痒，会出现烦躁、焦虑的情绪，而病情反复发作，会引发抑郁、恐惧的心理反应。

3.辅助检查

（1）内镜检查：肛门镜检查有时可发现内口。

（2）特殊检查：若无法判断内口位置，可用软质探针从外口置入探查；也可将白色湿纱布条填入肛管及直肠下端，并从外口注入亚甲蓝溶液，根据纱布染色部位确定内口。

（3）影像学检查：碘油瘘管造影可明确瘘管分布及走向，是临床常规检查方法。

（三）治疗要点

肛瘘通常无法自愈，常反复发作，故必须采取手术治疗。原则是切开瘘管，敞开创面，促进愈合。

1.瘘管切开术　将瘘管全部切开，靠肉芽组织生长愈合，适用于低位肛瘘，术后不会出现大便失禁。

2.肛瘘切除术　切除全部瘘管壁，切至健康组织，敞开创面，使其逐渐愈合。适用于低位单纯性肛瘘。

3.挂线治疗　利用橡皮筋的弹性回缩作用或有渗透性的药线机械性压迫原理，缓慢切开瘘管，可避免肛管直肠环被一次切断所引起的肛门失禁，适用于高位肛瘘的治疗。

（四）主要护理诊断/问题

1.疼痛　与感染有关。

2.皮肤完整性受损　与肛周皮肤瘙痒、破溃有关。

3.潜在并发症：伤口感染、肛门狭窄、肛门失禁等。

（五）护理措施

1.注意饮食清淡、忌辛辣刺激食物。

2.保持大便通畅。

3.术后早期应用抗生素，防治感染。积极防治尿潴留。

4. 坐浴 术后第 2 日起，每日早晚及便后用 1 ∶ 5000 高锰酸钾溶液温水坐浴，既可缓解局部疼痛，又有利于局部炎症消退、吸收。

5. 病情观察 术后由于创面容易渗血或结扎线脱落造成出血，注意观察敷料及出血情况。每 5 ～ 7 日检查 1 次挂线的松紧度，如有松弛应进行收紧，直至挂线脱落。观察创面肉芽生长是否健康，伤口能否如期愈合。术后疼痛者适当应用止痛剂。

6. 肛门失禁的观察和护理 手术中如切断肛管直肠环，将造成肛门失禁，肛门失禁后粪便自行外溢，粪便及分泌物刺激肛周引起局部皮肤潮湿、糜烂。一旦发生，应保持肛周皮肤清洁干燥，局部涂氧化锌软膏，勤换内裤。轻度失禁者，手术 3 日后做肛门收缩舒张运动；严重失禁者，行肛门成形术。

（六）健康教育

1. 注意饮食清淡，避免辛辣刺激食物。

2. 保持会阴部清洁，勤换内裤。

3. 术后发现排便变细、肛门失禁等异常情况，及时就诊。

自测题

A₁/A₂ 型题

1. 引起急性阑尾炎最常见的病因是（ ）

  A. 胃肠功能紊乱

  B. 阑尾管壁痉挛

  C. 阑尾动脉为终末动脉，易缺血

  D. 阑尾腔细菌入侵

  E. 阑尾管腔阻塞

2. 阑尾切除术后，鼓励病人早期下床活动的主要目的是（ ）

  A. 预防肺部并发症   B. 预防尿潴留

  C. 预防肠粘连   D. 预防血栓性静脉炎

  E. 预防压疮

3. 对于肠套叠，既是检查手段又是治疗方法的是（ ）

  A. 空气灌肠   B. 诊断性穿刺

  C. B 超   D. CT

  E. 腹部立位平片

4. 直肠癌最常见的症状是（ ）

  A. 腹痛   B. 大便习惯性改变

  C. 黏液血便   D. 粪便变形

  E. 排便痛

5. 禁忌直肠指检的疾病是（ ）

  A. 内痔   B. 肛瘘

  C. 肛裂   D. 直肠肛管周围脓肿

  E. 外痔

6. 高位肛瘘的主要治疗方法是（ ）

  A. 瘘管切开术   B. 缝合瘘管

  C. 填塞治疗   D. 挂线治疗

  E. 切开引流

7. 病人，女，21 岁。转移性右下腹痛 6 小时，查体：腹平坦，右下腹有明显固定压痛点，无反跳痛，白细胞计数增高，T 38.5℃，首先考虑的疾病是（ ）

  A. 急性阑尾炎   B. 胃溃疡

  C. 十二指肠溃疡   D. 胆囊结石

  E. 肠梗阻

8. 病人，男，10 个月。平时体健，4 小时前突然阵发性哭闹，呕吐 2 次，排出果酱色血便一次。

应考虑为（ ）

A. 胆道蛔虫病   B. 肠套叠

C. 肠扭转   D. 肠粘连

E. 先天性肠管闭锁

9. 病人，女，35岁。排便时无痛性出血，有痔块脱出肛门，便后可以自行回纳，该病人的内痔属于（ ）

A. I期   B. II期   C. III期

D. IV期   E. V期

10. 病人，男，42岁。因排便时和排便后疼痛就诊，自述长期大便干结，排便时有少量鲜血排出，病人排便后疼痛的原因是（ ）

A. 肛门括约肌反射性痉挛

B. 粪块刺激

C. 温度刺激

D. 神经末梢受刺激

E. 用力过猛

11. 病人，男，72岁。因直肠肛管周围脓肿就诊，护士指导病人进行直肠肛管检查时采取的体位是（ ）

A. 中凹卧位   B. 膝胸位

C. 截石位   D. 平卧位

E. 左侧卧位

A₃/A₄型题

（12～13题共用题干）

病人，男，53岁。昨晚聚餐后出现脐周阵发性腹痛，呕吐物为胃内容物，腹胀不明显，肛门停止排便排气。病人主诉3个月前曾行阑尾切除术。

12. 该病人最可能的诊断是（ ）

A. 肠扭转   B. 粘连性肠梗阻

C. 肠套叠   D. 麻痹性肠梗阻

E. 胰腺炎

13. 通过治疗后，肠梗阻解除的主要标志是（ ）

A. 腹痛减轻   B. 呕吐减少

C. 腹胀减轻   D. 肛门排便排气

E. 肠鸣音减弱

（14～15题共用题干）

病人，女，22岁。晚餐后排练恰恰舞，突发剧烈腹痛，反复呕吐，呕吐物呈咖啡色。查体：T 38.3℃，BP 88/60mmHg，肠鸣音消失。

14. 该病人最可能的诊断为（ ）

A. 低位肠梗阻   B. 麻痹性肠梗阻

C. 单纯性肠梗阻   D. 肠扭转

E. 不完全性肠梗阻

15. 经腹部X线检查，显示孤立、突出、胀大的肠袢。该病人的最佳处理措施是（ ）

A. 吗啡止痛

B. 直肠指诊

C. 急诊手术解除梗阻

D. 应用有效抗生素

E. 给予缓泻剂

（杨明冬）

第 18 章
肝胆胰疾病病人的护理

第 1 节　门静脉高压症病人的护理

案例 18-1

病人，女，48 岁。反复呕血、黑便 2 月余入院治疗。有乙型肝炎病史 20 年。医生诊断为肝硬化、门静脉高压症、胃底 - 食管静脉曲张破裂出血。经术前充分准备后，拟行分流术。

请问： 1. 什么是分流术？

2. 该病人主要的护理诊断有哪些？

一、概　　述

门静脉高压症指门静脉血流受阻，血流淤滞，导致门静脉系统压力增高，继而出现脾大、脾功能亢进、食管 - 胃底静脉曲张及破裂出血、腹水等一系列临床表现的病症。门静脉正常压力为 13 ～ 24cmH$_2$O。门静脉高压时，压力可增至 30 ～ 50cmH$_2$O。

链接

门静脉系与腔静脉系之间的交通支

门静脉系与腔静脉系之间存在的四个交通支，在正常情况下都很细小，血流量很少，当出现门静脉高压症时，这些交通支开放（图 18-1）。①胃底 - 食管下段交通支：在临床上最重要，门静脉血流经胃冠状静脉、胃短静脉，通过食管 - 胃底静脉与奇静脉、半奇静脉的分支吻合，流入上腔静脉。②直肠下段 - 肛管交通支：门静脉血流经肠系膜下静脉、直肠上静脉与直肠下静脉、肛管静脉吻合，流入下腔静脉。③前腹壁交通支：门静脉的血流经脐旁静脉与腹壁上、下静脉吻合，流入上、下腔静脉。④腹膜后交通支：肠系膜上、下静脉的分支与下腔静脉的分支在腹膜后相互吻合。

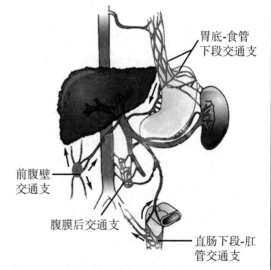

图 18-1　门静脉系与腔静脉系之间的交通支

（一）病因

门静脉高压症按门静脉血流阻力增加的部位，分为肝前、肝内和肝后 3 型。其中，肝内型在我国最常见，以肝炎后肝硬化（我国）或酒精性肝硬化（西方国家）为主要原因。此外，肝外门静脉血栓形成、先天性畸形、外在压迫等也可造成肝前型门静脉高压症。

（二）病理生理

门静脉高压症形成后，主要有3方面的病理生理改变。

1.脾大和脾功能亢进　脾窦长期充血，使脾内纤维组织增生、脾髓细胞再生、单核吞噬细胞增生和脾脏破坏血细胞的功能亢进。

2.门-腔静脉交通支曲张　其中，以胃底-食管下段交通支曲张最重要。

3.腹水　门静脉系毛细血管滤过压增加，肝硬化使肝内淋巴液回流受阻并从肝表面渗出、肝合成血清蛋白减少使血浆胶体渗透压降低、体内醛固酮和抗利尿激素增加等多种因素促成腹水形成。

考点　门静脉高压症最重要的曲张交通支

二、护理评估

（一）健康史

询问病人有无病毒性肝炎、肝硬化、血吸虫病及长期饮酒等病史；有无呕血、黑便史及有无腹内压升高等因素。

（二）身心状况

1.症状和体征

（1）脾大、脾功能亢进：早期即可有不同程度的脾大，伴有脾功能亢进时，表现为贫血、出血倾向，血常规显示全血细胞减少。

（2）呕血和黑便：食管-胃底曲张静脉破裂大出血，是最危险的并发症，出血量大，一次可达1000～2000ml，表现为呕血和黑便。出血常难以自止，极易引起休克，也易诱发肝性脑病。

（3）腹水：是肝功能严重受损的表现。病人常伴有腹胀，查体可叩出移动性浊音。

（4）其他：可有营养不良、黄疸、蜘蛛痣、腹壁静脉曲张及肝功能异常等。

考点　门静脉高压症的躯体表现

2.心理-社会状况　由于门静脉高压症多为肝硬化所致，病程长，经久不愈，病人多有不同程度的焦虑表现；当合并有上消化道大出血时，病人更加精神紧张、恐惧不安，对手术治疗失去信心，常表现出悲观失望、情绪低落，甚至不配合治疗及护理等。

（三）辅助检查

1.实验室检查

（1）血常规：脾功能亢进时，白细胞、血小板、红细胞计数减少，血红蛋白含量下降。

（2）肝功能：表现为血清胆红素增高，低蛋白血症，白/球蛋白倒置，凝血酶原时间延长。

2.影像学检查

（1）食管吞钡X线检查：可观察到曲张的静脉呈蚯蚓样或串珠状改变。

（2）B超检查：可以显示腹水、肝密度及质地异常、门静脉扩张。

三、治疗要点

门静脉高压症以内科治疗为主。手术治疗适用于食管 - 胃底静脉曲张破裂出血、严重脾大或伴有明显脾功能亢进、肝硬化引起的顽固性腹水病人。手术分为分流术、断流术等。

四、主要护理诊断 / 问题

1. 焦虑和恐惧　与长期患病或突然大量呕血、病情危重有关。
2. 知识缺乏　缺乏预防上消化道出血的有关知识。
3. 体液不足　与上消化道大量出血有关。
4. 营养失调：低于机体需要量　与肝功能损害、营养摄入不足、消化吸收障碍有关。
5. 潜在并发症：上消化道大出血、术后出血、肝性脑病、静脉血栓形成。

五、护 理 措 施

（一）术前护理

1. 一般护理

（1）注意休息：术前保证充分休息，必要时卧床休息，以减轻肝脏代谢负担，提高病人对手术的耐受能力。

（2）饮食护理：给予病人低脂、高糖、高维生素饮食，一般应限制蛋白质的摄入量，但肝功能尚好者，可给予富含蛋白质的饮食。

（3）预防出血：为预防食管 - 胃底曲张静脉破裂出血，应避免劳累，以及恶心、呕吐、便秘、咳嗽、打喷嚏、负重等引起腹内压升高的因素；避免进食粗糙、干硬、带骨、过热及刺激性饮食；口服药片应研成粉末冲服。术前一般不放置胃管，必要时选用细软的胃管，涂以液体石蜡，以轻柔手法协助病人慢慢吞入。

考点　预防食管 - 胃底曲张静脉破裂出血的护理要点

2. 病情观察　监测生命体征、肝功能，注意观察病人有无呕血、黑便等出血征象。注意有无水、电解质及酸碱平衡失调。

3. 配合治疗护理

（1）加强营养及保肝：①营养不良、低蛋白血症者静脉输入支链氨基酸、人体白蛋白或血浆等。②贫血及凝血功能障碍者，可输新鲜血、补充维生素 K。③给予保肝药物和多种维生素，避免使用对肝脏有损害的药物。

（2）预防感染：遵医嘱术前使用有效抗生素。

（3）术前准备：除术前常规准备外，尚需在术前 2 ～ 3 天服用肠道不吸收的抗生素及甲硝唑，以抑制肠道细菌，减少氨的产生，防止术后肝性脑病；术前 1 日晚清洁灌肠，避免术后肠胀气压迫血管吻合口；脾 - 肾静脉分流术前要检查明确肾功能是否正常。

（二）术后护理

1. 一般护理

（1）卧位与活动：为防术后血管吻合口破裂出血，病人术后 48 小时内取平卧位或 15°

低半坐卧位，避免过多活动，翻身动作应轻柔，保持大小便通畅。

（2）饮食护理：在肠蠕动恢复后，可给予流质饮食，逐步过渡到半流质或普食；对术后的病人应限制蛋白质的摄入，以防肝性脑病的发生；忌食粗糙和过热食物；忌烟酒。

考点 术后病人的饮食和活动

2. 病情观察　密切观察病人神志和生命体征的变化；注意观察有无内出血、肝性脑病、静脉血栓形成等术后并发症的发生。

3. 配合治疗护理

（1）预防感染：术后遵医嘱继续使用有效抗生素，做好口腔的护理；保持皮肤清洁。

（2）防止脾切除术后静脉血栓形成：术后2周内每日或隔日复查一次血小板计数，若超过 $600 \times 10^9/L$，应立即通知医师，给予抗凝治疗，以防止静脉血栓形成，同时注意用抗凝药物前后的凝血时间变化。脾切除术后一般不再使用维生素 K 及其他止血药。

（3）腹腔引流管护理：膈下腹腔引流管要保持通畅，必要时负压吸引，观察并记录每天引流液的量及性状。每天应更换引流袋，注意无菌操作。一般术后2～3天，引流量明显减少、颜色清亮，即可拔管。

（4）防止肝性脑病的发生：分流术后易诱发肝性脑病，应限制蛋白质的摄入，忌用肥皂水灌肠，减少血氨的产生。遵医嘱测定血氨浓度，若发现病人有行为异常、定向力障碍、嗜睡、谵妄等表现，应立即通知医师。

考点 术后预防肝性脑病的方法

（5）保肝治疗：术后继续采取保肝治疗措施。

4. 心理护理　解释手术治疗的必要性，做好耐心细致的解释工作，稳定病人及家属的情绪，以取得配合。

六、健 康 教 育

主要目的是保护肝功能，防止食管-胃底曲张静脉再次破裂出血。

1. 生活指导　①避免劳累和过度的活动，保证充分休息。②禁烟、酒，少喝咖啡、浓茶，避免粗糙、干硬、过热、辛辣食物，以免损伤食管和胃黏膜而诱发出血；腹水病人限制水、钠摄入。③注意自我保护，用软牙刷刷牙，避免牙龈出血；预防外伤。④保持心情舒畅，避免情绪波动诱发出血。⑤避免一切引起腹内压增高的因素。

2. 定期复诊　按医嘱服用保肝药物，定期复查肝功能。

考点 门静脉高压症病人的健康教育

第2节　肝脓肿病人的护理

一、细菌性肝脓肿病人的护理

细菌性肝脓肿是指由化脓性细菌引起的肝内化脓性感染。引起细菌性肝脓肿最常见的致病菌为大肠埃希菌和金黄色葡萄球菌，其次为链球菌等。多继发于胆道及肠道感染。全身其他部位的感染，也可通过血行而引起。另外，肝脏毗邻部位的感染细菌可经淋巴系统侵入肝。

考点 引起细菌性肝脓肿最主要的途径

（一）护理评估

1. 健康史　评估病人是否患有胆道系统疾病；有无其他部位感染及肝脏开放性损伤等。

2. 身心状况

（1）症状和体征

1）寒战、高热：是最常见的症状，体温可达 39 ～ 40℃，多为弛张热，伴多汗、脉率增快等感染中毒症状。

2）肝区疼痛：由于肝大、肝包膜急性膨胀和炎性渗出物的局部刺激所致，表现为肝区持续性胀痛或钝痛，有时可伴右肩背部牵涉痛或胸痛。

3）消化道及全身症状：病人常有乏力、食欲缺乏、恶心、呕吐，少数病人可有腹胀及顽固性呃逆等症状。

4）肝区压痛和肝大：最常见的体征为肝区压痛和肝大，右下胸部和肝区有叩击痛。巨大的肝脓肿可使右季肋呈饱满状态，甚至局限性隆起，有时可出现腹肌紧张。

5）并发症：脓肿自行穿破入腹腔可引起腹膜炎；向上穿破可形成膈下脓肿；向胸内破溃时引起脓胸；左肝脓肿可穿破心包，发生心包积液，严重者导致心脏压塞。

（2）心理 - 社会状况：病人因病情突发或病情反复、疼痛及并发症的出现等，易出现紧张、焦虑、悲伤或恐惧心理。

3. 辅助检查

（1）实验室检查：白细胞计数和中性粒细胞比例增高，血清转氨酶升高。

（2）影像学检查：B 超为首选方法，能明确脓肿部位和大小；X 线显示肝阴影增大，右膈肌抬高；CT 或 MRI 对肝脓肿的诊断有很大价值。

（3）诊断性肝穿刺：在 B 超探测引导下或在肝区压痛最明显处穿刺，抽出脓液即可证实。

（二）治疗要点

细菌性肝脓肿是严重感染，应早期诊断，及时治疗。非手术治疗措施包括早期应用足量、有效抗生素控制感染，加强全身支持治疗；脓肿形成后，可在 B 超引导下，穿刺抽脓或置管引流；如疗效不佳，应手术切开引流，对引流后长期不愈或并发肝叶严重破坏者施行肝叶切除术。

（三）主要护理诊断 / 问题

1. 体温过高　与肝脓肿及其产生的毒素吸收有关。

2. 疼痛　与炎症刺激有关。

3. 营养失调：低于机体需要量　与进食减少、感染引起分解代谢增加有关。

4.潜在并发症：腹膜炎、膈下脓肿、胸腔内感染、休克。

（四）护理措施

1.非手术治疗护理

（1）一般护理

1）活动与休息：协助病人采取舒适体位，保证休息。

2）病室环境：维持室温于18～22℃，湿度为50%～60%，病人衣着适宜，及时更换潮湿的衣裤和床单，防止受凉。

3）加强营养：给予高热量、高蛋白、高维生素饮食，改善全身营养状况；贫血、低蛋白血症者输血和血浆，以纠正贫血和低蛋白血症，增强机体抵抗力。

（2）病情观察：①监测病人生命体征变化，高热病人予物理降温，必要时遵医嘱进行药物降温。②加强对腹部、胸部情况的观察，注意脓肿是否破溃引起腹膜炎、膈下脓肿、胸腔感染、心脏压塞等严重并发症。

2.手术治疗护理

（1）术前护理：①协助做好各项检查。②备皮。③遵医嘱做好胃肠道准备。④根据手术需要准备好物品，如病历、X线片、药品等随病人一同带入手术室。

（2）术后护理

1）引流管护理：①取半坐卧位，有利于吸收和引流。②妥善固定引流管，防止意外脱落。③保持引流管通畅，每日可用生理盐水或含甲硝唑盐水多次或持续冲洗脓腔。④注意观察出入量及引流液的颜色、性状。⑤及时更换引流瓶，注意无菌操作。⑥当每日脓液引流量少于10ml时，可拔出引流管，适时换药，直至脓腔闭合。

2）肝叶切除护理：①术后绝对卧床休息，定时翻身，动作轻柔，不宜早期下床活动。②密切观察生命体征变化及引流液的颜色、性状、量，警惕有无腹腔出血、胆汁瘘等并发症。③及时清除呼吸道分泌物，保持气道通畅，早期不宜用力咳嗽，防止肝断面出血。

3.配合治疗护理　①病情允许时，增加摄水量，每日至少2000ml，或静脉补液、补充电解质，纠正体液失衡。②遵医嘱及早使用抗生素，注意药物间隔时间与配伍禁忌，长期使用者，注意观察有无假膜性肠炎及继发双重感染。③遵医嘱应用镇静止痛药物，以减轻疼痛。

4.心理护理　加强与病人及家属之间的沟通交流，介绍疾病的发展过程，使其消除焦虑情绪，积极配合治疗及护理。

（五）健康教育

1.饮食指导　鼓励病人进高热量、高蛋白、高维生素食物，多饮水。

2.规律服药　遵医嘱服药，不得擅自改变剂量或停药。

3.定期复诊。

二、阿米巴性肝脓肿病人的护理

阿米巴性肝脓肿是由于阿米巴原虫从肠道病变处经门静脉进入肝脏，使肝细胞坏死，形成脓肿，为肠道阿米巴病常见的并发症（表18-1）。以非手术治疗为主，必要时手术切开排脓。

表 18-1　阿米巴性肝脓肿与细菌性肝脓肿的鉴别

鉴别点	阿米巴性肝脓肿	细菌性肝脓肿
病史	继发于阿米巴痢疾	继发于胆道感染或其他化脓性疾病
症状	起病较缓慢，病程较长，可有高热或不规则发热，盗汗	病情急骤严重，全身脓毒症状明显，伴寒战、高热
体征	肝大显著，可有局限性隆起	肝大不显著，多无局限性隆起
血液检查	白细胞计数可增高，血清学阿米巴抗体检测阳性，血细胞培养阴性	白细胞计数及中性粒细胞可明显增加，血细菌培养阳性
粪便检查	部分病人可找到阿米巴滋养体	无特殊表现
脓液	大多为棕褐色脓液，无臭味，镜检可找到阿米巴滋养体	多为黄白色脓液、恶臭，涂片和培养可发现细菌
诊断性治疗	抗阿米巴药物（甲硝唑）治疗有效	抗生素治疗有效
脓肿	较大，多为单发，多见于肝右叶	较小，常为多发性

考点 阿米巴性肝脓肿与细菌性肝脓肿的鉴别

护理时应遵医嘱使用抗阿米巴药物，注意观察药物不良反应。加强营养支持，鼓励多食富含营养的食物，多饮水。密切观察病情变化，注意继发细菌感染征象。做好脓腔引流管的护理。

第 3 节　原发性肝癌病人的护理

案例 18-2

病人，男，50 岁。因肝区隐痛伴食欲减退、消瘦、乏力 3 个月入院。有慢性肝炎病史 10 年。查体：肝下缘于右肋下 3cm 触及，质地硬，边缘不整齐，可触及大小不等的结节，有压痛。

请问：1. 该病人可能患有何种疾病？

2. 该病人的首要护理诊断是什么？

一、概　述

原发性肝癌是指发生在肝细胞和肝内胆管上皮细胞的癌，是我国常见的恶性肿瘤之一。高发于东南沿海地区，40～50 岁多见，男性多于女性。近年来发病率有增高趋势。

（一）病因

原发性肝癌的病因尚未明确，可能与下列因素有关。

1. 病毒性肝炎、肝硬化　肝癌病人常有急性肝炎—慢性肝炎—肝硬化—肝癌的病史，乙型肝炎是我国肝癌最常见的原因。

2. 真菌及其毒素　主要是黄曲霉毒素 B_1，常来源于霉变的玉米和花生。

3. 其他　饮水污染、亚硝胺、饮酒、遗传等因素与肝癌有一定的关系。

考点 我国肝癌最常见的病因

（二）病理生理

1. 大体类型　可分为 3 型：结节型、巨块型和弥漫型，其中以结节型多见。

2. 组织学分型　按组织病理学可分为肝细胞型肝癌、肝内胆管细胞型肝癌和混合型肝癌 3 类。我国以肝细胞型肝癌最常见，约占 91.5%。

3. 转移途径　①直接蔓延：癌肿直接侵犯邻近组织、脏器，如膈肌、胸腔等。②血行转移：通常先形成肝内播散，然后再出现肝外转移。肝外血行转移部位最多见于肺，其次为骨、脑等。③淋巴转移：主要累及肝门淋巴结，其次为胰腺周边、腹膜后、主动脉旁，晚期转移至左锁骨上淋巴结。④种植转移：癌细胞脱落可发生腹腔、盆腔的转移。

考点　肝癌的转移途径

二、护理评估

（一）健康史

了解病人是否居住于肝癌高发区；有无进食霉变的食品、接触亚硝胺类致癌物质；家族中有无肝癌的病人；既往有无肝炎、肝硬化、其他部位肿瘤病史和手术治疗史，有无其他系统的疾病。

（二）身心状况

1. 症状和体征　早期缺乏特异性表现，晚期可有局部和全身症状。

（1）肝区疼痛：为最常见和最主要的症状。多呈间歇性或持续性钝痛或刺痛，夜间或劳累后加重，位于肝右叶顶部的癌肿累及横膈时可有右肩背部牵涉痛。当肝癌结节发生坏死、破裂引起大出血时，可发生右上腹剧痛、腹膜刺激征等急腹症表现。

（2）消化道和全身症状：常表现为食欲缺乏、腹胀、恶心、呕吐、乏力、消瘦等。早期病人全身症状不明显，易被忽视；晚期体重呈进行性下降，可伴有贫血、出血、水肿等恶病质表现。可有不明原因的持续性低热或不规则发热，其特点是抗菌药治疗无效。

（3）肝大或肿块：为中、晚期肝癌最常见的体征。肝进行性不对称肿大、质地硬、表面有明显结节或肿块。

（4）其他：可有脾大、腹水、交通支静脉曲张等门静脉高压表现。晚期病人可出现黄疸、腹水。此外，病人还可出现肝性脑病、上消化道出血、继发感染等并发症。

2. 心理 - 社会状况　肝癌病人多有慢性肝炎或肝硬化病史，由于长期治疗疗效欠佳，病人易丧失信心，特别是手术可能导致的并发症及疾病的预后，病人更容易产生紧张、焦虑、恐惧甚至绝望等心理反应。

（三）辅助检查

1. 肝癌血清标志物检测

（1）甲胎蛋白（AFP）：是诊断原发性肝癌最常用的方法和最有价值的肿瘤标志物，也可用于普查。

（2）血液酶学：各种血清酶检查对原发性肝癌的诊断缺乏专一性和特异性，只能作为辅助指标。

2.影像学检查

（1）B超：能显示肿瘤的部位、大小、形态及肝静脉或门静脉有无栓塞等，诊断正确率可达90%以上，是目前肝癌定位检查中首选的一种方法。可用于人群普查。

（2）CT和MRI检查：能显示肿瘤的位置、大小、数目及其与周围器官和重要血管的关系，可提高微小肝癌的检出率。

（3）肝动脉造影：诊断肝癌准确率达95%左右，对血管丰富的癌肿，其分辨率低限约0.5cm。因是创伤性检查，只在必要时考虑采用。

3.肝穿刺活组织检查 超声引导下穿刺活检，有助于获得病理诊断。

考点 诊断原发性肝癌最有价值的肿瘤标志物

三、治疗要点

早期手术切除是目前治疗肝癌最为有效的方法，是提高生存率的关键。常用术式有肝叶切除、半肝切除、肝三叶切除和局部肝切除等。对不能切除的肝癌，可根据其分期、肝功能代偿情况，选择肝动脉结扎、肝动脉栓塞化疗、冷冻、激光等治疗。肝癌肝移植仅作为补充治疗，其疗效有待于进一步讨论。

考点 目前治疗肝癌最有效的方法

四、主要护理诊断/问题

1.悲伤 与担忧麻醉、疾病预后和生存期限等有关。

2.疼痛 与肿瘤迅速生长导致肝包膜张力增加或手术、放疗、化疗后的不适有关。

3.营养失调：低于机体需要量 与食欲缺乏、化疗、放疗导致胃肠道不良反应、肿瘤消耗等有关。

4.潜在并发症：出血、肝性脑病、膈下积液等。

五、护 理 措 施

（一）术前护理

1.一般护理

（1）改善营养状况：宜采用高蛋白、高热量、高维生素饮食，少量多餐。合并肝硬化有肝功能损害者，应限制蛋白质的摄入，必要时可遵医嘱给予静脉营养支持、输血等，纠正低蛋白血症，提高手术的耐受能力。

（2）疼痛护理：评估病人疼痛的时间、部位、性质及程度，遵医嘱按照三级止痛原则给予镇痛药物，注意观察药物的效果及不良反应，指导病人控制疼痛及分散注意力的方法。

2.病情观察 密切观察病人腹部情况，若病人腹痛加重，伴有腹膜刺激征，应高度怀疑肿瘤破裂，及时通知医生。

3.配合治疗护理

（1）改善肝功能：注意休息、禁酒，采取有效的保肝措施，遵医嘱输入支链氨基酸、保肝药物，避免使用对肝脏有损害的药物，如红霉素、巴比妥类等药物。

（2）防治感染和肠道准备：为清除肠道粪便，抑制肠道内细菌，预防术后感染，缓解术后腹胀及减少血氨的生成，防止肝性脑病的发生，术前 3 天口服肠道不吸收的抗生素，手术前晚清洁灌肠。

（3）防止出血：术前 3 天起补充维生素 K_1，以改善凝血功能。避免腹内压骤然升高的因素，如剧烈咳嗽、用力排便等，防止肿瘤破裂出血或上消化道大出血。

（4）维持体液平衡：对伴有腹水者，严格控制水、钠摄入量；遵医嘱合理补液与利尿；准确记录 24 小时出入液量，每日观察并记录体重、腹围变化。

（二）术后护理

1. 体位及活动　病人病情平稳后，可给予半坐卧位，为防止术后出血，术后一般卧床 1 周，不鼓励病人早期活动，避免剧烈咳嗽、打喷嚏等。

2. 饮食护理　术后禁食，胃肠减压，待肠蠕动恢复后逐步给予流质、半流质直至正常饮食，病人术后易发生低血糖，应静脉给予营养支持。术后 2 周内适量补充血清蛋白和血浆，以提高机体抵抗力。

3. 吸氧　行半肝以上切除的病人，应间歇吸氧 3～4 天，以提高氧的供给，保护肝功能。

4. 预防感染　遵医嘱使用抗生素预防感染。

5. 并发症的防治

（1）出血：术后出血是常见的并发症之一，术后 48 小时内专人护理，动态观察病人生命体征的变化。妥善固定引流管，避免受压、扭曲和折叠，保持引流通畅，观察引流液色、质、量。一般情况下，手术后当天可从肝旁引流管引流出血性液体 100～300ml，若短期内或持续引流较大量的血液，应警惕腹腔内出血。若经输血、输液后病人血压、脉搏仍不稳定时，应做好手术止血的准备。

（2）肝性脑病：病人因肝解毒功能降低及手术创伤，易致肝性脑病。若出现性格行为变化，如欣快感、表情淡漠或扑翼样震颤等肝性脑病前驱症状时，及时通知医生。预防措施如下。①遵医嘱使用降血氨药物，如谷氨酸钾、谷氨酸钠静脉滴注。②给予富含支链氨基酸的制剂或药物，纠正氨基酸比例失调。③肝昏迷病人限制蛋白质的摄入，减少血氨来源。④便秘者口服乳果糖，促进肠道内氨的排出。⑤禁止肥皂水灌肠。

（3）膈下积液及积脓：是肝切除术后的一种严重并发症。多发生在术后 1 周左右，若病人体温在正常后再升高或体温持续不降，同时伴有上腹部或右季肋部胀痛、呃逆、脉速、白细胞增多、中性粒细胞比例增高等表现时，应疑有膈下积液及积脓。若已经形成脓肿，须协助医师在 B 超下行穿刺抽脓或置管引流。

考点 肝癌病人术后的并发症

（三）介入治疗护理

1. 介入治疗前　仔细检查各种检查结果，判断有无禁忌证。耐心向病人解释介入治疗的目的、方法及治疗的重要性和优点，帮助病人消除紧张、恐惧心理，争取主动配合。术前 6

小时禁食，穿刺处皮肤准备，备好所需物品及药品，检查导管质量，防止术中出现断裂、脱落和漏液等。

2. 介入治疗后

（1）术后取平卧位，穿刺处沙袋加压 1 小时，穿刺侧肢体制动 6 小时。注意观察穿刺侧肢体皮肤的颜色、温度及足背动脉搏动，注意穿刺点有无出血现象。

（2）导管妥善固定和维护。严格遵守无菌原则，每次注药前消毒导管，注药后用无菌纱布包扎，防止细菌沿导管发生逆行性感染；为防止导管堵塞，注药后用肝素稀释液 2～3ml（25U/ml）冲洗导管。

（3）当白细胞计数＜ $4×10^9$/L 时，应暂停化疗，并应用升白细胞药物。

（4）介入治疗后嘱病人大量饮水，减轻化疗药物对肾的毒性作用，观察排尿情况。

（5）拔管护理，拔管后局部加压 15 分钟，绝对卧床 24 小时，防止局部出血。

（四）心理护理

护士应加强与病人及家属的沟通，鼓励病人和家属表达自己的想法和担忧，尊重病人的意见及情感。耐心细致地解释各种治疗、护理的必要性及方法和注意事项，鼓励病人积极参与、配合治疗和护理，对晚期病人给予情感支持，使病人能够平静、有尊严地度过生命的最后历程。

六、健康教育

1. 注意防治肝炎，不吃霉变食物。有肝炎、肝硬化病史者和肝癌高发区人群应定期体检，做 AFP 测定、B 超检查，从而早发现、早诊断、早治疗。

2. 注意休息、合理营养，在病情允许的情况下适当活动；饮食宜高热量、高蛋白质和富含维生素，若有腹水、水肿，应控制盐的摄入量。

3. 保持大便通畅，防止便秘，可适当应用缓泻剂，预防血氨升高。

4. 自我观察和定期复查，嘱病人及家属注意有无水肿、体重减轻、出血倾向、黄疸和疲乏等症状，必要时及时就诊。定期随访，每 2～3 个月复查 AFP、X 线胸片和 B 超检查。

第 4 节　胆道疾病病人的护理

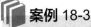 **案例 18-3**

病人，女，60 岁。因腹痛、寒战、高热 6 小时入院。既往患胆石症 10 年。查体：血压 80/50mmHg，反应迟钝，表情淡漠，皮肤、巩膜黄染，剑突下及右上腹有压痛、反跳痛及肌紧张。

请问： 1. 该病人的治疗原则是什么？

2. 最主要的护理诊断是什么？

一、概　　述

胆道疾病包括胆石症、胆道感染、胆道蛔虫病及胆道的肿瘤和畸形等，前两者多见。胆道感染可引起胆石症，胆石症可导致胆道梗阻而诱发感染；胆道蛔虫病又是引起胆道感染和胆石症的重要因素。其中急性梗阻性化脓性胆管炎最为严重，且病死率高。

（一）胆石症

胆石症是指发生在胆囊和胆管的结石，是胆道系统的常见病、多发病。女性高于男性，胆囊结石的发病率高于胆管结石，其分类方法如下（图 18-2）。

1. **按化学成分分类**　胆结石可分为胆固醇结石、胆色素结石和混合性结石 3 种。胆固醇结石是以胆固醇为主要成分，由于饮食、代谢异常可引起胆汁的成分和理化性质发生变化，使胆汁中的胆固醇呈过饱和状态并析出、沉淀、结晶而形成结石。外观呈白黄、灰黄或黄色，形状和大小不一，呈多面体、圆形或椭圆形；质硬，表面多光滑，剖面为呈放射状排列的条纹；X 线检查多不显影。胆色素结石以胆色素为主，其成因与胆道感染、胆道寄生虫、胆汁淤滞等有关。

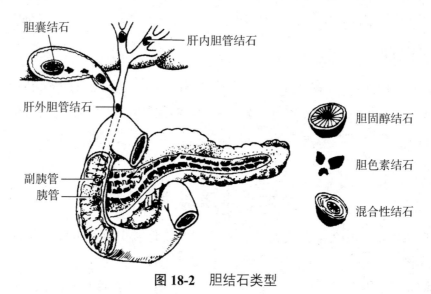

图 18-2　胆结石类型

2. **按结石所在的部位分类**　胆结石可分为胆囊结石、肝外胆管结石和肝内胆管结石。胆囊结石病人约占全部胆石症的 50%，多为胆固醇结石或以胆固醇为主的混合性结石。肝外胆管结石大多数是胆色素结石或以胆色素结石为主的混合性结石。

（二）急性胆囊炎

急性胆囊炎是由于胆管阻塞和细菌入侵而引起的胆囊炎症，病理类型分为 3 型：①急性单纯性胆囊炎，病变局限于黏膜层，仅有充血、水肿和渗出。②急性化脓性胆囊炎，炎症扩散到胆囊全层，白细胞弥漫性浸润，黏膜层出现坏死、溃疡，胆汁呈脓性。③急性坏疽性胆囊炎，胆囊内压力持续增高，压迫囊壁致血运障碍，引起胆囊坏死、穿孔和胆汁性腹膜炎。

急性胆囊炎反复发作，可使胆囊壁纤维化，结缔组织增生，胆囊萎缩，形成慢性胆囊炎。

（三）急性梗阻性化脓性胆管炎

急性梗阻性化脓性胆管炎，或称急性重症胆管炎，是各种原因造成胆管梗阻和狭窄、胆汁淤积而继发的感染，胆道压力持续增高，常引起胆源性脓毒症或感染性休克。最常见原因是胆管结石梗阻,其次是胆道蛔虫、胆道狭窄等。

(四)胆道蛔虫病

胆道蛔虫病指肠道蛔虫上行钻入胆道所引起的一系列临床症状,多见于儿童和青少年。蛔虫寄生于小肠中下段,有钻孔的习性,喜碱厌酸。当其寄生环境发生改变时,如胃肠道功能紊乱、饥饿、发热、妊娠、驱虫不当等,蛔虫即可上行钻入胆道。蛔虫钻入时的机械性刺激可引起 Oddi 括约肌痉挛而诱发剧烈胆绞痛,并可诱发急性胰腺炎。虫体带入的肠道细菌可引起胆道感染,严重时可引起急性重症胆管炎或肝脓肿等。蛔虫在胆道内死亡后,其残骸和虫卵可成为结石形成的核心。

二、护理评估

(一)健康史

应注意询问病人年龄、职业、饮食情况;是否出现过腹痛、寒战、高热、黄疸等情况;有无胰腺炎发作史;怀疑胆道蛔虫病者,应注意询问病人的年龄、居住地、生活卫生环境及条件,以及有无呕吐蛔虫及排出蛔虫史等。

(二)身心状况

1. 症状和体征

(1)胆石症

1)胆囊结石:一般呈慢性胆囊炎表现,易误诊为消化不良或胃病。在胆囊结石开始形成时,常无明显症状,以后视结石的大小、部位、是否梗阻、有无感染而各异。当结石阻塞胆囊管时,可发生剧烈的胆绞痛,继发感染则形成急性胆囊炎,常在进油腻食物后引起症状加重。少数为无症状的静止结石。

2)肝外胆管结石:一般可无症状,但当结石阻塞胆管并继发感染时,可出现典型的临床表现,即腹痛、寒战、高热和黄疸,称为夏科(Charcot)三联征。①腹痛。发生在剑突下或右上腹部,呈阵发性绞痛,或持续性疼痛阵发性加剧,可向右肩、背部放射,伴恶心、呕吐。②寒战、高热。多发生于剧烈腹痛后,体温可高达 39～40℃,呈弛张热。③黄疸。其轻重取决于梗阻的程度、部位及是否继发感染。若部分梗阻,则黄疸程度轻,且呈波动性;若为完全梗阻,黄疸呈进行性加重,病人可有尿色变黄或呈茶色、皮肤瘙痒等症状。④体征。皮肤、巩膜黄染,剑突下偏右有深压痛,肝区有叩痛,胆总管下端梗阻时可扪及肿大的胆囊,但腹膜刺激征不明显。

考点 夏科三联征及临床意义

3)肝内胆管结石:以左肝外叶多见,症状不典型,可能仅表现为长期反复发作的不规则发冷发热、肝区隐痛不适、转氨酶不规则升高,临床上常误诊为慢性肝炎、胆囊炎等。合并肝外胆管结石,其症状则被肝外胆管结石的症状所掩盖;病史长者,可导致胆汁性肝硬化。体检可有肝不对称性肿大、肝区压痛及叩击痛。

(2)胆囊炎

1)急性胆囊炎:常在进高脂饮食或饱餐后发生胆绞痛,表现为右上腹部持续性剧烈绞痛，伴阵发性加剧，疼痛常放射至右肩或右背部，伴恶心、呕吐、发热。急性胆囊炎很少出现黄疸或仅有轻度黄疸。查体示早期可有右上腹压痛，墨菲（Murphy）征阳性是急性胆囊炎的重要体征，右上腹有时可扪及肿大胆囊。若胆囊穿孔，则可出现弥漫性腹膜炎的体征。

考点 急性胆囊炎最重要的体征

2）慢性胆囊炎：临床表现不典型，多数病人有胆绞痛反复发作史，常合并胆囊结石。病人可出现厌油腻食物、上腹部饱胀不适、嗳气等消化不良的症状。查体检示右上腹胆囊区轻度压痛或不适感。

（3）急性梗阻性化脓性胆管炎：常有胆石症反复发作或胆道手术史。发病急，病情进展迅速，除具有夏科三联征外，病人还可出现休克、中枢神经系统抑制的表现，称为雷诺（Reynolds）五联征。①起病初期即出现腹痛、寒战、高热，绝大多数病人可出现不同程度的黄疸。②神志改变，主要表现为神志淡漠、嗜睡甚至昏迷，合并休克可表现为烦躁不安、谵妄等。③休克表现，如呼吸急促、出冷汗、脉搏细速、血压下降，可出现全身发绀或皮下瘀斑。④剑突下及右上腹有腹膜刺激征，可有肝大和肝区叩痛，有时可扪及肿大的胆囊。如未及时有效治疗，病情将迅速恶化，发生急性呼吸衰竭和急性肝衰竭，严重者可在短期内死亡。

考点 雷诺五联征及临床意义

（4）胆道蛔虫病：典型症状为突发剑突下钻顶样剧烈绞痛，伴右肩、背部放射痛。发作时病人疼痛难以忍受、面色苍白、坐卧不宁、大汗淋漓、屈曲抱腹、呻吟或哭喊不止，可伴有恶心、呕吐，有时可呕吐出蛔虫。疼痛可突然缓解，间歇期如同常人一样。体征较少或轻微，仅剑突下方有深压痛。具有症状与体征不相符，即表现出症状重而体征较轻的特点。

考点 胆道蛔虫病的典型症状及临床特点

2. 心理 - 社会状况　胆道疾病与病人的生活方式和生活习惯等密切相关，因其影响病人的生活习惯或生活方式，可能使病人有不适感；症状的反复发作、并发症的出现，常使病人焦虑；当症状明显，或被告知需要手术治疗时，易产生恐惧感；胆道结石多次治疗仍反复发作，经济负担加重，可使病人对治疗信心不足，甚至表现出不合作的态度。

3. 辅助检查

（1）实验室检查：血尿便常规检查、肝肾功能检查、血电解质测定、血清淀粉酶测定、血气分析等。

（2）影像学检查：B超检查是普查和诊断胆道疾病最常用、最有价值的方法，可显示胆管内有结石影，近端扩张。CT、MRI能了解肝、胆、胰的形态结构及其内部的结石、肿瘤、梗阻、扩张等情况。经皮肝穿刺胆管造影（PTC）、经内镜逆行胰胆管造影（ERCP）为有创检查，可酌情选用。

（3）纤维胆道镜检查：能直视胆道内部情况，观察胆囊、胆管黏膜形态，结石的大小、形状、质地，能较为精确地诊断胆道疾病。

考点 胆道疾病首选辅助检查方法

三、治疗要点

1.**胆囊结石与胆囊炎** 胆囊切除术是最佳的治疗方法。根据病情选择经腹或腹腔镜行胆囊切除术。但对无症状的胆囊结石，一般无须立即手术切除胆囊，只需观察和随诊。对合并严重心血管疾病不能耐受手术的老年病人，可采取溶石或排石疗法。

2.**胆管结石与胆管炎** 肝外胆管结石以手术治疗为主。原则为术中尽可能取尽结石，解除胆道梗阻或狭窄，尽早有效降低胆管内压力，积极控制感染，术后保持引流通畅。常用的手术方法：胆总管切开取石加 T 管引流术、胆总管空肠 Roux-en-Y 吻合术、Oddi 括约肌成形术、经内镜 Oddi 括约肌切开取石术等。肝内胆管结石治疗为以手术为主的综合治疗。

3.**急性梗阻性化脓性胆管炎** 其治疗原则是紧急手术解除胆道梗阻并引流，尽早有效降低胆管内压力，积极控制感染和抢救休克。术前应早期、足量使用有效抗生素控制感染，积极纠正水、电解质、酸碱平衡紊乱，迅速扩充血容量纠正休克。手术多采用胆总管切开减压加 T 管引流术。

4.**胆道蛔虫病** 以非手术治疗为主，仅在非手术治疗无效或出现严重并发症时才考虑手术治疗。非手术治疗措施：①解痉止痛，可遵医嘱注射阿托品、山莨菪碱（654-2）等胆碱能阻滞剂，必要时可应用哌替啶。②利胆驱虫，口服乌梅汤、食醋、30% 硫酸镁或氧气经胃管注入可有驱虫的作用；缓解期可选用驱虫药枸橼酸哌嗪、左旋咪唑。③控制感染，驱虫后继续服用消炎利胆药 2 周，应用足量抗生素防治感染。手术方式：通常采用胆总管探查取虫及 T 管引流术。

四、主要护理诊断 / 问题

1.**急性疼痛** 与结石嵌顿、感染及 Oddi 括约肌痉挛有关。

2.**体温过高** 与胆道感染、术后炎症反应等有关。

3.**营养失调**：低于机体需要量 与高热、呕吐、感染、禁食有关。

4.**有皮肤完整性受损的危险** 与黄疸、皮肤瘙痒有关。

5.**潜在并发症**：感染性休克、出血、胆瘘、腹腔感染、急性胰腺炎等。

五、护 理 措 施

（一）一般护理

1.**体位** 病人注意卧床休息，根据病情选择舒适卧位。有腹膜炎但不伴有休克者，宜取半坐卧位；术后早期取平卧位，血压平稳后取半坐卧位。

2.**饮食护理** 胆道疾病病人对脂肪消化能力差，常伴有肝功能损害，故应给予低脂、高糖、高维生素、易消化饮食。肝功能正常者可给予富含蛋白质的饮食。对病情较重，伴有急性腹痛或有恶心、呕吐者，应禁食、补液，维持水、电解质及酸碱平衡。

3. 降低体温 观察病人体温变化，根据体温情况，采取物理降温和（或）药物降温，并遵医嘱合理使用抗生素。

4. 皮肤护理 黄疸病人常伴有皮肤瘙痒，指导病人不要抓挠，以防抓破，可用炉甘石洗剂止痒、温水擦浴等。

5. 做好术前常规准备 完善术前各种检查，做好备皮、药物皮试、备血等相关的术前准备。

（二）病情观察

严密观察病人的生命体征，尤其是心率和心律的变化。胆道感染时，体温升高，呼吸、脉搏增快；如果血压下降，神志改变，说明病情严重，注意观察腹部症状和体征变化，若腹痛进行性加重，且范围扩大，出现压痛、反跳痛、肌紧张等，同时伴有寒战、高热等症状，提示胆囊穿孔或病情加重。注意观察各种引流的情况，若 T 管引流出鲜红的血液，应考虑有胆道出血；若腹腔引流出黄绿色胆汁，应考虑有胆瘘的可能。注意观察病人黄疸及腹膜刺激征的变化。及时了解各辅助检查的结果，准确记录 24 小时出入量，为治疗提供依据。术后注意观察病人神志、生命体征、尿量、黄疸、腹部症状和体征。

（三）配合治疗护理

1. 控制感染 遵医嘱应用抗生素，按时给药，注意药物的疗效及不良反应。

2. 疼痛的护理 观察病人疼痛的部位、性质、程度及诱因，对诊断明确病人，可遵医嘱给予解痉止痛或消炎利胆的药物，常用哌替啶 50～100mg、阿托品 0.5mg 肌内注射。对胆石症病人禁用吗啡，以免引起 Oddi 括约肌痉挛，加重胆道梗阻。

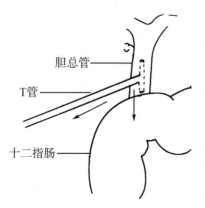

图 18-3 T 管引流

3. 静脉补液 遵医嘱补液，维持营养、水、电解质及酸碱平衡。

4. T 管引流护理 胆总管探查或切开取石的病人，术后一般都放置 T 管引流（图 18-3）。

（1）目的：①引流胆汁、胆道减压。胆总管切开后，胆道水肿，胆汁排出受阻，胆总管内压力增高，胆汁外漏，可引起胆汁性腹膜炎、膈下脓肿等并发症。②引流残余结石。将胆道内及胆囊内的残余结石，尤其是泥沙样残余结石排出体外。③支撑胆道。避免术后胆总管切口处瘢痕狭窄、管腔粘连或变小等。④经 T 管溶石、造影。术后了解胆道是否通畅，可经 T 管造影。

（2）护理方法

1）妥善固定：术后用缝线和胶布将 T 管妥善固定于腹壁皮肤，末端接引流袋或引流瓶，避免将引流管固定在床上，以防病人翻身或活动时脱出。

2）保持引流通畅：平卧位时，引流管的高度不可高于腋中线；站立位时，引流袋可固定于裤带上，位置应低于腹壁引流口，以防胆汁逆流感染。注意观察引流管是否通畅，避免引流管扭曲、折叠、受压、阻塞。定时从引流管的近端向远端挤捏，以保持引流通畅。如有阻塞，应用无菌生理盐水缓慢冲洗，不可用力推注。

3）观察记录引流液的量、颜色和性状：正常成人每日胆汁分泌 800～1200ml，呈深绿色或黄棕色，清晰，无沉淀物。术后 24 小时内胆汁引流量为 300～700ml，量过少可能为 T 管阻塞或肝衰竭所致；量过多应考虑胆总管下端不通畅；颜色过淡或过于稀薄，说明肝功能不佳；引流液混浊表示有感染；有泥沙样沉淀物，说明有残余结石。

4）预防感染：严格无菌操作，连接管与引流袋每日更换，引流管周围的皮肤用碘伏或乙醇消毒，管周垫无菌纱布，保持皮肤干燥。

5）观察全身情况：如病人体温下降，大便颜色加深，黄疸消退，说明胆道炎症消退，胆汁能顺利进入肠道；否则表示胆总管下端不通畅。如有发热、腹痛，出现腹膜刺激征，应考虑胆漏所致胆汁性腹膜炎的可能，及时联系医生处理。

6）拔管：T 管一般放置 2 周左右，病人如无腹痛、发热，黄疸消退，大便颜色正常，血象正常，胆汁引流量每天减少直至 200～300ml，引流液呈黄色清亮，无脓液、结石，无沉淀及絮状物，胆管造影或胆道镜检查无异常，可考虑拔管。拔管前须夹管 1～2 天，夹管后注意观察病人有无腹痛、发热、黄疸等表现，无异常可拔管。拔管后引流口有少量胆汁流出，为暂时现象，可用无菌纱布覆盖，数天后即可愈合。拔管后要继续观察病人体温，有无腹痛、黄疸等异常情况，如有异常应及时报告医生处理。

考点　T 管引流护理

（四）心理护理

胆道疾病往往发病急骤，疼痛剧烈，严重者可发生休克等情况，病人常焦虑不安，护士应在术前和术后根据病人具体心理状况，给予解释、安慰、鼓励，解除或尽量缓解病人的心理压力，使其主动配合诊治和护理。

医者仁心　　　　　　　**为国为民披肝沥胆**

吴孟超为著名肝胆外科专家，中国科学院院士，被誉为中国肝胆外科之父，是中国肝脏外科的开拓者和主要创始人之一。吴老在 90 多岁高龄时仍然坚守在手术台上，手把手指导学生。他的双手曾为一万多名肝病病人解除病痛，手术总数和成功率均居国际领先水平。吴老身上始终散发着一种爱的气息，这种爱是对事业的爱、对患者的爱。

六、健康教育

1. 养成良好的饮食和休息习惯，避免暴饮暴食，以低脂肪、高碳水化合物、高蛋白、高维生素易消化食物为主，少量多餐、多饮水。

2. 培养良好的卫生习惯，做到餐前、便后洗手，水果等彻底清洗后再食用。有排虫史者及时驱虫，驱虫时宜于清晨空腹或睡前服药。

3. 带 T 管出院的病人，应告知出院后的注意事项，妥善固定引流管，指导其学会自我护理，定期复查，发现异常及时就诊。

4.向病人说明胆道结石复发率高，若出现腹痛、发热、黄疸等不适及时来院复诊。

第5节　胰腺疾病病人的护理

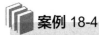

案例 18-4

病人，男，64岁。中午酒宴后突发持续性剧烈上腹痛伴恶心、呕吐8小时被家属送入院。查体：T 38.5℃，BP 90/60mmHg，上腹部明显压痛及反跳痛，肠鸣音消失，血淀粉酶 1000U/L，白细胞计数 $20×10^9$/L。

请问： 1.该病人最可能患有何种疾病？

　　　　2.该病人的主要护理诊断是什么？

一、急性胰腺炎病人的护理

（一）概述

急性胰腺炎是指胰腺分泌的消化酶被异常激活，对自身器官产生消化所引起的急性化学性炎症，是常见的急腹症之一。按病理改变，其可分为单纯性（水肿型）胰腺炎和出血坏死性（重症）胰腺炎。前者病情轻，预后好，临床多见；后者病情发展快，并发症多，死亡率高。

1.病因　急性胰腺炎的病因比较复杂，一般认为与下列因素密切相关。

（1）胆道疾病：是国内最常见的病因，以胆道结石最为常见。胆总管与主胰管有着共同的通路和开口，是胰腺疾病与胆道疾病相互关联的解剖学基础。

（2）过量饮酒和暴饮暴食：乙醇直接损害胰腺腺泡细胞，间接刺激胰液分泌，引起 Oddi 括约肌痉挛；暴饮暴食常促使胰液分泌增多，当伴有胰管部分梗阻时，常导致胰腺炎的发生。

（3）十二指肠液反流：当十二指肠内压力增高时，十二指肠液可向胰管内逆流，激活胰液中各种酶活性，从而导致急性胰腺炎的发生。

（4）其他：如上腹部损伤或手术可直接或间接损伤胰腺组织；某些特异性感染，如腮腺炎病毒、肝炎病毒、伤寒杆菌等感染，可能累及胰腺；高脂血症、遗传、妊娠有关的代谢和内分泌改变等因素。

考点 引起急性胰腺炎最常见的病因

2.病理生理　当胆汁、胰液反流，胰管内压增高，引起胰腺导管破裂、上皮受损，胰液中的大量消化酶被激活引起自身消化作用，导致胰腺发生充血、水肿及急性炎症反应，称为单纯性胰腺炎。若病情进一步发展，胰腺细胞大量被破坏，则可形成出血坏死性胰腺炎。

（二）护理评估

1.健康史　评估病人有无胆道疾病、酗酒、暴饮暴食、腹部手术、感染等诱发因素。

2. 身心状况

（1）症状和体征

1）腹痛：是主要及首发症状，常于饱餐或大量饮酒后突然发作，腹痛剧烈，呈持续性、刀割样。腹痛位于上腹正中或偏左，并放射至两侧腰背部，以左侧为主。

2）腹胀、恶心、呕吐：与腹痛同时存在。早期呕吐剧烈而频繁，呕吐物为胃、十二指肠内容物，呕吐后腹痛不缓解。因肠管受腹膜腔内炎性液体的刺激，发生麻痹或梗阻，腹胀较明显。

3）腹膜炎体征：急性单纯性胰腺炎，中上腹部有压痛，常无明显腹肌紧张。出血坏死性胰腺炎，压痛明显，并有肌紧张和反跳痛，移动性浊音阳性，肠鸣音减弱或消失。

4）皮下出血：发生于严重出血坏死性胰腺炎，病人腰部、季肋部和腹部皮肤出现大片青紫色瘀斑，称 Grey-Turner 征；脐周皮肤出现的蓝色改变，称 Cullen 征。

5）其他：出血坏死性胰腺炎病人出现休克，早期以低血容量性休克为主，晚期以感染性休克为主。当胆道结石或胰头肿大压迫胆总管时，病人可出现黄疸。胰腺坏死感染时，可出现持续高热。重症胰腺炎还可出现急性呼吸衰竭及胰性脑病。

（2）心理 - 社会状况：由于急性胰腺炎发病突然，进展快、病情重，特别是出血坏死性胰腺炎预后差，病人易产生紧张、焦虑、恐惧及悲观的心理变化。

考点　急性胰腺炎的腹痛特点

3. 辅助检查

（1）血清淀粉酶及脂肪酶升高：升高程度与疾病严重程度无关，血清淀粉酶和（或）脂肪酶升高 3 倍以上时要考虑急性胰腺炎。

（2）血生化检查：血钙下降，血糖升高，血气分析指标异常等。

（3）影像学检查：腹部 B 超可显示有无胆道结石及腹水；CT 对急性胰腺炎有诊断价值。

考点　血清淀粉酶测定的临床意义

（三）治疗要点

急性胰腺炎的早期治疗主要包括液体治疗、镇痛与营养支持，以及针对病因和早期并发症的治疗。后期治疗主要针对各种局部并发症，包括胰腺假性囊肿、包裹性坏死、出血、消化道瘘等，而包裹性坏死合并感染是外科处理的主要目标。

（四）主要护理诊断 / 问题

1. 急性疼痛　与胆道梗阻或胰腺及其周围组织炎症有关。

2. 有体液不足的危险　与渗出、呕吐、禁食、发热等有关。

3. 营养失调：低于机体需要量　与呕吐、禁食、胃肠减压和大量消耗有关。

4. 体温过高　与胰腺坏死、继发感染有关。

5. 潜在并发症：多器官功能障碍综合征、感染、出血、胰瘘或肠瘘等。

（五）护理措施

1. 非手术治疗护理

（1）一般护理

1）饮食护理：禁食、胃肠减压，以减少对胰腺的刺激。

2）卧位：无休克者，取半坐卧位；休克病人采取休克卧位。

3）维持有效呼吸：保持呼吸道通畅，协助病人翻身、叩背，鼓励病人深呼吸、有效咳嗽、排痰、鼻导管给氧，若病人出现严重呼吸困难，缺氧症状，给予气管插管或气管切开。

4）营养支持：禁食期间，根据医嘱给予静脉营养支持。急性单纯性胰腺炎病人一般在1周后可进无脂、低蛋白流质饮食，逐步过渡到低脂饮食；重症胰腺炎病人待血清淀粉酶恢复正常、症状体征消失后，可通过空肠造口行肠内营养支持，逐步过渡到全肠内营养及由口进食。

5）发热护理：观察病人体温变化，发热者采取物理降温和（或）药物降温。

（2）病情观察：密切观察病人生命体征、意识状态、腹部症状与体征、皮肤黏膜温度和色泽、尿量等；注意观察病人有无低钾、低钙，休克等表现。

考点　急性胰腺炎禁用吗啡止痛

2. 手术护理

（1）术前护理：①协助做好各项检查。②备皮。③交代病人及家属手术前用药的注意事项，让病人和家属做好充分的心理准备。

（2）术后护理

1）引流管护理：急性重症胰腺炎病人术后一般留置多种引流管，包括胃管、腹腔双套管、T管、空肠造口管、胰周流管、胃造口管、导尿管等。应分清每根导管的名称和部位，贴上标签、正确连接固定。

2）腹腔灌洗引流管护理：①妥善固定，防止脱落。②保持引流通畅，避免管道扭曲、受压、折叠。灌洗液常用生理盐水加抗生素，滴速以20～30滴/分为宜。③观察和记录引流液的量、色和性质。引流液开始为淡红色浑浊液体，2～3天后逐渐变清亮。若引流液呈现血性，并伴有脉率增快和血压下降，应考虑出血；若引流液为浑浊、脓性或粪汁样液体，同时伴有发热和腹膜刺激征，应警惕消化道瘘或胰瘘。④保护引流管周围皮肤，用凡士林纱布覆盖或氧化锌软膏涂抹，防止皮肤被胰液腐蚀。⑤拔管，病人体温正常并稳定10天左右，白细胞计数正常，腹腔引流液少于5ml/d，引流液的淀粉酶正常，可考虑拔管。

3）控制感染：根据医嘱应用有效抗生素，加强基础护理，防治感染。

4）伤口护理：注意观察切口有无渗出，渗出物的颜色、性状、量，有无伴随症状。伤口及时换药，严格遵守无菌操作规程，防止交叉感染。

5）并发症的观察与护理：①术后出血。遵医嘱给予止血药，定时监测病人生命体征，观察病人呕吐物、排泄物及引流液的颜色、量、性质等。若因胰腺坏死引起胃肠道糜烂、穿孔、出血等，应立即做好急诊手术的准备。②胰瘘、胆瘘及肠瘘。部分急性重症胰腺炎病人可并发胰瘘、胆瘘或肠瘘，从腹壁渗出或引流出无色透明或胆汁样液体时，应疑为胰瘘或胆瘘；若腹部出现明显的腹膜刺激征，且引流出粪汁样或输入的肠内营养液体时，要考虑肠瘘。应禁食、补液、胃肠减压，保持腹腔引流的通畅，保护造口周围的皮肤。

3. 配合治疗护理　①遵医嘱给予抗胰蛋白酶药物、减少胃酸分泌的药物、生长抑素类药物、解痉药、止痛药等，禁用吗啡，以免引起Oddi括约肌痉挛。注意观察药物的效果与不良反应。②建立两条静脉通路，遵医嘱补充液体及电解质，维持有效循环血量。③遵医嘱合理使用敏感抗生素。

4. 心理护理　病人由于突然发病，病情进展迅速而危重，易产生悲观消极情绪。护士应为病人提供安全舒适的环境，了解病人的内心感受，做好耐心细致的解释工作，配合病人家属，帮助病人树立战胜疾病的信心。

（六）健康教育

1. 积极治疗胆道疾病，防止诱发胰腺炎。

2. 告知病人饮酒、暴饮暴食与胰腺炎发病的关系。指导病人戒烟、戒酒，并养成良好的饮食卫生习惯，注意休息，适量运动。

3. 加强自我观察，定期随访。

二、胰腺癌病人的护理

胰腺癌是消化系统较常见的肿瘤，其发病率有逐年上升的趋势。好发于 40 岁以上的人群，男性多于女性，恶性程度高，预后较差。以胰头癌最为常见，其次为胰体尾部癌。

（一）概述

1. 病因　尚不清楚。吸烟是首要的危险因素。高蛋白高脂饮食、糖尿病、慢性胰腺炎、遗传、长期的职业和环境暴露等可能是胰腺癌的致病因素。

2. 病理生理　胰腺癌的组织类型以导管细胞癌多见，其次为黏液性囊腺瘤和腺泡细胞癌等。其转移途径有局部浸润、淋巴转移、血行转移和种植转移。血行转移常转移至肝、肺、骨、脑等处。

（二）护理评估

1. 健康史　注意询问病人家族中有无胰腺肿瘤或其他肿瘤病人；是否长期进食高蛋白、高脂肪饮食；有无吸烟史；有无糖尿病、慢性胰腺炎等疾病。

2. 身心状况

（1）症状和体征

1）腹痛：是胰腺癌常见的首发症状。早期表现为上腹不适，如隐痛、钝痛、胀痛。中晚期病人呈持续性剧烈疼痛，向腰背部放射，日夜不止，屈膝卧位可稍有缓解。胰体尾部癌的疼痛部位在左上腹或脐周，出现疼痛时已多属晚期。

2）黄疸：是胰头癌病人的最主要症状，常呈进行性加重，伴有皮肤瘙痒，尿呈红茶色，大便呈陶土色。

3）消化道症状：病人常有食欲缺乏、上腹饱胀、消化不良、便秘或腹泻等表现；部分病人可有恶心、呕吐。晚期癌肿侵及十二指肠可出现上消化道梗阻或消化道出血。

4）消瘦和乏力：病人在短时期内即可出现明显的消瘦和乏力，同时可伴有贫血、低蛋白血症等营养不良症状。

5）其他：胆道梗阻继发感染者，则出现反复发热；晚期病人可扪及上腹肿块，质硬、固定，可有腹水或远处转移症状。

（2）心理 - 社会状况：病人因疼痛影响睡眠和饮食，易产生焦虑、悲观等情绪；绝大多数病人就诊时已处于晚期，且预后差，常表现出各种消极情绪，甚至拒绝接受治疗。

考点　胰头癌最主要的症状

3.辅助检查

（1）实验室检查：可有血清碱性磷酸酶升高；血清胆红素可呈进行性升高。免疫学检查血清癌胚抗原（CEA）、胰癌抗原（POA）、糖类抗原（CA19-9）增高。其中，CA19-9是常用的辅助诊断和随访项目。

（2）影像学检查：①B超，是胰腺癌普查和诊断的常规方法，可以发现直径2cm以上的肿块，还可发现胆囊增大、胆管和胰管扩张等情况。②CT，是首选的影像学检查，能清楚显示肿瘤部位及与之毗邻器官的关系，以及腹膜后淋巴转移情况。③磁共振胆胰管成像（MRCP），能显示胰、胆管梗阻的部位和胰、胆管扩张的程度。④经内镜逆行胰胆管造影，可直接观察十二指肠乳头部及胰管、胆管情况，了解阻塞部位和性质，并可进行活组织检查。

（3）遗传及家族史检测：①存在胰腺癌易感基因，如ATM、BRCAI等致病或可能致病的胚系突变；②家族内具有胰腺癌病史（一级或二级亲属）的个体，推荐开展早期筛查。

（4）病理学检查：是确诊胰腺癌最可靠的方法。可通过内镜、手术，取活组织进行组织学检查。可收集胰液查找癌细胞，或在B超或CT指引下，经皮细针穿刺胰腺病变组织，行细胞学检查。

（三）治疗要点

手术治疗为首选。常用手术方式有胰头-十二指肠切除术、胰体尾部切除术、保留幽门的胰头-十二指肠切除术等；晚期病人如已无法行根治性手术，可行姑息性手术，如胆管-空肠吻合术、胃-空肠吻合术，以解除梗阻，保证消化道通畅。此外，辅以放疗、化疗，对延长生存期有一定作用。

考点　胰腺癌首选的治疗方法

（四）主要护理诊断/问题

1.焦虑　与担心疾病预后有关。

2.急性疼痛　与胰胆管梗阻、癌肿侵犯腹膜后神经丛及手术创伤有关。

3.营养失调：低于机体需要量　与食欲缺乏、呕吐及癌肿消耗有关。

4.潜在并发症：出血、感染、胰瘘、胆瘘、切口感染等。

（五）护理措施

1.术前护理

（1）一般护理

1）营养支持：术前给予高蛋白、高热量、高维生素和低脂饮食，必要时采取肠外营养支持，以改善病人营养状况，提高其对手术的耐受能力。

2）对症护理：皮肤瘙痒者，可外用炉甘石洗剂止痒，避免指甲抓伤皮肤。疼痛者遵医嘱给予止痛处理。

3）其他：术前置胃管，并做好其他术前常规护理工作。

（2）病情观察：观察病人精神及营养状况；注意病人有无水、电解质及酸碱平衡失调的情况；监测肝功能、凝血功能、血糖、尿糖和酮体变化。

（3）配合治疗护理

1）控制血糖：血糖异常者，遵医嘱调节饮食或注射药物控制血糖。

2）保肝护理：至少在术前 1 周遵医嘱施行保肝措施，注意补充维生素 K。

3）预防感染：术前 1 天遵医嘱开始使用抗生素。必要时术前 3 天口服抑制肠道细菌的抗生素，如新霉素、庆大霉素。术前 1 天清洁灌肠。

2.术后护理

（1）一般护理

1）体位：术后麻醉消失，血压平稳，取半坐卧位。

2）营养支持：术后禁饮食、胃肠减压，静脉补液及补充营养。

（2）病情观察：密切观察病人生命体征、意识、腹部症状和体征；详细记录 24 小时出入量，监测肝肾功能、血糖、尿糖和酮体变化；及时发现术后并发症。

（3）引流护理：了解各种引流管的部位和作用，如胃肠减压管、胆道引流管、胰引流管、腹腔引流管等。注意妥善固定，保持引流通畅，观察记录各种引流管每日引流量及引流液的颜色、性状，警惕胆瘘和胰瘘的发生。正确掌握各种引流管的拔管时机。

（4）预防术后并发症：术后可出现各种并发症，如消化道出血、腹腔内出血、胰瘘、胆瘘、继发性糖尿病、切口感染等，注意观察和护理，如有异常，应及时通知医生处理。

3.心理护理　胰腺癌病人大多预后较差，常出现悲观情绪，护理人员应针对病人具体情况，做好耐心细致的解释和心理疏导工作，尽量满足病人的需要，帮助病人树立战胜疾病的信心，使病人能配合治疗与护理，促进疾病的康复。

（六）健康教育

1.宜少量多餐、低脂饮食。

2.注意休息，适当运动，避免重体力劳动。

3.遵医嘱定期化疗或放疗。

4.定期随访，若出现消化不良、腹泻、消瘦、贫血、乏力、发热等表现，应及时到医院复诊。

自 测 题

A₁/A₂ 型题

1.原发性肝癌的普查方法是（　　）

　A. CT　　　　B. AFP　　　　C. MRI

　D. AKP　　　E. B 超

2.在严重肝胆疾病的手术前，最需补充的是

（　　）

　A.维生素 B₁₂　　B.维生素 C　　C.维生素 K

　D.维生素 A　　　E.维生素 E

3.胆石症病人出现胆绞痛时禁用（　　）

　A.阿托品　　　B.硫酸镁　　　C.吗啡

D. 654-2　　　E. 地西泮

4. 在我国，急性胰腺炎最常见的病因是（　　）

　A. 胆道疾病　　　　B. 手术与创伤

　C. 暴饮暴食　　　　D. 大量饮酒

　E. 胰管堵塞

5. 胰腺癌最常见的首发症状是（　　）

　A. 腹痛　　　　　　　B. 黄疸

　C. 食欲缺乏　　　　　D. 消化不良

　E. 乏力、消瘦

6. 病人，女，40 岁。因门静脉高压症入院，准备
近期手术，对病人的护理措施不妥的是（　　）

　A. 充分休息　　　　B. 预防感染

　C. 输新鲜血液　　　D. 病情观察

　E. 手术当日放置胃管

7. 病人，男，22 岁。既往体健，大量饮酒过后突
然出现上腹剧痛，频繁呕吐，面色苍白，疑为
急性胰腺炎，对病人最适宜的处理为（　　）

　A. 低脂流食　　　　B. 高蛋白饮食

　C. 普食　　　　　　D. 禁食

　E. 低脂饮食

8. 患儿，女，8 岁。阵发性剑突下钻顶样痛半
天，伴恶心、呕吐，既往有类似发作史，查体：
T 37.5℃，剑突下深压痛，无腹肌紧张，拟诊
断为（　　）

　A. 肝内胆管结石　　B. 胆总管结石

　C. 胆囊结石　　　　D. 胆道蛔虫病

　E. 急性胆管炎

9. 病人，男，58 岁。因肝癌行肝叶切除术，术后
给予的护理措施错误的是（　　）

　A. 应专人护理

　B. 常规吸氧

　C. 鼓励早期下床活动

　D. 术后取平卧位

　E. 术后给予静脉补充营养

10. 细菌性肝脓肿的致病菌侵入的主要途径是
（　　）

　A. 肝动脉　　　　　B. 胆道

　C. 门静脉　　　　　D. 开放性肝损伤

　E. 肝静脉

11. 病人，女，36 岁。反复发作右上腹疼痛 3 个月，
向右肩、背部放射，右上腹轻度压痛，肝不大，
未触及包块，首选检查是（　　）

　A. 静脉胆道造影　　B. 口服胆囊造影

　C. B 超　　　　　　D. 胃镜检查

　E. 肝功能检查

A₃/A₄ 型题

（12～13 题共用题干）

病人，女，46 岁。患胆石症多年，5 天前因腹痛、
寒战、高热和黄疸发作，经门诊抗感染治疗无效
入院，今发现病人神志不清，血压 80/50mmHg。

12. 该病人应考虑（　　）

　A. 胆道蛔虫伴感染　B. 急性坏疽性胆囊炎

　C. 胆总管结石症　　D. 胆囊穿孔腹膜炎

　E. 急性梗阻性化脓性胆管炎

13. 若病人行胆道手术，术后 T 管引流，下列各
项中不正确的是（　　）

　A. 妥善固定 T 管

　B. 观察 24 小时胆汁引流量

　C. 必要时可用无菌生理盐水低压冲洗

　D. 置管 7 天后拔管

　E. 拔管前须试行夹管 1～2 天

（徐思淼）

第 19 章

外科急腹症病人的护理

案例 19-1

病人，男，35 岁，上班途中发生交通事故，全腹疼痛被送入医院急诊。查体：T 38.2℃，P 128 次 / 分，R 30 次 / 分，BP 70/54mmHg。情绪紧张、极度烦躁、面色苍白；全腹压痛、反跳痛、肌紧张，以左季肋区为甚。1 小时尿量仅 10ml。实验室检查：血白细胞 21×10^9/L，中性粒细胞 88%。辅助检查：腹腔穿刺抽出不凝固的血液。初步诊断：脾破裂。

请问： 1. 接诊后应如何安置该病人的体位？

2. 目前应给予该病人哪些护理措施？

一、概 述

外科急腹症是以急性腹痛为主要先发表现的腹部疾病。其临床特点是起病急、变化多、进展快、病情重，在诊疗过程中需要紧急处理，一旦延误或处理不当可危及生命。因此，对外科急腹症能及时进行有效评估和实施相应的护理措施十分重要。

（一）病因

1. **炎症性疾病** 如急性阑尾炎、急性胆囊炎、急性胰腺炎、肝脓肿、腹腔脓肿等。

2. **穿孔性疾病** 如胃十二指肠溃疡穿孔、阑尾穿孔、胃癌或大肠癌穿孔等。

3. **出血性疾病** 如腹部外伤导致的肝脾破裂、腹腔内动脉瘤破裂、肝癌破裂等。

4. **梗阻性疾病** 如肠梗阻、结石或蛔虫引起的胆道梗阻、泌尿系统梗阻等。

5. **缺血性疾病** 如肠扭转、肠系膜动脉栓塞、肠系膜静脉血栓形成等。

（二）急性腹痛分类

1. **内脏神经痛** 内脏神经对切割、针刺等机械刺激不敏感，一般表现为胀痛或钝痛，疼痛过程缓慢、持续，痛感弥散、定位不准确，常伴有恶心、呕吐等消化道症状。

2. **躯体神经痛** 躯体神经主要分布于壁腹膜，对腹腔病变（血液、尿液、消化液、感染）的刺激敏感，疼痛感觉迅速且强烈，能准确反映病变刺激的部位，常引起反射性腹肌紧张。

3. **牵涉痛** 又称放射痛，是指某个内脏病变时，不但在原部位有疼痛的感觉，在远离该内脏的身体其他部位也出现疼痛，出现这种现象的原因是两个部位的痛觉传入同一神经根，因此产生的痛觉信号同时被定位于原发病部位及远离该内脏的身体其他部位，如急性胆囊炎出现右上腹或剑突下疼痛的同时常伴有右肩、背部放射痛。

考点 各类急性腹痛的特点

二、护理评估

（一）健康史

1.病因与诱因　询问病人发病前的饮食状况，如有无暴饮暴食、酗酒、进食油腻食物等；询问有无腹部外伤、情绪激动、剧烈活动、过度劳累等情况。

2.既往手术史和疾病史　询问既往有无腹部手术史、胃十二指肠溃疡病、胆道疾病、高血压、高脂血症等。

3.月经史　了解月经史有助于与妇科急腹症相鉴别，对诊断有重要意义，如异位妊娠孕囊破裂多有停经史。

（二）身心状况

1.症状

（1）腹痛：是外科急腹症最突出、最重要的症状。

1）部位：腹痛最明显处常是病变最严重的部位。腹痛由一个点开始，逐渐波及全腹者多为实质脏器破裂或空腔脏器穿孔，且范围越大提示病情越严重。某些炎症性病变早期，如急性阑尾炎，腹痛的位置并不是内脏所在的位置，当炎症累及壁腹膜时，原发病部位才会出现明显的腹痛。

2）性质：持续性的钝痛或隐痛多为炎症或出血性疾病引起；阵发性绞痛常为空腔脏器梗阻所致；持续性疼痛伴阵发性加剧则为炎症与梗阻并存，甚至是绞窄性病变，如绞窄性肠梗阻。

3）程度：炎症性疾病在初期腹痛多不剧烈，定位通常不准，之后随着病情加重定位也逐渐清晰，腹痛逐渐加重；空腔脏器穿孔引起的腹痛起病急，开始发病即引起剧烈腹痛；实质脏器破裂出血对腹膜的刺激不如空腔脏器穿孔的化学性刺激强，因此腹痛程度相对较轻。

（2）伴随症状

1）恶心和呕吐：腹痛后常发生恶心、呕吐，呕吐物的量、颜色、气味可帮助判断病变部位。如呕吐宿食不含胆汁见于幽门梗阻，呕吐物呈血性或咖啡色提示有消化道出血，呕吐物如粪水状通常为低位肠梗阻。

2）腹胀：多与肠梗阻或肠蠕动减慢有关，不对称腹胀多提示机械性肠梗阻，甚至是绞窄性肠梗阻，均匀全腹胀一般为麻痹性肠梗阻，腹胀严重一般代表病情较重。

3）排便：可出现排便停止或大便次数增多、大便形态和性状改变等。如消化道梗阻可表现为便秘，消化道肿瘤及肠系膜血管栓塞可伴有血便，柏油样便为上消化道出血的典型表现。

4）其他伴随症状：腹腔器官炎症性病变常有不同程度的发热；肝胆疾病或继发肝胆炎性病变常伴发黄疸，泌尿系统损伤、结石、炎症可出现血尿等。

部分病人，如儿童及老年人腹痛常不典型，需要结合病史及体征综合判断，因此详细了解腹痛的位置、性质、严重程度、是否持续、是否转移，结合伴随的其他症状对病情的判断极为重要。

考点 通过腹痛情况初步评估不同种类的外科急腹症

2. 体征

（1）视诊：注意腹部形态、皮肤色泽与弹性，有无局部隆起、胃肠型或蠕动波，有无腹壁静脉曲张等。

（2）触诊：取屈膝仰卧位，腹壁放松。重点检查有无腹膜刺激征，即腹部压痛、反跳痛、肌紧张，是急腹症的重要体征，腹部的炎症性疾病、穿孔性疾病、绞窄性疾病多伴有不同程度的腹膜刺激征，如有应详细检查部位和范围。若触及腹部包块，应注意其大小、位置、质地及活动度等情况。

（3）叩诊：检查肝浊音界范围，若缩小或消失常提示有消化道穿孔；若出现移动性浊音，提示腹腔内有大量积血或积液（大于 1000ml）；若叩诊呈鼓音则提示腹腔内大量积气。

（4）听诊：注意肠鸣音变化，亢进常提示有机械性肠梗阻，减弱或消失多提示炎症性病变或麻痹性肠梗阻。

（5）直肠指诊：肠壁有触痛可能为盲肠后位阑尾炎，触及波动感常提示盆腔积血或脓肿，指套染血应考虑肠绞窄或肠套叠。

考点 急腹症体征的查体体位及内容

3. 心理 - 社会状况 外科急腹症由于起病急、进展快、病情重，病人常有焦虑和恐惧感，非手术治疗期间或诊断未明之前，因不能使用止痛剂，病人和家属可能会有不理解的情绪。评估病人焦虑或恐惧的原因，评估病人及家属对疾病的了解程度，评估家属能否提供足够的心理和经济支持。

（三）辅助检查

1. 实验室检查 白细胞及中性粒细胞比例升高，常提示腹腔内感染；血红蛋白和红细胞计数降低常提示腹腔内出血；泌尿系统疾病病人尿液中常可发现红细胞；梗阻性黄疸病人的尿胆红素检测为阳性；血、尿淀粉酶明显升高提示胰腺疾病。

2. 影像学检查

（1）X 线检查：常用 X 线片或透视。腹部立位 X 线片见膈下游离气体常提示消化道穿孔或破裂；机械性肠梗阻时可见多个气液平面，麻痹性肠梗阻时可见肠管普遍扩张；泌尿系统结石可见阳性结石影。

（2）B 超检查：有助于了解有无腹腔内脏器破裂、炎症或占位性病变，亦可明确腹腔内有无积液、积血及其部位和积液量，还可协助进行腹腔穿刺定位，胆道结石和泌尿系统结石病人可见强回声。

（3）CT 或 MRI：对实质性脏器的病变、破裂、腹腔内占位性病变及急性胰腺炎的诊断均有重要意义。

3. 内镜检查 根据病变部位可采用不同种类的内镜检查，如胃镜、肠镜、腹腔镜、经内镜逆行胰胆管造影等，对于进一步明确诊断和治疗有重要意义。

4.诊断性腹腔穿刺和腹腔灌洗　用于不易明确诊断的急腹症,根据抽出液的性质(血性、脓性、粪性)、颜色、气味、浑浊度、涂片显微镜检查或淀粉酶测定,可初步判断急腹症的病因及病情程度;若腹腔穿刺无阳性发现可行腹腔灌洗帮助明确诊断。

考点　外科急腹症常用的辅助检查手段

(四)急腹症的鉴别

1.外科急腹症　①一般先有腹痛,后出现发热、呕吐等伴随症状。②腹痛或压痛部位一般较局限,位置较固定。③常伴有腹膜刺激征,甚至休克。④可发现腹部肿块或其他外科特征性体征及辅助检查表现。不同原因所致的外科急腹症,临床特点如下。

(1)炎症性疾病:一般起病缓慢,腹痛由轻至重,呈持续性;通常在病变部位有固定的压痛点,可伴有反跳痛和肌紧张及牵涉痛;常伴体温升高、血白细胞计数及中性粒细胞比例升高。

(2)穿孔性疾病:腹痛突然,呈持续性刀割样痛,迅速出现腹膜刺激征,容易波及全腹,但以原发病变部位最为明显。有腹腔积气表现,如肝浊音界缩小或消失、腹部立位X线片检查可见膈下游离气体;腹腔内渗液多时可伴有移动性浊音;肠鸣音减弱或消失。

(3)出血性疾病:多见于腹部外伤,也可见于肝癌破裂出血。以内出血表现为主,常可导致失血性休克,也可伴有不同程度的腹膜刺激征。腹腔穿刺可抽出不凝固性血液,穿刺阴性时可给予腹腔灌洗检查。

(4)梗阻性疾病:起病较急,多表现为阵发性绞痛,发病初期多无腹膜刺激征。梗阻的部位不同,可合并不同的症状,如发生在肠道可伴有呕吐、腹胀、肛门停止排气排便,发生在胆道可伴有黄疸,发生在泌尿系统可伴有血尿等。

(5)缺血性(绞窄性)疾病:病情发展迅速,常呈持续性剧痛或持续性腹痛阵发性加剧,易出现腹膜刺激征或休克。常伴有黏液血便或腹部局限性固定性浊音等特征性表现,若不及时处理可出现内脏缺血坏死。

考点　各类外科急腹症临床特点

2.内科急腹症　①一般先有发热、呕吐等伴随症状,后出现腹痛,也可以同时发生。②腹痛一般位置不局限、不固定,程度较轻。③无明显的腹膜刺激征。④常伴有咳嗽、胸闷、气促、心悸等症状。⑤查体及辅助检查可明确诊断。

3.妇科急腹症　①腹痛多位于下腹部或盆腔内。②常伴有白带增多、阴道流血、停经史、月经不规则等症状,或腹痛与月经周期有关。③专科检查可明确诊断。

三、治疗要点

1.非手术治疗

(1)适应证:①粘连性肠梗阻等。②诊断不明,但病情比较稳定、无明显腹膜刺激征的病人。

(2)治疗原则:①尽快明确诊断,针对病因采取相应的措施。②严密观察生命体征、腹部体征及相关辅助检查的动态变化,及时判断病情是否加重。③禁饮食、胃肠减压,为非手术治疗最重要的措施之一，可减少腹腔污染和毒素吸收，减轻腹胀。④诊断明确的病人可给予解痉药缓解腹痛。⑤应用抗生素预防感染。⑥建立静脉通道及时补液纠正水、电解质失衡。

2. 手术治疗

（1）适应证：①诊断明确，病情严重的病人。如腹部外伤致肝脾破裂、饱食后溃疡病穿孔、急性阑尾炎、急性梗阻性化脓性胆管炎、绞窄性肠梗阻等。②诊断明确，经过非手术治疗病情没有缓解或在非手术治疗期间病情突然加重的病人。③诊断不明，腹痛和腹膜刺激征范围不断扩大、全身中毒症状加重的病人。

（2）治疗原则：在非手术治疗的同时，积极完善术前准备，尽早进行手术治疗。

考点　外科急腹症的治疗原则

四、主要护理诊断 / 问题

1. 疼痛　与腹腔器官炎症、穿孔、出血、梗阻、缺血及手术等有关。

2. 焦虑和恐惧　与突然发病、剧烈疼痛、紧急手术、担忧预后等有关。

3. 体液不足　与禁食、出血或呕吐等体液丢失有关。

4. 体温过高　与腹部器官炎症或继发腹腔感染有关。

5. 潜在并发症：低血容量性休克或感染性休克、腹腔脓肿形成等。

五、护 理 措 施

（一）非手术治疗的护理

1. 一般护理

（1）体位：生命体征平稳后，病情允许情况下常取半坐卧位，减轻腹壁张力，有利于缓解腹痛；若有休克则取平卧位或中凹位。

（2）饮食：一般急腹症病人入院后应暂禁饮食；诊断不明者严格禁饮食；病情平稳之后，可根据医嘱做好相应的饮食护理。

2. 病情观察

（1）严密观察生命体征的变化：每 15～30 分钟测一次生命体征，注意有无水、电解质、酸碱失衡及休克表现。

（2）定时观察腹部症状和体征及伴随症状：注意腹痛的部位、范围、性质、程度等；注意有无腹胀、腹膜刺激征、移动性浊音及肠鸣音的变化等；注意有无发热、呕吐、腹泻、黄疸及大小便变化等。

（3）动态观察实验室检查结果的变化。

（4）详细记录液体出入量。

3. 配合治疗护理

（1）严格执行四禁。①禁食、胃肠减压：避免增加消化道负担或加重病情；根据病情或医嘱决定是否行胃肠减压，并保持引流通畅。②禁止痛剂：在明确诊断之前禁用止痛剂，以免掩盖症状；对诊断明确的胆绞痛、肾绞痛等可以使用阿托品等解痉药。③禁泻药：以免引起胃肠道平滑肌痉挛,造成肠蠕动加快,导致感染扩散。④禁灌肠:以免导致炎症扩散或加重病情。

考点 外科急腹症"四禁"

(2)输液或输血:迅速建立静脉通道,保证液体入路通畅,必要时输全血或血浆等,积极防治休克,纠正水、电解质、酸碱平衡紊乱及营养失调。

(3)降温:高热病人应给予物理降温或使用药物降温。

(4)抗感染:根据病情或医嘱使用抗生素控制感染。

4.心理护理 做好病人及家属的解释和沟通工作,及时了解病人心理状态,稳定病人的情绪,减轻焦虑,增加其战胜疾病的信心和勇气。

(二)手术治疗的护理

参考本书相关疾病手术治疗的护理。

六、健康教育

1.向病人及家属说明饮食管理的重要性,保持清洁和易消化的均衡饮食,形成良好的饮食和卫生习惯。

2.指导病人积极控制急腹症的各类诱因,如消化性溃疡者,应积极治疗,按时服药;胆道疾病及慢性胰腺炎者要适当控制油腻食物;反复发生粘连性肠梗阻者应避免暴饮暴食及饱食后剧烈运动等。

3.急腹症行手术治疗者,术后应早期开始活动,以预防粘连性肠梗阻。

4.术后定期门诊复诊,若出现腹痛、腹胀、呕吐等情况应及时就诊。

考点 外科急腹症健康教育要点

自 测 题

A₁/A₂型题

1. 下列属于外科急腹症特点的是（　　）
   A. 先有发热、呕吐等伴随症状,后出现腹痛
   B. 先有腹痛,后出现发热、呕吐等伴随症状
   C. 无明显腹肌紧张
   D. 有停经史、月经不规则等表现
   E. 腹痛或压痛部位不固定,程度较轻

2. 对诊断不明的急腹症病人禁用泻药的主要原因是（　　）
   A. 易致感染扩散　　B. 减少肠道蠕动
   C. 易致血压下降　　D. 影响肠道消化吸收

E. 易致水、电解质失衡

3. 急腹症病人手术处理的指征不包括（　　）
   A. 怀疑消化道穿孔
   B. 腹痛反复发作4小时以上
   C. 出现休克表现
   D. 腹膜刺激征明显
   E. 有明显内出血表现

4. 对急腹症病人的处理措施,错误的是（　　）
   A. 禁饮食,按需要实施胃肠减压
   B. 积极应用抗生素抗感染
   C. 便秘者行低压灌肠

D. 禁用吗啡等强镇痛剂

E. 及时纠正体液失衡

5. 病人，男，45 岁。因大量饮酒后出现上腹部持续疼痛 3 小时来院急诊，为减轻疼痛病人的常见体位是（　　）

A. 平卧位　　　　　B. 半坐卧位

C. 头低足高位　　　D. 端坐卧位

E. 弯腰屈膝侧卧位

6. 病人，男，20 岁。右上腹被锐器刺伤，剧烈疼痛，呼吸 36 次 / 分，脉搏 100 次 / 分，血压 90/65mmHg，诊断不明时禁用（　　）

A. 羟嗪　　　B. 吗啡　　　C. 6- 氨基己酸

D. 地西泮　　　E. 甲丙氨酯

7. 病人，女，43 岁，因十二指肠溃疡急性穿孔入院治疗，现给予禁食、胃肠减压处理，其主要

的目的是（　　）

A. 减轻腹胀

B. 避免消化液和食物残渣继续流入腹腔

C. 减轻腹胀和腹痛

D. 纠正水、电解质、酸碱紊乱

E. 有利于穿孔闭合

8. 病人，男，20 岁，于 3 小时前被自行车撞伤右侧腹部，因腹部剧烈疼痛来院就诊。体格检查：脉搏 120 次 / 分，血压 80/40mmHg。全腹压痛、反跳痛，以左上腹为重，移动性浊音阳性，肠鸣音消失。为确诊，最有价值的检查是（　　）

A. 心电图　　　　　B. 腹腔穿刺

C. 静脉肾盂造影　　D. X 线胸片

E. 肌酐、尿素氮含量

（刘　柳）

| 第 20 章 |
周围血管疾病病人的护理

周围血管疾病又称外周血管疾病，种类较多，临床表现各异，具有感觉异常（疼痛、潮热、寒冷、怠倦或麻木）、形态和色泽改变、结构变化和组织破坏等共同的临床特征。其主要病理变化是周围血管狭窄、闭塞、扩张、破裂和静脉关闭不全等。疼痛是周围血管疾病最常见的症状，分间歇性和持续性两种，与运动、体位改变、温度改变和管径狭窄导致动脉供血不足有关；肢体组织色泽、形态异常和局部组织破坏是周围血管疾病最常见的体征，与组织淤血、缺血导致的营养和代谢障碍有关。最常见的周围血管疾病是原发性下肢静脉曲张和血栓闭塞性脉管炎。

第 1 节　原发性下肢静脉曲张病人的护理

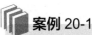**案例 20-1**

　　李女士是一位教师，因右下肢酸胀沉重，小腿部出现蚯蚓状团块入院，值班护士接诊后，立即与值班医生共同做好入院护理。经询问得知，病人 6 年前开始出现右下肢酸胀沉重，近 2 年来小腿部蚯蚓状团块逐渐增大。体格检查：左下肢正常，右小腿可见明显的静脉曲张团块，内踝处皮肤增厚，有色素沉着。波氏试验（＋），曲氏试验（＋）。

请问： 1. 该病人最有可能出现了什么情况？

　　　　2. 该病人存在哪些主要护理诊断？

一、概　　述

原发性下肢静脉曲张又称单纯性下肢静脉曲张，是指因血液回流障碍而引起的下肢浅静脉迂曲和扩张，是最常见的周围血管疾病之一。原发性下肢静脉曲张常发生在大隐静脉，其次是大、小隐静脉同时发生。男女发病比例相近，好发于左下肢，常并发小腿慢性溃疡。

静脉曲张形成的原因主要是下肢静脉瓣膜功能不全、静脉壁薄弱和静脉内压力升高。前两者与遗传因素有关，后者与下肢血液重力有关。长期站立、重体力劳动、妊娠、肥胖、盆腔肿瘤、慢性咳嗽或习惯性便秘等都可使下肢静脉压力升高，瓣膜过度承压后逐渐松弛而被破坏。

考点 原发性下肢静脉曲张的病因

二、护理评估

（一）健康史

注意询问有无下肢静脉疾病家族史，有无长期站立工作、重体力劳动、妊娠、肥胖、盆腔肿瘤、慢性咳嗽或习惯性便秘等可导致下肢浅静脉压增高的因素。

（二）身心状况

1. 症状和体征　主要表现为下肢浅静脉曲张、蜿蜒扩张、迂曲。

（1）早期：无明显症状。仅在长时间站立或行走后患肢小腿感觉沉重、酸胀、乏力和疼痛。

（2）后期：曲张静脉明显隆起、蜿蜒成团，可出现踝部轻度肿胀和足靴区（小腿下 1/3 至内踝上方）皮肤营养不良，皮肤色素沉着、湿疹和溃疡形成。

考点　原发性下肢静脉曲张的特征性临床表现

2. 心理 - 社会状况　本病起病缓慢，对病人的活动能力和下肢外观影响较大，甚至影响正常的工作和生活。

（三）辅助检查

通过检查了解静脉瓣膜功能及深、浅静脉之间血液回流情况，常用的检查方法是深静脉通畅试验和大隐静脉瓣膜功能试验。

1. 深静脉通畅试验　可判断深静脉是否通畅。检查时，病人站立，大脚上端绑扎止血带以阻断下肢浅静脉，嘱病人用力踢腿 20 次或反复下蹲 3 ～ 5 次后，观察静脉曲张程度的变化。若曲张静脉空虚萎陷，表示深静脉通畅；若静脉曲张不减轻，甚至加重，或伴有患肢酸胀不适，表示深静脉不通畅。

2. 大隐静脉瓣膜功能试验　可了解大隐静脉瓣膜的功能。病人平卧，抬高患肢使下肢静脉排空，在大腿上端绑扎止血带，然后让病人站立，立即松开止血带，若曲张静脉自下而上逐渐充盈时间超过 30 秒，表示大隐静脉瓣膜功能正常。若松开止血带后曲张静脉自上而下迅速充盈，表示大隐静脉瓣膜功能不良。若病人站立后不松开止血带，曲张静脉迅速充盈，则表明交通静脉瓣膜功能不良。

另外，也可行下肢静脉造影进行定性、定位、定量检查，这是目前确诊下肢静脉疾病的最可靠方法。

考点　下肢静脉曲张的辅助检查

三、治疗要点

原发性下肢静脉曲张的治疗方法包括非手术治疗和手术治疗。

1. 非手术治疗　适用于静脉曲张较轻而无症状、年老体弱或重要脏器功能不良、不能耐受手术者及妊娠期妇女。

（1）支持疗法：包括穿弹力袜或用弹力绷带，压迫曲张的静脉，防止症状加重；避免久站，休息时抬高患肢等。

（2）硬化剂注射疗法：适用于治疗术后残留的曲张静脉，或术后局部复发者。方法是将 5% 鱼肝油酸钠硬化剂注入排空的曲张静脉，局部绷带加压包扎 3 ～ 6 周。鼓励行走，但不宜久站。

2. 手术治疗　是治疗下肢静脉曲张的根本方法。适用于深静脉通畅、无手术禁忌证者。最常用的方法是大隐静脉和（或）小隐静脉高位结扎及曲张剥脱术。

四、主要护理诊断 / 问题

1. 活动无耐力　与下肢静脉回流障碍有关。
2. 皮肤完整性受损　与皮肤营养障碍、慢性溃疡有关。
3. 潜在并发症：深静脉血栓形成、小腿曲张静脉破裂出血等。

五、护 理 措 施

（一）一般护理

1. 非手术治疗的护理　注意休息，经常变换体位。将患肢抬高 30° ～ 40°，使患肢位置高于心脏水平，有利于下肢静脉和淋巴回流，减轻患肢水肿。指导病人坚持正确穿弹力袜或应用弹力绷带，延缓病情的发展。硬化疗法病人用弹力绷带从踝部到注射处近侧均匀压迫包扎（大腿部位约需 1 周，小腿部位约需 6 周），并嘱其及时活动患肢。

> **链接**
>
> ### 弹力袜及弹力绷带的使用
>
> 1. 弹力袜的选择　病人卧床、腿部肿胀消退之后，测量踝部和小腿的周径及膝下 3cm（短袜）或腹股沟下 13cm（长袜）至足底的长度，根据测量结果选择合适的弹力袜。
>
> 2. 弹力袜穿着时间　以清晨起床前穿戴为宜。
>
> 3. 弹力袜穿着方法　先将弹力袜从袜口卷到脚趾把脚尖伸入，然后以拇指为导引逐渐向上展开袜筒，使袜子平整无皱褶。
>
> 4. 弹力绷带包扎　从肢体远端开始，逐渐向近端螺旋缠绕。松紧度以能将一个手指伸入为宜，并密切观察肢端皮肤色泽、感觉和肿胀等情况，以判断效果。

2. 术前准备　应认真清洁术野和备皮，范围包括下肢、腹股沟部和会阴部皮肤；术前洗澡并更换清洁的内衣裤；有血栓性浅静脉炎或慢性溃疡者使用抗生素预防感染，局部外敷消炎药，术前每日换药。

3. 术后护理　术后患肢抬高 30°，促进静脉回流，减轻患肢水肿。鼓励病人在术后 24 ～ 48 小时下床行走，避免久坐或久站，防止静脉血栓形成。行大隐静脉高位结扎剥脱术者，患肢应用弹力绷带从脚趾至腹股沟加压包扎 1 个月以上。

（二）病情观察

非手术治疗者应注意观察肢体的皮温改变、局部水肿的消退和肢体的活动情况，及时了解弹力袜或弹力绷带包扎的效果。手术治疗者应注意观察弹力绷带包扎效果，谨防包扎过紧。若患肢端出现肿胀、疼痛、足背动脉搏动减弱或消失、皮肤温度降低、颜色苍白或发绀等，应及时报告医师并协助处理。

（三）配合治疗护理

协助医生做好各项检查，以明确诊断。遵医嘱协助病人穿弹力袜或用弹力绷带包扎下肢，并积极配合医生做好并发症的处理。血栓性浅静脉炎病人除抬高患肢、局部热敷、穿弹力袜或应用弹力绷带外，还应给予抗生素治疗。对小腿慢性溃疡者需采取抬高患肢、创面湿敷换药、应用抗生素等处理措施。静脉出血时应局部加压包扎止血，必要时可以缝扎止血。

（四）心理护理

病人因不能正常工作和生活，缺乏预防或延缓静脉曲张发生、发展的相关知识，易产生焦虑或悲伤情绪。应及时向病人宣教疾病的相关知识并进行心理疏导，缓解病人的焦虑或悲伤情绪，积极配合治疗。

考点　原发性下肢静脉曲张病人的护理措施

六、健康教育

1. 教育病人积极配合治疗和护理，让病人了解非手术或手术治疗的方法和意义。

2. 嘱咐病人注意保护患肢，防止碰伤和过度搔抓；维持良好的姿势，避免久站或久坐，定时改变体位。

3. 非手术治疗病人坚持长期使用弹力袜或弹力绷带，手术病人术后宜继续使用 1～3 个月。

第 2 节　血栓闭塞性脉管炎病人的护理

一、概　　述

血栓闭塞性脉管炎是一种以周围血管非化脓性炎症和闭塞为特点的疾病。我国北方较多见，好发于青壮年男性，病变多累及四肢远端中、小动脉和伴行的静脉。

血栓闭塞性脉管炎发病的确切原因不明，认为有内、外因素共同参与。内因主要包括性激素、自身免疫功能异常和血液高凝状态等；外因主要包括吸烟、慢性损伤、寒冷和潮湿的生活环境等，其中吸烟是最重要的因素。

考点　血栓闭塞性脉管炎的病因

二、护理评估

（一）健康史

注意询问病人的吸烟史，在湿冷环境下的工作史及外伤、感染史等。

（二）身心状况

1. **症状和体征**　本病起病隐匿、进展缓慢，呈周期性发作。按病程发展程度，临床上可分为 3 期。

（1）局部缺血期：此期以血管痉挛为主。患肢局部缺血、缺氧，主要表现为肢端发凉、怕冷、麻木感，足部及小腿时有酸痛，典型表现是出现间歇性跛行。间歇性跛行是指病人行走一段距离后患肢出现疼痛或肌肉抽搐，被迫跛行，休息后疼痛缓解，可继续行走，如此反复。部分病人伴有游走性浅静脉炎，表现为浅静脉部位发红、疼痛，出现条索状硬块，1～3 周后自行缓解消失。患肢胫后动脉和足背动脉搏动明显减弱，皮肤温度低于正常。

（2）营养障碍期：患肢供血不足继续加重，表现为趾甲生长缓慢、增厚变形，皮肤干燥变薄、汗毛脱落和肌萎缩。常出现静息痛，是指患肢处于休息状态时仍疼痛不止，夜间尤甚。病人疼痛剧烈，常彻夜难眠，被迫屈膝抱足。患肢抬高时疼痛加重，下垂时减轻。病人患肢的胫后动脉和足背动脉搏动消失。

（3）组织坏死期：患肢动脉完全闭塞，肢体远端发生缺血性坏死，发生干性坏疽。坏死组织自行脱落，留下经久不愈的溃疡创面，当细菌感染时可转为湿性坏疽，伴全身感染中毒症状。

考点 血栓闭塞性脉管炎各期的典型表现

2. 心理 - 社会状况　病人有持续而严重的疼痛，影响正常的工作、生活；一般止痛药效果不明显，但病人又担心使用麻醉性镇静剂会有药物成瘾性，心情矛盾；截肢后病人工作和生活能力将受到影响，可出现悲观、忧虑、暴躁的心理反应，甚至对治疗、生活失去信心。

（三）辅助检查

1. 一般检查

（1）测定跛行距离与时间：若跛行距离或时间缩短，则表明血管闭塞的程度加重。

（2）测定皮肤温度：在 15～25℃的室温下，若双侧肢体对应部位皮肤温度相差 2℃以上，提示皮肤温度降低，患侧肢体动脉血流减少。

（3）直腿抬高试验：病人平卧，患肢抬高 45°，3 分钟后若出现麻木、疼痛、足部皮肤呈苍白或蜡黄色，为阳性。再让病人坐起，下肢自然下垂于床沿下，若足部皮肤呈潮红或斑片状发绀，则提示患肢严重供血不足。

2. 特殊检查

（1）超声检查：超声多普勒检查可显示患肢动脉搏动波形降低；血管三维彩超有助于了解血管狭窄和闭塞的部位和程度。

（2）肢体血流图（如电阻抗血流测定）：了解血管内血流通畅程度、血流量、血管壁状态及神经对血管的调节作用。

（3）动脉造影：造影剂注入股动脉内，X 线检查后可以明确动脉阻塞的程度、范围及侧支循环的建立情况。

三、治疗要点

治疗原则是防止病变进展，改善和促进下肢血液循环。多种方法综合治疗可达到控制病情发展的目的，但戒烟以消除烟碱刺激引起的血管收缩是治疗的首要措施。

1. 非手术治疗　①使用扩血管药物：缓解血管痉挛，促进侧支循环形成，改善患肢的血液供应。②应用低分子右旋糖酐：可降低血液黏稠度，防止血栓的形成。③高压氧舱疗法：可增加肢体的组织供氧，促进溃疡的愈合。④使用吗啡、哌替啶等止痛剂，但需注意成瘾性。

2. 手术治疗　采用动脉内膜剥脱术、自体或人工血管搭桥术、大网膜皮下移植术、腰交感神经封闭术和截趾或截肢术等方法。

四、主要护理诊断 / 问题

1. 疼痛　与患肢组织灌注不足有关。

2. 焦虑　与疾病影响正常的工作和生活、下肢疼痛难忍、需截肢治疗等有关。

3. 活动无耐力　与肢端远端供血不足有关。

4. 皮肤完整性受损　与组织缺血及营养障碍有关。

5. 潜在并发症：术后切口出血和栓塞。

五、护 理 措 施

（一）一般护理

1. 非手术治疗的护理　非手术治疗主要包括戒烟、防潮和保暖、运动等措施。

（1）戒烟：帮助病人了解吸烟对肢体及生命的威胁，促使其绝对戒烟。

（2）防潮和保暖：在寒冷季节外出时应戴手套和围巾，穿毛袜，潮湿时及时烤干。因患肢末梢神经对热敏感性降低，不可直接用热水泡脚，应用水温计或手去试水温，水温合适方可使用，以避免烫伤。若要使用热水袋进行四肢保暖，应将热水袋放于腹部，使血流增加，反射性扩张四肢血管。

（3）运动：指导病人做伯尔格（Buerger）运动，加快血液循环，增加新陈代谢，促进侧支循环的建立。另外，中晚期病人疼痛剧烈，可引起动脉痉挛使病情加重，虽麻醉性止痛剂不能滥用，但也不可过分限制。

2. 手术治疗的护理

（1）术前护理：严格备皮，更换干净内裤。皮肤溃疡创面应积极控制感染，加强伤口的换药。

（2）术后护理：患肢平放，卧床休息，其间病人患肢可做足背伸屈活动，健侧肢体可进行较大范围的活动，以减少血栓形成的机会。

（3）动脉重建术：术后病人应卧床制动 2 周。术后若发现伤口有红、肿、热、痛等感染征象，应及时使用抗菌药物。

（二）病情观察

非手术治疗病人主要观察肢体皮温、足背动脉搏动及活动能力的改变。手术治疗病人应严密监测心功能和生命体征，特别注意观察患肢皮肤变化。若患肢出现剧烈疼痛、麻木、苍白、皮肤温度下降、动脉搏动减弱或消失等动脉供血不良现象，应立即报告医生处理。

（三）配合治疗护理

1. 缓解疼痛　疼痛是病人最痛苦的症状，也是护理过程中的难题。根据病情选择适当的止痛方法。

2. 预防组织损伤和感染　注意保持皮肤清洁干燥，避免抓挠，避免损伤；有溃疡者应卧床休息，减少损伤部位的耗氧量；干性坏疽创面应用 75% 乙醇溶液消毒后用无菌敷料包扎，湿性坏疽应加强局部换药，遵医嘱应用抗菌药物，待感染控制后做截肢术。

3. 患肢运动练习　有助于促进患肢侧支循环建立，增加患肢血供。

考点　血栓闭塞性脉管炎病人非手术治疗的护理措施

（四）心理护理

情绪激动会刺激交感神经兴奋，促使血管收缩，故应指导病人尽量放松身心，避免情绪激动。本病病情较重，预后不良，常需截肢治疗，应向病人宣教疾病的相关知识，鼓励病人积极面对，减轻心理负担，配合治疗。

六、健康教育

1. 向病人宣传吸烟的危害，劝其戒烟。

2. 嘱病人注意防潮、保暖，坚持锻炼患肢。

3. 指导病人进低热量、低糖、低脂食物，多吃富含维生素 B 和维生素 C 的食物，多摄入水分，以降低血液黏滞度。

4. 教育病人定时改变体位，选择合脚的鞋，不要赤脚走路，每天温水洗脚，修剪趾甲时避免损伤皮肤，防止皮肤干燥、皲裂，不穿紧身衣物，勤换鞋袜。

5. 指导病人出院后严格按照医嘱使用抗凝剂，预防血栓形成。

自测题

A₁/A₂ 型题

1. 病人，女，63 岁。因右下肢静脉曲张行大隐静脉高位结扎剥脱术。术后护士指导其使用弹力绷带的正确方法是（　　）

　　A. 包扎前应下垂患肢

　　B. 手术部位的弹力绷带应缠绕得更紧

　　C. 两圈弹力网带之间不能重叠

　　D. 由近心端向远心端包扎

　　E. 包扎后应能触及足背动脉搏动

2. 下肢静脉曲张病人主要的临床表现是（　　）

　　A. 肢端坏死　　　　B. 下肢酸胀乏力

　　C. 久站足部水肿　　D. 下肢静脉迂曲、隆起

　　E. 足部皮肤苍白、发冷、肌肉萎缩

3. 下肢静脉曲张病人最容易出现小腿慢性溃疡的部位是（　　）

　　A. 足背部　　B. 足靴区　　C. 小腿内侧

　　D. 小腿外侧　　E. 膝盖下方

4. 大隐静脉高位结扎剥脱术后，护士应指导病人（　　）

　　A. 患肢平放

　　B. 早期下床活动

　　C. 弹力绷带包扎 3 天

　　D. 弹力绷带包扎得越紧越好

　　E. 弹力绷带由近心端向远心端包扎

5. 有利于预防下肢静脉曲张发生的行为是（　　）

　　A. 久站或久坐　　　　B. 坐时双腿交叉

　　C. 穿紧身内裤　　　　D. 减少下肢运动

　　E. 坚持应用弹力袜或弹性绷带

6. 病人，男，58 岁。大隐静脉曲张高位结扎及剥脱术后 4 小时，因站立排尿致小腿伤口突然出血不止，紧急处理方法是（　　）

　　A. 用止血带

　　B. 平卧抬高患肢并加压包扎

　　C. 钳夹结扎止血

　　D. 指压止血

　　E. 于站立位包扎

7. 大隐静脉曲张术后护理措施错误的是（　　）

　　A. 做足趾伸屈运动

　　B. 弹力绷带包扎患肢

　　C. 术后 3 ～ 4 天方可下床活动

　　D. 患肢抬高 30°

　　E. 弹力绷带维持至少 2 周方可拆除

8. 病人，男，40 岁。行血栓闭塞性脉管炎术后，为了解肢体远端血运情况，护士应观察的体征不包

括（　　）

A. 双侧足背动脉搏动

B. 皮肤温度

C. 皮肤颜色

D. 皮肤出血

E. 皮肤感觉

9. 病人，男，46 岁。患有血栓闭塞性脉管炎。在护理时，为促进病人侧支循环的建立，其措施是（　　）

A. 严禁吸烟、肢体保暖

B. 做伯尔格运动

C. 高压氧疗法

D. 应用扩血管药物

E. 腰交感神经封闭

A₃/A₄ 型题

（10～11 题共用题干）

病人，男，38 岁。因血栓闭塞性脉管炎入院，准备接受人工血管搭桥手术治疗。

10. 护士在术前指导病人进行患肢护理时内容正确的是（　　）

A. 每天坚持跑步锻炼

B. 减少每日吸烟数量

C. 热水泡脚时用患肢试水温

D. 可将热水袋放在腹部为患肢取暖

E. 皮肤有溃疡或感染时可自行处理

11. 手术后，护士对病人进行病情观察时，最重要的是患肢（　　）

A. 有无疼痛　　　　B. 有无伤口感染

C. 皮肤有无红肿　　D. 是否能正常活动

E. 动脉搏动情况

（12～13 题共用题干）

病人，男，38 岁，冷库工作 8 年，吸烟 15 年，10 支／日。近来右小腿持续性剧烈疼痛，不能行走，夜间加重。到医院就诊，体格检查示右小腿皮肤苍白，肌萎缩，足背动脉搏动消失。

12. 护士对其病情判断最可能的是（　　）

A. 血栓闭塞性脉管炎

B. 动脉硬化闭塞

C. 下肢静脉血栓

D. 动脉栓塞

E. 动静脉瘘

13. 目前该病人的病变处于（　　）

A. 局部缺血期　　B. 营养障碍期

C. 组织坏死期　　D. 痉挛期

E. 晚期

（赵　婧）

| 第 21 章 |
泌尿、男性生殖系统疾病病人的护理

第 1 节　泌尿系统损伤病人的护理

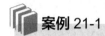

案例 21-1

> 病人，男，41 岁。因左腰部被撞 1 小时伴左腰肿痛而入院。神志清，面色苍白，脉细数，血压 66/46mmHg，左肋角下方肿胀、压痛，腹软，无肌紧张，无移动性浊音，肠鸣音正常。经导尿引出黄色透明液体约 200ml，给予快速输液 1000ml 及输血 400ml，病情无好转，血压继续下降。
> **请问：** 1. 目前该病人最主要的护理诊断是什么？
> 　　　　2. 下一步该如何配合医生治疗？

一、概　　述

泌尿系统损伤以男性尿道损伤最多见，肾、膀胱次之，输尿管损伤最少见。泌尿系统损伤大多是胸部、腹部、腰部或骨盆严重损伤的合并伤。因此，当有上述部位损伤时，应注意有无泌尿系统损伤，已确定有泌尿系统损伤时，也要注意有无其他脏器损伤。

泌尿系统损伤主要表现为出血和尿外渗。大出血可引起休克，血肿和尿外渗可继发感染，严重时导致脓毒症、周围脓肿、尿瘘或尿道狭窄。

（一）肾损伤

肾损伤多见于成年男性，常是严重多发性损伤的一部分。

1. 病因

（1）开放性损伤：因弹片、刀刃等锐器所致，常伴有胸、腹部损伤，伤情复杂而严重。

（2）闭合性损伤：因直接暴力（如撞击、跌打、挤压、肋骨或横突骨折等）或间接暴力（如对冲伤、突然暴力扭转等）所致。

肾脏本身存在如肾积水、肾肿瘤、肾结核或肾囊肿等病变时，更易受损伤。临床上在肾穿刺、腔内泌尿外科检查或治疗时也可偶发医源性损伤。

2. 病理　临床上最多见闭合性损伤，根据其损伤的程度可分为以下 4 种病理类型（图 21-1）：

（1）肾挫伤：肾实质部分挫伤，形成肾瘀斑和（或）包膜下血肿，肾包膜及肾盂黏膜完整。若损伤涉及肾集合系统，可有少量血尿，大多数病人属此类损伤。

（2）肾部分裂伤：肾实质部分裂伤伴有肾包膜或肾盂肾盏黏膜破裂，前者可引起肾周血肿，后者可致明显的血尿。

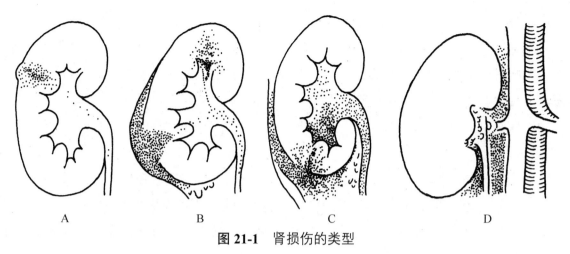

图 21-1　肾损伤的类型

A. 肾挫伤；B. 肾部分裂伤；C. 肾全层裂伤；D. 肾蒂损伤

（3）肾全层裂伤：肾实质深度裂伤，肾包膜、肾盂肾盏黏膜均破裂，常引起广泛的肾周血肿、血尿和尿外渗。肾横断或碎裂时，可引起部分肾组织缺血。

（4）肾蒂损伤：较少见。若肾蒂血管部分或全部撕裂，可发生大出血，常因来不及诊治而死亡。

（二）膀胱损伤

膀胱空虚时位于骨盆深处，很少损伤；膀胱充盈时壁紧张而薄，高出耻骨联合伸展至下腹部，易致损伤。

1. 病因

（1）开放性损伤：因弹片、刀刃等锐器所致，易形成腹壁尿瘘、膀胱直肠瘘或膀胱阴道瘘。

（2）闭合性损伤：因撞击、挤压、骨盆骨折刺破膀胱壁所致，多见于膀胱充盈时，发生率高。

（3）医源性损伤：见于膀胱镜检查或治疗时。

2. 病理

（1）膀胱挫伤：仅伤及黏膜或肌层，膀胱壁未穿破。局部出血或形成血肿，无尿外渗，可见血尿。

（2）膀胱破裂：分为腹膜外型和腹膜内型。腹膜外型膀胱破裂，腹膜完整。尿液外渗到膀胱周围组织和耻骨后间隙，可引起腹膜外盆腔炎或脓肿。多由膀胱前壁损伤引起，常伴骨盆骨折。腹膜内型膀胱破裂、腹膜破裂，尿液流入腹腔，引起腹膜炎。多由膀胱后壁或顶部损伤所致。

（三）尿道损伤

尿道损伤多见于男性。男性尿道以尿生殖膈为界，分为前、后两段。前尿道包括球部和阴茎部，后尿道包括前列腺部和膜部。前尿道损伤多发生在球部，后尿道损伤多发生在膜部。尿道损伤早期处理不当，常产生尿道狭窄、尿瘘等并发症。

1. 病因

（1）开放性损伤：因弹片、锐器伤所致，常伴有阴茎、阴囊、会阴部贯通伤。

（2）闭合性损伤：因外来暴力引起，多为挫伤或撕裂伤。会阴部骑跨伤易引起尿道球部损伤；骨盆骨折易引起尿道膜部损伤。

（3）医源性损伤：经尿道的诊疗器械操作不当，可引起医源性尿道损伤。

2. 病理

（1）根据损伤的程度分类：①尿道挫伤。尿道内层损伤，阴茎筋膜完整，仅有水肿和出血，可以自愈。②尿道裂伤。尿道壁部分全层断裂，引起尿道周围血肿和尿外渗，愈合后可引起瘢痕性尿道狭窄。③尿道断裂。尿道完全离断，断端退缩、分离，血肿和尿外渗明显，可发生尿潴留。

（2）根据尿外渗范围分类：①尿道球部损伤。血液及尿液渗入会阴、阴茎、阴囊和前腹壁。②尿道膜部损伤。尿外渗至耻骨后间隙和膀胱周围。可因骨盆骨折及盆腔血管丛损伤而发生大出血，在前列腺和膀胱周围形成大血肿。

二、护理评估

（一）肾损伤

1. 健康史　仔细询问受伤的时间、原因、姿势、经过及致伤物的性质；就诊前的急救措施，效果如何；以往健康状况等。

2. 身心状况

（1）症状和体征

1）休克：严重肾裂伤、肾蒂损伤或合并其他脏器损伤时，因创伤和失血，常发生休克。

2）血尿：多数病人会出现血尿，但血尿与损伤程度却并不一致。肾挫伤或轻微肾裂伤会导致少量肉眼血尿；严重肾裂伤可能有大量肉眼血尿；也可能只有轻微血尿或无血尿，如肾蒂血管断裂、肾动脉血栓形成及血块堵塞肾盂、输尿管等。血尿停止后，可因感染或过早下床活动而出现继发性血尿。

考点　不同类型肾损伤的血尿特点

3）疼痛：肾包膜下血肿、肾周围软组织损伤、出血或尿外渗可引起患侧腰腹部疼痛。血液、尿液渗入腹腔或合并腹腔脏器损伤时，可出现全腹疼痛和腹膜刺激征，并伴发热。血块通过输尿管时可发生肾绞痛。

4）腰腹部肿块：血液、尿液渗入肾周围组织可使局部肿胀，形成肿块，有明显触痛和肌强直。

5）发热：血肿、尿外渗易继发感染，形成肾周围脓肿或化脓性腹膜炎，引起发热等全身中毒症状。

（2）心理 - 社会状况：病人出现紧张甚至恐惧心理，缺乏相关疾病知识，担心疾病的发展。

3. 辅助检查

（1）实验室检查：尿中含有多量红细胞。血红蛋白含量与血细胞比容持续降低提示有活动性出血，血白细胞计数增高则提示有感染。

（2）影像学检查：B 超能提示肾损伤的部位和程度；CT 检查是首选，可清晰显示肾皮质裂伤、尿外渗和血肿范围，显示无活力的肾组织，并可了解与周围组织和腹腔内其他脏器的关系；排泄性尿路造影可评价肾损伤的范围和程度；动脉造影能在排泄性尿路造影未显影时，显示肾动脉和肾实质损伤情况。

（二）膀胱损伤

1. 健康史　仔细询问受伤的时间、原因、部位、暴力性质、经过及受伤时膀胱是否充盈，伤后采取的诊疗措施及其结果。此外，还应了解有无膀胱疾病或手术史等。

2. 身心状况

（1）症状和体征

1）休克：骨盆骨折大出血、膀胱破裂导致尿外渗及腹膜炎，可出现休克。

2）腹痛：腹膜外破裂时，可有下腹部疼痛、压痛及肌紧张，直肠指诊可触及前壁饱满感和触痛。腹膜内破裂时，可出现腹膜刺激征，并有移动性浊音。

3）血尿和排尿困难：有尿意，但不能排尿或仅排出少量血尿。当有血块堵塞时，或尿外渗到膀胱周围、腹腔内，则无尿液自尿道排出。

4）尿瘘：开放性损伤可出现体表伤口、肛门或阴道漏尿。闭合性膀胱损伤在尿外渗感染后破溃也可形成尿瘘。

（2）心理 - 社会状况：病人出现紧张甚至恐惧心理，缺乏相关疾病知识，担心疾病的发展。

3. 辅助检查

（1）导尿试验：只有膀胱损伤而无尿道损伤时，导尿管可顺利插入膀胱，仅流出少量血尿或无尿。从导尿管注入生理盐水 200ml，5 分钟后吸出，若液体进出量差异很大，提示膀胱破裂，是确定膀胱破裂的简单有效的方法。

（2）X 线检查：腹部 X 线片可发现骨盆或其他骨折。通过对造影剂注入膀胱前和造影剂抽出膀胱后 X 线片对比，以造影剂是否漏到膀胱外的膀胱造影检查判断有无膀胱破裂，是确诊膀胱破裂的主要方法。

（三）尿道损伤

1. 健康史　仔细询问受伤的时间、原因、姿势、暴力性质、经过，详细了解已采取的诊疗措施及结果。

2. 身心状况

（1）症状和体征

1）休克：前尿道损伤时，尿道球海绵体严重出血可致休克。后尿道损伤时，常合并骨盆骨折，也会致休克。

2）尿道出血：外伤后，即使不排尿也可见尿道外口滴血。尿液可为血尿。

3）疼痛：前尿道损伤可有伤处疼痛和尿道口放射痛，排尿时加重；后尿道损伤可出现下腹部疼痛，局部肌紧张、压痛；伴骨盆骨折者，移动时疼痛加剧。

4）排尿困难：尿道挫裂伤时因局部水肿或疼痛性括约肌痉挛，出现排尿困难。尿道完全断裂时因不能排尿可发生急性尿潴留。

5）局部血肿：尿道骑跨伤常导致会阴部、阴囊处肿胀、瘀斑及蝶形血肿。

6）尿外渗：尿道断裂后，用力排尿时，尿液可从裂口处渗入周围组织，形成尿外渗。尿外渗、血肿并发感染时，可出现脓毒症。若为开放性损伤，则尿液可从皮肤、肠道或阴道创口流出，最终形成尿瘘。

（2）心理 - 社会状况：病人突发损伤，不能排尿，出现紧张甚至恐惧心理，缺乏相关疾病知识，担心疾病的发展。

3. 辅助检查

（1）导尿试验：可检测尿道是否连续、完整。若导尿管能顺利进入膀胱，说明尿道连续性未完全破坏，可为挫伤或裂伤；否则为尿道断裂。若一次插入困难，不应勉强反复试验，以免加重损伤和导致感染。

（2）X 线检查：骨盆前后位 X 线片可显示骨盆骨折。尿道造影可确定尿道损伤部位及类型。

三、治疗要点

合并休克者先行抗休克治疗。骨盆骨折者需平卧，勿随意搬动，以免加重损伤。

轻微肾挫伤经短期休息可以康复，多数肾挫裂伤可行保守治疗，仅少数需手术治疗。肾挫伤、轻型肾裂伤及无其他脏器合并损伤的病人，要绝对卧床休息，密切观察生命体征、血尿颜色和腰腹部肿块的变化，及时补充血容量和能量，应用广谱抗生素，使用镇痛、镇静和止血药。开放性肾损伤、严重肾裂伤、肾破裂或肾蒂损伤、合并腹腔脏器损伤等，须尽快手术治疗。

膀胱挫伤或造影时仅有少量尿外渗而症状轻微者，可插导尿管持续引流尿液 7 ～ 10 天，并使用抗生素，多可自愈。开放性损伤、经非手术治疗无效及严重的膀胱破裂者，在休克纠正后应立即手术。

尿道挫伤及轻度裂伤、无排尿困难者，无需特殊治疗。尿道损伤伴排尿困难者，先试插导尿管，如试插成功，留置导尿管 7 ～ 14 天，并应用抗生素预防感染。尿道裂伤导尿失败或尿道断裂者，应立即行手术修补。

考点 轻度尿道损伤留置导尿管的时间

四、主要护理诊断 / 问题

1. 急性疼痛　与组织损伤、尿外渗、肾包膜下血肿形成、血块堵塞输尿管或尿道等有关。

2. 焦虑、恐惧　与外伤打击、害怕手术、担心预后不良有关。

3. 体液不足　与肾裂伤、肾蒂损伤、骨盆骨折损伤出血等有关。

4. 排尿障碍　与膀胱破裂、尿道损伤等有关。

5. 潜在并发症：休克、感染、尿道狭窄等。

五、护理措施

（一）非手术治疗病人的护理

1. 一般护理　能进食的轻症病人，进高热量、高蛋白、高维生素的食物，多饮水。休克病人可采用抗休克体位或平卧位。非手术治疗的肾损伤病人，嘱其绝对卧床 2～4 周，待病情稳定、血尿消失 1 周后方可离床活动。

考点　非手术治疗肾损伤病人的饮食及卧位要求

2. 病情观察　密切观察病人的生命体征，每隔 1～2 小时测量 1 次。并注意血尿、腰腹部包块及腹膜刺激征等变化。经积极的非手术治疗后，出现下列情况应及时报告医生并做好术前准备：①生命体征持续不好转；②血尿加重；③腰、腹部包块逐渐增大。

考点　指导病人病情恶化需做好术前准备的要点

3. 配合治疗护理

（1）肾损伤：嘱病人绝对卧床休息，建立静脉通道，遵医嘱输血输液，给予止血剂，及时有效地采取预防休克的措施。早期常规使用对肾无毒性作用的广谱抗生素，以防止感染。有手术指征者在防治休克的同时，积极进行各项术前准备，危重病人尽量减少搬动以免加重损伤和休克。必要时还应做好镇静、止痛等方面的护理。

（2）膀胱损伤：做好尿管、膀胱造口管护理，保持引流通畅。大多数膀胱裂伤的病人需手术治疗，在一般护理的同时应尽快做好手术前常规准备。

（3）尿道损伤：配合医生试插尿管，如能插入即应留置尿管；如果尿管插入困难，需配合医生行耻骨上膀胱造口术以引流尿液；必要时作好术前常规准备。

4. 心理护理　主动告知病人病情，解释目前治疗方法的可行性，解除其思想顾虑。对焦虑不安的病人进行正确引导，以和蔼可亲的态度安慰和关心病人，解除焦虑、恐惧等心理障碍，使其能主动配合治疗和护理。

（二）手术治疗病人的护理

1. 术前护理　告知病人手术治疗的必要性和重要性，解除思想顾虑，使其配合手术治疗。积极做好备皮、配血、凝血功能障碍检查等各项术前准备。

2. 术后护理

（1）一般护理

1）体位与休息：血压平稳者可取半坐卧位，以利腹腔引流和呼吸。肾切除术后需卧床休息 2～3 日，肾修补或肾部分切除术需卧床休息 2 周，以防止术后出血。

考点　各种类型肾手术后的卧位与休息要求

2）饮食：肾损伤、膀胱破裂、后尿道损伤术后病人，需禁食 2～3 日，待肠蠕动恢复后开始进食。前尿道损伤术后 6 小时且无麻醉反应者即可正常饮食。肾区手术后易出现腹胀，因此恢复饮食的早期要少进易产气的食物，以减轻腹胀。

（2）病情观察：注意观察生命体征是否平稳；有无主观不适；伤口敷料是否干燥，有无渗血、渗液；导尿管、耻骨上造口管、肾周引流管等管内引流物的颜色、性状、量及气味等是否正常。

（3）配合治疗护理

1）做好各种引流管的护理：妥善固定；保持引流通畅，避免扭曲、受压、脱落；每日无菌操作下更换引流袋，保持引流管清洁，观察并记录引流管的引流情况。

2）预防感染：严格无菌操作，遵医嘱应用抗菌药物。

3）肾损伤：注意尿量及血尿变化。血尿是常见症状，如果血尿颜色逐渐加深，说明出血加重，遵医嘱及时进行血、尿常规及肾功能检查等。对肾切除的病人，输液速度不要太快，并注意有无输液反应。

4）膀胱及尿道损伤：留置尿管者应定时冲洗膀胱，每日用消毒棉球擦洗尿道外口及尿管2次。暂时性膀胱造口，一般留置1～2周，拔管前需先夹管，观察能否自行排尿，排尿通畅方可拔除造口管；如果同时留有尿管，应先拔除尿管，再考虑拔除膀胱造口管。对有尿外渗多次切开引流的病人，应观察引流液的量和性质，敷料浸湿或污染时应立即更换。

> **考点** 膀胱造口管和尿管的护理措施

5）并发症的护理：①尿瘘时应保持引流通畅、局部清洁、防治感染、加强营养、促进愈合。②尿道狭窄时，应配合医生定期施行尿道扩张术，术后嘱病人多饮水，必要时遵医嘱给予止血、抗感染等药物。

（4）心理护理：术后给予病人及其亲属心理上的支持。解释术后恢复过程，术后不适、引流管的安放多为暂时性，若积极配合治疗和护理可加快康复等。

六、健 康 教 育

1. 向病人介绍肾损伤后卧床及观察血尿、腰腹部包块的意义。

2. 病人3个月内不宜参加重体力劳动或竞技运动。肾切除术后病人，应注意保护对侧肾，尽量不要使用对肾有损害的药物。

3. 鼓励病人适当多饮水，以增加尿量、稀释尿液，预防泌尿系统感染和结石的形成。

4. 向应用膀胱造口管的病人介绍护理知识。

5. 嘱尿道狭窄的病人出院后仍应坚持定期到医院行尿道扩张术。

第 2 节　泌尿系统结石病人的护理

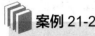 **案例 21-2**

　　病人，女，37岁。运动时突发右下腹阵发性剧痛，向会阴部放射，伴恶心、呕吐。既往有慢性阑尾炎史，未作特殊处理。查体：肾区叩击痛，体温正常，心肺无异常，全腹软，右下腹有轻度深压痛。尿常规检查示红细胞（++）。

请问： 1. 目前病人最主要的护理问题是什么？

　　　　2. 护士可采取什么护理措施？

一、概　述

泌尿系统结石又称尿石症，是肾结石、输尿管结石、膀胱结石和尿道结石的总称，是常见的泌尿外科疾病。尿石症根据结石的位置可分为上尿路（肾、输尿管）结石和下尿路（膀胱、尿道）结石。上尿路结石发病率高于下尿路结石。根据结石成分可分为草酸钙结石、磷酸钙结石、磷酸镁铵结石、尿酸结石、胱氨酸结石等。上尿路结石以草酸钙结石多见，膀胱及尿道结石以磷酸镁铵结石多见。

（一）病因

尿石症的形成机制尚未完全清楚，可能与下列因素有关。

1. 尿液因素　形成结石的物质排出增加；尿 pH 改变；尿液浓缩；尿中抑制晶体形成和聚集的物质减少；尿路感染时尿基质增加。

2. 尿路因素　尿液淤滞、尿路感染、尿路异物。

3. 流行病学因素　受性别和年龄、种族、职业、地理环境和气候、饮食和营养、水分摄入、疾病等因素影响。

（二）病理

尿路结石在肾和膀胱内形成，绝大多数输尿管结石和尿道结石为结石排出过程中停留在该处所致。尿路结石可引起泌尿道的机械损伤、梗阻、感染和恶性变。结石损伤尿路黏膜可导致出血。结石位于尿路较细处如肾盏颈、肾盂输尿管连接处、输尿管或尿道，可造成尿路梗阻。急性上尿路梗阻可导致平滑肌痉挛，引起肾绞痛，及时解除梗阻可无肾损害；慢性不完全梗阻可导致肾积水，使肾实质逐渐受损而影响肾功能。尿路梗阻时易继发感染，感染与梗阻又促使结石迅速长大或再形成结石。结石长期刺激肾盂和膀胱黏膜可引起黏膜恶性变。

二、护理评估

（一）上尿路结石

1. 健康史　了解病人生活环境，平时饮食及饮水情况；有无泌尿系统梗阻、感染和异物史；有无肾绞痛、血尿、排石病史；有无甲状旁腺功能亢进症、痛风或长期卧床等病史；有无长期大量服用维生素 C、维生素 D 及磺胺类等药物。

2. 身心状况

（1）症状和体征

1）疼痛：是最突出的症状，疼痛程度主要与结石部位、大小、活动与否及有无损伤、感染、梗阻等有关。体积大、活动度小的肾盂肾盏结石，可无明显临床症状，活动后可出现上腹和腰部钝痛；体积小、活动度大的结石，引起输尿管梗阻时，可出现肾绞痛。典型表现为阵发性上腹部或腰部剧烈疼痛，疼痛难忍，并沿输尿管行径放射至同侧腹股沟，还可累及同侧睾丸或阴唇，伴脸色苍白、出冷汗、恶心、呕吐，有明显肾区叩击痛。结石位于输尿管膀胱壁段或输尿管口，可伴有膀胱刺激征及尿道和阴茎头部放射痛。

2）血尿：绞痛时或绞痛发作后，可出现肉眼或镜下血尿，以后者常见，有时活动后镜下血尿是上尿路结石的唯一临床表现。如果结石引起尿路完全梗阻或固定不动（如肾盏小结石），则可能没有血尿。

考点 肾输尿管结石的典型临床表现

（2）心理 - 社会状况：结石症状明显的病人，如反复发作的疼痛、血尿等，易使病人产生焦虑情绪。

3. 辅助检查

（1）实验室检查：尿常规检查可见肉眼或镜下血尿，伴感染时可见脓尿，有时可发现结晶尿；当怀疑病人尿路结石与代谢状态有关时，应测定血、尿的钙、磷、尿酸、草酸等；伴感染者，尿细菌培养可有阳性结果。此外，还应做肾功能测定。

（2）影像学检查：①泌尿系统 X 线片，能发现 95% 以上的结石。②排泄性尿路造影，可评价有无因结石所致的肾结构和肾功能改变，了解有无引起结石的尿路解剖结构异常，并可查出透 X 线的结石。③逆行肾盂造影，仅在其他方法不能确定结石的部位或结石以下尿路病变不明时采用。④B 超，能发现 X 线片不能显示的小结石和透 X 线的结石，还能显示有无肾积水及肾结构改变，如肾影增大、肾实质萎缩等。尤其是急症病人不能行 X 线检查时首选 B 超检查。⑤放射性核素检查，可用于评价治疗前后肾功能的改变情况和对比双侧尿路梗阻病人双侧肾功能的差异。

考点 泌尿系统结石首选的影像学检查

（3）内镜检查：包括肾镜、输尿管镜和膀胱镜。在 X 线检查不能明确诊断时，通过内镜既可明确诊断，又可进行逆行尿路造影及治疗。

链接 调节尿液酸碱度对结石的预防或治疗有一定的意义。给予富含酸盐饮食，并口服氯化铵等酸性药物，使尿液酸化，可利于磷酸盐或碳酸盐类结石的溶解。给予富含碱盐饮食，并口服碳酸氢钠等碱性药物，使尿液碱化，可利于酸性结石溶解。

（二）下尿路结石

1. 健康史 应了解病人是否存在营养不良、低蛋白饮食、上尿路结石病史，是否有膀胱异物存留、长期留置尿管、良性前列腺增生等病史。

2. 身体状况

（1）症状和体征

1）膀胱结石：典型症状为排尿突然中断，疼痛放射至远端尿道和阴茎头部，伴排尿困难和膀胱刺激征。小儿搓拉阴茎、跑跳或改变排尿姿势后，常能使疼痛缓解，继续排尿。常有终末血尿，合并感染时可出现脓尿。直肠指诊可触及较大膀胱结石。

2）尿道结石：典型症状为排尿困难，滴尿伴尿痛。结石完全梗阻尿道时，可发生急性尿潴留伴会阴部剧痛。直肠指诊可触及后尿道结石。

（2）心理 - 社会状况：病人突发排尿困难、疼痛，易引起其紧张恐惧心理，病人缺乏相关疾病知识，担心疾病的发展。

考点 膀胱尿道结石的典型临床表现

3. 辅助检查　B 超和 X 线能显示大多数结石，金属探子能探知结石存在，膀胱尿道镜检查可直接见到结石，并可观察有无膀胱、尿道病变。

三、治疗要点

1. 肾、输尿管结石

（1）非手术治疗：适用于结石直径小于 0.6cm、表面光滑、无尿路梗阻、无感染的纯尿酸或胱氨酸结石的病人。治疗措施如下。①解痉止痛，如肾绞痛发作时可单独或联合应用阿托品、哌替啶，辅以钙通道阻滞剂、吲哚美辛、黄体酮等药物。②大量饮水：保持每日尿量在 2000ml 以上，既有利于结石排出，又有利于控制尿路感染。③控制感染：根据尿细菌培养及药物敏感试验选用抗生素。④调节尿液 pH，根据结石的成分碱化或酸化尿液。⑤调节饮食，根据结石成分调节饮食。⑥中西医结合疗法，包括解痉、利尿、针刺等，可促进排石。⑦调节代谢的药物，如别嘌呤可降低血和尿的尿酸含量。

（2）体外冲击波碎石：是通过 X 线或 B 超对结石定位，利用高能冲击波聚焦后作用于结石，使其裂解，直至细砂，然后随尿液排出。最适宜于结石直径小于 2.5cm 的上尿路结石，且结石以下输尿管通畅，肾功能良好，未发生感染者。

（3）手术治疗：对较大的结石及非手术治疗无效或合并严重梗阻、感染、肾功能有损害者，应及早手术。①非开放性手术方式有经皮肾镜取石或碎石术、输尿管肾镜取石或碎石术和腹腔镜输尿管取石术。②开放性手术方式有肾盂切开取石术、肾实质切开取石术、肾部分切除术、肾全切除术、输尿管切开取石术。

2. 膀胱结石　①经尿道膀胱镜取石或碎石：适用于膀胱结石小于 2 ～ 3cm 者，较大的结石可用超声、激光或气压弹道等碎石。②耻骨上膀胱切开取石术：适用于结石过大、过硬或合并膀胱、前列腺病变不宜行经尿道膀胱镜取石或碎石者。

3. 尿道结石　①前尿道结石：局麻下，手法取石，避免尿道切开，以防尿道狭窄。②后尿道结石：用尿道探条将结石推入膀胱，再按膀胱结石处理。

四、主要护理诊断 / 问题

1. 急性疼痛　与结石梗阻、平滑肌痉挛、合并感染等有关。

2. 排尿障碍　与结石梗阻有关。

3. 知识缺乏：缺乏预防尿石症的知识。

4. 潜在并发症：术后出血、感染、肾功能不全等。

五、护理措施

（一）非手术治疗病人的护理

1. **病情观察**　观察尿液的量、颜色、性状；监测尿常规，注意有无泌尿系统出血、感染等并发症。

2. **肾绞痛病人的护理**　嘱病人卧床休息、深呼吸、放松，局部热敷；遵医嘱应用解痉止痛药物，用药后观察疼痛是否减轻或消失、结石有无排出，并注意有无尿路感染征象。

3. **促进结石排出**　嘱病人大量饮水，每日饮水量在 3000ml 以上，成人应保持每日尿量在 2000ml 以上，尤其是睡前及夜间饮水，效果更好。适当进行跳跃性运动，以促进结石排出。

考点　促进结石排出的护理措施

4. **防治感染**　遵医嘱应用抗生素，并定期观察血白细胞、尿白细胞和细菌学检查结果，以判断治疗效果。

5. **心理护理**　向病人介绍泌尿系统结石的相关知识，消除病人焦虑，使其情绪稳定，增强战胜疾病的信心，配合治疗及护理。

（二）体外冲击波碎石病人的护理

1. **碎石前护理**　提前检查心、肝、肾等重要脏器和凝血功能。术前 3 日忌食产气性食物，术前 1 日服缓泻剂或灌肠，术晨禁饮食。说明体外冲击波碎石是一种简单、安全、有效、无痛苦的治疗方法，术中有一定的噪声，但不必紧张，一定要按照要求保持体位固定，不要随意移动。

2. **碎石后护理**　①取患侧卧位，若无不适可正常进食，应多饮水，并适当活动和变换体位，以促进碎石的排出；若为肾下盏结石，应取头低位，并叩击背部，以加速排石。②碎石后出现淡红色血尿时不必紧张，血尿可自行消失。③用纱布过滤尿液收集结石碎渣，以便进行结石成分分析。④遵医嘱复查尿路 X 线检查或 B 超，若仍有结石，可在 7 天后再次接受治疗。⑤巨大肾结石碎石后，短时间内大量碎石充填输尿管，可引起"石街"和继发感染，甚至导致肾功能改变，若出现腹部疼痛或尿量减少，应及时复诊。

考点　体外冲击波碎石病人的护理措施

（三）手术治疗病人的护理

1. **术前护理**　做好心理护理，使病人解除思想顾虑，缓解恐惧心理。对输尿管结石者，在进入手术室前应再行尿路 X 线检查，以确定结石的位置。

2. **术后护理**

（1）卧位：上尿路结石者，取侧卧位或半坐卧位，以利引流。肾实质切开取石及肾部分切除者，应绝对卧床休息 2 周，以免出血。经尿道膀胱镜钳夹碎石者，应指导病人变换体位，以促进排石。

（2）病情观察：注意病人生命体征、尿量、尿色、尿液检查结果及患侧肾功能。术后每小时尿量应在 50ml 以上，如果小于 30ml 可能发生了肾功能障碍，应该及时报告医生。尿量应包括肾造口管、输尿管支架引流管、膀胱造口管、导尿管等引流管引流出的尿液和渗湿敷料估计量的总和。手术后的病人尿液可带有血色，但 1 ～ 3 日内会逐渐变浅，若未变浅或反而加深，甚至血尿呈鲜红色时，应该及时报告医生。肾和上段输尿管手术的病人术后应注意观察呼吸是否正常。此外，还应注意有无出血、穿孔、感染、输尿管狭窄等并发症的发生。

（3）饮食与输液：术后禁饮食 1 ～ 2 日，待肠蠕动恢复后恢复饮食；告知病人多饮水，保证成人每天尿量在 2000ml 以上，必要时应用利尿药，以促进排尿和改善肾功能。禁饮食期间，静脉输液，维持水、电解质平衡。

（4）引流管护理：施行肾和上段输尿管切开取石术往往需要安放肾周引流管、肾造口管或输尿管支架引流管，施行膀胱切开取石术往往需要安放膀胱造口管、留置气囊导尿管等，护士必须了解各引流管安放的部位及目的，保持各引流管的通畅和适当固定。引流袋的位置要低于肾或膀胱，直立位时应低于髋部，以免逆流。

1）肾盂造口管的护理：肾盂造口管不做常规冲洗，以免引起感染，如引流不畅确需冲洗，应在医生指导下，以无菌盐水低压冲洗，每次不超过 5 ～ 10ml，如有出血，则用冷冲洗液冲洗。肾盂造口管一般需置管 3 ～ 5 日，若引流尿液转清，体温正常，可考虑拔管。拔管前应先夹管 1 ～ 2 日，无漏尿、腰腹痛、发热等异常表现后再经造口管行肾盂造影，证实上尿路通畅后方可拔管。拔管后嘱病人取健侧卧位，造口向上以防漏尿。用凡士林纱布条填塞造口并外盖敷料固定。

2）输尿管支架引流管：又称双 J 管。留置双 J 管的病人术后尽早取半坐卧位，多饮水，勤排尿，勿使膀胱过度充盈致尿液反流。应鼓励病人早期下床活动，但应避免剧烈活动、过度弯腰、突然下蹲等不当活动，以免引流管滑脱或移位。双 J 管一般留置 4 ～ 6 周，最长不超过 3 个月，复查 B 超或腹部 X 线检查确定无结石残留后，在膀胱镜下取出。

考点　术后引流管的护理措施

六、健康教育

1. **饮水指导**　鼓励病人多饮水以增加尿量、稀释尿液，预防泌尿系统感染和结石的形成，促进结石的排出。

2. **饮食指导**　含钙结石者限制食用牛奶、奶制品、豆制品、巧克力、坚果等含钙量高的食物。草酸盐结石者限制食用浓茶、菠菜、番茄、土豆、芦笋等草酸量高的食物。尿酸结石者不宜食用动物内脏、海产品等含嘌呤高的食物。胱氨酸结石者限制食用蛋、禽、鱼、肉等含蛋氨酸高的食物。

考点　结石病人的饮食指导

3. **定期复查**　定期进行尿实验室检查、X 线或 B 超检查等，若发现结石复发或有残余结石，或出现腰痛、血尿等症状，及时就诊。

第3节 良性前列腺增生病人的护理

案例 21-3

病人，男，60岁。5个月前无明显诱因出现尿频、排尿不尽现象。经当地门诊治疗，反复发作，效果欠佳。今晚饮酒后突感下腹部胀痛不适，无法排尿而急诊入院。经查，既往无结核史、无糖尿病史。尿常规检查无血尿。

请问：1. 目前该病人最主要的护理问题是什么？

2. 护士应采取什么护理措施？

一、概　述

良性前列腺增生简称前列腺增生，是引起老年男性排尿障碍最常见的一种疾病。

引起前列腺增生的病因尚不完全清楚。

二、护理评估

（一）健康史

了解病人有无长期吸烟、饮酒史；平时饮水习惯，是否有足够的液体摄入量和尿量；有无定时排尿或憋尿的习惯；有无尿路梗阻病史；近期是否因受凉、劳累、久坐、辛辣饮食、情绪变化、应用解痉药物等而发生过尿潴留；有无出现腹股沟疝、痔等并发症。

（二）身心状况

1. 症状和体征

（1）尿频：是早期最常见的症状，夜间更为明显。早期因增生的前列腺充血刺激引起，随着残余尿量增多而逐渐加重，当膀胱顺应性降低或逼尿肌不稳定时更为明显并出现急迫性尿失禁等症状。

（2）排尿困难：进行性排尿困难是前列腺增生最主要的症状。典型表现为排尿迟缓、断续、尿流细而无力、射程短、终末滴沥、排尿时间延长。梗阻严重时需借助腹压排尿且有尿不尽感。

（3）尿失禁、尿潴留：当梗阻加重到达一定程度时，残余尿量过多致逼尿肌萎缩失代偿，逐渐出现慢性尿潴留和充盈性尿失禁。当病人因气候变化、劳累、饮酒、便秘、久坐等因素使前列腺突然充血水肿时，还可导致急性尿潴留。

（4）其他：前列腺增生合并感染或结石可出现明显的膀胱刺激征。增生腺体表面黏膜较大的血管破裂时，可见不同程度的肉眼血尿。长期排尿困难可并发腹股沟疝、痔、脱肛等。梗阻引起严重肾积水、肾功能损害可出现慢性肾功能不全。

（5）直肠指诊：是重要的检查方法，可发现前列腺增大，表面光滑，质韧，有弹性，边缘清楚，中央沟变浅或消失。

2. 心理 - 社会状况　病人焦虑，担心疾病发展，因担心排尿次数增多而不愿意多饮水等。

考点 良性前列腺增生的典型临床表现

（三）辅助检查

1.影像学检查

（1）B超：可经腹壁、直肠途径进行，能测量前列腺的体积，显示增生的腺体是否突入膀胱，还可测定膀胱残余尿量，了解膀胱有无结石和上尿路有无继发积水的病变。

（2）放射性核素肾图：有助于了解上尿路有无梗阻及肾功能损害。

2.尿流率检查　可确定排尿梗阻程度。如最大尿流率＜15ml，表明排尿不畅；如最大尿流率＜10ml，表明梗阻较为严重，常是手术指征之一。如排尿困难主要由逼尿肌功能失常引起，还应行尿流动力学检查。

3.前列腺特异性抗原（PSA）测定　有助于排除前列腺癌。当PSA升高时，还需行MRI和前列腺穿刺活体组织检查进一步鉴别。

考点　PSA 增高的意义

三、治疗要点

前列腺增生无明显梗阻症状者一般无须处理，可观察等待。梗阻较轻或不能耐受手术者可采用药物治疗或非手术微创治疗。梗阻症状严重、膀胱残余尿量超过50ml或既往出现过急性尿潴留、药物治疗疗效不佳而全身状况能够耐受手术者，应早日手术治疗。

1.观察等待　长期症状较轻，不影响生活与睡眠，可观察等待，但应密切随访。

2.药物治疗　常用α-受体阻滞剂、5α-还原酶抑制剂和植物类药等。

3.手术治疗　常用手术有经尿道前列腺切除术、耻骨上经膀胱前列腺切除术、耻骨后前列腺切除术等。其中经尿道前列腺切除术适用于大多数良性前列腺增生病人，是目前最常用的手术方式。

4.其他治疗　如激光治疗、经尿道球囊高压扩张术、前列腺尿道网状支架、经尿道热疗、体外高强聚焦超声等，可根据病情选择使用。

四、主要护理诊断/问题

1.排尿障碍　与膀胱出口梗阻、逼尿肌损害等有关。

2.疼痛　与手术、导尿管刺激引起的膀胱痉挛有关。

3.潜在并发症：感染、术后出血、尿失禁等。

五、护理措施

（一）非手术治疗病人的护理

1.一般护理　夜尿频繁者，嘱病人睡前少喝水，床边备便器，如厕时应有人陪护防跌伤。戒烟、戒酒、忌辛辣饮食。避免受凉、劳累、久坐，保持心情舒畅。防便秘，禁憋尿。

2.急症护理　一旦发生严重排尿困难或急性尿潴留，及时行导尿并留置导尿管，无法留置导尿管时，行耻骨上膀胱造口术。

考点　良性前列腺增生发生急性尿潴留时应留置导尿管

3. 用药护理　告诉病人用 α- 受体阻滞剂可出现头晕、鼻塞、直立性低血压等副作用，应在睡前用药，用药后应卧床休息，用药期间应测量血压。5α- 还原酶抑制剂一般需在服药后 3 个月后见效，停药后症状易复发，需长期服药。

4. 病情观察　密切观察病人的排尿情况，观察药物的不良反应，同时注意病人其他慢性疾病的病情。

5. 心理护理　向病人解释疾病的原因、治疗的方法，稳定病人的情绪，使其能积极配合治疗和护理，树立战胜疾病的信心。

（二）手术治疗病人的护理

1. 术前护理　使病人了解手术治疗的必要性和重要性，解除思想顾虑，配合手术治疗。积极做好备皮、配血等各项术前准备。

2. 术后护理

（1）一般护理：术后取平卧位，6 小时后生命体征平稳、无活动性出血者改为半坐卧位。术后 6 小时病人无恶心、呕吐，可进流质饮食，1 ～ 2 天后无腹胀可恢复正常饮食。鼓励病人多饮水，以增加尿量。

（2）病情观察：密切观察病人的意识状态、生命体征、各引流管的引流情况，如出现出血、感染等并发症，及时报告医生。对经尿道前列腺切除术者，在手术临近结束时及术后最初的几小时内，特别注意观察是否出现心悸、气急、恶心、呕吐甚至抽搐等表现。

（3）配合治疗护理

1）气囊导尿管的护理：术后留置三腔气囊导尿管有压迫止血、引流尿液和进行膀胱冲洗的作用。一般是将导尿管稍加牵引并固定于病人一侧大腿内侧，告知病人不可自行松开或蜷腿，直到解除牵引为止。牵引压迫时间为 8 ～ 10 小时。

2）膀胱冲洗的护理：术后用生理盐水持续冲洗膀胱 3 ～ 7 天，以防血块堵塞尿管。注意事项：①冲洗速度应根据尿色而定，色深则快、色浅则慢。②确保引流管通畅，若引流不畅应及时施行高压冲洗、抽吸血块，以免造成膀胱充盈、膀胱痉挛而加重出血。③准确记录冲洗量和排出量，尿量 = 排出量 – 冲洗量。

3）膀胱痉挛的护理：膀胱痉挛可引起阵发性剧痛、诱发出血，主要由逼尿肌不稳定、导管刺激、血块堵塞冲洗管等原因引起。术后使用自控镇痛泵，按需定时注射小剂量吗啡有良好效果，严重者遵医嘱给予解痉药物。

4）预防感染：密切观察病人有无畏寒、发热、附睾肿大及疼痛等现象。遵医嘱早期使用抗生素，每日清洁、消毒尿道外口 2 次。

5）各种引流管的护理：同本章第 2 节。但应注意以下几点。①经尿道前列腺切除术后 3 ～ 5 天尿液颜色清澈即可拔除导尿管。②开放手术后，耻骨后引流管术后 3 ～ 4 天引流量很少时可拔除；耻骨上前列腺切除术后 5 ～ 7 天、耻骨后前列腺切除术后 7 ～ 9 天可拔除导尿管。若排尿通畅，术后 10 ～ 14 天可拔除膀胱造口管，拔管后用凡士林纱布填塞造口，排尿时用手指压迫造口敷料以防漏尿，2 ～ 3 天造口可自愈。

6）并发症的预防及护理：①术后出血。术后最初几天常会出现肉眼血尿，以后逐渐转清，若尿色深红或逐渐加深，说明有活动性出血，多与导尿管气囊移位未能有效压迫有关。术后 6 ～ 10 天出现出血，多与组织坏死、用力排便及久坐等有关。经尿道前列腺切除术后 3 周也可因感冒、酗酒、刺激及活动量增加致电凝痂皮脱落引起出血。因此，应指导病人术后 1 周逐渐下床活动，避免用力排便，禁止灌肠或肛管排气，以免刺激前列腺窝引起出血。②尿频、尿失禁。术后尿频、尿失禁与尿道括约肌功能受损、膀胱逼尿肌功能紊乱、膀胱出口梗阻等有关，多为暂时性。可于术后 2 ～ 3 天开始，指导病人进行腹肌、臀肌及肛门括约肌收缩练习，也可辅以针灸或理疗等，一般在术后 1 ～ 2 周症状可缓解。③血栓形成。鼓励病人卧床期间适度活动，病情允许后早期下床活动。④ TURP 综合征。原因是术中大量的冲洗液被吸收使血容量急剧增加，形成稀释性低钠血症，病人可在几小时内出现烦躁、恶心、呕吐、抽搐、昏迷，严重者出现肺水肿、脑水肿、心力衰竭等，一旦发现上述情况，应立即减慢输液速度，给予利尿药、脱水药、静脉滴注 3% 氯化钠溶液等对症处理。

考点　术后并发症的预防及护理

六、健康教育

1. **生活指导**　非手术治疗者，应避免因受凉、劳累、饮酒、便秘引起急性尿潴留。术后进易消化、高纤维食物，预防便秘，必要时可服缓泻剂。为预防继发性出血，术后 1 ～ 2 个月内避免较剧烈活动，如提重物、跑步、骑自行车、进行性生活等。

前列腺切除术后常会出现逆行射精，但不影响性交。原则上经尿道前列腺切除术后 1 个月，经膀胱前列腺切除术后 2 个月可恢复性生活。少数病人可能出现阳痿，应查明原因，关注病人情绪，耐心安慰。

2. **康复指导**　前列腺窝的修复需要 3 ～ 6 个月，因此术后可能仍有排尿异常，应多饮水，定期做尿常规、尿流率检查及残余尿量测定。有尿失禁的病人，应指导其有意识地进行肛提肌锻炼：吸气时缩肛，呼吸时放松肛门，以尽快恢复尿道括约肌功能。有排尿困难的病人，应及时到医院复查。有尿道狭窄的病人，定期行尿道扩张术。

第 4 节　泌尿系统结核病人的护理

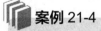

案例 21-4

病人，男，50 岁。尿频、尿急、尿痛 1 个月。一般抗生素治疗不见好转。直肠指诊发现前列腺无明显肿大，神经系统无异常，导尿管可以插入膀胱，残余尿量 70ml。年轻时曾患过肺结核，当时治愈。目前病人因病情困扰，休息不好，压力很大。

请问：1. 目前对该病人最主要的护理问题是什么？

　　　2. 护士应采取什么护理措施？

一、概　　述

泌尿系统结核是全身结核的一部分，其中最主要的是肾结核。肾结核绝大多数起源于肺结核，少数继发于骨关节结核或消化道结核。结核杆菌自原发病灶经血行播散引起肾结核，如未及时治疗，会随尿流下行播散到输尿管、膀胱、尿道，甚至男性生殖系统。泌尿系统结核往往在肺结核发生或愈合后 3～10 年或更长时间才出现症状。

二、护理评估

（一）健康史

了解病人有无肺、骨关节、肠结核病史或接触史，有无其他疾病史，病人体质情况、免疫力的高低等。

（二）身心状况

1. 症状和体征

（1）尿频、尿急、尿痛：是肾结核的典型症状之一。尿频常为最早出现的症状，最初是因含结核杆菌的脓尿刺激膀胱黏膜引起。当病变侵及膀胱壁出现膀胱炎时，尿频加重并出现尿急、尿痛。当晚期挛缩膀胱形成时，尿频更加严重，甚至出现尿失禁。

（2）血尿：是肾结核的重要症状，常为终末血尿。常在尿频、尿急、尿痛后出现。多为结核性膀胱炎和溃疡在排尿终末时因膀胱收缩时出血所致。

（3）脓尿：是肾结核的常见症状。程度不同，严重者如洗米水样，内含干酪样碎屑或絮状物，显微镜下见大量脓细胞，或者出现脓血尿。

（4）腰痛和肿块：肾结核一般无明显腰痛，仅少数因病变破坏严重和梗阻，发生结核性脓肾或继发肾周感染，或输尿管被血块、干酪样物质堵塞时，可引起腰部钝痛或绞痛。较大肾积脓或对侧巨大肾积水时，腰部可触及肿块。

（5）全身症状：肾结核全身症状早期常不明显，晚期或合并其他器官活动结核时，可以有发热、盗汗、消瘦、贫血、虚弱、食欲缺乏和红细胞沉降率增快等典型结核症状。严重双肾结核或肾结核对侧肾积水时，可出现贫血、水肿、恶心、呕吐、少尿等慢性肾功能不全的症状，甚至出现无尿。

2. 心理-社会状况　早期未查明尿频、尿急、尿痛的原因时，常引起病人焦虑；确诊后治疗时间长，病人常担心疾病发展，有的病人难以长期坚持规律用药。

考点 泌尿系统结核的典型表现

（三）辅助检查

1. 尿液检查　尿呈酸性，尿蛋白阳性，有较多的红细胞和白细胞。尿沉淀涂片找抗酸杆菌有 50%～70% 的阳性率，以清晨第一次尿检阳性率最高，至少连续检查 3 次。尿结核杆菌培养时间较长（4～8 周），但可靠，阳性率达 90%，对肾结核的诊断有决定性意义。

2. 影像学检查　包括 B 超、X 线、CT 及 MRI 等检查，对确诊肾结核、判断病变严重程度、决定治疗方案非常重要。

3. 膀胱镜检查　可见膀胱黏膜有无充血、水肿、浅黄色结核结节、结核性溃疡、肉芽肿及瘢痕等病变，必要时取活组织检查明确诊断。但膀胱挛缩容量小于 50ml 或有急性膀胱炎时不宜做膀胱镜检查。

三、治疗要点

泌尿系统结核是全身结核病的一部分，应注意全身治疗，包括营养、休息、环境适宜、避免劳累等。肾结核的治疗应根据病人全身和病肾情况，选择药物治疗或手术治疗。

1. 药物治疗　适用于早期肾结核，正确用药多能治愈。其中吡嗪酰胺、异烟肼、利福平和链霉素等杀菌药物为一线药物，其他如乙胺丁醇、环丝氨酸、乙硫异烟胺等抑菌药为二线药物。最好三种药物联合服用，药量要充分，疗程要够长，早期病例用药 6～9 个月有可能治愈。

2. 手术治疗　凡药物治疗 6～9 个月无效，肾结核破坏严重者，应在药物治疗的配合下行手术治疗。常用手术有肾切除术、解除输尿管狭窄手术、挛缩膀胱手术。其中肾切除术前抗结核治疗不应少于 2 周，肾部分切除术前药物准备需 3～6 个月。

考点　泌尿系统结核的治疗方法

四、主要护理诊断 / 问题

1. 焦虑和恐惧　与泌尿系统结核病程长，担忧预后、惧怕手术治疗等有关。

2. 排尿障碍　与结核性膀胱炎、膀胱挛缩有关。

3. 知识缺乏：缺乏抗结核治疗用药知识。

4. 潜在并发症：出血、感染、肾功能不全、肝功能受损。

五、护 理 措 施

（一）一般护理

加强营养，给予高蛋白、高热量、高维生素、易消化的饮食；多饮水，稀释尿液，以减轻脓尿对膀胱的刺激。提供适宜的环境，让病人充分休息，避免劳累，指导病人进行适当的户外活动，以增强体质，提高免疫力。

（二）病情观察

抗结核药物用药时间长，药物种类多，副作用大，注意观察病人血尿常规、红细胞沉降率、X 线尿路造影、B 超及肝、肾功能，重点观察药物疗效及不良反应。绝大多数结核药物有肝毒性，而链霉素对听神经有损害，影响听力，一旦发现及时报告医生，遵医嘱停药。

考点　抗结核药不良反应的观察

（三）配合治疗护理

1. 非手术治疗病人的护理　早期肾结核病人可通过系统、规则地服用抗结核药物而治愈，但由于服药时间较长，病人常不能坚持按时、足量地服药，以致影响治疗效果，因此应指导、监督病人严格执行治疗方案的服药要求。

2. 手术治疗病人的护理　同本章肾损伤手术治疗病人的护理。术后应继续抗结核药物治疗 3～6 个月，以防复发。

（四）心理护理

体贴病人，耐心解释治疗的长期性、手术的必要性和预后，鼓励病人树立治愈疾病的信心，主动配合治疗。

六、健康教育

1. 指导病人加强营养和锻炼，保证睡眠和休息，增强机体抵抗力。

2. 告诉病人一定要遵医嘱联合、规律、足量用药，不可随意减量或减药。其间注意药物的不良反应，勿用或慎用对肾有害的药物。

3. 定期复查病情，复查尿常规和尿结核杆菌，连续半年尿中无结核杆菌称为稳定阴转，5 年不复发可认为治愈。

4. 宣传结核病预防知识，鼓励和指导病人养成良好的卫生习惯。

第 5 节　泌尿系统肿瘤病人的护理

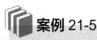

案例 21-5

病人，男，54 岁。间歇性无痛性肉眼血尿 3 个月，左上腹部可触及肿块，随呼吸活动，轻度压痛。逆行肾盂造影发现左肾盂肾盏拉长变形，后行 CT 检查确诊为肾癌。病人得知病情后茶饭不思，拒不配合治疗。

请问： 1. 目前该病人最主要的护理问题是什么？

2. 护士应采取什么护理措施？

一、概　　述

泌尿系统各部位都可发生肿瘤，最常见的是膀胱癌，其次是肾癌。

（一）病因

泌尿系统肿瘤的病因尚未完全了解。肾癌可能与吸烟、肥胖、职业接触（如石棉、皮革等）、遗传因素（如抑癌基因缺失）等有关。肾母细胞瘤有一定的家族性发生倾向。肾盂肿瘤可能与肾炎、慢性刺激，如尿石所致的炎症等有关。膀胱癌较为明确的两大致病危险因素是吸烟和职业接触芳香胺类化学物质，其中吸烟是目前最为肯定的膀胱癌致病危险因素。

（二）病理

肾癌发生于肾小管上皮细胞，多为单发类圆形实质性肿瘤，外有假包膜。当肿瘤增大至穿透假包膜后，恶性程度增大，向内侵犯肾盂肾盏发生血尿，向外侵犯肾周组织和邻近器官，还可发生淋巴和血运转移。膀胱癌的扩散主要向膀胱壁内浸润，直至累及膀胱外组织及邻近器官，并发生淋巴和血运转移。

二、护理评估

（一）健康史

了解病人年龄、性别、职业、周围环境、既往史、家族史；有无长期接触致癌物质；有无诱发肿瘤的原因；有无其他疾病史等。

（二）身心状况

1. 症状和体征

（1）血尿：间歇性、无痛性、肉眼血尿是泌尿系统肿瘤共有的表现。血尿是肾癌较晚期的临床表现，是肾盂肿瘤和膀胱癌早期的临床表现，而肾母细胞瘤肉眼血尿极少见。

（2）疼痛：肾癌常为腰部钝痛或隐痛，肾盂肿瘤约 1/3 有腰部钝痛，肾母细胞瘤可见腹痛，膀胱肿瘤疼痛不明显。肾癌和肾盂肿瘤当血块堵塞输尿管时可发生肾绞痛。

（3）肿块：腹部肿块是肾母细胞瘤最早发现、最常见、最重要的症状，多在洗澡或更衣时发现，常位于上腹部一侧季肋部，表面光滑，中等硬度，无压痛，有一定活动度。膀胱癌晚期可在下腹部耻骨上区触及坚硬肿块，排尿后不消退。肾癌和肾盂肿瘤晚期可在腰部或腹部发现肿块。

（4）膀胱刺激征：多在膀胱肿瘤晚期出现，表现为尿频、尿急、尿痛三大症状。

（5）其他症状：肾癌、肾母细胞瘤可有发热、高血压、红细胞增多症等肾外表现。泌尿系统肿瘤晚期可出现恶病质，发生转移时出现相应转移症状。

2. 心理 - 社会状况　病人焦虑甚至恐惧，担心疾病的发展，担心手术治疗的效果，担心膀胱全切术后身体形象的改变。

考点　泌尿系统肿瘤的共有表现

（三）辅助检查

1. 实验室检查　肾癌、肾母细胞瘤病人血中肾素和红细胞生成素增高。肾盂癌和膀胱癌病人尿细胞学检查可找到癌细胞。可用于泌尿系统肿瘤筛查。

2. 影像学检查　B 超是泌尿系统肿瘤的普查方法，能鉴别肾实质性肿块与囊性肿块，能发现直径在 0.5cm 以上的膀胱肿瘤。CT 和 MRI 能显示肾癌大小、部位及邻近器官有无受累，是目前诊断肾癌最可靠的影像学检查。其他的影像学检查如 X 线、尿路造影对泌尿系统肿瘤的诊断也有重要价值。

3. 膀胱镜检查　是诊断膀胱肿瘤最直接、最重要的方法，能直接观察肿瘤位置、大小、数目、形态、浸润范围等，并可取活组织做病理学检查。

考点　泌尿系统肿瘤的首选辅助检查和确诊的手段

三、治疗要点

以手术为主的综合治疗。肾癌最主要的是行根治性肾切除术，对位于肾上、下极的直径小于 3cm 的肾癌可行肾部分切除术。肾盂肿瘤主要行患肾及全长输尿管（包括输尿管开口部位的膀胱壁）切除，个别小的、分化好的可行内镜手术切除或激光电烧灼。肾母细胞瘤早期行经腹患肾切除术。原则上膀胱癌单发、表浅、较小的肿瘤行保留膀胱的手术，较大、多发、反复发作及三角区肿瘤行膀胱全切术，包括经尿道膀胱肿瘤切除术（首选）、膀胱部分切除术、根治性膀胱全切术。膀胱全切除术后须行尿道改流术，常用方法有回肠膀胱术、可控性回肠膀胱术、输尿管皮肤造口术等。凡保留膀胱的手术治疗，需要进行膀胱内药物灌注治疗以预防或推迟肿瘤复发。

四、主要护理诊断/问题

1. 焦虑、恐惧　与对癌症的恐惧、害怕手术、担心预后等有关。

2. 营养失调：低于机体需要量　与营养摄入不足、癌肿消耗、手术创伤等有关。

3. 自我形象紊乱　与膀胱全切、尿道改流术后排尿方式改变有关。

4. 潜在并发症：术后出血、感染、尿瘘、尿失禁。

五、护理措施

（一）术前护理

1. 一般护理　加强营养，给予高蛋白、高热量、高维生素、易消化的饮食；多饮水，稀释尿液，以减少膀胱刺激和血块堵塞的发生。严重贫血者可输血。

2. 病情观察　每日记录和观察排尿的量、性状和血尿程度；观察疼痛的性质，膀胱刺激征的变化。

3. 配合治疗护理　行膀胱全切肠代膀胱术的病人，按结肠直肠手术进行肠道准备；女性病人术前 3 日开始冲洗阴道，每日 1～2 次；手术日晨常规插胃管，做好其他常规准备。

4. 心理护理　根据病人的病情及心理状况，采取相应措施，消除其紧张悲观情绪，树立治疗信心。膀胱全切除术后需行尿道改流术，病人易产生恐惧和抵触，需耐心向病人解释尿道改流的必要性。

（二）术后护理

1. 一般护理

（1）体位：病情稳定后可取半坐卧位，肾切除术后，病人卧床 5～7 日，避免过早下床活动引起手术部位出血。肾部分切除的病人应卧床 1～2 周，以防出血。膀胱全切除术后，病人应卧床 8～10 日，以免引流管脱落引起尿瘘。

（2）饮食：一般病人待肛门排气后进食，但涉及肠道手术（如肠代膀胱术）者则按胃肠吻合术后饮食，经尿道膀胱肿瘤切除术后 6 小时即可正常饮食。多饮水，可起到冲洗作用。

（3）预防感染：保持伤口清洁、干燥；定时翻身、拍背，指导病人正确咳嗽、咳痰及深呼吸；留置导尿管者按要求做好护理。

考点　泌尿系统肿瘤术后卧位和饮食要求

2. 病情观察　严密观察生命体征、意识、面色、尿量、尿色及引流液的颜色和量等，特别注意有无出血征象，一旦发现异常，及时报告医生并协助处理。肾癌切除同时行腔静脉取瘤术后，需保留导尿管、准确记录 24 小时尿量，检测肾功能及蛋白尿。膀胱全切除回肠代膀胱术后，应分别观察和记录两侧肾的排尿量，以对肾功能进行较为准确的评估，同时因尿液中的电解质易被肠黏膜吸收，术后还应定时检测血电解质浓度和血 pH，若有异常及时纠正。膀胱全切除回肠代膀胱术后病人，还需认真观察腹壁造口肠管的颜色、光泽等，术后正常造口应肿胀、鲜红、潮湿，如灰暗且发绀，可能为血运供应受阻，应及时报告医生并协助处理。

3. 配合治疗护理

（1）引流管护理：①肾癌术后按常规做好引流管护理，若 2～3 日无引流液排出，即可拔除。②膀胱癌术后按常规做好引流管护理，但应注意以下几点。a. 同时多种引流管时，应标记各引流管，分别记录引流情况。b. 回肠代膀胱术和可控性回肠膀胱术后，因肠黏膜分泌黏液易堵塞引流管，应注意定时挤压，促进黏液排出，有储尿囊者可每 4 小时用生理盐水溶液冲洗 1 次。c. 输尿管皮肤造口术后，若皮肤乳头成活良好，术后 2 周可拔除输尿管引流管。回肠代膀胱术后，10～12 日拔除输尿管引流管和回肠膀胱引流管，改为应用皮肤接尿器。可控性回肠膀胱术后，8～10 日拔除肾盂输尿管引流管，12～14 日拔除储尿囊引流管，2～3 周拔除输出道引流管，训练自行排尿。

（2）膀胱肿瘤切除术后护理：常规冲洗 1～3 日。应密切观察膀胱冲洗引流液的颜色，根据引流液颜色的变化，及时调整冲洗液速度，防止血块堵塞尿管，确保导尿管通畅。停止膀胱冲洗后应指导病人多饮水，起到自然冲洗的作用。

（3）膀胱全切除术后胃肠减压的护理：保持引流通畅，观察引流胃液的性状、颜色及量。待胃肠功能恢复后拔除胃管开始进食，逐渐从流质过渡到半流质，再到普食。

（4）回肠代膀胱术后造口的护理：保持伤口、造口部位敷料清洁干燥。造口开放后，选用数个合适的造口集尿袋交替使用，及时清空集尿袋内的尿液，清洗干净，消毒后才能再用，亦可用一次性集尿袋，应鼓励病人尽快养成定时排尿的习惯，最终达到不用集尿袋的目的。可控性回肠膀胱术后，开始每 2～3 小时导尿 1 次，逐渐延长间隔时间至每 3～4 小时 1 次。尿液颜色由血性逐渐变清澈，伴有黏性分泌物，是尿液刺激肠黏膜所引起的正常现象。注意保护造口周围皮肤，保持清洁干燥，可涂抹氧化锌软膏。造口周围皮肤可见白色粉末状结晶物，系细菌分解尿酸产物，可先用白醋、再用清水清洗。通常在造口肿胀消退后，约术后第 7 日即可测量造口的大小，但在 6～8 周内造口仍会持续收缩。

4. 心理护理　对于尿道改流术后病人，要多关心和体贴他们，帮助其尽快缓解忧郁、焦虑、悲观的情绪，协助病人尽快适应尿道改流后的日常生活。

六、健 康 教 育

1. 康复指导　术后适当锻炼，加强营养，增强体质，严禁吸烟。

2. 坚持膀胱灌注化疗药物　如病情允许，术后半个月行放疗和化疗。膀胱保留术后病人能憋尿者，即行膀胱灌注化疗，可预防或推迟肿瘤复发。每周灌注 1 次，共 6 次，以后每月 1 次，持续 2 年。灌注时插导尿管，排空膀胱内的尿液，用等渗盐水稀释的药液灌入膀胱后，取平、俯、左侧、右侧卧位，每 15 分钟轮换体位 1 次，持续 2 小时。

考点 膀胱灌注化疗药的护理措施

3. 定期复查　浸润性膀胱癌根治术后定期复查肝、肾、肺等器官功能，及早发现转移病灶；放疗、化疗期间，定期查血、尿常规，一旦出现骨髓抑制，应暂停治疗；保留膀胱的膀胱癌术后病人第 1 年应每 3 个月做膀胱镜 1 次，1 年无复发者酌情延长复查时间。

4. 自我护理 ①回肠代膀胱术后病人需终身应用集尿袋, 应指导病人正确使用。避免集尿袋的边缘压迫造口, 保持局部清洁, 定时更换集尿袋。②可控性回肠膀胱术后, 指导病人学会自我导尿。开始每 2～3 小时导尿 1 次, 逐渐延长间隔时间至 3～4 小时导尿 1 次; 导尿时要注意保持清洁, 定期用生理盐水冲洗储尿囊, 清除黏液及沉淀物。

医者仁心　　　　　　**一生为报国, 至死只为医**

吴阶平是我国泌尿外科开拓者之一, 学医期间正值抗日战争, 民族危亡让他产生了对祖国的强烈向往。因此, 在美国芝加哥大学进修结束时, 面对导师 (现代肿瘤内分泌治疗的奠基人, 诺贝尔奖获得者哈金斯教授) 的优厚待遇和再三挽留, 他却连行李都没带, 毅然选择返回祖国, 自此把一生交给了所热爱的祖国医学事业。

自 测 题

A₁/A₂ 型题

1. 膀胱镜检查后, 下列各项护理措施错误的是 (　　)
   A. 嘱病人少饮水, 减少排尿
   B. 卧床休息
   C. 尿道疼痛可用止痛剂
   D. 必要时用抗菌药物
   E. 观察血尿情况

2. 球部尿道外伤的常见受伤类型是 (　　)
   A. 会阴刺伤　　　　B. 会阴撕裂伤
   C. 碾挫伤　　　　　D. 骑跨伤
   E. 击打伤

3. 首先考虑肾输尿管结石的血尿是 (　　)
   A. 膀胱刺激征伴终末血尿
   B. 排尿不畅伴初血尿
   C. 间歇性无痛性全程血尿
   D. 活动后全程血尿
   E. 尿液浑浊的脓血尿

4. 前列腺增生最早出现的症状是 (　　)
   A. 尿线变细　　　　B. 尿频
   C. 尿滴沥　　　　　D. 急性尿潴留
   E. 尿失禁

5. 用于膀胱肿瘤筛选的检查是 (　　)
   A. 尿液生化检查　　B. 尿常规检查
   C. 尿细胞学检查　　D. 尿细菌学检查
   E. 尿路 X 线平片

6. 病人, 男, 31 岁, 下腹部外伤 6 小时, 病人出现小腹隐痛伴排尿困难, 试插导尿管可以顺利进入膀胱, 注入 200ml 生理盐水后抽出不足 150ml。此种情况应首先考虑 (　　)
   A. 后尿道断裂　　　B. 前尿道断裂
   C. 输尿管损伤　　　D. 膀胱损伤合并尿道损伤
   E. 膀胱破裂

7. 病人, 男, 70 岁, 因前列腺增生造成排尿困难, 尿潴留, 已 15 小时未排尿。目前正确的护理措施是 (　　)
   A. 让病人坐起排尿
   B. 让病人听流水声
   C. 用温水冲洗会阴部
   D. 热敷下腹部
   E. 行导尿术

A₃/A₄ 型题

(8～10 题共用题干)

病人, 男, 32 岁, 民工。右腰部被重物撞击 5

小时，送至医院急诊。查体：血压 80/53mmHg，心率 132 次 / 分，脉细弱，腹胀，腰部扪及包块。

8. 当前病人存在的首选护理诊断是（　　）

　A. 焦虑和恐惧

　B. 生活自理缺陷

　C. 营养失调：低于机体需要量

　D. 体液不足

　E. 知识缺乏

9. 此时首要的治疗措施是（　　）

　A. 输血、输液　　　B. 留置导尿管引流

　C. 止血　　　　　　D. 应用升压药

　E. 抗炎治疗

10. 若病人行肾部分切除术，术后不正确的护理措施是（　　）

　A. 术后注意血尿、脉搏

　B. 适当应用镇静镇痛药

　C. 术后 24 小时禁食，肠蠕动恢复后逐渐进食

　D. 术后 2 ～ 3 天后方可下床活动

　E. 注意各引流管常规护理

（11 ～ 13 题共用题干）

　病人，男，40 岁。左腰部隐痛 1 个多月。查体：肾区有叩击痛；尿常规检查可见镜下血尿。B 超：左肾内有一个结石，大小为 1.2cm×1.4cm，静脉肾盂造影示肾功能正常，双侧输尿管通畅。

11. 当前病人存在的首优护理诊断是（　　）

　A. 焦虑　　　　　　B. 疼痛

　C. 有感染的危险　　D. 潜在并发症：休克

　E. 知识缺乏

12. 目前病人最适宜的治疗是（　　）

　A. 多饮水、运动排石

　B. 体外冲击波碎石

　C. 肾实质切开取石

　D. 经皮肾镜取石或碎石

　E. 中药排石

13. 为预防结石复发，病人无须限制食用的食物是（　　）

　A. 牛奶　　　B. 坚果　　　C. 豆制品

　D. 巧克力　　E. 大白菜

（张　维）

| 第 22 章 |
骨与关节疾病病人的护理

第 1 节 骨折病人的护理

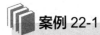
案例 22-1

　　病人，男，26 岁，建筑工人，因不慎从 3 楼脚手架上摔下，致右大腿剧烈疼痛，活动障碍急诊入院。入院时检查：T 36.6℃，P 110 次 / 分，R 22 次 / 分，BP 60/40mmHg。病人面色苍白，呻吟不止，右大腿明显肿胀、向内成角畸形，可异常活动，扪及骨擦感。

请问： 1. 护士评估该病人时应重点关注哪些方面？

　　　　2. 该病人可能发生了什么并发症？

一、概　　述

骨折是指各种原因导致的骨的完整性和连续性中断。

（一）病因

1. **直接暴力**　暴力直接作用使受伤部位发生骨折，常伴有不同程度的皮肤和软组织损伤（图 22-1）。

2. **间接暴力**　暴力通过传导、杠杆、旋转和肌收缩使肢体远处发生骨折（图 22-2）。

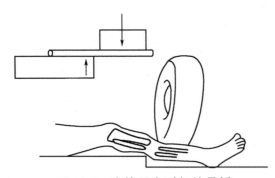

图 22-1　直接暴力引起的骨折

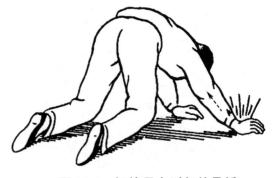

图 22-2　间接暴力引起的骨折

3. **积累性劳损**　肢体某一特定部位受到长期、反复、轻微的直接或间接损伤所致骨折，如长距离行军易致第 2、3 跖骨骨折，称为疲劳性骨折。

4. **骨骼疾病**　由于骨骼疾病，如骨质疏松、骨髓炎、骨结核和骨肿瘤等导致骨质破坏，在受到轻微外力时即发生骨折，称为病理性骨折。

考点 骨折的病因

（二）分类

1. 根据骨折处皮肤、黏膜的完整性分类

（1）开放性骨折：骨折附近的皮肤或黏膜破裂，骨折端与外界相通。如耻骨骨折伴膀胱或尿道破裂。

（2）闭合性骨折：骨折处皮肤或黏膜完整，骨折端与外界不相通。

2. 根据骨折的程度和形态分类

（1）不完全性骨折：骨的完整性和连续性部分中断，如裂缝骨折、青枝骨折（图 22-3）。

（2）完全性骨折：骨的完整性和连续性全部中断，如横行骨折、斜行骨折、螺旋形骨折、粉碎性骨折（图 22-4）、嵌插骨折（图 22-5）、压缩性骨折（图 22-6）、凹陷性骨折、骨骺分离。

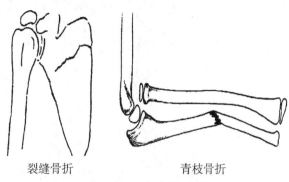

裂缝骨折　　　　青枝骨折

图 22-3　不完全性骨折图

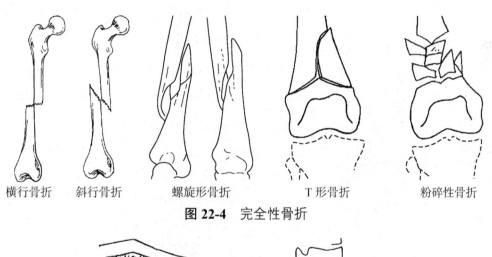

横行骨折　　斜行骨折　　螺旋形骨折　　T 形骨折　　粉碎性骨折

图 22-4　完全性骨折

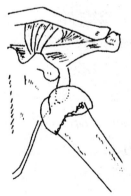
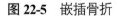
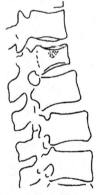

图 22-5　嵌插骨折　　　　**图 22-6**　压缩性骨折

3. 根据骨折端稳定程度分类

（1）稳定性骨折：骨折端不易移位或复位后不易再发生移位，如裂缝骨折、青枝骨折、横行骨折、压缩性骨折、嵌插骨折等。

（2）不稳定性骨折：指骨折端易移位或复位后易再发生移位，如斜行骨折、螺旋形骨折、粉碎性骨折等。

（三）骨折段的移位

骨折段的移位情况分为成角移位、侧方移位、缩短移位、分离移位及旋转移位（图22-7）。

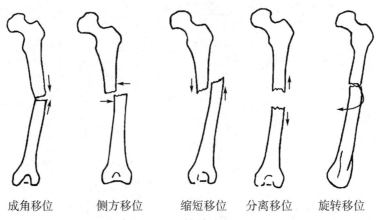

| 成角移位 | 侧方移位 | 缩短移位 | 分离移位 | 旋转移位 |

图 22-7 骨折段移位

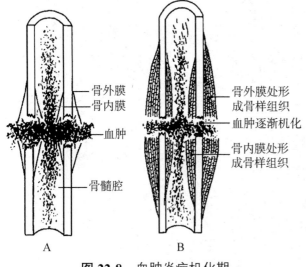

骨外膜
骨内膜
血肿
骨髓腔

骨外膜处形成骨样组织
血肿逐渐机化
骨内膜处形成骨样组织

A   B

图 22-8 血肿炎症机化期

A.骨折后血肿形成；B.血肿逐渐机化

考点 骨折的分类

（四）骨折的愈合过程及影响骨折愈合的因素

1. 骨折的愈合过程　骨折愈合是一个复杂而连续的过程，根据组织学和细胞学的变化，通常将其分为3个阶段，但三者之间不是截然分开的，而是相互交织逐渐演进的。

（1）血肿炎症机化期：伤后骨折端及其周围出血形成血肿并凝结成血块，进而血肿机化形成肉芽组织，肉芽组织进一步转化为纤维结缔组织，使骨折端连接起来，称为纤维连接。这一过程在骨折后2～3周完成（图22-8）。

（2）原始骨痂形成期：骨内、外膜增生，新生血管长入，成骨细胞大量增生，合成并分泌骨基质，使骨折端骨样组织逐渐骨化，形成新骨，分别称为内骨痂和外骨痂。此外由于软骨内成骨，形成环状骨痂和髓腔内骨痂，即为连接骨痂，连接骨痂与内、外骨痂相连，形成桥梁骨痂，标志着原始骨痂形成。此时骨折达到临床愈合，一般需4～8周。此时X线片上可见骨折处有梭形骨痂阴影，骨折线隐约可见（图22-9）。

（3）骨板形成塑形期：原始骨痂中新生骨小梁逐渐增粗，排列逐渐规则和致密，骨折端的坏死骨经破骨和成骨细胞的侵入，完成死骨清除和新骨的爬行替代过程，原始骨痂被板层骨所替代，使骨折部位形成坚强的骨性连接，这一过程需8～12周（图22-10）。

2. 影响骨折愈合的因素

（1）全身因素

1）年龄：儿童骨折愈合较快，老年人则所需时间较长。

2）健康状况：健康状况欠佳，特别是患有慢性消耗性疾病者，如患糖尿病、营养不良、恶性肿瘤及钙磷代谢紊乱者，骨折愈合时间明显延长。

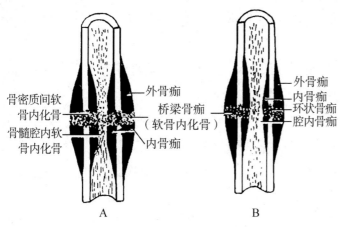

图 22-9　原始骨痂形成期

A. 膜内化骨及软骨内化骨形成过程；B. 膜内化骨及软骨内
化骨完成

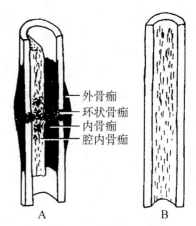

图 22-10　骨板形成塑形期

A. 外骨痂、内骨痂、环状骨痂及
腔内骨痂形成后的立体剖面示意
图；B. 骨痂改造塑形已完成

（2）局部因素：骨折端成角大、错位及分离，骨缺损过多，骨折局部的血液供应差，周围软组织损伤严重，有软组织嵌入骨折段间，局部感染等均可引起骨折延迟愈合或不愈合。

（3）治疗方法的影响：反复多次的手法复位，清创及手术不当，固定不牢固，过度牵引，过早或不恰当的功能锻炼，都会影响骨折的愈合。

二、护理评估

（一）健康史

了解病人的年龄、既往有无骨骼疾病史，如肿瘤、炎症等。明确受伤经过，受伤的时间、方式、性质、程度、体位和环境等；伤后立即发生的功能障碍及其发展情况；急救处理的经过等。

（二）身心状况

1. 症状和体征

（1）全身表现：发热、休克。

（2）局部表现

1）一般表现：局部疼痛、肿胀与瘀斑、肢体功能障碍。

2）骨折特有体征：①畸形。骨折段移位后，使受伤局部出现缩短、成角或旋转等外形改变。②异常活动。肢体没有关节的部位出现类似关节样活动。③骨擦音或骨擦感。两骨折端相互摩擦时所产生的声音或感觉。具有以上 3 个骨折特有体征之一者，即可诊断为骨折。三个骨折特有体征阴性也不能排除骨折。评估骨折时，为防止加重骨折周围组织损伤，不能故意反复多次检查以求获得异常活动、骨擦音或骨擦感。

考点 骨折的特有体征

（3）骨折的并发症

1）早期并发症

休克：主要原因是骨盆骨折、股骨骨折和多发性骨折引起的出血性休克。

感染：开放性骨折，特别是污染较重或伴有较严重的软组织损伤者，若清创不彻底，坏死组织残留或软组织覆盖不佳，可能发生感染，处理不当可致化脓性骨髓炎。

脂肪栓塞综合征：发生于成人，是脂肪滴由骨髓腔中释出并进入破裂的静脉窦内，引起肺、脑脂肪栓塞。

重要内脏器官、血管、神经损伤：骨断端直接造成的损伤，如肋骨骨折致胸膜、肺组织损伤而出现的气胸、血胸或血气胸；肱骨髁上骨折易损伤肱动脉；脊柱骨折和脱位易伤及脊髓。

骨筋膜室综合征：最多见于前臂掌侧和小腿，常由创伤骨折的血肿和组织水肿使骨筋膜室容积增加或外包扎过紧、局部压迫使骨筋膜室容积减小而导致骨筋膜室内压力增高所致。表现为骨折后肢体剧烈疼痛进行性加重，肿胀麻木，皮肤张力增高，远端动脉减弱或消失，皮肤苍白。

2）晚期并发症

损伤性骨化：骨折后骨膜下血肿机化，并在关节附近软组织内广泛骨化。

关节僵硬：患肢长时间固定，静脉和淋巴回流不畅，关节周围组织中浆液纤维性渗出和纤维蛋白沉积，发生纤维粘连，并伴有关节囊和周围肌挛缩，导致关节活动障碍。

缺血性骨坏死：骨折使某一骨折段的血液供应被破坏，而发生该骨折段缺血坏死。常见的有腕舟状骨骨折后近侧骨折段缺血坏死，股骨颈骨折后股骨头缺血坏死。

创伤性关节炎：又称外伤性关节炎、损伤性骨关节炎，是骨折引起关节软骨退化变性、继发的软骨增生和骨化。以关节疼痛、活动功能障碍为主。

缺血性肌挛缩：骨折后四肢重要动脉受到损伤而致肌肉缺血，可表现为典型的爪形手（图 22-11）和爪形足畸形。

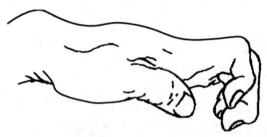

图 22-11　爪形手

考点 骨折的并发症

（4）常见骨折

1）肱骨髁上骨折：是指肱骨干与肱骨髁的交界处发生的骨折。多发生于 10 岁以下儿童，有手着地受伤史，为间接暴力引起。应详细了解受伤时情况：跌倒时肘关节呈半屈或全伸位，手掌着地，造成伸直型肱骨髁上骨折（图 22-12）；跌倒时肘关节屈曲，肘后着地，造成屈曲型肱骨髁上骨折（图 22-13）。

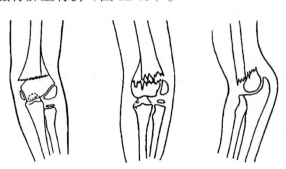

图 22-12　肱骨髁上骨折（伸直型）

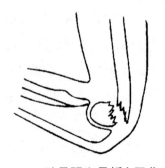

图 22-13　肱骨髁上骨折（屈曲型）

表现为肘部出现疼痛、肿胀、皮下瘀斑，肘部向后突出并处于半屈位；局部明显压痛，有骨擦音及假关节活动，肘前方可扪到骨折端，肘后三角关系正常。若伴有血管、神经损伤，则出现相应症状，如桡动脉无搏动、手的感觉功能障碍。

考点 肱骨髁上骨折的临床表现

2）桡骨远端骨折：是指距桡骨远端关节面 3cm 以内的骨折，以中年和老年人多见。多为间接暴力引起，跌倒时手部着地，暴力向上传导，发生桡骨远端骨折。根据受伤机制不同，可发生伸直型骨折（Colles 骨折）、屈曲型骨折、关节面骨折伴腕关节脱位。

以伸直型骨折最常见，其典型表现为伤侧腕关节局部疼痛、肿胀，侧面看呈餐叉样畸形，正面呈枪刺刀样畸形（图 22-14）；局部压痛明显，腕关节活动障碍。

考点 Colles 骨折临床表现

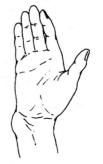

餐叉样畸形　　　枪刺刀样畸形

图 22-14 Colles 骨折畸形

3）股骨颈骨折：是指由股骨头下至股骨颈基部之间的骨折。多发生在中、老年人，与骨质疏松导致的骨质量下降有关。轻微扭转暴力即可发生骨折，多数情况下是在走路滑倒时，间接暴力传导至股骨颈所致。

考点 股骨颈骨折易发人群

表现为伤后感髋部疼痛，下肢活动受限，不能站立和行走，患肢呈缩短、外旋、屈曲畸形为典型表现，髋部可有局部压痛及轴向叩击痛。其常见的并发症是缺血性骨坏死。

考点 股骨颈骨折的临床表现

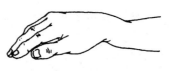

图 22-15 股骨干骨折移位

A. 上 1/3 骨折；B. 中 1/3 骨折；C. 下 1/3 骨折

4）股骨干骨折：是指股骨小转子以下、股骨髁以上部位的骨折，多见于青壮年。多由强大的直接暴力或间接暴力所致。直接暴力可引起股骨横行粉碎性骨折，间接暴力可引起股骨的斜行或螺旋形骨折。

表现为受伤后出现大腿疼痛、肿胀、皮下瘀斑，局部出现成角、缩短、旋转等畸形（图 22-15），髋及膝关节不能活动，因出血较多可伴有休克。股骨下 1/3 骨折后远端向后移位，可能损伤腘动脉、腘静脉和腓神经、腓总神经。

考点 股骨下 1/3 骨折可损伤哪些血管、神经

2. 心理 - 社会状况　骨折早期的痛苦、行动障碍会使病人出现怨愤、烦躁、焦虑、易怒等心理。骨折中后期的并发症及经济、社会因素可造成病人心理负担。

（三）辅助检查

X 线检查对骨折的诊断和治疗具有重要价值，可了解骨折的部位、范围和程度、治疗和

愈合情况。如肘部正、侧位X线片可明确诊断肱骨髁上骨折的部位及类型。

考点 骨折的辅助检查

三、治疗要点

骨折的治疗原则是复位、固定和功能锻炼。

1. 复位 方法有手法复位、切开复位和牵引复位。完全恢复正常解剖学位置，对位对线良好时，称为解剖复位；虽未恢复良好的解剖关系，但骨折愈合后对肢体功能无明显影响的，称为功能复位。

2. 固定 方法有外固定和内固定。外固定包括小夹板、石膏、外固定架、牵引固定；内固定包括螺丝钉、钢板、髓内针、克氏针、张力带内固定等。

3. 功能锻炼 在不影响固定的情况下，尽早、规律、长期地进行肌肉、肌腱、韧带等软组织的舒缩活动，以利于骨折的愈合、防止或减轻并发症的发生。

考点 骨折的治疗原则

四、主要护理诊断/问题

1. 疼痛 与损伤、固定或牵引不当、感染等因素有关。
2. 焦虑和恐惧 与害怕肢体残废、丧失劳动能力及生活不能自理等有关。
3. 有感染的危险 与皮肤受损、开放性骨折及内固定有关。
4. 躯体活动障碍 与肢体骨折、制动或石膏固定、牵引等有关。
5. 知识缺乏：缺乏骨折治疗、护理、手术、康复训练及预防并发症等相关知识。
6. 潜在并发症：脂肪栓塞、骨筋膜室综合征、创伤性关节炎、关节僵硬、缺血性肌挛缩等。

五、护理措施

（一）现场急救护理

骨折急救原则是用最为简单而有效的方法，抢救生命、保护患肢、固定骨折、迅速转运。

1. 迅速判断病情 询问受伤时间、原因、部位及伤后情况。注意评估病人的生命体征，注意有无昏迷、呼吸困难、窒息、大出血及休克等。

2. 抢救生命 对休克病人，应注意保温，尽量减少搬动。对合并颅脑损伤处于昏迷者，取仰卧头侧偏位。心搏、呼吸停止者，应立即行胸外心脏按压和人工呼吸。

3. 包扎伤口 伤口出血可采用加压包扎止血或止血带止血。伤口用无菌敷料或清洁布类进行包扎以免加重污染。若骨折端已戳出伤口并已污染而未压迫重要血管、神经，不应将其复位。若在包扎时，骨折端自行滑入伤口内，应做记录。

4. 妥善固定 凡骨折或疑有骨折者，均应就地取材予以妥善固定。

5.迅速转运　经初步处理、妥善固定后，尽快地将病人转运到就近医院进行后续治疗。

（1）脊柱骨折伴有休克的病人不宜立即搬动，应就地抢救，待休克纠正后再搬动。

（2）搬运工具最好选用硬板担架或木板。搬动中必须保持脊柱伸直位。先将病人两上肢贴于躯干两侧，两下肢伸直并拢，担架放病人一侧，三人一起沿纵轴方向使病人躯干及四肢成一整体滚动，把病人移至担架，或平托病人至担架（图 22-16）。禁止一人背送或一人抬头、一人抬足的方法，这样可导致躯干扭曲，加重脊椎骨折和脊髓损伤的程度。

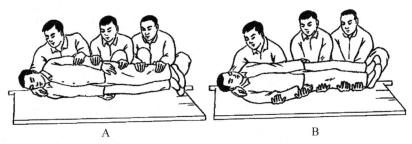

图 22-16　脊柱骨折病人搬运法

A.滚动法；B.平托法

（3）对疑有颈椎损伤的病人，搬运时需有一人固定头部，沿纵轴向上略加牵引，使头、颈随躯干一起缓慢搬动。移至木板上后，头部应用沙袋或衣物加以固定。切记勿扭曲或旋转病人的头颈，以免加重神经损伤引起呼吸肌麻痹而死亡。

考点　骨折病人的现场急救护理

（二）一般护理

1.卧床护理　病人需卧硬板床，四肢骨折病人应抬高患肢并制动。长期卧床者应在骨隆突部位放置棉圈、气垫等，并定时按摩，每日温水擦洗，保持床单元清洁、干燥。

2.饮食护理　给予高蛋白、高热量、高钙、高维生素和粗纤维饮食，增加饮水量，防止泌尿系统结石形成。

（三）病情观察

1.生命体征　对于创伤严重者应注意观察体温、脉搏、呼吸、血压。

2.肢体远端末梢循环　骨折固定包扎后，肢体远端末梢循环应视为观察重点。对血液循环不良的肢体，须立即查明原因，对症治疗，并将肢体抬高使其略高于心脏水平。严禁热敷、按摩、理疗，以免加重组织缺血、损伤。

（四）配合治疗护理

1.做好牵引固定病人的护理

（1）皮牵引时，应注意防止胶布或绷带松散、脱落；颅骨牵引时，注意定期拧紧牵引弓的螺母，防止脱落；牵引时，应保持牵引锤悬空（图 22-17）、滑车灵活；适当抬高病人的床头或床尾。小儿双下肢悬吊牵引时臀部必须离开床面，以设置对抗牵引。牵引绳与患肢长轴平行，不随意放松牵引绳，避免被

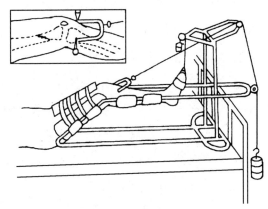

图 22-17　下肢悬吊牵引

盖压住牵引绳而影响牵引效果。

（2）牵引治疗期间病人必须保持正确的位置，躯干伸直，骨盆放正，两者中轴应在同一直线上，牵引方向与近端肢体成直线（图22-17）。告知病人及其亲属，不能擅自改变体位，以达到有效牵引。

（3）牵引重量不可随意增减。重量过小可影响畸形的矫正和骨折的复位；重量过大可因过度牵引造成骨折不愈合。故应根据病情加减，定期测量患肢长度，并与健侧对比，以便及时调整。

考点 保持有效牵引的护理要点

（4）预防牵引针孔感染：①保持牵引针孔干燥、清洁。针孔处每日滴75%乙醇溶液2次，无菌敷料覆盖。针孔处血痂不随意去除，针孔处有分泌物时，应用棉签拭去。②避免牵引针滑动移位。骨牵引针两端套上木塞或胶盖小瓶，以防伤及人或挂破被褥。加强观察，发现牵引针偏移时，局部经消毒后再调整至对称位或及时通知医生，切不可随手将牵引针推回。③继发感染时。积极引流，严重者，须拔去牵引针，换位牵引。

（5）预防足下垂：下肢水平牵引时应在膝外侧垫棉垫，防止压迫腓总神经；应用足底托板，将足底垫起，置踝关节于功能位；加强足部的主动和被动活动。

2. 做好石膏绷带固定病人的护理

（1）固定肢体处于功能位。

（2）摄入高热量、高蛋白、易消化的食物，多饮水，多食蔬菜和水果，防止便秘、泌尿系统感染和结石等。

（3）固定期间，密切关注患肢肿胀程度及肢端血液循环情况。

（4）石膏干固前的护理

1）适当支托：用手掌平托石膏固定的肢体，避免牵拉、手指压迫致石膏出现凹陷，压迫局部血管、神经和软组织时可使患肢出现缺血性坏死或溃疡。

2）避免石膏折断、变形：未干透的石膏固定肢体不可直接放于硬板床上，可先置于盖有防水布的软枕上；不可在石膏上放置重物。

3）加速石膏干固：下肢管型石膏干固用时较长，需24～72小时。可适当提高室温，或用灯泡烘烤、红外线照射、吹风机吹干等。但烤灯的距离和温度应适宜，以免烫伤。

（5）保持石膏清洁：会阴及臀部附近的石膏易受大小便污染，故除保持局部清洁外，该部位石膏开窗大小要适宜，以便于排尿和排便。若石膏外面染有污垢，可用软毛巾蘸肥皂及清水擦洗干净，擦洗时，水不可过多，以免石膏软化。为石膏托固定病人换药时，伤口周围应覆盖厚敷料，并及时清除伤口分泌物；为石膏开窗病人换药时，需用足量纱布填塞石膏窗内四周，防止冲洗液和脓液流入石膏管内。已严重污染的石膏应及时更换。

（6）维持患肢血液循环：注意抬高石膏固定的患肢，以利静脉血液和淋巴回流。寒冷季节更需注意石膏固定部位的保暖，以保障患肢远端的血液循环。

（7）预防及护理并发症

1）压疮：包扎石膏前，加好衬垫，尤其骨突起处应加较厚棉垫。包扎石膏时严禁用指尖按压，要用手掌托扶。协助病人翻身，更换体位。如出现局部持续疼痛，要警惕压疮。嘱病人和家属不可向石膏内塞垫，必要时更换石膏。

2）失用性骨质疏松和关节僵硬：长期卧床，石膏制动，会引起骨质脱钙、疏松。关节固定不动会发生关节僵硬。预防办法是加强功能锻炼。

3）化脓性皮炎：长期石膏固定，皮肤脱屑、出汗和石膏摩擦，都可使皮肤瘙痒、出现水疱，或用异物伸入抓痒，使局部感染。

4）骨筋膜室综合征：两种原因可引起骨筋膜室综合征。一是骨筋膜内肿胀、出血，压力增高，此种常见于前臂或小腿骨折；二是肢体包扎过紧，尤其是石膏包扎。预防方法是石膏包扎不要过紧，密切观察，及时发现，迅速减压。

5）石膏综合征：大型石膏或包扎过紧，病人呼吸费力，进食困难，胸部发憋，腹部膨胀。预防方法是包扎石膏时适当留有余地，食量不要过多，上腹开窗等。

3. 功能锻炼　为防止骨质脱钙、肌肉萎缩、关节僵硬，更重要的是恢复功能，要分阶段进行功能锻炼，固定范围外的部位加强锻炼，固定范围内的肌肉进行等长收缩运动，循序渐进，以主动锻炼为主。

4. 预防坠积性肺炎　应鼓励病人利用牵引床上的拉手做抬臀运动；练习深呼吸，用力咳嗽；协助病人定期翻身、拍背，促进痰液排出。

5. 手术治疗的护理

（1）术前护理

1）皮肤准备：骨科手术由于常需手法牵引复位、改变体位或延长切口等，备皮范围较大。如手部手术范围包括前臂与手部；前臂手术范围包括肩以下，手指末节以上的皮肤；足部手术范围包括小腿与足部；小腿或膝部手术范围包括髋关节以下的整个下肢。四肢手术病人，要修剪指（趾）甲，手术前 3 日，每日用温水清洗备皮范围内的皮肤、甲缝，然后用 70% 乙醇溶液消毒，并用无菌巾包扎；术前 2 小时内剃除备皮范围内的毛发。

2）保护患肢：密切观察患肢情况，及时处理出现的肿痛、麻木等血液循环或神经功能障碍引起的异常反应；患肢禁止热敷、按摩、理疗等操作。

（2）术后护理

1）四肢手术后，抬高患肢。有石膏外固定者，用枕头、沙袋垫衬。

2）加强基础护理，保持个人卫生、预防压疮。

3）注意伤口有无渗血，观察患肢血液循环。

4）指导病人按计划进行功能锻炼，以预防长期固定带来的并发症。

（五）心理护理

鼓励病人尽早恢复功能锻炼及康复治疗，使他们树立生活的信心和勇气。对于遗留残疾的病人，既要注意保护他们的自尊心，又要使之敢于面对现实、树立战胜伤残的勇气。

六、健康教育

1. 向病人及家属讲解有关骨折的知识，以增强战胜疾病的能力和信心。

2. 鼓励病人保持健康良好的心态，以利于骨折的愈合。

3. 指导病人合理地利用健侧肢体完成日常活动的方法。

4. 向病人交代出院后有关注意事项、内固定去除时间及来院复诊的指征和时间等。

第2节　关节脱位病人的护理

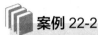
案例 22-2

　　病人，男，23岁。2年前因打篮球时跌倒导致左肩关节脱位，当时立即给予手法复位，未做其他处理，但2年来，病人曾因剧烈活动3次发生左肩关节脱位。

请问：1. 该病人属于哪种类型的关节脱位？

　　　　2. 该病人肩关节脱位时有哪些特征性表现？

一、概　　述

　　组成关节的骨面间失去正常的对合关系称关节脱位，俗称脱臼。以肩关节脱位最为常见，其次为踝、肘、髋等关节。

（一）病因与分类

1. 按发生原因分类

（1）创伤性脱位：外来暴力作用导致的脱位。

（2）先天性脱位：外界因素或内在原因影响胚胎期发育而导致关节先天发育不良，出生后即出现脱位，而且逐渐加重，如先天性髋关节脱位。

（3）病理性脱位：关节结构发生病变，骨端遭受病变破坏而引起脱位。如关节结核、类风湿关节炎等引起的脱位。

（4）习惯性脱位：创伤性关节脱位后造成关节囊、韧带松弛或在骨附着处被撕脱，使关节存在不稳定因素，轻微外力可导致再脱位，反复发生，称为习惯性脱位。多见于肩关节。

2. 按脱位时间分类

（1）新鲜性脱位：脱位时间少于2周。

（2）陈旧性脱位：脱位时间超过2周，一般闭合复位困难，常需切开复位。

3. 按脱位后关节腔是否与外界相通分类　可分为闭合性脱位和开放性脱位。

考点 关节脱位的病因与分类

（二）病理生理

　　创伤性关节脱位时除构成关节的骨端有移位外，同时伴有关节囊不同程度撕裂，关节腔内外有积血。3周左右血肿机化，形成肉芽组织，继而成为纤维组织，形成关节周围粘连。关节脱位的同时可伴有关节附近的韧带、肌肉和肌腱损伤，又可伴有撕脱性骨折及血管、神经损伤。

二、护理评估

（一）健康史

　　了解病人受伤的经过，有无关节和骨端的肿瘤及炎症等病变，有无反复脱位等病史。

（二）身心状况

1. 症状和体征

（1）一般症状：关节疼痛、肿胀、瘀斑、局部压痛及关节功能障碍。

（2）特有体征

1）畸形：脱位关节处有明显畸形，如关节变粗大、患肢缩短或变长。

2）弹性固定：脱位关节周围肌肉痉挛，关节囊与韧带牵拉，使肢体固定在异常位置，被动运动时感到有弹性阻力。

3）关节盂空虚：脱位后可在体表摸到关节所在部位有空虚感。

> **考点**　关节脱位的特有体征

（3）常见关节脱位

1）肩关节脱位：多由间接暴力引起，多发生于身体侧位倒地或向后跌倒时，可分为前脱位、后脱位、下脱位、盂上脱位等，以前脱位最多见。病人不敢活动肩关节，以健手托住患侧前臂，头部倾斜，患肩三角肌塌陷；肩部失去正常轮廓而成方肩畸形（图 22-18），关节盂空虚，关节盂外可触及肱骨头；搭肩试验（Dugas 征）阳性，表现为患侧手掌搭于健侧肩部时，肘部不能紧贴胸壁。

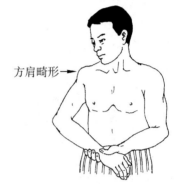

方肩畸形 →

图 22-18　方肩畸形

> **考点**　肩关节脱位的临床表现

2）肘关节脱位：大多由间接暴力引起，多为病人跌倒时上臂伸直、手掌着地所致，可分为后脱位、外侧方脱位、内侧方脱位和前脱位，以后脱位最为常见。患处肿痛，不能活动，病人以健手托住患侧前臂，肘关节处于半伸直位，被动运动时不能伸直肘部。肘后空虚感，可摸到凹陷处，肘后三角失去正常关系。

> **考点**　肘关节脱位临床表现

2. 心理 - 社会状况　病人往往由于担心是否能完全恢复，有无后遗症发生，担心家庭生活和工作是否会受到影响等而产生焦虑、不安、恐惧等不良心理反应。

（三）辅助检查

X 线检查可确定脱位的方向、程度、有无合并骨折等。

三、治疗要点

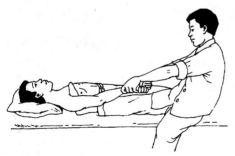

图 22-19　希波克拉底（Hippocrates）法复位

1. 复位　包括手法复位和切开复位，以手法复位为主。切开复位指征：有关节内骨折者、经手法复位失败者、有软组织嵌入者、手法难以复位者、陈旧性脱位手法复位失败者。肩关节脱位以手法复位为主，目前大多采用希波克拉底（Hippocrates）法复位，或称手牵足蹬法（图 22-19）。肘关节复位大多数采用手法复位，对于手法复位失败的可采用切开复位。

2. 固定　复位后将关节固定于功能位置 2～3 周，使损伤的关节囊、韧带、肌肉等软组织得以修复。

3. 功能锻炼　有计划、有目的地进行关节周围肌肉的伸缩活动和患肢其他关节的主、被动活动。

四、主要护理诊断 / 问题

1. 疼痛　与局部损伤及神经受压有关。

2. 有皮肤完整性受损的危险　与外固定有关。

3. 焦虑　与害怕肢体残废、丧失劳动能力及生活不能自理等有关。

4. 知识缺乏：缺乏关节脱位治疗、护理及功能锻炼等知识。

五、护 理 措 施

（一）一般护理

关节脱位复位术后，取功能位固定并将患肢稍抬高，以利于静脉回流，减轻肿胀。

（二）病情观察

观察患肢的血液循环状况和神经功能状况。

（三）配合治疗护理

1. 减轻疼痛和肿胀

（1）关节脱位早期局部冷敷，减轻损伤部位的出血和水肿；24 小时后热敷，促进血肿、水肿的吸收。

（2）改善血液循环，促进渗出液的吸收。常用的方法有超声波疗法、电疗法、激光疗法、蜡疗等。

（3）采用中药烫洗，活血化瘀，减轻肿胀。

2. 协助医师尽早复位　做好复位前的身体及心理准备，向病人说明复位的目的和方法，以取得病人的合作。

3. 维持有效的固定

（1）向病人及家属说明复位后固定的目的、方法和重要意义及注意事项。

（2）维持固定的姿势和时间

1）肩关节脱位：单纯脱位，复位后用三角巾悬吊上肢，肘关节屈曲 90°，腋窝处垫棉垫，一般固定 3 周。关节囊破损明显或仍有肩关节半脱位的，应将患侧手置于对侧肩部，肘部贴靠胸壁，腋下垫棉垫，用绷带将患肢固定在胸壁，并托住肘部。

2）肘关节脱位：复位后，用长臂石膏托或超关节夹板固定肘关节于屈肘 90° 位，再用三角巾悬吊于胸前 2～3 周。

4. 指导功能锻炼

（1）向病人及家属讲述功能锻炼的重要性和必要性，消除病人关节复位就是治疗结束的错误认识。

（2）在固定期间，应进行固定关节周围肌肉的舒缩运动和其他未固定关节的主动活动。

（3）功能锻炼时，应注意以主动锻炼为主，切忌被动强力拉伸关节，以防加重关节损伤。肩关节脱位固定期间需活动腕部和手指，解除固定后，鼓励病人主动肩关节向各个方向活动，锻炼需循序渐进。配合理疗，效果更好；肘关节脱位固定期间可做肱二头肌收缩活动及伸指握拳等练习，同时在外固定保护下做肩、腕关节的活动。外固定去除后，练习肘关节的屈、伸及前臂旋转活动。

（四）心理护理

对病人耐心做好解释工作，以减轻紧张心理；鼓励病人参与一些家庭及社会活动。

六、健 康 教 育

1. 向病人及家属宣教有关疾病治疗、护理和康复的知识，预防习惯性关节脱位发生。

2. 教会病人有关外固定护理及功能锻炼的方法。

第 3 节　急性血源性骨髓炎病人的护理

一、概　　述

急性血源性骨髓炎是指身体其他部位的化脓性病灶中的细菌经血液循环播散至骨骼而引起的化脓性细菌感染，可致骨坏死、深部脓肿形成、窦道形成等病理变化（图 22-20）。最常见的致病菌是金黄色葡萄球菌，其次为乙型溶血性链球菌。儿童长骨干骺端为好发部位。

考点　急性血源性骨髓炎的常见致病菌、好发人群及部位

二、护理评估

（一）健康史

了解病人有无其他部位的化脓性感染病灶，如疖、痈、扁桃体炎、中耳炎等；有无感冒等全身抵抗力下降史。

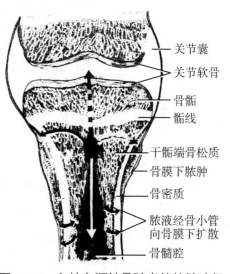

图 22-20　急性血源性骨髓炎的扩散途径

关节囊
关节软骨
骨骺
骺线
干骺端骨松质
骨膜下脓肿
骨密质
脓液经骨小管向骨膜下扩散
骨髓腔

（二）身心状况

1. 症状和体征

（1）症状：起病急骤，全身不适，有寒战、高热，体温可达 39℃以上。患肢有持续、进行性加重的疼痛。儿童可表现为烦躁不安、呕吐与惊厥，重者可发生昏迷及感染性休克。

（2）体征：局部皮肤温度增高、发红、肿胀，干骺处有局限性深压痛。3～4天后若肿胀、疼痛加剧，提示该处形成骨膜下脓肿。当脓肿穿破骨膜、形成软组织深部脓肿时，疼痛反而减轻，但局部红、肿、热、压痛更为明显。当脓肿穿破皮肤时，体温可逐渐下降，但局部可经久不愈而形成窦道。1～2周后，有发生病理性骨折的可能。

2. 心理 - 社会状况　由于起病急，病情发展快，病人及家属存在着不同程度的焦虑、恐惧心理。

（三）辅助检查

1. 实验室检查　血白细胞计数和中性粒细胞比例增高；红细胞沉降率加快；血细菌培养为阳性。

2. 局部分层穿刺　做涂片检查、细菌培养及药物敏感试验有助于明确诊断和选择用药。

3. 影像学检查　早期 X 线片无特殊表现。发病 2 周后，可见干骺区散在性虫蛀样骨破坏，并向髓腔扩散，骨密质变薄，可有死骨形成；CT 检查可较早发现骨膜下脓肿。

考点　急性血源性骨髓炎的辅助检查

三、治疗要点

1. 非手术治疗　早期、联合、大剂量应用有效抗生素，体温下降后再连续应用至少 3 周，以巩固疗效；患肢制动；支持疗法。

2. 手术治疗　局部钻孔引流或开窗减压，伤口闭式灌洗引流，清除死骨、炎性肉芽组织。

考点　急性血源性骨髓炎的治疗

四、主要护理诊断 / 问题

1. 疼痛　与炎性刺激及骨髓腔内压力增高有关。

2. 体温过高　与急性感染有关。

3. 潜在并发症：病理性骨折，脓毒症，肢体畸形。

五、护 理 措 施

（一）一般护理

1. 病人应卧床休息，鼓励多饮水，给予高蛋白、高维生素、高糖饮食。

2. 抬高患肢以利静脉血回流，减轻肿胀或疼痛。

3. 预防压疮，有窦道形成时，加强局部皮肤的护理。

（二）病情观察

观察生命体征的变化；注意邻近关节有无红、肿、热、痛或积液出现；观察伤口引流情况。

（三）配合治疗护理

1. 控制感染　遵医嘱早期、足量、联合、有效、全程应用抗生素。合理安排用药时间，评估治疗效果和不良反应。体温正常后，继续使用抗生素 3 周，以巩固疗效。

2. 疼痛护理

（1）限制患肢活动，必要时适当固定，防止炎症扩散，防止患肢畸形，防止发生病理性骨折。

（2）搬动患肢时动作轻柔，保护好患肢，以防继发损伤。

3. 闭式冲洗引流的护理　每日 24 小时连续滴入含有抗生素的溶液 1500 ～ 2000ml；持续到体温正常、引流液清亮，或连续 3 次细菌培养结果阴性，即可拔管。

（四）心理护理

护士应亲切和蔼地对待病人，动作轻柔，及时安慰和稳定病人及家属情绪。

六、健 康 教 育

1. 告知病人和家属急性血源性骨髓炎治疗不彻底或机体抵抗力低下时易转为慢性骨髓炎，因此必须坚持使用抗生素至体温正常后 2 周。

2. 保持患肢功能位，防止过早负重而致病理性骨折。

3. 改善卫生条件，加强营养，增强机体抵抗力。

4. 若伤口愈合后又出现红、肿、热、痛，流脓等，提示转为慢性，需及时复诊。

第 4 节　骨关节结核病人的护理

一、概　　述

骨关节结核属于继发性结核病，约 90% 的病人继发于肺结核，好发于青少年及儿童。可发生于任何骨与关节，以脊柱最多，约占 50%，其次是膝、髋、肘等关节。

考点　骨关节结核的病因及好发部位

二、护 理 评 估

（一）健康史

了解病人有无肺结核或其他部位结核病史；有无与结核病人密切接触史；有无营养不良或机体抵抗力低下等情况。

（二）身心状况

1. 症状和体征

（1）疼痛：早期病变部位即有轻度疼痛，于活动后加剧。在儿童的髋关节和膝关节结核常有夜啼，原因是患儿在夜间熟睡时，肌肉自然放松，关节失去控制，若稍有肢体活动，放松的关节即发生剧痛，患儿突然惊醒而哭喊。

（2）全身结核中毒症状：一般不很明显，多有低热、盗汗、乏力、食欲缺乏、消瘦、贫血等慢性结核杆菌感染症状，病变活动期表现较明显。

（3）功能障碍：由于病变关节的疼痛和周围肌肉的保护性痉挛，使关节活动受限。脊柱结核拾物试验阳性；髋关节结核托马斯征阳性、"4"字试验阳性；膝关节早期浮髌试验阳性，晚期呈梭形，处于屈曲位。

（4）寒性脓肿和窦道：全关节结核时，在病灶部位积聚了多量脓液，结核性肉芽组织、死骨和干酪样坏死物，由于缺乏红、热等急性炎症反应，称为寒性脓肿或冷脓肿。寒性脓肿破溃后形成经久不愈的窦道，常易并发混合性感染。

2. 心理 - 社会状况　骨与关节结核病程长，加之病人体质虚弱、生活自理能力下降甚至丧失，容易产生悲观厌世情绪。

（三）辅助检查

1. 实验室检查　红细胞沉降率在活动期明显增快；血红蛋白减少等贫血表现、白细胞计数增高；穿刺液结核杆菌培养阳性率可达 70%。

2. 影像学检查　X 线、CT、MRI 有助于诊断。

三、治疗要点

1. 加强支持治疗，提高机体免疫力。

2. 局部制动或适当休息。

3. 合理、有效、联合应用抗结核药物。

4. 手术治疗　切开排脓，病灶清除术、关节融合术、截骨术、关节成形术。

四、主要护理诊断 / 问题

1. 营养失调：低于机体需要量　与结核病慢性消耗有关。

2. 疼痛　与局部病灶有关。

3. 躯体移动障碍　与疼痛、功能障碍、手术等有关。

4. 知识缺乏：缺乏结核病治疗与康复治疗相关知识。

五、护理措施

（一）非手术治疗病人的护理

1. 一般护理

（1）注意卧床休息，保持肢体于功能位，防止关节畸形。脊柱结核病人需卧硬板床休息，对病变处于静止期，脊柱仍不够稳定的病人，可用颈托、腰围或石膏背心保护。

（2）给予高蛋白质、高热量、富含维生素、易消化的饮食，改善营养状况。

（3）适当限制活动，常采用石膏托或石膏管型及皮肤牵引做患肢制动，有利于缓解疼痛，阻止感染扩散蔓延，预防病理性脱位或骨折。

2. 病情观察

（1）观察生命体征，特别是体温的变化。

（2）注意观察局部脓液的变化及局部疼痛、肿胀的变化，以观察疗效。

（3）注意观察肌肉萎缩、关节强直、病理性骨折等并发症。

3. 配合治疗护理　督促病人按时服药，定期复查肝、肾功能，注意观察抗结核药物的毒副作用。

（二）手术治疗病人的护理

1. 术前护理　除一般常规准备外，抗结核治疗至少 2 ～ 4 周，以改善全身症状，避免手术后病变复发或扩散。

2. 术后护理

（1）一般护理

1）体位：颈椎结核术后，需用颈托或沙袋固定颈部，以防颈部扭曲致内置物松动与断裂。而腰椎结核前路术后，需用沙袋压迫伤口，以防止病灶处渗血及无效腔形成。

2）饮食：给予高蛋白、高热量、高维生素、易消化吸收的食物。

（2）病情观察：监测生命体征，注意肢端血液循环状况。

（3）配合治疗护理：①继续按疗程使用抗结核药物。②脊柱结核术后脊柱不稳定，或行脊柱融合术后，必须局部制动，避免继发损伤及植骨块脱落等。③关节结核，行滑膜切除术的病人，术后多采用皮肤牵引，注意保证牵引有效；关节融合术后，多用石膏固定，注意石膏固定的护理。④鼓励病人适当主动活动病变以外的关节，防止关节僵直。

（三）心理护理

骨与关节结核病程长，体能消耗大，生活自理能力下降，用药可长达 2 年左右，易产生焦虑。护士应根据病人的心理表现做好耐心解释工作，给予安慰和鼓励，让病人树立战胜疾病的信心。

六、健康教育

1. 积极有效地治疗结核原发病灶是预防骨与关节结核的最主要措施。

2. 介绍骨与关节结核的治疗原则及方法，使病人配合有效的治疗。

3. 告诉病人一定要坚持用药，并讲明应用结核药物的剂量、用法及保存方法，尤应注意药物的毒副作用。

4. 告知如有病情变化，应及时复诊。

第 5 节　颈肩痛和腰腿痛病人的护理

一、颈椎病病人的护理

（一）概述

颈椎病指颈椎间盘退行性变及其继发性椎间关节退行性变所致脊髓、神经、椎动脉损害而表现的相应症状和体征。最常见的原因是颈椎间盘退行性变，颈椎先天性椎管狭窄也可引起，损伤为颈椎病的主要诱因。多在中年以上发病，好发部位依次为第 5～6 颈椎、第 4～5 颈椎、第 6～7 颈椎。

考点 颈椎病好发部位

（二）护理评估

1. 健康史　了解是否有颈椎慢性劳损或外伤病史，发作及治疗情况，病程长短等。

2. 身心状况

（1）症状和体征

1）神经根型颈椎病：此型最常见，占 50%～60%，为颈丛神经根受累所致。表现为颈部活动时疼痛加重并向上肢放射；患肢感觉、运动异常；头部歪向患侧，患侧肩部上耸；上肢牵拉试验及压头试验阳性。

2）脊髓型颈椎病：占 10%～15%，为脊髓受累所致。早期表现为四肢乏力、行走、持物不稳；随病情加重发生自上而下的运动神经源性瘫痪；可有大小便失禁。

3）交感神经型颈椎病：为交感神经链受累所致，表现为两方面症状。①兴奋性症状，如头痛、头晕，头部活动时加重，可伴有恶心、呕吐等消化道反应；眼后部感到胀痛，视力下降，瞳孔扩大或缩小；耳鸣，听力减退，发音障碍；心率加快，心律不齐，血压升高，有时感心前区疼痛不适；头颈及四肢异常出汗等。②抑制性症状，如头晕、眼花、流泪、鼻塞、心率过缓、血压下降、胃肠道胀气等。

4）动脉型颈椎病：由于病变组织压迫椎动脉所致。主要表现为椎动脉供血不足的症状：①眩晕是本型的主要症状，表现为旋转性或摇晃性，有时发生猝倒。②视觉改变，可发生突发性弱视、复视、失明，短期内可恢复。

（2）心理 - 社会状况：颈椎病易造成生理上的痛苦，影响工作、生活。手术风险大，病人及家属担心预后，恐惧手术。

考点 颈椎病的分型和表现

3. 辅助检查

（1）X 线检查：正、侧位 X 线片显示颈椎生理前凸变小或消失；椎间隙变窄，骨质增生，钩椎关节增生。

（2）CT 或 MRI 检查：可见椎间盘突出、椎管及神经管狭窄、脊神经受压、脊髓受压。

（3）椎动脉造影：可显示椎动脉局部受压、梗阻、血流不畅迹象。

（三）治疗要点

1. 非手术治疗　包括颈椎牵引、推拿按摩、理疗、药物治疗等方法，适用于神经根型、交感神经型、动脉型颈椎病。

2. 手术治疗　包括椎间盘摘除、扩大椎管、切除椎板等手术疗法，适用于脊髓型颈椎病和非手术治疗无效的病人。

考点 颈椎病牵引疗法

（四）主要护理诊断 / 问题

1. 疼痛　与神经根受刺激或压迫、椎 - 基底动脉供血不足有关。

2. 躯体移动障碍　与神经根受压、牵引或手术有关。

3. 焦虑 / 恐惧　与影响学习、工作、生活或担心手术预后有关。

4. 潜在并发症：术后呼吸困难、失用性肌萎缩、呼吸和泌尿系统感染等。

（五）护理措施

1. 非手术治疗的护理

（1）一般护理：①注意休息，避免劳累，颈部适当制动。②纠正不良的工作体位和睡眠姿势，避免长时间头颈部固定在一种位置状态下工作，定时活动颈部。睡眠时选用合适的枕头，要求平卧时颈椎不前屈，侧卧时枕头高度以肩部的高度为宜，以保持颈肌处于松弛状态。

（2）配合治疗护理：颌枕带牵引可采用间断牵引或持续牵引。间断牵引时，每日数次，每次 0.5 ~ 1.0 小时，重量 2 ~ 6kg；持续牵引时，一般取卧位牵引，每日牵引 6 ~ 8 小时，2 周为 1 个疗程。

2. 手术治疗的护理

（1）术前护理：做好术前常规准备。对将行前路手术的病人进行气管推移训练。对将行颈椎后路手术者，术前应行俯卧位练习，以适应术中体位。备好合适的颈围或颈托。

（2）术后护理

1）一般护理：①卧位与活动。根据手术方式决定卧床时限。一般颈椎内固定术术后第 2 日即可采取半坐卧位并逐渐下床活动。行上颈椎单纯植骨融合术者卧石膏床 3 个月。行下颈椎前路减压植骨术未给予内固定或内固定不牢固时，必须卧床，且尽可能减少颈部活动。②颈部制动。术后返回病房时应保护颈部，勿使其旋转且轻搬轻放，以减少对内固定的影响；颈部两侧置沙袋或佩戴颈围制动，但颈围松紧要适宜，过松不能固定，过紧则致呼吸不畅，还可形成压疮；翻身时，也不能扭曲颈部。

2）病情观察：①密切观察呼吸状态和伤口出血情况。呼吸困难是前路手术后最危急的并发症，多发生在术后 1 ~ 3 日内。因切口内出血压迫气管，喉头水肿，术中脊髓损伤，移植骨块松动、移动、脱落而压迫气管。当病人出现呼吸困难、呈张口状、应答迟缓、发绀等症状时，应立刻通知医生，做好气管切开术和手术处理准备。②观察肢体感觉、运动功能。由于手术创伤刺激脊髓易出现水肿反应而致肢体感觉、运动功能障碍。术后 48 小时内为水肿高峰期，应严密观察四肢感觉，定时运动。当出现肢体麻木、肌力减弱时，立即报告医师给予脱水、营养神经等治疗，必要时行手术探查。

3）配合治疗护理：①防治喉头水肿。前路手术因术中反复牵拉气管，可使气管黏膜受损发生水肿。术后 2 ~ 3 天常规进行雾化吸入，鼓励病人深呼吸和有效咳嗽。②鼓励早期进行四肢功能锻炼，防止肌肉萎缩和静脉血栓形成。③手术后头颈胸石膏固定者，按石膏固定病人常规护理。截瘫病人则按截瘫病人常规护理。

4）心理护理：由于术后恢复期较长，要耐心指导病人调整好心理状态，增强耐心和信心。

（六）健康教育

1. 养成良好的坐、站、行及工作姿势，睡眠调整枕高，平时转头动作要轻而慢。

2. 坚持四肢肌肉锻炼，一年内避免负重劳动、便秘、受凉及颈部的过度活动。

3. 定期到医院复诊，继续规范治疗。

二、肩关节周围炎病人的护理

（一）概述

肩关节周围炎是肩关节囊、滑囊、肌腱及肩周肌的慢性损伤性炎症，简称肩周炎，俗称冻结肩。多发生于 50 岁左右人群，女性多于男性。

（二）护理评估

1. 健康史　了解中老年人有无软组织退行性变及对外承受力减弱的病史，有无急、慢性损伤或上肢外伤、手术或其他原因长期固定肩关节等病史。

2.身心状况

（1）症状：早期肩部疼痛，逐渐加重，可放射至颈部和上臂中部，以夜间明显。后期肩关节僵硬，逐渐发展至各个方向均不能活动。

（2）体征：肩关节活动受限，以外展、外旋和后伸受限最明显。三角肌有轻度萎缩，斜方肌痉挛。

（3）心理-社会表现：焦虑，担心是否能够恢复。

3.辅助检查　X线检查、肩关节造影有一定意义。

（三）治疗要点

以非手术治疗为主，包括肩部制动、局部热敷、理疗、针灸、推拿等，适当采用止痛措施。

（四）主要护理诊断/问题

1.疼痛　与肩部肌肉牵拉或受压迫有关。

2.肩部活动障碍　与肌肉、筋膜水肿、粘连有关。

3.焦虑　与影响工作、生活或担心预后有关。

（五）护理措施

1.坚持肩关节功能锻炼　早期被动做肩关节牵拉训练，后期坚持按计划自我锻炼，常用的方法包括爬墙外展、爬墙上举、弯腰垂臂旋转及滑车带臂上举等。

2.日常生活能力训练　指导病人进行日常生活能力训练，如穿衣、梳头、洗脸等。

（六）健康教育

1.坚持肩关节肌肉锻炼，避免肩部负重、受凉及过度活动。

2.定期到医院复诊，继续规范治疗。

三、腰椎间盘突出症病人的护理

（一）概述

腰椎间盘突出症指腰椎间盘变性、纤维环破裂，髓核组织突出、刺激和压迫马尾神经根所引起的一种综合征，多发生于第4～5腰椎间盘、第5腰椎至第1骶椎间盘。以20～50岁为多发年龄，男性多于女性。

考点　腰椎间盘突出好发部位

（二）护理评估

1.健康史　询问是否有腰椎慢性劳损或外伤病史，病程长短，发作及治疗情况。

2.身心状况

（1）症状和体征

1）腰痛：是最常见的症状，也是最早期的症状。常表现为腰部急性剧痛或慢性隐痛，病人在弯腰、咳嗽、排便等用力时均可使疼痛加剧。

2）坐骨神经痛：绝大多数病人表现为从下腰部向臀部、大腿后方、小腿外侧直到足部的放射痛。

3）马尾神经受压表现：出现大小便障碍，鞍区感觉异常。

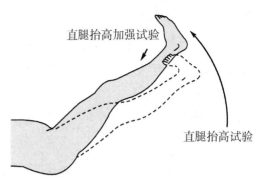

图 22-21　直腿抬高试验及加强试验

4）其他：可出现腰椎侧突，腰部活动受限，病变部位压痛及骶棘肌痉挛，下肢感觉、反射异常，肌力下降。

5）直腿抬高试验及加强试验阳性（图 22-21）：病人取平卧位，膝伸直，被动直腿抬高患侧下肢 20°～40° 时即发生坐骨神经痛，称为直腿抬高试验阳性。在此基础上，缓慢降低患肢高度到疼痛缓解，再将踝关节被动背屈，如又出现坐骨神经痛，则为加强试验阳性。绝大多数腰椎间盘突出症此两项试验为阳性。

（2）心理 - 社会状况：长时间的腰腿疼痛、下肢感觉异常往往给病人带来很大的痛苦，影响病人正常生活与工作。

3. 辅助检查

（1）X 线检查：可显示椎体边缘增生及椎间隙变窄等退行性变，但不能直接反映椎间盘突出。

（2）CT 和 MRI：可显示椎管形态、椎间盘突出的大小和方向等，MRI 还能显示脊髓、髓核、马尾神经、脊神经根的情况。

考点　腰椎间盘突出的诊断

（三）治疗要点

1. 非手术治疗　适用于大部分病人和 X 线检查无椎管狭窄者。方法：绝对卧床休息，持续牵引，理疗、按摩和推拿，皮质激素硬膜外注射髓核化学溶解法等。

2. 手术治疗　适用于非手术治疗无效或马尾神经受压者，主要为髓核摘除术。

（四）主要护理诊断 / 问题

1. 疼痛　与椎间盘突出、肌肉痉挛、不舒适的体位有关。

2. 焦虑　与担心预后及手术风险有关。

3. 潜在并发症：血管或神经根损伤、神经根粘连、椎间盘感染。

（五）护理措施

1. 非手术治疗的护理

（1）一般护理：①饮食。给予高热量、高蛋白、富含维生素与果胶及粗纤维食物，多饮水，以缓解马尾神经受压出现的便秘。②卧床休息。初次发作时，应绝对卧硬板床休息 4 周，以减轻椎间盘的负荷。症状缓解后带腰围下床活动，3 个月内不做弯腰持物活动。③基础护理。保持呼吸道、二便通畅；注意皮肤护理。

（2）病情观察：注意观察病人疼痛的程度、范围等，卧床病人还需观察有无压疮。

（3）配合治疗护理

1）减轻疼痛：①绝对卧硬板床休息。②遵医嘱适当给予镇痛药。③适度理疗、推拿和按摩。④教会病人坐、立、行时应有的正确姿势。

2）持续骨盆牵引的护理：行骨盆牵引，牵引重量在 7～15kg，抬高床尾 15～30cm，持续 2 周。但孕妇、高血压、心脏病病人禁用骨盆牵引治疗。

（4）心理护理：了解病人的心理状况，将病人病情缓解情况及时告知本人，以增强病人信心，减少顾虑及担忧。

2. 手术治疗的护理

（1）一般护理：术后平卧于硬板床上，以压迫伤口，利于止血，减轻患处负荷，可持续 2 周。

（2）配合治疗护理：①观察伤口情况，有无渗血、渗液。②做好引流管护理，一般 24 小时后拔管。

（3）指导病人功能锻炼：术后 1 日开始协助病人做直腿抬高运动，每次活动 2～3 分钟，每日活动 3～5 次，预防神经根粘连。7～10 日开始帮助病人锻炼腰背肌，以防止肌肉萎缩，增强脊柱稳定性。下床活动坐起前，先抬起床头，再将病人两腿放到床边，使其上身竖直，行走时有人在旁看护。

（六）健康教育

1. 督促病人使用硬床垫或木板床，防止加重椎间盘的突出。有脊髓受压的病人，佩戴围腰 3～6 个月，直至神经压迫解除，并适当活动腰部。

2. 指导病人及家属平时坐、卧、立、行和劳动时采取正确的姿势，以减少急、慢性损伤发生的机会。

3. 加强腰背肌功能锻炼，以增加脊柱的稳定性。

第 6 节　骨肿瘤病人的护理

一、概　述

骨肿瘤是指发生于骨组织（骨、软骨和骨膜）及附属组织（血管、脂肪、纤维等）的肿瘤，发生率占全部肿瘤的 2%～3%，男性高于女性。骨肿瘤病因不完全明确，但与年龄和解剖部位有明显相关性。

二、护理评估

（一）健康史

评估年龄、性别、营养状况；了解生活与工作环境；有无家族史。

（二）身心状况

1. 症状和体征

（1）骨软骨瘤：常见的良性骨肿瘤，多见于青少年，且随人体发育而增大，随骨骺线闭合而生长停止。多见于干骺端，如股骨下端、胫骨和肱骨上端。多发的恶变概率大于单发。

骨软骨瘤本身无特殊症状，常为无意间发现骨性肿块而就诊，当压迫周围组织和表面的滑囊引起炎症反应时，可引起疼痛或影响肢体功能。

（2）骨巨细胞瘤：为起源于骨髓间叶组织，介于良恶性之间的溶骨性肿瘤。几乎均原发于骨骺，逐渐侵及干骺端，多在股骨下端和胫骨上端。发病人群多在 20～40 岁。主要表现为局部疼痛和肿胀，可触及乒乓球质感的包块，如累及关节软骨可影响关节功能。

（3）骨肉瘤：为最常见的原发性恶性骨肿瘤，生长迅速，预后差。好发于青少年生长活跃的长骨干骺端，如股骨远端、胫骨近端、肱骨近端。主要表现为疼痛，多为持续隐痛，开始程度轻，且多为间歇性，随病变加重而呈持续剧烈性疼痛，以夜间为甚。局部可见肿块，局部皮温增高、静脉怒张，易出现病理性骨折和关节功能障碍。

2. 心理 - 社会状况　病人在病痛折磨、肢体缺如、经济等因素作用下，常表现为焦虑、恐惧、绝望等心理反应。

（三）辅助检查

1. 影像学检查　X 线检查具有初步诊断意义，CT、MRI、ECT 可检查骨盆、脊柱等部位的肿瘤。骨软骨瘤 X 线检查显示干骺端的骨性突起物，有完整的骨皮质和骨松质，呈蒂状或无蒂，软骨帽可呈不规则钙化；骨巨细胞瘤 X 线表现为骨端溶骨性病变而无骨膜反应。病变部位骨皮质膨胀变薄，呈肥皂泡样改变，易发病理性骨折；骨肉瘤 X 线表现为成骨性、溶骨性或混合性骨质破坏。当骨肿瘤侵袭骨组织时可掀起骨膜，在骨膜下形成三角状新生骨，称为 Codman 三角（图 22-22）。肿瘤骨及反应骨也

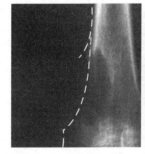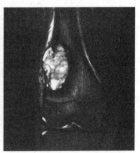

图 22-22　Codman 三角

可沿新生的血管呈放射状沉积，形成日光射线现象。

2. 生化检查　溶骨性肿瘤，血钙浓度增高；成骨性肿瘤，血中碱性磷酸酶明显升高。

3. 病理学检查　主要是活组织检查，具有确诊和决定手术术式的意义。

考点 骨肉瘤的 X 线表现

三、治疗要点

良性肿瘤多以局部刮除、灭活、植骨或肿瘤切除为主，预后良好。恶性肿瘤治疗尚无特效方法，多采用以手术为主，辅助放疗、化疗、中医、免疫治疗的综合方法，旨在挽救生命，最大限度地保留肢体功能。截肢、关节离断是最常用的手术方法。

考点 骨肉瘤的治疗方法

四、主要护理诊断/问题

1. 焦虑　与肢体功能障碍和对预后担忧有关。

2. 疼痛　与肿瘤浸润和压迫神经有关。

3. 潜在并发症：病理性骨折，关节脱位。

五、护理措施

（一）一般护理

1. 体位与休息　截肢置于舒适的体位，关节保持功能位，必要时进行固定、制动。手术后根据不同麻醉采取不同体位，麻醉过后采取制动抬高患肢，促进血液循环，减轻水肿。如为下肢，应屈膝 15°，屈踝 90°，髋关节呈外展中立位。

2. 饮食　肿瘤的消耗较大、放化疗的副作用使病人的营养低下，应合理供给高蛋白、高热量、高维生素、高纤维饮食，必要时进行静脉补充营养。

3. 皮肤护理　卧床病人及时翻身、拍背，局部按摩，保护皮肤，防止压疮发生。加强放疗病人的皮肤护理，防止发生糜烂和溃疡。

4. 病情观察　非手术及手术前注意局部有无病理性骨折和肺、脑转移表现；手术后密切观察远端肢体有无肿胀，感觉有无障碍，运动反射有无异常等；截肢后注意有无髋、膝关节挛缩，有无幻肢痛。

（二）配合治疗护理

1. 协助检查　耐心向病人及其家属解释检查的目的、意义、检查过程、注意事项，减轻病人及家属的焦虑心理。

2. 缓解疼痛　采取舒适的体位，分散病人的注意力，解除压迫，必要时遵医嘱使用镇痛药。

（三）心理护理

给予安慰和心理支持，消除恐惧和焦虑心理，正视肢体的缺如、放化疗副作用等，保持乐观的心态。

六、健康教育

根据病人的情况制订功能锻炼计划，出院后继续坚持放疗和化疗，定期门诊检查，防止复发。

自 测 题

A₁/A₂ 型题

1. 不稳定骨折是指（　　）

　A. 青枝骨折

　B. 压缩性骨折

　C. 嵌插骨折

　D. 骨折端易移位或复位后易再移位

　E. 骨折端不易移位或复位后不再发生移位

2. 下述各项不是骨折的早期并发症的是（　　）

　A. 缺血性肌挛缩　　B. 脂肪栓塞综合征

　C. 内脏器官损伤　　D. 血管、神经损伤

　E. 骨筋膜室综合征

3. 骨折急救时应注意防止进一步损伤或污染，下述各项措施不妥的是（　　）

　A. 凡有骨折或疑有骨折的病人应予以临时固定

　B. 对可疑脊柱骨折者采用背驮、抱持等方法运送

　C. 对可疑脊柱骨折者，保持脊柱中立位，平稳置于脊柱固定架或硬板上抬送

　D. 外露骨折不能现场将其送回伤口内

E. 疑有颈椎骨折或脱位者，由专人保护其头部

4. 病人，男，34 岁。右胫骨骨折行石膏管型固定后，石膏完全干固需（　　）

  A. 5～10 分钟　　　B. 10～20 分钟

  C. 20～30 分钟　　　D. 12～24 小时

  E. 24～72 小时

5. 有关桡骨远端伸直型骨折的描述，下列各项不妥的是（　　）

  A. 又名 Colles 骨折

  B. 常见于骨质疏松的中老年人

  C. 不提倡早期锻炼

  D. 多由间接暴力引起

  E. 伤后局部可出现典型畸形姿势

6. 股骨颈骨折最常见的并发症是（　　）

  A. 缺血性骨坏死　　B. 关节僵硬

  C. 骨化性肌炎　　　D. 缺血性肌挛缩

  E. 创伤性关节炎

7. 关于关节脱位的治疗原则，下列各项错误的是（　　）

  A. 以手法复位为主，越早越好

  B. 固定时间越长越好

  C. 一般固定 2～3 周

  D. 功能锻炼以主动活动为主

  E. 功能锻炼时切忌粗暴地被动活动

8. 急性血源性骨髓炎的好发部位是（　　）

  A. 松质骨　　B. 密质骨　　C. 扁骨

  D. 短骨　　　E. 长骨的干骺端

A₃/A₄ 型题

（9～10 题共用题干）

病人，男，65 岁。行走时不慎滑倒，左臀部着地后左髋部疼痛，不能站立、行走。查体：左髋部有压痛，左下肢短缩、外旋、屈曲畸形。

9. 该病人最可能的诊断是（　　）

  A. 左股骨颈骨折　　B. 左股骨干骨折

  C. 左胫腓骨骨折　　D. 骨盆骨折

  E. 尾骨骨折

10. 最有诊断意义的表现是（　　）

  A. 左髋部疼痛　　　B. 局部肿胀

  C. 局部压痛　　　　D. 不能行走

  E. 患侧肢体短缩、外旋、屈曲畸形

（11～12 题共用题干）

病人，女，48 岁。因跌倒时左上臂伸直，手掌着地后肘关节肿、痛、不能活动 2 小时而入院。评估：病人以右手托住左前臂，肘关节处于半伸直位，被动运动时肘部伸不直，肘后空虚感，可摸到凹陷处，肘后三角失去正常关系。

11. 该病人可能的诊断是（　　）

  A. 左肱骨髁上骨折　B. 左肘关节脱位

  C. 左肩关节脱位　　D. 左腕关节脱位

  E. 左前臂双骨折

12. 该病人复位后应指导其上肢姿势为（　　）

  A. 肘关节伸直　　　B. 肘关节伸直向前

  C. 肘关节屈肘 90°　D. 肘关节完全屈曲

  E. 患肢搭在对侧肩部

（魏雪峰）

实　　训

实训1　换药病人的护理

【目标】

1. 学会换药的操作方法，熟练掌握操作中的无菌原则。

2. 能动态观察病人伤口愈合情况，提供有效护理。

3. 树立关爱病人，保护病人隐私，减轻病人痛苦的良好职业道德。

【准备】

1. 环境　检查病房环境，调节室温，必要时用屏风或隔帘遮挡病人。操作前半小时内不可铺床及打扫卫生。

2. 用物　换药车，镊子2把，换药碗2个、弯盘1个、无菌敷料、酒精棉球数个、生理盐水棉球数个、无菌持物钳1把、治疗巾1条、引流物、剪刀、探针、胶布、棉签、无菌手套、纸笔等。

【流程】

换药病人护理操作流程	
操作过程	操作要求
核对及解释	核对病人姓名、科室、床号、年龄、住院号、疾病名称等信息 向病人解释换药目的，以取得合作
检查	物品备齐，在有效期内
换药操作流程	（1）护士穿戴好工作衣、帽、口罩、手套 （2）将病人接换药室或携用物至床旁，拉好床帘 （3）给病人解释换药目的，安置合适体位，充分暴露伤口 （4）铺治疗巾于伤口下，并将弯盘放至伤口旁 （5）用无菌持物钳夹取适量酒精棉球、生理盐水棉球及无菌敷料至换药碗内 （6）去除固定敷料的胶布，用手揭开外层敷料，用镊子取下内层敷料（方向与伤口纵轴平行），若敷料与伤口粘连，应先用生理盐水棉球湿润后再取下，将污面向上放入弯盘内 （7）左手持镊子自换药碗中取酒精棉球，递至右手镊子，两把镊子不可触碰 （8）右手镊子持酒精棉球由内向外消毒2次，用生理盐水棉球拭去伤口内的分泌物，化脓伤口由外向内消毒，消毒范围应超出敷料覆盖范围 （9）根据伤口情况，遵医嘱敷以敷料或适当安放引流物 （10）加盖大小和厚度适当的无菌敷料，内层敷料光滑面朝向伤口，以防粘连影响伤口愈合；外层敷料光滑面朝外，便于胶布粘贴固定 （11）用胶布或绷带固定敷料
安置病人	整理床单元，协助病人取舒适体位，告知注意事项
用物处理及记录	整理用物，分类处理。护士脱手套、洗手、摘口罩、记录

【注意事项】

1. 严格执行无菌技术操作　凡接触伤口的物品，均须无菌。防止污染及交叉感染，各种无菌敷料从容器内取出后不得放回，污染的敷料须放入弯盘或污物桶内，不得随便乱丢。

2. 换药次序　先无菌伤口，再污染伤口，后感染伤口；对特异性感染伤口，应最后换药或由指定专人负责。

3. 特异性感染伤口的换药　如气性坏疽、破伤风、铜绿假单胞菌等感染伤口换药时必须严格执行隔离技术，除必要物品外，不带其他物品，用过的器械要专门处理，敷料要焚毁或深埋。

（申素飞）

实训 2　胸腔闭式引流病人的护理

【目标】

1. 关心爱护病人，培养科学严谨、细致耐心的工作作风。

2. 掌握胸腔闭式引流病人的护理操作流程。

3. 能动态观察病人病情变化，提供有效护理。

【准备】

1. 环境　检查病房环境，调节室温，屏风遮挡病人。操作前半小时内不可铺床及打扫卫生。

2. 用药　治疗车、治疗盘、治疗巾、无菌水封瓶、换药包（内装无齿镊 2 把，碘伏、棉球若干，无菌纱布多块）、凡士林纱布止血钳 2 把、无菌生理盐水 500ml、胶布、别针、弯盘、无菌手套。

【流程】

胸腔闭式引流病人护理操作流程	
操作过程	操作要求
核对及解释	核对病人姓名、科室、床号、年龄、住院号、疾病名称等信息 向病人解释更换胸腔闭式引流瓶的目的，以取得合作
观察	仔细观察长玻璃管内水柱波动情况；观察病人局部有无皮下气肿、伤口渗血、渗液情况
检查	一次性胸腔闭式引流装置的有效期及包装完好，连接准确、紧密
接引流管	（1）将 500ml 生理盐水倒入打开的引流瓶中→使长玻璃管位于水面下 3～4cm →安装好引流瓶瓶塞→将长玻璃管上端与橡皮引流管连接紧密→短玻璃管上端用无菌纱布包裹 （2）协助病人取半坐卧位 （3）携用物至床旁，核对病人。将治疗巾铺于引流管下方，用 2 把止血钳双向夹闭胸腔引流管近端→弯盘置于胸腔引流管与闭式引流瓶接口下方→戴无菌手套→消毒后分离接口处→连接胸腔引流管与新闭式引流瓶→无菌纱布保护接口处→引流装置放置于胸腔引流口水平面下方 60～100cm 处→撤除弯盘和治疗巾→脱无菌手套→松开止血钳→嘱病人深吸气后咳嗽→观察水封瓶长玻璃管中水柱波动情况

续表

操作过程	操作要求
固定	妥善固定，整理用物
保持通畅	引流装置正确安装，保证接口处封闭良好；定时挤捏引流管
保持无菌	定时更换引流瓶和引流接管，操作中严格遵守无菌原则
观察记录	引流液的量和性质，长玻璃管内水柱波动情况
评估	病情好转，呼吸困难消失，X线检查示肺膨胀良好，引流瓶内无气体逸出或引流液量明显减少且颜色变淡
准备	洗手、戴口罩、无菌手套，准备用物
拔管	核对、解释→安置病人于半坐卧位→夹闭引流管→嘱病人深吸气后屏气→迅速拔除引流管→凡士林纱布和敷料覆盖引流处伤口并包扎固定
用物处理	整理用物，分类处理，妥善处理一次性胸腔闭式引流装置
记录	护士脱手套、洗手、摘口罩、记录

【注意事项】

1. 严格无菌操作，每日更换水封瓶。

2. 保持引流管道的密封性，定期检查接口处，避免脱落。

3. 注意观察胸壁引流口处敷料是否清洁、干燥，一旦浸湿应及时更换。

4. 置管 48 ~ 72 小时后，若引流瓶内无气体逸出或引流液量明显减少且颜色变淡，24 小时引流量 < 50ml 或脓液 < 10ml，X 线检查示肺膨胀良好，病人无呼吸困难，即可拔除引流管。

（刘鸿业）

实训 3　密闭式膀胱冲洗病人的护理

【目标】

1. 关心爱护病人，培养学生科学严谨、细致耐心的工作作风。

2. 掌握密闭式膀胱冲洗病人的护理操作流程。

3. 能动态观察病人病情变化，提供有效护理。

【准备】

1. 环境　检查病房环境，调节室温，用屏风或隔帘遮挡病人。操作前半小时内不可铺床及打扫卫生。

2. 用物　安尔碘、棉签、冲洗液（遵医嘱备）、一次性 8 号输液器、弯盘、止血钳、一次性治疗巾、无菌手套。膀胱冲洗标识牌、便器、便器巾等。按需备输液架。

【流程】

	密闭式膀胱冲洗病人护理操作流程
操作过程	操作要求
核对及解释	核对病人姓名、科室、床号、年龄、住院号、疾病名称等信息；评估病人意识状态、合作程度、排尿情况、尿液的性状、尿管通畅情况；评估病人周围环境；向病人解释密闭式膀胱冲洗的目的、方法及配合要点
检查	物品备齐
密闭式膀胱冲洗操作流程	（1）核对医嘱 （2）洗手、戴口罩 （3）携用物至床旁，核对病人，解释操作目的 （4）屏风遮挡 （5）协助病人取舒适卧位，铺治疗巾于病人臀下 （6）再次核对医嘱，检查药液质量 （7）打开液体瓶盖并消毒，挂液体于输液架上，液面应高于床面约60cm （8）检查并打开一次性输液器，插入液体瓶内，排气后关闭调节夹 （9）戴手套 （10）用棉签消毒导尿管Y形管的主管与引流袋连接的部位（不要超过或过于靠近尿管接头与气囊通道分叉处） （11）输液器排气后，将头皮针插入导尿管已消毒的部位，妥善固定 （12）打开冲洗管，夹闭尿袋，根据医嘱调节冲洗速度，一般为60～80滴/分，每次200～300ml （13）悬挂膀胱冲洗标识牌 （14）手消毒，再次核对病人及执行单，询问病人感受，交代注意事项，记录执行时间并签名 （15）夹闭冲洗管，打开尿袋，排出冲洗液。如此反复进行 （16）在持续冲洗过程中，应观察病人的反应及冲洗液的量、颜色、性状，并询问病人有无不适 （17）冲洗完毕，取下膀胱冲洗标识牌、冲洗管，消毒导尿管口，接尿袋，妥善固定，位置应低于膀胱，交代注意事项，询问病人感受
用物处理	整理用物（按医疗垃圾分类），脱手套，洗手，摘口罩
安置病人	协助病人取舒适体位，整理床单元，移开屏风
记录	洗手、记录

【注意事项】

1. 严格执行无菌操作，防止医源性感染。

2. 冲洗时若病人感觉不适，应当减慢冲洗速度，减少冲洗液量，必要时停止冲洗。若病人感到腹痛或者引流液变为鲜红色，应立即停止，通知医生处理。

3. 如注入药物，须在膀胱内保留30分钟或根据需要延长保留时间。

4. 天气寒冷时，冲洗液可加温到35～37℃，以防冷水刺激引起膀胱痉挛。

5. 冲洗过程中注意观察引流管是否通畅。

（张 维）

参考文献

陈孝平，汪建平，2018. 外科学 . 9 版 . 北京：人民卫生出版社

李乐之，路潜，2017. 外科护理学 . 6 版 . 北京：人民卫生出版社

李勇，俞宝明，2015. 外科护理 . 3 版 . 北京：人民卫生出版社

龙明，王立义，2014. 外科学 . 7 版 . 北京：人民卫生出版社

芦桂芝，韩斌如，2018. 外科护理学 . 4 版 . 北京：人民卫生出版社

闵晓松，王起越，2018. 外科护理 . 北京：人民卫生出版社

闵晓松，阴俊，2016. 外科护理 . 2 版 . 北京：科学出版社

吴文秀，张继新，2018. 外科护理 . 北京：人民卫生出版社

熊云新，叶国英，2018. 外科护理学 . 4 版 . 北京：人民卫生出版社

杨玉南，杨玉芬，2014. 外科护理学笔记 . 3 版 . 北京：科学出版社

阴俊，杨昀泽，2013. 外科护理 . 2 版 . 北京：科学出版社

自测题参考答案

第1章

1. D 2. E 3. A

第2章

1. C 2. E 3. A 4. B 5. C 6. A 7. C 8. B
9. C 10. B 11. B 12. C 13. A 14. E

第3章

1. E 2. D 3. A 4. C 5. B 6. B 7. E
8. D 9. C

第4章

1. C 2. D 3. B 4. C 5. A 6. C 7. E 8. E
9. A 10. B 11. B 12. E 13. B 14. B 15. B

第5章

1. D 2. B 3. D 4. E 5. B 6. A 7. D 8. A
9. D 10. D 11. C 12. C 13. D 14. C

第6章

1. D 2. D 3. B 4. E 5. D 6. B 7. E 8. B
9. A 10. A 11. A 12. A 13. E

第7章

1. A 2. C 3. A 4. D 5. D 6. C 7. C 8. C
9. B 10. E 11. C 12. D 13. B 14. A 15. B

第8章

1. B 2. B 3. D 4. C 5. C 6. D 7. B 8. D
9. B 10. E 11. D 12. B 13. D 14. C 15. D

第9章

1. D 2. D 3. E 4. C 5. D 6. A 7. D 8. B
9. B 10. E 11. B 12. C 13. D

第10章

1. C 2. C 3. C 4. E 5. E 6. D 7. B 8. B
9. A 10. B

第11章

1. E 2. C 3. E 4. E 5. B 6. E 7. C 8. E

第12章

1. A 2. A 3. C 4. A 5. A 6. E 7. C 8. C

9. E 10. A 11. C

第13章

1. B 2. B 3. E 4. C 5. B 6. A 7. D 8. B
9. C 10. E 11. A 12. A 13. D 14. C

第14章

1. C 2. C 3. A 4. C 5. E 6. C 7. B 8. D
9. C

第15章

1. E 2. D 3. C 4. D 5. E 6. C 7. B 8. C
9. B 10. C 11. D 12. C 13. C 14. B

第16章

1. C 2. E 3. B 4. C 5. C 6. D 7. B 8. D
9. E 10. C 11. D

第17章

1. E 2. C 3. A 4. C 5. C 6. D 7. A 8. B
9. B 10. A 11. E 12. B 13. D 14. D 15. C

第18章

1. B 2. C 3. C 4. A 5. A 6. E 7. D 8. D
9. C 10. B 11. C 12. E 13. D

第19章

1. B 2. A 3. B 4. C 5. E 6. B 7. B 8. B

第20章

1. E 2. D 3. B 4. B 5. E 6. B 7. C 8. E
9. B 10. D 11. E 12. A 13. B

第21章

1. A 2. D 3. D 4. B 5. C 6. E 7. E 8. D
9. A 10. D 11. B 12. B 13. E

第22章

1. D 2. A 3. B 4. E 5. C 6. A 7. B 8. E
9. A 10. E 11. B 12. C